OPTIQUE PHYSIOLOGIQUE

Les sensations visuelles

TOME II

Fidèle à sa volonté de maintenir vivant l'ensemble du catalogue et de continuer à rendre accessible à tous la richesse de son contenu, Les marques du groupe L'Harmattan proposent les ouvrages, même s'ils sont épuisés dans leur premier tirage, et les impriment à la demande.
Au vu de l'ancienneté de ce titre, un exemplaire original a été numérisé pour être réimprimé, ce qui pourrait altérer légèrement la qualité de certains passages.

5-7, rue de l'Ecole polytechnique ; 75005 Paris

http://www.librairieharmattan.com
diffusion.harmattan@wanadoo.fr
harmattan1@wanadoo.fr

ISBN : 978-2-296-08138-3
EAN : 9782296081383

Hermann HELMHOLTZ

OPTIQUE PHYSIOLOGIQUE

Les sensations visuelles

(1860)

TOME II

Introduction de Serge NICOLAS

L'Harmattan

Collection Encyclopédie Psychologique

dirigée par Serge Nicolas

La psychologie est aujourd'hui la science fondamentale de l'homme moral. Son histoire a réellement commencé à être écrite au cours du XIXe siècle par des pionniers dont les œuvres sont encore souvent citées mais bien trop rarement lues et étudiées. L'objectif de cette encyclopédie est de rendre accessible au plus grand nombre ces écrits d'un autre siècle qui ont contribué à l'autonomie de la psychologie en tant que discipline scientifique. Cette collection, rassemblant les textes majeurs des plus grands psychologues, est orientée vers la réédition des ouvrages classiques de psychologie qu'il est difficile de se procurer aujourd'hui.

Dernières parutions

Pierre JANET, les médications psychologiques (1919) (3 vol.), 2007.
J.-Ph. DAMIRON, Essai sur l'histoire de la philosophie (1828), 2007.
Henry BEAUNIS, Le somnambulisme provoqué (1886), 2007.
Joseph TISSOT, Théodore Jouffroy, fondateur de la psychologie, 2007.
Pierre JANET, Névroses et idées fixes (vol. I, 1898), 2007.
RAYMOND, & P. JANET, Névroses et idées fixes (vol. II, 1898), 2007.
D. STEWART, Philosophie des facultés actives et morales (2 vol.) , 2007.
Th. RIBOT, Essai sur les passions (1907), 2007.
Th. RIBOT, Problèmes de psychologie affective (1910), 2007.
Th. RIBOT, Psychologie de l'attention (1889), 2007.
P. JANET, L'état mental des hystériques (3 vol., 1893, 1894, 1911), 2007
Hippolyte BERNHEIM, De la suggestion (1911), 2007.
Th. REID, Essais sur les facultés intellectuelles de l'homme (1785), 2007.
H. SPENCER, Principes de psychologie (2 volumes, 1872), 2007.
E. COLSENET, Études sur la vie inconsciente de l'esprit (1880), 2007.
Th. RIBOT, Essai sur l'imagination créatrice (1900), 2007.
Ch. BENARD, Précis d'un cours élémentaire de philosophie (1845), 2007
E. LITTRE, Auguste Comte et la philosophie positive (1863), 2008.
A. BINET & Th. SIMON, Les enfants anormaux (1907), 2008.
A. F. GATIEN ARNOULT, Programme d'un cours de philosophie (1830)
V. BECHTEREV, La psychologie objective (1913), 2008.
A.M.J. PUYSÉGUR, Mémoires… du magnétisme animal (1784), 2008.
S. NICOLAS & L. FEDI, Un débat sur l'inconscient avant Freud, 2008.
F. PAULHAN, Les phénomènes affectifs (1887), 2008.
E. von HARTMANN, Philosophie de l'inconscient (1877, 2 vol.), 2008.
H. HELMHOLTZ, Conférences populaires I (1865), 2008.
H. HELMHOLTZ, Conférences populaires II (1871), 2008.
Pierre JANET, De l'angoisse à l'extase (1926-1928) (2 vol.), 2008.
S. NICOLAS, Études d'histoire de la psychologie, 2009.
A. BINET & Th. SIMON, Les
A. F. GATIEN ARNOULT, P
V. BECHTEREV, La psychol

PRÉFACE DE L'ÉDITEUR

Après avoir donné dans la première partie un aperçu des connaissances physiologiques sur l'œil, Hermann (von) Helmholtz[1] (1821-1894) aborde dans la seconde partie de son *Optique physiologique* la question de la qualité *des sensations visuelles* en traitant plus particulièrement du problème de la vision colorée. Il y expose une théorie définitive des couleurs connue aujourd'hui sous le nom de théorie trichromatique Young-Helmholtz qui a le plus contribué à sa gloire en physiologie et en psychologie.

Helmholtz a étudié avec le plus grand soin et la plus grande sagacité les différentes catégories de sensations visuelles, mais c'est peut-être dans la théorie des couleurs qu'il a fait preuve de la plus grande originalité[2]. Reprenant une théorie oubliée de Th. Young, il admet qu'à chaque élément rétinien se rattachent trois fibres nerveuses particulièrement sensibles, la première aux vibrations du rouge, la seconde à celles du vert, la troisième à celles du violet, bien que chacune d'elles soit influençable par toutes les radiations lumineuses. C'est de la combinaison des vibrations de ces trois fibres que naît en nous la sensation d'une couleur déterminée. La sensation du bleu, par exemple, correspondrait à une excitation modérée des fibres du vert et du violet combinée à une excitation faible du rouge, et ainsi des autres. À une excitation à peu près égale des trois fibres correspondrait la sensation du blanc ou des couleurs blanchâtres. Cette théorie explique la plupart des faits connus. Si les diverses excitations sont assez faibles pour que leurs différences cessent d'être saisissables, la sensation est grise, et les

---

[1] Pour une biographie voir l'article ci-après. Pour un ouvrage récent en français sur l'auteur : Meulders, M. (2001). *Helmholtz. Des lumières aux neurosciences*. Paris : Odile Jacob
[2] Guéroult, G. (1896). Hermann von Helmholtz. *Revue des Deux Mondes*, *136*, 77-105.

couleurs ne se produisent pas. On sait qu'une lumière extérieure constante produit sur une fibre nerveuse une excitation dont l'intensité décroît avec le temps par l'effet de la fatigue. Il suit de là que, si l'œil a longtemps regardé une surface rouge, par exemple, et qu'il reçoive ensuite de la lumière blanche, les fibres fatiguées du rouge sont relativement moins affectées que celles du vert et du violet, et c'est la sensation *vert bleu*, complémentaire du rouge, qui prédomine. Supposez qu'accidentellement l'un des trois groupes de fibres soit affaibli ou paralysé, on ne verra plus que certaines couleurs : c'est le daltonisme. Cette théorie fournit donc une explication satisfaisante[3] d'un grand nombre des phénomènes observés dans la vision des couleurs, notamment pour la détermination des couleurs complémentaires. Mais, ici, il faut bien remarquer, - et Helmholtz l'a établi pour la première fois contre Newton, Goethe, Brewster, - que les résultats obtenus en projetant sur un même écran les couleurs du spectre ou en faisant tourner rapidement un disque présentant deux secteurs diversement colorés, sont absolument différents de ceux que les peintres obtiennent par le mélange des poudres colorantes imbibées d'eau ou d'huile. Au moyen d'expériences et de démonstrations qui ne peuvent être rapportées ici, Helmholtz a prouvé que la couleur prédominante est alors celle qui, réfléchie par la surface de la particule la plus éloignée, a pu traverser la matière colorante avec la moindre altération.

Nous allons reproduire ici la partie sur les sensations de son *Optique physiologique* (1860), traduite et adaptée en français par Émile Javal en 1867, dont Helmholtz a contrôlé lui-même la traduction. Nous avons fait précéder ce texte d'un article d'Helmholtz (1869) qui résume cette partie de son livre.

Serge NICOLAS
Professeur en histoire de la psychologie et en psychologie expérimentale
Université Paris Descartes. - Institut de psychologie
Directeur de *L'Année psychologique*
Laboratoire *Psychologie et Neurosciences Cognitives*, UMR 8189
71, avenue Edouard Vaillant - 92774 Boulogne-Billancourt.

---

[3] Cette théorie de Helmholtz a été rapidement contestée en particulier par Ewald Hering mais reste tout à fait d'actualité (cf. R. Gerrig & P. Zimbardo (2008). *Psychologie*. Paris : Pearson)

LES SENSATIONS LUMINEUSES

Des progrès récents dans la théorie de la vision[4]

Hermann von HELMHOLTZ

II.

EXCITATION ET TRANSMISSION DES SENSATIONS LUMINEUSES DANS L'ŒIL[5].

Dans la première partie de notre exposition, nous avons suivi la marche des rayons lumineux jusqu'à la rétine, et nous avons vu comment la disposition particulière de l'appareil optique a pour effet de réunir en des points isolés de la rétine la lumière qui provient de points lumineux isolés, de telle sorte que chaque point du monde extérieur n'excite qu'un seul appareil nerveux terminal. La physiologie ancienne n'avait pas cru devoir chercher au-delà. La lumière extérieure atteignant la substance nerveuse sensible, on admettait qu'elle était sentie directement.

---

[4] Helmholtz, H (1868). Die neueren Fortschritte in der Theorie des Sehens. *Preussische Jahrbücher, 21*, 149-170, 261-289, 403-434. (cette édition ne contient pas de figures) – Traduction française avec inclusion de figures : Helmholtz, H. (1869) Des progrès récents dans la théorie de la vision (Conférences de Heidelberg) (traduction par É. Javal) *Revue des Cours Scientifiques de la France et de l'Étranger*, vol. *6*, 6 mars, pp 210-219 ; 24 avril, pp. 322-332 ; 5 juin, pp. 417-428 – Nouvelle édition allemande avec inclusion de figures (non identiques à l'édition française) : Helmholtz, H. (1871). Die neueren Fortschritte in der Theorie des Sehens. In H. Helmholtz, *Populare wissenschaftliche Vortrage* Braunschweig : Viewig. (2e édition en 1876) On trouvera ce dernier texte traduit dans Helmholtz, H (2008). *Conférences populaires (II)* Paris : L'Harmattan.

[5] Deuxième article publié dans le numéro du 24 avril 1869 de la *Revue des Cours Scientifiques de la France et de l'Étranger*.

Pendant le dernier siècle, et surtout pendant le premier quart de celui-ci, la connaissance des phénomènes du système nerveux a fait de tels progrès, que, dès 1826, Johannes Müller, alors à Bonn et qui vint plus tard à Berlin, put écrire son mémoire sur la physiologie comparée du sens de la vue, ouvrage qui a fait époque dans la science et où il a posé les principes sur lesquels repose essentiellement l'étude des sensations. Non seulement ces principes ont été confirmés, quant aux points essentiels, par les recherches ultérieures, mais leur portée s'est trouvée plus grande que le célèbre physiologiste berlinois ne pouvait le supposer d'après les faits que l'on connaissait à cette époque. Les propositions de J. Müller sont citées partout sous le titre de *lois des énergies spécifiques des sens.* Ces propositions ne sont donc ni assez nouvelles, ni assez inconnues pour qu'il soit nécessaire d'en parler à propos des progrès nouveaux de la théorie de la vision, d'autant plus qu'elles ont été rappelées souvent, aussi bien par d'autres que par moi-même[6]. Cependant, comme toute la partie de la théorie de la vision qui nous occupe actuellement n'est guère autre chose qu'un développement et une conséquence de la théorie des énergies spécifiques des sens, je demanderai la permission de répéter ici plusieurs choses connues, pour pouvoir établir un lien entre ce que j'ai à dire de nouveau et ce que vous savez déjà.

Toutes nos perceptions du monde extérieur reposent sur ce que certaines modifications produites dans nos sens par les impressions que leur causent les objets extérieurs sont conduites au cerveau par les nerfs ; c'est alors seulement que nous en avons conscience et qu'elles se combinent de manière à fournir des représentations des objets. Si nous coupons le nerf conducteur de manière à intercepter le chemin par lequel l'impression se rend au cerveau, la sensation et la perception cessent immédiatement. Pour l'œil, la preuve que la perception ne réside pas immédiatement dans les deux rétines, mais qu'elle se forme dans le cerveau, et moyennant les impressions que les rétines envoient à cet organe, nous est fournie par ce fait que la représentation du relief ne s'obtient, nous le démontrerons plus tard, qu'à l'aide de la combinaison et de la fusion des impressions reçues par les deux yeux.

Ainsi, ce que nous percevons immédiatement n'est jamais l'influence de l'agent extérieur sur les extrémités de nos nerfs, mais

---

[6] Ueber die Natur der menschlichen Sinnesempfindungen, in *Kœnigsberger naturwissenschaftliche Unterhallungen,* Bd. III, 1852. — *Ueber das Sachen des Menschen,* ein populär wissenschaftlicher Vortrag von H. Helmholtz. Leipzig, 1855.

toujours une modification transmise par eux, et c'est à cette modification que nous donnons le nom d'*excitation* ou d'*irritation*.

Or, d'après tous les faits aujourd'hui connus, les fibres nerveuses paraissent présenter toutes la même structure, et la modification à laquelle nous donnons le nom d'excitation se comporte d'une manière identique dans toutes, malgré la grande variété des fonctions remplies par les nerfs. En effet, leur seul rôle n'est pas d'amener au cerveau les sensations des organes extérieurs : d'autres conduisent les impulsions volontaires du cerveau aux muscles, dont la contraction met alors les membres en mouvement ; d'autres font sentir l'action du cerveau à certaines glandes dont elles excitent les sécrétions, ou au cœur et aux vaisseaux, pour régler la circulation du sang, etc. Cependant les fibres de ces nerfs sont toutes des filets cylindriques pareils, d'une finesse microscopique, transparents comme le verre, comprenant tous un même contenu, analogue en partie à l'huile et en partie au blanc d'œuf. Si ces filets offrent des différences dans leur diamètre, cela ne paraît se rattacher qu'à des circonstances d'une importance secondaire, telles que la question de solidité, ou la nécessité de l'existence d'un nombre convenable de conduites indépendantes, sans que l'épaisseur soit essentiellement en rapport avec la variété des fonctions. Toutes ces fibres ont les mêmes propriétés électromotrices, comme le démontrent certaines recherches, principalement celles de M. E. du Bois-Reymond ; dans toutes, l'état d'excitation peut s'obtenir par les mêmes changements mécaniques, électriques, chimiques ou calorifiques, et sa propagation se fait dans l'un et l'autre sens avec une même rapidité, d'environ cent pieds par seconde, et produit alors les mêmes modifications dans leurs propriétés électromotrices. Toutes les fibres, enfin, meurent par suite des mêmes conditions, et la coagulation de leur contenu ne paraît varier un peu qu'en raison de leur épaisseur. En un mot, sauf les actions des autres organes du corps avec lesquels ils sont en rapport et où l'effet de leur excitation se manifeste pendant la vie, tout ce qui est vrai pour un nerf est absolument applicable à tous les autres. Bien plus, tout récemment, deux physiologistes français, MM. Phélipeaux et Vulpian, après avoir coupé le nerf sensible et le nerf moteur de la langue, ont réussi à faire souder la moitié supérieure du nerf sensible avec le bout inférieur du nerf moteur. L'excitation de la partie supérieure, qui, dans les conditions normales, produit une sensation, fut rapportée alors au nerf moteur et aux fibres musculaires qu'il anime, et se manifesta sous la forme d'excitation motrice.

Nous tirons de là cette conclusion, que la diversité des effets produits par l'excitation des différents troncs nerveux dépend uniquement de la diversité des organes correspondants et auxquels le nerf reporte son état d'excitation.

On a souvent comparé les filets nerveux avec les fils d'un réseau télégraphique, et en effet cette comparaison est extrêmement bien choisie pour faire ressortir une particularité importante et remarquable de ces filets. Dans les diverses [323] parties du réseau télégraphique, les mêmes fils de cuivre et de fer conduisent la même espèce de mouvement, le courant électrique, et pourtant on voit se produire les effets les plus variés aux différentes stations, selon les appareils où les fils se rendent. Tantôt c'est une cloche qui sonne, tantôt un télégraphe à cadran, à impression ou à décomposition chimique, qui se met à fonctionner. Les secousses que le courant électrique donne à nos membres peuvent également servir de signaux télégraphiques, et lors de la pose du cable transatlantique, M. W. Thomson trouva que les signaux les plus faibles peuvent être reconnus par la sensation du goût qui se produit en posant les fils sur la langue. Dans d'autres cas, nous employons des fils télégraphiques pour faire sauter des mines à l'aide de forts courants électriques. En un mot, un fil télégraphique se rendant en un point quelconque peut donner lieu à chacun de ces effets si innombrablement variés que les courants électriques sont capables de produire, et, malgré la diversité de l'effet, c'est toujours la même chose qui se passe dans le fil.

Ce qui précède est bien propre à montrer que *lorsque les conditions changent, les mêmes causes peuvent produire des effets différents*. Quelque banale que puisse paraître cette proposition, ce n'est qu'à la longue et après de grands efforts qu'on est parvenu à la formuler et à rejeter l'adage d'après lequel les causes seraient homogènes à leurs effets. C'est à peine si l'on peut prétendre que l'application de cette proposition nous soit déjà parfaitement familière : précisément, dans le sujet qui nous occupe, la résistance à admettre les conséquences de cette proposition a duré jusque dans ces tout derniers temps. Tandis que l'excitation des nerfs qui se rendent aux muscles ou aux glandes produit des mouvements ou des sécrétions, celle des nerfs sensibles produit des sensations. Mais nous avons des espèces de sensation très différentes. Avant tout, les sensations relatives à des objets du monde extérieur se répartissent en cinq groupes complètement indépendants. Ces groupes répondent aux cinq sens, dont la différence est si grande, qu'il est impossible de faire une comparaison qualitative entre une sensation de lumière et une autre sensation, soit acoustique, soit olfactive. Nous nommerons différence de *modalité* cette différence, bien plus profonde que celle qui sépare des qualités comparables ; l'expression de différences *qualitatives* nous servira au contraire pour désigner les différences entre les sensations appartenant au même sens, telles que, par exemple, la différence entre les différentes sensations colorées.

Si l'irritation d'un tronc nerveux produit un mouvement musculaire, une sécrétion ou une sensation, c'est ce qui dépend uniquement de la nature musculaire, glandulaire ou sensitive de l'organe auquel aboutit le nerf auquel on s'est adressé. L'effet ne dépend aucunement de l'espèce d'excitation employée, secousse électrique, tiraillement, section, irritation par le contact d'une dissolution de sel marin ou cautérisation au fer rouge. Nous savons de même, — et c'est l'immense progrès que Johannes Müller a fait faire à nos connaissances, — que lorsque nous irritons un nerf sensible, la modalité lumineuse, acoustique, tactile, olfactive ou gustative, ne dépend aucunement de l'espèce d'irritation, mais uniquement du sens auquel appartient le nerf irrité.

Appliquons cette théorie au nerf optique. D'abord nous savons qu'aucune espèce d'action sur aucune partie du corps autre que l'œil et son nerf optique ne peut jamais produire de sensation lumineuse. Nous nous permettrons de révoquer en doute les histoires de somnambules, qui sont seules en contradiction avec cette assertion. D'autre part, la lumière extérieure n'a pas le privilège exclusif de produire une sensation lumineuse dans l'œil ; tout ce qui peut irriter un nerf peut produire cette sensation. Les courants électriques les plus faibles, conduits à travers l'œil, produisent des éclairs de lumière. Un choc, ou même une pression légère exercée par l'ongle sur la partie latérale de l'œil, produisent, dans l'obscurité la plus complète, des sensations lumineuses qui, dans des conditions favorables, peuvent atteindre une assez grande intensité. Il faut bien remarquer que dans cette expérience il ne se développe pas de lumière objective dans la rétine, comme le supposaient certains physiologistes. Car la sensation lumineuse peut être assez intense pour que l'éclairage de la rétine, nécessaire pour la production de cette sensation, dût être facilement perceptible pour un second observateur qui regarderait dans la pupille du premier, si la sensation était vraiment la conséquence d'une production de lumière dans la rétine. Or, on ne voit rien de pareil. Une pression ou un courant électrique irrite le nerf optique, et, conformément à la loi de Müller, il en résulte une sensation lumineuse ; mais, du moins dans les conditions de l'expérience, ils sont incapables de produire la moindre trace de lumière objective.

De même une congestion, la modification de composition du sang que peuvent produire certains états fébriles, ou l'ingestion de substances enivrantes ou narcotiques, peuvent produire, dans l'appareil nerveux visuel, des sensations lumineuses auxquelles ne répond aucune lumière extérieure. De plus, dans des cas d'absence complète d'un œil par suite d'une blessure ou d'une opération, la compression exercée par la cicatrice sur le tronçon nerveux peut encore produire des sensations de lumière fantastiques.

De ce qui précède, il résulte d'abord que la modalité particulière par laquelle la sensation lumineuse se distingue de toutes les autres ne réside pas dans des qualités particulières à la lumière extérieure, auxquelles cette sensation pourrait répondre, mais que loin de là, tout ce qui peut irriter le nerf optique entraîne une sensation tellement pareille à celle produite par la lumière extérieure, que les personnes ignorantes de la loi de ce phénomène croient facilement à la présence d'une véritable lumière objective.

La lumière extérieure ne produit donc, sur le nerf optique, rien autre que ce que peuvent produire des agents de tout autre nature. Sous un seul rapport, la lumière est favorisée en comparaison des autres moyens d'excitation : le nerf optique, situé à l'arrière du globe oculaire, au fond de la cavité osseuse de l'orbite, est presque entièrement soustrait à l'influence de tous les autres moyens d'excitation, qui ne l'atteignent qu'exceptionnellement, tandis que les rayons lumineux peuvent toujours lui arriver sans obstacle, en traversant les milieux transparents de l'œil. D'autre part, grâce aux cônes et aux bâtonnets, ces organes terminaux de ses fibres, le nerf optique est infiniment plus sensible pour les rayons de lumière que ne le sont tous les autres appareils nerveux du corps, lesquels ne sentent les rayons de lumière que lorsque ces rayons sont suffisamment concentrés pour produire une augmentation sensible de température.

Cette circonstance explique comment l'excitation de l'appareil nerveux oculaire est devenue pour nous le signe sensoriel ordinaire qui décèle la présence de lumière dans le champ [324] de vision, et comment nous ne distinguerons pas entre la lumière et la sensation lumineuse, même lorsque celle-ci existe seule. Mais, en considérant les faits dans leur ensemble, nous découvrons, à n'en pouvoir douter, que la lumière extérieure n'est qu'une des excitations qui peuvent agir sur le nerf optique, et qu'il n'existe aucune relation exclusive entre la lumière et la sensation lumineuse.

Après avoir parlé de l'influence générale des irritations sur les nerfs des sens, passons à l'étude des différences qualitatives de la sensation lumineuse, c'est-à-dire à celle des sensations.produites par les différentes couleurs, et appliquons-nous particulièrement à rechercher dans quelle mesure les différences de ces sensations répondent à des différences réelles ou objectives.

La physique démontre que la lumière est un mouvement oscillatoire d'un milieu élastique nommé *éther lumineux*, répandu dans l'espace, et dont les vibrations se propagent sous forme d'ondes ; c'est un mouvement analogue à celui des ondes circulaires qui se forment à la surface d'une eau tranquille où l'on vient de laisser tomber une pierre ; on peut comparer aussi ce mouvement à l'ébranlement que produit le son en se propageant dans notre atmosphère. Seulement, la propagation de la lumière et les oscillations des particules mises en mouvement par les ondes lumineuses se font avec une vitesse incomparablement supérieure à celles de l'eau et de l'air dans les exemples que je viens de citer.

Les systèmes d'ondes lumineuses qui émanent du soleil diffèrent considérablement entre eux par leurs dimensions, de même que sur l'eau les ondes forment tantôt des rides d'une dimension de quelques pouces, tantôt d'immenses vagues dont les sommets comprennent des abîmes de soixante, de cent pieds de longueur. Or, de même que les ondes d'une surface liquide, soient-elles hautes ou basses, courtes ou longues, ne diffèrent pas entre elles par leur nature, mais uniquement par leur grandeur, de même les systèmes d'ondes lumineuses qui partent du soleil diffèrent par leur force ou leur longueur d'onde, mais exécutent toutes un mouvement analogue. Toutes présentent les mêmes propriétés physiques si remarquables, la réflexion, la réfraction, l'interférence, la diffraction et la polarisation, et cette analogie, qui subsiste malgré certaines différences attribuables à la différence des longueurs d'ondes, permet d'affirmer que dans tous ces systèmes d'ondes le mouvement vibratoire de l'éther lumineux est de même espèce. Remarquons particulièrement que les phénomènes d'interférence, où la lumière se renforce ou se détruit lorsqu'on y ajoute de la lumière de même nature qui a parcouru un chemin plus ou moins long, prouvent que toutes ces émissions lumineuses consistent en un mouvement ondulatoire oscillant ; remarquons aussi les phénomènes de polarisation qui, variant avec le côté où l'on observe, permettent d'affirmer que les oscillations des particules d'éther se font perpendiculairement à la direction suivant laquelle se propage le rayon.

Tous les différents rayons dont nous venons de parler ont ceci de commun, de réchauffer les corps terrestres qu'ils frappent, et de produire tous une sensation de chaleur sur notre peau.

Mais notre œil au contraire ne sent comme lumière qu'une partie de ces vibrations de l'éther. Il n'est pas affecté par les systèmes qui présentent de grandes longueurs d'ondes, et que nous pouvons comparer aux longues vagues de l'Océan ; aussi reçoivent-ils la désignation de *chaleur rayonnante obscure*. Ce sont des rayons de ce genre qu'émet un poêle quand il nous chauffe sans être porté au rouge.

D'autre part, notre œil perçoit si faiblement les rayons à faible longueur d'onde, comparables aux rides produites par un léger vent sur la surface d'un étang, que l'on considère généralement aussi ces rayons comme invisibles et qu'on les a appelés *rayons chimiques obscurs*.

Entre les ondes de l'éther trop courtes et trop longues, il en est d'une longueur moyenne, qui affectent fortement notre œil sans différer essentiellement des rayons de chaleur obscurs et des rayons chimiques obscurs. Ils ne s'en distinguent que par la valeur différente de leur longueur d'onde et par les relations physiques qui en résultent. Nous leur donnons le nom de *lumière*, par ce motif qu'ils affectent seuls notre rétine. Quand on tient compte de la qualité calorifique de ces rayons, on les désigne aussi sous le nom de *chaleur lumineuse* ; et comme ils procurent à notre peau une sensation tout autre qu'à notre œil, on considérait, il y a trente ans encore, la chaleur comme provenant d'un rayonnement de tout autre nature que la lumière. Mais, ainsi que le démontrent les recherches faites depuis avec le plus grand soin par les physiciens, la chaleur et la lumière sont identiques, et il est impossible de les séparer dans les rayons lumineux du soleil. Quelles que soient les opérations optiques qu'on leur fasse subir, il est impossible de diminuer le pouvoir lumineux des rayons sans amoindrir en même temps et dans une même mesure leurs effets calorifiques et chimiques. Toute opération qui supprime les mouvements oscillatoires de l'éther supprime naturellement aussi tous les effets de ces mouvements, c'est-à-dire la lumière, la chaleur, l'action chimique, l'excitation de la fluorescence, etc.

Celles des vibrations de l'éther qui affectent fortement notre œil, et que nous appelons lumière, excitent en nous, selon la différence de leur longueur d'onde, l'impression de différentes couleurs. Les vibrations qui présentent une grande longueur d'onde nous apparaissent en *rouge,* puis viennent, successivement les couleurs *jaune d'or, jaune, vert, bleu* et *violet* ; cette dernière couleur répondant à la moindre longueur d'onde susceptible de produire une impression lumineuse. Cette suite de couleurs est bien connue : elle constitue l'arc-en-ciel ; nous la voyons également quand nous regardons une lumière à travers un prisme de verre, et c'est la même série de couleurs qui forme les feux colorés du diamant. En effet, dans les corps transparents, la lumière s'analyse, grâce à la différence de longueur d'onde des différentes couleurs, laquelle produit une différence de réfraction dont l'effet est d'isoler ces couleurs les unes des autres. Ces couleurs simples, telles qu'on les obtient avec la plus grande pureté en projetant, à l'aide d'un prisme de verre, le spectre d'une ligne lumineuse, sont en même temps les couleurs les plus brillantes et les plus saturées qu'on puisse voir.

Le mélange de plusieurs de ces couleurs simples donne l'impression d'une couleur nouvelle, généralement plus ou moins blanchâtre. On obtient l'impression du blanc quand on les mélange toutes exactement suivant les proportions qu'elles présentent dans la lumière solaire. Dans les mélanges, suivant que ce sont les rayons de longueur d'onde grande, petite ou moyenne, qui prédominent, la coloration obtenue est d'un blanc rougeâtre, verdâtre ou bleuâtre. Il suffit d'avoir regardé travailler un peintre pour savoir que le mélange de deux [325] couleurs en donne une troisième. Malgré les nombreuses différences de détail entre les résultats du mélange de lumière colorée et ceux du mélange des couleurs pour la peinture, le phénomène se présente en somme d'une manière analogue dans les deux cas. Que ce soit sur une partie de notre rétine ou sur un écran blanc que nous fassions parvenir à la fois deux lumières différentes, dans un cas comme dans l'autre, au lieu des deux couleurs, nous n'en voyons qu'une, et cette *couleur résultante* diffère toujours plus ou moins des deux couleurs qui entrent dans sa composition.

La différence la plus frappante entre le mélange de couleurs pour la peinture et le mélange de lumière colorée consiste en ce que les peintres obtiennent du vert par le mélange du bleu et du jaune, tandis que le mélange de lumière jaune et bleue donne du blanc.

Ainsi, en général, les différents mélanges réveillent en nous la sensation de couleurs différentes. Mais le nombre des différences colorées perceptibles est bien inférieur à celui des différents mélanges de rayons lumineux que le monde extérieur peut envoyer à notre œil. Pour la rétine, les mélanges de lumière écarlate et bleu verdâtre, jaune verdâtre et violette, jaune et bleu d'outre-mer, rouge verte et violette, ou enfin de toutes les couleurs du spectre, produisent tous une même sensation de blanc. Physiquement, ces mélanges sont pourtant très différents ; et *l'on ne peut même démontrer aucune espèce de ressemblance physique entre ces différents mélanges,* si ce n'est l'identité de leur action sur l'œil. Ainsi, par exemple, une surface éclairée de rouge et de bleu verdâtre viendra noire en photographie, tandis qu'une autre, éclairée de vert jaunâtre et de violet, viendra très claire, quoique les deux surfaces soient du même blanc pour l'œil. De plus, si nous éclairions successivement des corps colorés, à l'aide de ces différentes lumières blanches, leur coloration paraîtrait différente à chaque fois. Enfin, il suffit de regarder ces diverses lumières à travers un prisme ou un verre de couleur pour les reconnaître comme différentes.

De même que pour la lumière blanche, on peut, en faisant usage de mélanges très différents de lumière colorée, reproduire d'autres couleurs, surtout quand elles ne sont pas extrêmement saturées ; les couleurs résultantes ainsi obtenues peuvent être identiques pour l'œil, quelle que soit la différence de leur composition, et, par suite, celle de leurs propriétés physiques ou chimiques.

On doit à Newton un procédé qui permet de représenter d'une manière très simple dans l'espace le système des couleurs dont l'œil peut saisir la différence, et à l'aide duquel la loi du mélange des couleurs s'exprime d'une manière relativement simple. Qu'on se figure les couleurs spectrales distribuées convenablement le long de la circonférence d'un cercle, en commençant par le rouge et suivant la série des couleurs de l'arc-en-ciel par des nuances insensibles jusqu'au violet ; réunissons le rouge et le violet par un pourpre passant, d'une part au violet bleuâtre, et d'autre part au rouge écarlate un peu jaunâtre du spectre. Mettons le blanc au centre du cercle, et sur les rayons qui vont du centre à la périphérie, disposons par gradations insensibles les couleurs que peut produire le mélange du blanc avec les couleurs périphériques saturées. Le cercle chromatique ainsi construit représente toutes les variations que peuvent présenter les couleurs, l'intensité restant égale d'ailleurs. Or, — cela peut se démontrer, — si l'on distribue convenablement les couleurs sur une pareille table et si l'on choisit convenablement la mesure de leurs intensités, il suffit de faire la construction du centre de gravité pour trouver la position de la couleur qui résulte du mélange de deux couleurs de la table. La construction se fait en remplaçant les poids par les intensités lumineuses. Ainsi, sur la table chromatique convenablement construite, toutes les couleurs résultantes que peuvent donner deux couleurs sont situées sur la ligne droite qui réunit ces deux couleurs, et ces couleurs résultantes sont d'autant plus près de l'une des couleurs composantes, qu'elles contiennent plus de celle-là et moins de l'autre.

Je remarque que, dans une pareille disposition, les couleurs spectrales qui, étant les plus saturées qui existent, doivent être placées le plus loin possible du blanc, c'est-à-dire sur la circonférence de la table, ne viennent pas se placer exactement en cercle. La circonférence de la figure présente trois saillies, dans le rouge, le vert et le bleu, de telle sorte que le tout ressemble assez à un triangle aux coins arrondis. Tandis que le rouge, le vert et le bleu occupent les coins, les côtés du triangle portent les passages du rouge au vert par le jaune, du vert à l'outremer par le bleu verdâtre, de l'outremer au rouge écarlate par le violet et le pourpre.

Avec sa représentation du système des couleurs, analogue à celle que nous venons de décrire, Newton n'avait pas d'autre but que de donner une idée d'ensemble saisissable des faits compliqués relatifs à notre sujet. Tout récemment, Maxwell a pu démontrer, même au point de vue quantitatif, l'exactitude des propositions comprises dans cette représentation. Il y parvint au moyen de disques dont les différents secteurs portaient des couleurs différentes dont le mélange s'effectuait au moyen d'une rotation rapide. Quand un de ces disques tourne assez vite pour que l'œil ne puisse plus suivre les différents secteurs, les couleurs de ces secteurs se confondent en une couleur résultante uniforme, et la quantité de lumière relative à chacune des couleurs peut se mesurer directement par la largeur du secteur qu'elle recouvre. Or, on peut démontrer expérimentalement que les couleurs résultantes ainsi obtenues sont identiques avec celles que donnerait l'éclairage continu de la même surface par les mêmes couleurs. C'est ainsi que la mesure a pu pénétrer dans l'étude des couleurs, qui lui paraissait inaccessible, que les différences qualitatives des couleurs ont été ramenées à la mesure des circonstances quantitatives.

On voit que toutes les différences de couleur se réduisent à trois : celles de *ton*, de *saturation* et *d'intensité*. Les différences de *ton* sont celles qui existent entre les différentes couleurs spectrales, et que nous désignons par les noms de rouge, jaune, vert, bleu, violet et pourpre. Ainsi, relativement au ton, les couleurs forment une série continue, telle que nous l'obtenons en réunissant par le pourpre les couleurs extrêmes de l'arc-en-ciel, et telle que nous l'avons représentée sur la circonférence de la table chromatique. La *saturation* présente son maximum dans les couleurs simples du spectre, du moins en tant qu'il s'agit de sensations produites seulement par la lumière extérieure ; nous verrons plus loin que, dans la sensation, la saturation peut atteindre un degré encore plus élevé. Toute addition de blanc aux couleurs spectrales en diminue la saturation. C'est ainsi que le rose est identique avec le pourpre blanchâtre, le rouge chair avec le rouge écarlate blanchâtre ; le vert pâle, le jaune pâle, le bleu blanchâtre, etc., sont autant de couleurs peu saturées ou mêlées de blanc. [326] Toutes les couleurs composées sont, en règle générale, moins saturées que les couleurs simples du spectre. Enfin les différences de *clarté* ou d'*intensité* n'ont pas été représentées sur la table chromatique. Tant que nous regardons de la lumière colorée, ces différences d'intensité ne présentent qu'un caractère quantitatif. Le noir n'est alors que du sombre, ou simplement l'absence de lumière. Il en est autrement quand nous regardons des objets colorés ; le noir répond tout aussi bien que le blanc à une manière de réfléchir la lumière, ce qui fait que, dans le langage, il est considéré comme une couleur aussi bien que le blanc. Aussi existe-t-il une série de dénominations pour les couleurs de faible intensité. Nous les appelons *foncées* quand elles sont saturées, et *grises* quand elles sont blanchâtres. Ainsi le *bleu foncé* est un bleu faiblement intense et saturé ; le *bleu grisâtre*, un bleu de faible intensité et blanchâtre. Pour certaines couleurs, l'emploi de noms spéciaux procure plus de concision. C'est ainsi que le brun rouge, le brun, le vert-olive, sont des gradations faibles, plus ou moins saturées, du rouge, du jaune et du vert.

Nous venons de voir comment, pour la sensation, toutes les différences objectives dans la composition de la lumière se ramènent aux seules différences de *ton,* de *saturation* et d'*intensité,* et comment le langage se conforme à cette distinction. Nous pouvons encore exprimer autrement cette triple différence.

J'ai dit plus haut que la table chromatique convenablement construite ressemble à un triangle. Supposons un instant qu'elle forme un triangle rectiligne ; nous tiendrons compte plus tard de l'erreur qu'entraîne celle supposition. Admettons avec Maxwell que le rouge, le vert, et l'outremer en occupent les sommets. Il résulte alors de la loi du mélange exposée plus haut, que toutes les couleurs de l'intérieur et des côtés du triangle pourront être obtenues par le mélange des trois couleurs qui occupent les sommets. Ainsi *toutes les différences des couleurs répondent aux différents mélanges de trois couleurs fondamentales.* Le mieux est de prendre pour couleurs fondamentales celles indiquées par Maxwell. Ce serait un mauvais choix que de prendre, avec les auteurs anciens, le rouge, le jaune et le bleu, qui avaient été choisis comme couleurs fondamentales d'après les mélanges de couleurs pour la peinture ; en effet, les lumières jaune et bleue ne donnent pas de vert par leur mélange.

Ce qu'il y a de particulier dans cette manière de réduire toutes les variétés de lumière aux mélanges de trois couleurs fondamentales, devient plus clair, par comparaison avec ce qui se passe d'analogue dans l'oreille.

On sait que le son est, comme la lumière, un mouvement oscillatoire dont les vibrations se propagent sous forme d'ondes. De même que pour la lumière, nous avons à distinguer dans le son des systèmes d'ondes de longueur d'onde différente qui excitent dans notre oreille des impressions de qualités différentes ; les ondes de grande longueur produisent les sons graves, celles de courte longueur, les sons aigus. Comme l'œil, l'oreille peut être frappée en même temps par plusieurs systèmes d'ondes, c'est-à-dire par plusieurs sons. Mais, dans l'oreille, ces sons ne se mélangent pas de la même manière que les couleurs, dont les sensations simultanées donnent des couleurs que nous avons nommées résultantes. Sans changer complètement l'impression, nous ne pouvons remplacer l'action simultanée d'*ut* et *mi* par un autre son tel que *ré,* tandis que l'œil ne remarque pas la substitution de l'orangé à la place d'un mélange de rouge et de jaune. L'accord le plus compliqué d'un orchestre produit en nous une sensation différente, pour peu que nous remplacions un des sons qui le composent par un ou deux autres. Pour une oreille exercée, il n'existe aucun accord qui soit complètement pareil à un autre composé d'autres sons. Si l'oreille se comportait, par rapport aux sons, de la même manière que l'œil par rapport aux couleurs, il serait possible de remplacer un accord, quel qu'il soit, par la combinaison de trois sons uniques, l'un très grave, le second de hauteur moyenne et le troisième très aigu. Il suffirait de faire varier l'intensité relative de ces trois sons, et toute la musique pourrait se ramener aux combinaisons de trois sons.

Nous trouvons, au contraire, qu'un accord ne reste invariable pour l'oreille que tant que l'intensité de chacun des sons dont il se compose reste la même. Pour définir un accord avec une exactitude complète, il faudrait donc déterminer exactement l'intensité de tous les sons dont il se compose. De même, la nature physique d'une espèce de lumière ne peut se déterminer complètement qu'en mesurant l'intensité de toutes les couleurs simples que cette lumière contient. Or, la lumière du soleil, celle de la plupart des étoiles et des flammes contiennent un nombre immense de couleurs différentes qui se dégradent par transitions insensibles. Pour définir exactement une pareille lumière, au point de vue physique, il faudrait donc mesurer l'intensité d'éléments innombrables, tandis que, dans la sensation, nous ne distinguons que la variation dans l'intensité de trois éléments.

Le musicien exercé est en état d'entendre immédiatement dans un accord la note produite par chaque instrument d'un orchestre complet. Le physicien ne peut pas reconnaître immédiatement à la vue simple la composition d'une lumière ; il est obligé d'avoir recours à un prisme, qui décompose la lumière. Mais alors la composition de la lumière devient manifeste, et l'on peut reconnaître la lumière des différentes étoiles fixes d'après les lignes claires et foncées de leur spectre ; on reconnaît également les éléments chimiques que contiennent les flammes terrestres, l'atmosphère brûlante du soleil, des étoiles fixes et des nébuleuses. L'analyse spectrale, la plus brillante découverte de ces dernières années, qui a rendu accessibles à l'analyse chimique les régions les plus reculées du ciel, repose uniquement sur ce que la lumière de chaque source lumineuse contient certaines particularités physiques ineffaçables, qu'elle conserve même dans les mélanges.

Il est très intéressant de savoir qu'il existe des yeux qui réduisent les différences des couleurs à un système plus simple encore, celui du mélange de deux couleurs fondamentales seulement. On dit que ces yeux, qui se rencontrent encore assez souvent, sont affectés de daltonisme, ou mieux de *dyschromatopsie,* parce qu'ils confondent entre elles des couleurs qui paraissent très différentes aux yeux ordinaires. Ces yeux n'en sont pas moins aptes à distinguer les autres couleurs, peut-être même un peu plus exactement que les yeux normaux. Généralement ces yeux sont affectés d'*anérythroblepsie,* c'est-à-dire que, dans leur système de couleurs, c'est le rouge qui manque, ainsi que toutes les variations que l'addition du rouge apporte dans les autres couleurs. Toutes les différences de couleurs paraissent des différences de bleu et de vert, auquel ils donnent le nom de jaune. Ainsi, le rouge écarlate, le rouge chair, le blanc et le bleu verdâtre leur paraissent pareils, ou leur présentent tout au plus des différences d'intensité. De même, [327] le pourpre, le violet et le bleu leur paraissent pareils, ainsi que le rouge, l'orangé, le jaune et le vert. Les fleurs rouge écarlate du géranium leur paraissent du même ton que les feuilles de cette plante ; ils ne peuvent pas distinguer entre elles les lanternes rouges et vertes qui servent de signaux sur les chemins de fer ; ils ne voient pas l'extrémité rouge du spectre ; le rouge écarlate très saturé leur paraît presque noir, à tel point qu'un prêtre écossais, affecté d'anérythroblepsie, se choisit un jour par mégarde du drap rouge écarlate pour une soutane.

Nous rencontrons, dans la perception des couleurs, des inégalités curieuses du champ de la rétine. — D'abord chacun est aveugle pour le rouge près de la limite du champ de vision. Nous voyons le mouvement d'une fleur de géranium, que nous faisons aller et venir vers le bord du champ de vision ; mais nous ne distinguons pas sa couleur, laquelle se confond alors avec celle du feuillage de la même plante. En général, dans la vision indirecte, le rouge paraît bien plus foncé.

En second lieu, on a vu qu'aux environs de la fossette centrale, la rétine est teinte en jaune ; il en résulte que le bleu paraît un peu plus sombre au milieu du champ de vision. C'est surtout frappant dans les mélanges du rouge et du vert bleuâtre. Quand un pareil mélange paraît blanc à la vision directe, il paraît bleu dans les parties périphériques du champ de vision ; inversement, lorsque ces mélanges paraissent rouges à la vision directe, ils paraissent blancs dès qu'ils se trouvent éloignés du point de fixation.

Par un procédé que j'ai signalé dans la leçon précédente, ces irrégularités passent inaperçues, grâce au mouvement constant du regard. Pour les couleurs pâles et blanchâtres que nous présente ordinairement le monde extérieur, nous savons à quelles impressions de la vue directe répondent les impressions reçues indirectement, et nous interprétons ces dernières de façon à apprécier toujours les couleurs de la manière dont elles se présenteraient à la vision directe. Il faut des mélanges colorés insolites, ou une attention spéciale, pour que la différence devienne sensible.

La théorie des couleurs, avec toutes les circonstances si curieuses et si compliquées que je viens de décrire, était un morceau qui avait résisté non seulement à Gœthe, mais encore aux physiciens et aux physiologistes. Je m'étais également consumé longtemps en efforts superflus, lorsque je découvris enfin qu'une solution d'une simplicité surprenante avait déjà été trouvée et imprimée au commencement de ce siècle. Elle est de ce même Thomas Young, qui fit le premier pas dans la lecture des hiéroglyphes égyptiens. C'était un des génies les plus profonds qui aient jamais existé ; mais il eut le malheur d'être trop avancé pour son siècle. Ses contemporains l'admiraient, mais sans être en état de suivre l'essor hardi de ses combinaisons. Aussi une quantité de ses idées les plus importantes restèrent-elles enfouies et oubliées dans les in-folio de la Société royale de Londres, jusqu'à ce qu'une nouvelle génération refît péniblement et pas à pas ses découvertes, et se convainquit de l'exactitude de ses assertions et de ses démonstrations.

En expliquant ici la théorie des couleurs établie par Young, je ferai observer que les conclusions que nous en tirerons plus tard, relativement à la nature des sensations visuelles, sont tout à fait indépendantes de ce que cette théorie présente d'hypothétique.

Thomas Young admet qu'il existe dans l'œil trois espèces de fibres nerveuses dont les premières, excitées de n'importe quelle façon, produisent la sensation du rouge ; les secondes, la sensation du vert ; les troisièmes, celles du violet. Il admet encore que les premières sont excitées le plus par les vibrations lumineuses de l'éther, dont la longueur d'onde est la plus grande ; que les fibres sensibles au vert sont excitées surtout par les ondes de longueur moyenne, et que les fibres sensibles au violet sont principalement excitables par la lumière de la moindre longueur d'onde. Ainsi, l'excitation des fibres sensibles au rouge prédominerait dans l'extrémité rouge du spectre, et c'est pour ce motif que cette partie nous apparaîtrait rouge ; plus loin, il s'y joindrait une excitation sensible des fibres du vert, et c'est au mélange de ces sensations que nous donnerions le nom de jaune ; au milieu du spectre, l'excitation des nerfs sensibles au vert dominerait sur les deux autres, et la sensation du vert serait dominante ; le mélange de cette sensation avec celle du violet donnerait le bleu ; enfin, à l'extrémité la plus réfrangible du spectre, dominerait la sensation du violet[7].

On voit que l'hypothèse de Young n'est pas autre chose qu'une spécialisation de la loi des énergies spécifiques des sens, tout aussi bien que la différence entre la sensation de lumière et celle de chaleur tient

---

[7] On n'est pas encore parvenu à déterminer expérimentalement avec exactitude les trois couleurs fondamentales. Pour le rouge seul, il n'y a pas de doute , les expériences faites sur certains sujets affectés de dyschromatopsie prouvent que cette couleur répond au rouge extrême du spectre Th. Young avait choisi le violet comme couleur fondamentale de l'autre extrémité, tandis que Maxwell trouve plus de probabilité pour le bleu, et qu'on ne peut pas encore trancher définitivement la question

uniquement à la nature des fibres terminales, optiques ou sensitives, qui sont frappées par les rayons du soleil. D'après l'hypothèse de Young, la différence entre les sensations colorées tient au degré relatif d'excitation des trois espèces de fibres dont il admet l'existence. L'irritation égale de ces diverses fibres donne la sensation de blanc.

On pourrait alors expliquer les phénomènes de l'anérythroblepsie en admettant que les fibres sensibles au rouge soient paralysées. Il est probable que, vers la périphérie, la rétine de l'œil normal, ces fibres sensibles au rouge manquent ou sont très peu nombreuses.

Chez les hommes et les autres mammifères, on ne connaît encore aucun fait anatomique qu'on puisse mettre en rapport avec cette théorie des couleurs. Mais M. Max Schultze a trouvé, chez les oiseaux et les reptiles, une structure qui est évidemment en relation avec cette théorie. Dans les yeux de beaucoup de ces animaux, nombre de bâtonnets de la couche rétinienne sensible portent une gouttelette huileuse rouge à leur bout antérieur, celui qui est tourné vers la lumière ; d'autres bâtonnets portent une gouttelette jaune, d'autres n'en contiennent pas. Or, il est hors de doute que la lumière rouge pénètre plus facilement que toute autre dans les bâtonnets à gouttelette rouge ; que la lumière jaune et verte produit relativement plus d'impression sur les bâtonnets à gouttelette jaune ; la lumière bleue est probablement presque complètement exclue de ces deux espèces de bâtonnets pour n'en affecter que plus fortement les bâtonnets non colorés. Il est donc bien probable que ces différents bâtonnets sont les organes terminaux des nerfs sensibles au rouge, au vert et au bleu. [328]

Une hypothèse tout analogue m'a paru plus tard très propre à expliquer de la manière la plus simple les particularités tout aussi remarquables que présente la perception des sons musicaux. On sait que, dans le limaçon de l'oreille, les extrémités des fibres nerveuses s'étalent régulièrement les unes à côté des autres, et sont munies de petits appendices élastiques qu'on appelle les *fibres de Corti,* qui sont rangés régulièrement les uns à côté des autres, comme les touches et les marteaux d'un piano. J'ai admis que chaque fibre nerveuse en particulier est capable de percevoir un son d'une certaine hauteur, celui qui fait vibrer le plus fortement son appendice élastique. Ce n'est pas ici le moment d'insister sur les caractères spéciaux des sensations sonores qui m'ont conduit à poser une hypothèse, dont l'analogie avec la théorie des couleurs de Young est évidente, et qui ramène à un principe aussi simple que celui de la théorie des couleurs d'Young, la formation des harmoniques et des battements, la perception des timbres, la différence entre la consonance et la dissonance, la formation de la gamme musicale, etc. Je dois dire que l'oreille offrait une structure anatomique bien plus facilement conciliable avec une hypothèse de ce genre ; on a même réussi depuis à en obtenir une vérification directe, non chez l'homme ou les autres vertébrés, chez qui le labyrinthe de l'oreille est trop inaccessible, mais bien chez certains crustacés marins. Chez ces animaux, les appendices de l'organe auditif sont externes ; on peut les observer sur l'animal vivant sous forme de poils articulés où se rendent les fibres nerveuses du nerf auditif, et M. Hensen (de Kiel) a pu constater que les différents sons font entrer en vibration tantôt les uns, tantôt les autres de ces poils.

Il nous faut encore répondre ici à une objection qu'on pourrait faire à la théorie des couleurs de Th. Young. J'ai dit plus haut que dans la représentation du système des couleurs sur la table chromatique, la ligne où sont figurées les couleurs les plus saturées, celles du spectre, ressemble à un triangle. Or, nos raisonnements sur la théorie des trois couleurs fondamentales exigent que ce triangle soit absolument rectiligne, car alors seulement il est possible d'obtenir toutes les couleurs par le mélange des trois couleurs fondamentales situées au sommet du triangle. Mais, ne l'oublions pas, la table chromatique contient toutes les couleurs du monde extérieur, tandis que, dans la théorie qui nous occupe, il s'agit de la composition de sensations. Il suffit d'admettre que les lumières objectives ne produisent pas les sensations colorées parfaitement pures, c'est-à-dire que la lumière rouge simple, même parfaitement exempte de lumière blanche, n'excite pas uniquement les fibres sensibles au rouge, mais encore, quoique faiblement, les fibres du vert, et, plus faiblement encore, celles du violet. Alors la sensation que produit dans l'œil la lumière rouge la plus pure n'est pas encore la plus pure sensation de rouge, et l'on peut concevoir un rouge plus saturé encore que celui dont aucune couleur du monde extérieur ne peut nous donner l'impression.

L'expérience confirme l'exactitude de cette supposition : il est possible d'obtenir une pareille sensation de rouge plus saturé. Ce fait est très important, non seulement parce qu'il écarte une objection qu'on pourrait faire à la théorie de Young, mais aussi à cause de la signification qu'il possède par rapport aux sensations colorées en général. Pour décrire cette expérience, il nous faut commencer par exposer préalablement tout un nouvel ordre de phénomènes.

Tout appareil nerveux se fatigue lorsqu'on le tient en activité, et cela d'autant plus qu'il fonctionne avec plus d'intensité et plus longtemps. Le sang rouge qui coule dans les artères renouvelle constamment la matière usée, et répare les changements produits par l'activité, c'est-à-dire la fatigue. La même chose se passe dans l'œil. Lorsqu'on fatigue la rétine dans toute son étendue, en restant, par exemple, quelque temps en plein air par un beau soleil, elle devient insensible à une lumière faible. Si l'on entre alors subitement dans un endroit sombre, on commence par n'y rien voir ; on dit alors qu'on a été ébloui. Après quelque temps, l'œil se remet, et l'on finit par voir au point de pouvoir lire dans un endroit qui paraissait d'abord complètement sombre.

C'est ainsi que se manifeste la fatigue générale de la rétine ; mais il peut se produire aussi une fatigue partielle, quand une partie seulement a été fortement éclairée pendant un peu longtemps. Si nous fixons pendant quelque temps un point d'un objet éclairé qui se détache sur un fond obscur, — la fixation est nécessaire pour que l'image claire ne se déplace pas sur la rétine, et ne fatigue qu'une partie exactement limitée de sa surface, — et que nous portions ensuite le regard sur un fond d'une nuance gris foncé uniforme, nous voyons sur ce fond une *image accidentelle* de l'objet vu précédemment ; les contours n'ont pas changé, mais l'éclairage est devenu inverse : le fond obscur paraît clair, et l'objet clair paraît foncé, comme cela aurait lieu sur un négatif photographique. En fixant soigneusement, on peut obtenir des images accidentelles très finement dessinées ; quelquefois même on distingue encore des lettres. L'image accidentelle se forme par suite de fatigue locale ; les parties de la rétine qui avaient été fortement éclairées sentent moins vivement que les voisines la lumière du fond gris, de telle sorte que sur ce fond parfaitement uniforme, on croit voir une tache foncée, d'une étendue égale à celle qui était tout à l'heure fortement éclairée.

Des feuilles de papier blanc bien éclairées sont des objets suffisamment lumineux pour la formation d'images accidentelles ; quand on regarde des objets bien plus lumineux, tels que le soleil ou des flammes, il arrive que, pendant les premiers instants, l'image accidentelle positive produite par la persistance de l'impression se superpose à l'image négative, qui est l'effet de la fatigue ; en outre, les différentes couleurs contenues dans la lumière blanche produisent des effets de durée et de force différentes. Il en résulte qu'on voit alors des images accidentelles colorées, et que tout le phénomène devient bien plus compliqué.

Les images accidentelles fournissent un moyen facile de constater que l'intensité de l'impression produite par une surface éclairée commence à diminuer dès les premières secondes, et qu'après une minute elle est généralement réduite de la moitié ou des trois quarts. La manière la plus simple de disposer l'expérience est de couvrir à demi, avec une feuille de papier noir, une feuille de papier blanc, de fixer ensuite un certain point de la feuille blanche, près du bord de la feuille noire, et de retirer rapidement, après trente à soixante secondes, la feuille noire, sans détourner le regard. Alors, à l'endroit qui était noir, l'impression du blanc se reproduit avec sa fraîcheur première, et l'on est frappé de voir combien l'impression s'est affaiblie et émoussée pour le reste pendant le peu de temps qu'a duré l'expérience. Cependant il faut remarquer que cette forte diminution de l'intensité apparente passe complètement inaperçue tant qu'on ne retire pas le papier noir. [329]

On peut encore observer une autre espèce de fatigue partielle, relative à certaines couleurs seulement. Il suffit d'exposer tout ou partie de la rétine à l'éclairage d'une seule couleur pendant quelque temps, c'est-à-dire de trente secondes à cinq minutes. D'après la théorie de Young, il est clair que, dans cette expérience, la fatigue ne porte que sur une ou deux sortes de fibres sensibles à la lumière, et n'atteint pas les autres. Il en résulte que si l'on regarde par exemple l'image accidentelle du rouge sur un fond gris, la lumière uniforme de ce fond ne peut produire fortement que les sensations de vert et de violet dans l'endroit de la rétine fatigué pour le rouge. Cet endroit est comme passagèrement affecté d'anérythroblepsie ; son image accidentelle paraît donc vert bleuâtre, couleur complémentaire du rouge.

Cela nous donne enfin le moyen de produire réellement dans notre rétine les véritables sensations des couleurs pures et saturées. Pour obtenir le rouge saturé, par exemple, nous n'avons qu'à fatiguer une partie de la rétine par le vert bleuâtre du spectre, couleur complémentaire du rouge. Nous rendons ainsi cette partie de la rétine aveugle à la fois pour le vert et le violet. Projetons l'image accidentelle ainsi obtenue sur le rouge d'un spectre prismatique aussi pur que possible ; cette image paraît alors d'un rouge saturé intense, et le rouge du spectre qui l'environne, et qui est pourtant le rouge le plus pur que le monde extérieur puisse nous offrir, paraît moins saturé, parce qu'il se peint sur des parties non fatiguées de la rétine : il semble couvert comme d'un brouillard blanchâtre.

Contentons-nous de ces exemples ; je ne voudrais pas accumuler plus de détails, dont l'exposé nous entraînerait à d'innombrables descriptions d'expériences.

En présence de ces faits, est-il possible de continuer à admettre, comme nous y sommes naturellement portés, que les qualités de nos sensations, et en particulier celles de nos sensations visuelles, sont une représentation fidèle de qualités correspondantes du monde extérieur ? Évidemment non. Le contraire ressort déjà de la loi de J. Müller sur les *énergies spécifiques des sens*, loi fondée sur l'observation des faits. Si les rayons du soleil se manifestent à nous sous forme de couleur ou sous celle de chaleur, c'est ce qui ne dépend pas de leur constitution intime ; cela varie suivant qu'ils excitent les fibres nerveuses optiques, ou les fibres nerveuses de la peau. Une pression sur le globe oculaire, un faible courant électrique qui le traverse, un narcotique répandu dans le sang, peuvent être perçus sous forme de lumière, tout aussi bien que les rayons du soleil. La profonde différence qui existe entre les sensations de la vue, de l'ouïe, du goût, de l'odorat et du toucher, différence tellement radicale que les sensations de couleur et de son n'ont entre elles aucun rapport de ressemblance ni même de dissemblance, cette différence ne dépend nullement de la nature de l'objet extérieur, mais uniquement des relations centrales du nerf affecté. La question de savoir si, dans le domaine de chaque sens, il existe un accord entre l'objectif et le subjectif, devient alors secondaire. Les couleurs que nous présentent les divers systèmes d'ondes de l'éther varient certainement avec la longueur d'onde des vibrations de l'éther qui impressionnent le nerf optique. Le système des couleurs naturellement visibles nous permet de distinguer une série de différences entre les divers mélanges lumineux ; mais le nombre de ces différences est extrêmement restreint : il l'est dans le rapport de l'infini à trois. Puisque la faculté la plus importante de l'œil est de mesurer les dimensions dans l'espace et que, sous ce rapport, son organisation est bien plus délicate que celle de l'oreille, nous avons droit d'être satisfaits si l'œil distingue quelques différences qualitatives de la lumière, même relativement peu nombreuses. L'oreille, qui est bien plus richement douée par rapport aux différences qualitatives, est à peu près incapable de rien distinguer par rapport à l'espace. N'est-il pas étonnant que chez l'homme qui, tant qu'il n'est pas prévenu, accorde une pleine confiance au témoignage de ses sens, ni les limites de visibilité du spectre, ni les quelques différences de coloration qu'il est capable de percevoir, ne sont fondées sur aucune différence correspondante des objets ? La lumière peut avoir absolument le même aspect, tout en étant complètement différente dans tous ses autres effets physiques et chimiques connus.

Nous trouvons enfin que les éléments purs de notre sensation des couleurs, — la sensation des couleurs fondamentales pures, — ne peuvent être perçus par l'œil naturel non fatigué qu'à condition de disposer artificiellement les choses dans des conditions convenables, et que ces couleurs n'existent uniquement qu'à l'état de phénomènes subjectifs.

Ce qui subsiste d'une relation réelle entre la qualité de la lumière extérieure et celle de la sensation peut paraître d'abord bien peu de chose, mais cela suffit, en réalité, parfaitement à un nombre infini d'applications des plus utiles. La *lumière identique excite dans les mêmes conditions des sensations identiques. La lumière qui, dans les mêmes conditions, excite des sensations de couleurs différentes, n'est pas identique.*

Quand deux circonstances sont liées par une semblable relation, l'une est le *signe* de l'autre. Il me semble que d'innombrables erreurs et bien des fausses théories tiennent à ce que, dans l'étude des perceptions, on n'a pas jusqu'ici distingué assez soigneusement entre la notion de *signe* et celle *d'image.*

Pour qu'il y ait *image,* il faut que la représentation soit de même espèce que l'objet représenté ; elle n'est image qu'à cette condition. Une statue est l'image d'un homme, en tant qu'elle imite par sa forme la forme de celui qu'elle doit représenter. Quand même il s'agirait d'une statuette de dimension réduite, les dimensions de l'original n'en sont pas moins toujours représentées par des dimensions.

Une peinture est l'image de l'original, parce qu'elle imite, d'une part, ses couleurs par des couleurs analogues, et, d'autre part, parce qu'elle imite une partie de ses dimensions, celles qu'il présente en perspective, par des proportions correspondantes.

Les excitations nerveuses dans notre cerveau et les représentations dans notre conscience peuvent être des images de ce qui se passe dans le monde extérieur, en tant que, par leur ordre chronologique, les représentations imitent l'ordre chronologique des faits et en tant qu'elles représentent l'égalité des objets par l'égalité des signes, de sorte que l'enchaînement des objets extérieurs se trouve reproduit.

Cette relation entre les objets et les représentations que nous nous en faisons suffit évidemment à notre intelligence, dans la tâche qu'elle se propose de rechercher les analogies qui existent au milieu de la diversité que présente le monde extérieur, et de les *réunir pour en former* des idées ou des lois. Je montrerai dans la troisième partie de cet exposé que cette relation répond également à tous les besoins de la pratique.

Il est incontestable que les personnes sans éducation, qui sont [330] habituées à accorder une confiance entière au témoignage de leurs sens, ne sont pas les seules qui seront peu disposées à admettre un si grand désaccord entre les qualités de la sensation et celles de l'objet qui lui donne lieu ; les personnes instruites, qui connaissent l'existence des illusions des sens, n'auront peut-être pas moins de peine à se déclarer convaincues. Les physiciens n'ont-ils pas hésité longtemps et n'ont-ils pas fait et épuisé toutes sortes d'objections avant d'admettre l'identité entre les rayons de lumière et de chaleur, dont la différence essentielle paraissait résider dans la nature de la sensation produite ? Si Gœthe, comme je l'ai dit ailleurs, se refusait à admettre la théorie des couleurs de Newton, cela ne tenait-il pas surtout à ce qu'il ne pouvait s'imaginer que le blanc, qui donne la sensation de la lumière la plus claire, pût être composé par des couleurs plus foncées ? Ce fait, découvert par Newton, fut le germe de la nouvelle doctrine des énergies des sens ; aussi son contemporain John Locke a-t-il pu exposer, avec une exactitude parfaite, les principales propositions relatives à la signification des qualités perceptibles par les sens. C'est manifestement ici que se trouve la pierre d'achoppement pour beaucoup de personnes, et pourtant je ne rencontre nulle part l'opinion contraire formulée avec assez de précision pour qu'il soit possible d'en démontrer la fausseté. Il me semble que cela tient à ce que les causes de dissidence reposent sur des motifs d'un ordre plus fondamental.

Remarquons tout d'abord qu'il faut avoir bien soin de ne pas confondre *paraître* et *apparaître*. Les couleurs que présentent les corps apparaissent par suite de certaines différences objectives dans la nature des corps ; ainsi, même au point de vue scientifique, elles ne sont pas de *vaines apparences,* bien que la manière dont elles apparaissent, dépende principalement de la nature de notre appareil nerveux. Il n'y a *apparence trompeuse* que lorsque l'on confond l'apparence normale d'un objet avec celle d'un autre. Or, c'est ce qui n'a pas lieu dans la vision des couleurs ; elles n'ont aucune manière d'apparaître, que nous puissions appeler normale, par rapport à la manière dont elles apparaissent à l'œil.

La difficulté principale me paraît résider ici dans la notion de *propriété*. Tout devient clair dès qu'on s'est convaincu qu'en général, toute *propriété* ou *qualité* d'un objet n'est en réalité autre chose que l'aptitude de cet objet à produire certaines actions sur d'autres objets. L'action se produit soit entre les particules analogues du même corps, d'où résultent les différences de l'état d'agrégation, soit, comme les réactions chimiques, entre particules des deux corps différents, soit enfin sur les organes de nos sens, et elle se manifeste alors par des sensations analogues à celles qui nous occupent ici. Nous donnons à une pareille action le nom de *propriété*, quand nous sous-entendons le réactif sur lequel l'effet se produit. Quand nous parlons de la solubilité d'une substance, nous voulons parler de la manière dont elle se comporte par rapport à l'eau ; quand nous parlons de sa pesanteur, il s'agit de la force qui l'attire vers la terre : c'est avec le même droit que nous disons qu'une substance est bleue, parce que nous sous-entendons, comme inutile à dire, qu'il ne s'agit que de l'effet qu'elle produit sur un œil normal.

Mais puisque ce que nous appelons propriété est toujours une relation entre deux choses, une pareille action ne peut évidemment pas dépendre uniquement de la nature de la chose qui agit ; il faut bien qu'elle dépende aussi de la nature de la chose sur laquelle l'effet se produit. Ainsi, ce serait un non-sens de vouloir parler des propriétés de la lumière en elle-même, de celles qu'elle posséderait indépendamment de tout autre objet, et de s'attendre à retrouver ces propriétés dans la sensation de l'œil. C'est un contresens logique que d'admettre de pareilles propriétés ; il ne peut rien exister de pareil ; il ne peut donc exister de conformité entre la sensation des couleurs et de pareilles qualités propres à la lumière. On conçoit que ces réflexions se soient imposées depuis longtemps à plusieurs profonds penseurs ; on les trouve nettement exprimées par Locke et par Herbart, et elles entrent parfaitement dans l'ordre des idées de Kant. Pour se rendre maître de ce sujet, il fallait peut-être jadis une faculté d'abstraction remarquable, tandis qu'il s'agit de notions dont l'évidence devient pour ainsi dire palpable, grâce aux faits que nous avons exposés.

Après cette excursion dans le domaine des abstractions, revenons aux couleurs, et examinons-les en tant qu'elles sont les *signes sensoriels* de certaines propriétés extérieures appartenant soit à la lumière, soit aux corps qui la réfléchissent. Pour qu'un signe soit bon, nous lui demandons tout d'abord d'être constant, c'est-à-dire que le même objet soit toujours accompagné du même signe. Or, nous avons déjà vu que, même sous ce rapport, les sensations colorées laissent quelque chose à désirer. Elles ne sont pas tout à fait uniformes dans le champ rétinien ; mais le mouvement constant du regard fait éviter ici l'écueil par le même procédé qui a servi pour remédier aux inégalités dans la netteté de l'image rétinienne. Cette manière dont nous nous y prenons pour regarder les objets rend le défaut moins sensible.

Nous avons vu ensuite que, par suite de fatigue, l'intensité de l'excitation peut subir rapidement des variations considérables. Ici encore le mouvement constant du regard a généralement pour effet de répandre la fatigue également sur tout le champ rétinien ; de sorte qu'il arrive rarement que des images accidentelles bien précises viennent à se former, si ce n'est parfois en présence d'objets très lumineux, tels que le soleil ou des flammes très brillantes.

Or, lors de la fatigue uniforme de toute la rétine, l'intensité et les couleurs des objets que nous regardons varient à peu près de même pour tous, et la fatigue produit simplement le même effet que si l'éclairage diminuait peu à peu.

Cela nous conduit à étudier les variations que subissent les images visuelles lorsque l'éclairage des objets vient à varier. Nous rencontrons encore ici des faits instructifs. Nous pouvons voir les objets du monde extérieur avec un éclairage dont l'intensité varie dans des proportions énormes : la lumière solaire la plus éblouissante est 150 000 fois plus intense que la lumière de la pleine lune. La couleur de l'éclairage peut aussi changer sensiblement, soit que nous fassions usage de l'éclairage artificiel de flammes qui répandent toujours une lumière plus ou moins jaune rougeâtre, soit que nous nous trouvions dans l'ombre verdâtre du feuillage des bois ou dans une chambre garnie de rideaux et de tentures fortement colorées. L'intensité et la couleur de la lumière que les corps éclairés envoient à notre œil varient évidemment avec l'intensité et la couleur de l'éclairage. On sait que la différence entre la couleur des objets provient de ce que les différents corps renvoient et absorbent inégalement la lumière des différents rayons simples du soleil. Le cinabre renvoie, sans les affaiblir sensiblement, les rayons dont la longueur d'onde est considérable, [331] mais il ne réfléchit que faiblement tous les autres rayons. C'est pour ce motif qu'il nous apparaît avec une coloration rouge, celle des rayons qu'il renvoie à l'œil. Si nous l'éclairons avec une lumière qui ne contienne pas de rouge, il paraît presque noir.

Il résulte de là que la couleur et l'intensité apparentes des objets éclairés doivent varier avec la couleur et l'intensité de l'éclairage. L'expérience de tous les jours nous fournit cent exemples de ce fait, qui fournit aux peintres un important sujet d'étude et sur lequel reposent beaucoup de leurs plus brillants effets.

Mais ce qui nous intéresse le plus dans la vision, c'est de distinguer et de reconnaître les objets qui nous entourent ; c'est tout au plus si, du point de vue esthétique ou physique, nous portons parfois notre attention sur l'éclairage. Or, ce qu'il y a de constant dans la couleur d'un objet, ce n'est ni l'intensité, ni la couleur de la lumière qu'il envoie à notre œil, mais la relation entre les intensités des différents éléments colorés de cette lumière et les intensités des éléments correspondants dans l'éclairage. Cette relation est seule l'expression d'une propriété constante de l'objet.

En présence de ces considérations théoriques, on croirait qu'il doive être extrêmement difficile d'apprécier la couleur d'un objet quand l'éclairage varie. Nous voyons au contraire qu'en pratique l'appréciation des couleurs se fait avec la plus grande sûreté, même sans réfléchir, et dans les conditions les plus variées. Éclairé par la lune, le papier blanc est plus foncé que le velours noir en plein jour ; pourtant, nous n'hésitons jamais à reconnaître le papier comme blanc et le velours comme noir. Bien plus, si un objet gris, éclairé par le soleil, réfléchit une lumière de la même couleur et peut-être aussi de la même intensité qu'un objet blanc ombragé, c'est ce que nous avons bien plus de peine à reconnaître que l'identité de la couleur d'un papier blanc ombragé et d'un papier blanc éclairé par le soleil. Le gris nous paraît spécifiquement différent du blanc ; il l'est aussi quand il constitue la couleur d'un objet, car la surface d'un corps qui ne renvoie que la moitié de la lumière doit être nécessairement constituée autrement que celle d'un autre corps qui la renvoie en totalité. Et pourtant le gris éclairé peut fournir la même impression à la rétine que le blanc ombragé. Les peintres emploient du gris pour représenter le blanc situé à l'ombre, et s'ils procèdent correctement, l'objet représenté paraît parfaitement blanc. Pour se persuader matériellement de l'identité de la couleur du gris et du blanc, il suffit d'éclairer fortement, au moyen d'une lentille, un disque gris entouré d'un fond blanc, de manière que les limites de l'éclairage coïncident avec celles du disque, ce qui empêche la nature artificielle de l'éclairage de se manifester. Alors le disque gris paraît aussi blanc que le fond.

Nous pouvons admettre, — certains phénomènes de contraste nous y autorisent, — que l'éclairage du blanc le plus pur nous fournit la mesure pour juger les objets foncés qui se trouvent à côté, parce que, dans les conditions ordinaires, l'intensité de toutes les couleurs diminue uniformément quand l'éclairage devient plus faible ou que la fatigue de la rétine augmente.

Pour les degrés d'éclairage extrêmes, cette uniformité de variation persiste objectivement, mais ne se retrouve pas dans la sensation. Quand l'éclairage est éblouissant, les différences d'intensité des parties claires deviennent peu saisissables à la sensation ; quand l'éclairage est très faible, ce sont au contraire les intensités des objets les plus foncés qui deviennent insaisissables à leur tour. Ainsi, à l'éclairage du soleil, les couleurs des objets d'intensité moyenne s'approchent davantage des couleurs des objets les plus clairs, tandis qu'à l'éclairage de la lune, elles se rapprochent de celles des corps les plus foncés. Les peintres profitent de cette différence pour représenter l'éclairage par le soleil et celui par la lune. Les tableaux, généralement faits pour être regardés en plein jour, ne comportent pas, dans l'intensité moyenne des objets, une différence aussi grande que celle entre les lumières du soleil et de la lune. Pour exprimer l'éclairage du soleil, les peintres sont obligés de pousser au clair les teintes des objets d'intensité moyenne ; tandis que pour représenter l'éclairage de la lune, ils poussent au sombre la teinte de ces mêmes objets. Il est encore une autre différence qui repose sur la sensation. Quand l'intensité de l'éclairage augmente, l'impression du rouge et du jaune augmente plus vite que celle du bleu. Si l'on assortit d'intensité un papier bleu et un papier rouge en plein jour, l'égalité d'intensité ne persiste pas dans les différents éclairages ; au soleil, le rouge paraît plus intense, tandis qu'à la lumière de la lune ou des étoiles, le bleu prédomine. La même différence existe pour les couleurs spectrales ; aussi les peintres donnent-ils une teinte jaunâtre à leurs paysages éclairés par le soleil, et poussent-ils au bleu ceux qui sont destinés à représenter des effets de lune.

Ce qui précède montre à quel point notre appréciation des couleurs est devenue indépendante de l'intensité absolue de l'éclairage. De même, nous avons coutume de faire à peu près complètement abstraction de l'influence exercée par la couleur de l'éclairage. Nous savons, jusqu'à un certain point, que la lumière des bougies est jaune rougeâtre par rapport à celle du jour ; mais pour voir combien la différence entre ces deux lumières est considérable, il faut les voir avec la même intensité simultanément et l'une à côté de l'autre, ainsi que cela a lieu dans l'expérience des ombres colorées. Laissons pénétrer dans une chambre obscure, à travers un petit trou, la lumière d'un ciel couvert, c'est-à-dire la lumière affaiblie du jour, ou bien la lumière de la lune, et tenons horizontalement un papier blanc, de manière que la lumière tombe obliquement sur ce papier ; laissons arriver, d'autre part, la lumière d'une bougie sur le papier. Alors une baguette tenue perpendiculairement au papier donne deux ombres : l'une, où la lumière du jour ne parvient pas et que la bougie seule éclaire, est jaune rougeâtre et paraît telle ; l'autre, projetée par la bougie, et où la lumière du jour parvient seule, est blanche, mais paraît bleue par le contraste. Le bleu et le jaune rougeâtre des deux ombres sont les couleurs auxquelles nous donnons le nom de blanc, suivant que l'éclairage dominant est celui du jour ou celui des bougies. Quand ces deux couleurs se trouvent l'une à côté de l'autre, elles paraissent très différentes et même assez saturées. Et pourtant nous n'hésitons jamais à reconnaître le papier blanc comme tel à l'éclairage des bougies et à le distinguer d'avec un papier jaune d'or.

Ce qu'il y a de plus remarquable dans cette série de phénomènes, c'est que nous ne confondons pas la couleur d'une couverture transparente colorée avec celle des objets situés derrière elle, ainsi que cela ressort de toute une série de phénomènes de contraste très intéressants. Bien plus, quand on regarde à travers un voile vert, il peut arriver que des objets blancs, dont la lumière est mêlée de vert par son passage à [332] travers le voile, paraissent rougeâtres par la formation de la couleur accidentelle du vert, qui est rougeâtre. Cette expérience montre jusqu'à quel point nous séparons la lumière propre des objets, et celle d'un transparent derrière lequel nous les apercevons[8].

On nomme *phénomènes de contraste,* les changements de couleur analogues à ceux signalés dans les deux dernières expériences. Pour la plupart, ce sont des illusions relatives à la couleur des objets et attribuables à des images accidentelles mal délimitées. On appelle *contraste successif,* celui qui se produit ainsi lorsqu'on regarde successivement des objets colorés. Mais les phénomènes de contraste reposent aussi en partie sur ce que l'habitude d'apprécier les couleurs des objets d'après les relations d'intensité et de couleur des différents objets

[8] Voyez une série d'expériences de ce genre dans mon *Optique physiologique*, pages 398-400, 404-411 (pages 523-525 et 530-538 de la traduction française)

vus simultanément peut nous tromper, quand les relations s'écartent de l'ordinaire. C'est ce qui a lieu, par exemple, quand nous sommes en présence de deux éclairages ou de transparents colorés, ou que nous nous figurons être en présence de pareilles conditions. Alors se produit le *contraste simultané.* Dans l'expérience des ombres colorées, par exemple, le fond doublement éclairé, qui est le plus clair des objets en présence, nous donne une fausse mesure pour le blanc : comparé avec ce blanc, le véritable blanc d'une des ombres qui est moins intense nous paraît bleu. Ce qui augmente encore l'effet de ces contrastes, c'est que les différences de sensation nous paraissent plus grandes, quand elles sont nettement perceptibles, que dans le cas contraire. Or, les différences entre les couleurs que nous voyons simultanément sont nettement perceptibles en comparaison de celles que nous ne pouvons comparer que de mémoire ; les différences entre les couleurs d'objets voisins dans le champ de vision sont nettement perceptibles en comparaison de celles entre des couleurs d'objets moins rapprochés. Tout cela est loin d'être sans influence. Nombre de circonstances des plus variées, dont l'étude détaillée jette un jour sur les motifs d'après lesquels nous jugeons des couleurs des objets, forment un chapitre que nous devons nous borner à signaler ici. Ce sujet est d'ailleurs tout aussi intéressant pour la théorie de la peinture que pour la physiologie, car les peintres exagèrent très souvent à dessein des phénomènes naturels de contraste, pour faire ressentir au spectateur des différences d'intensité et de saturation plus considérables que celles dont les couleurs de leur palette permettraient d'obtenir la représentation.

Nous voici arrivés à la fin de la théorie des sensations. Il résulte de notre étude que les qualités des sensations visuelles ne sont autre chose que des signes relatifs à certaines différences qualitatives, soit de la lumière, soit des objets éclairés, mais ne possèdent pas une signification objective exactement correspondante ; nous avons même trouvé que ces signes sont loin de présenter avec une exactitude complète la constance, cette qualité essentielle d'un système de signes : tout ce que nous avons seulement pu dire en leur faveur, c'est que *sous les mêmes conditions,* les mêmes sensations qualitatives sont développées par les mêmes objets. Malgré tout, nous trouvons finalement que ce système de signes suffit pour nous mettre en état de reconnaître constamment et partout les couleurs avec une exactitude suffisante, étonnante même, si l'on pense aux difficultés de cette tâche importante. Au milieu d'un système constamment variable d'intensités et de couleurs, variable avec l'éclairage, avec la fatigue de l'organe, avec la partie de la rétine affectée dans le moment, nous savons dégager cette chose constante, la couleur de l'objet, qui répond à la nature invariable de sa surface, et cette opération n'exige pas une longue réflexion : elle est instantanée, et son résultat s'impose à nous avec le caractère de l'évidence.

Ce que nous avons trouvé d'inexactitudes et d'imperfections dans l'appareil optique et dans l'image rétinienne n'est plus rien en comparaison des incongruences que nous venons de rencontrer dans le domaine des sensations. On pourrait dire que la nature s'est complu à accumuler les contradictions pour enlever tout fondement à la théorie d'une harmonie préexistante entre le monde extérieur et le monde intérieur.

Avons-nous approché du but de notre étude ? On pourrait croire le contraire : le problème s'étant compliqué, il semblerait que nous devions renoncer à découvrir enfin comment se fait la vision. Cependant ne reprochons pas à la science de dépeupler, par une critique stérile, le beau domaine de nos sens ; ne nous raidissons pas sur un prétendu sens commun pour accorder une confiance plus grande au témoignage de nos sens qu'aux résultats de la physiologie.

Il nous reste à faire l'étude des notions d'espace. Voyons si, dans ce dernier chapitre, la science ne finira point par justifier la confiance que nous attribuons au témoignage de nos sens. [417]

OPTIQUE PHYSIOLOGIQUE

PAR

H. HELMHOLTZ

Professeur de Physiologie à Heidelberg

TRADUITE

PAR

ÉMILE JAVAL ET N. TH. KLEIN

Avec 213 figures dans le texte et un atlas de 11 planches

PARIS

VICTOR MASSON ET FILS

PLACE DE L'ÉCOLE-DE-MÉDECINE

MDCCCLXVII

DEUXIÈME PARTIE

DES SENSATIONS VISUELLES.

§ 17. — De l'excitation de l'appareil nerveux visuel.

Les appareils nerveux des hommes et des animaux peuvent subir, dans leur état, de la part de divers agents extérieurs, des modifications reconnaissables, soit par des moyens physiques, tels que l'examen de l'action électromotrice de ces appareils, soit par des effets que les nerfs produisent sur d'autres parties du corps qui leur sont rattachées organiquement. C'est ainsi que cet état modifié se trahit, pour certains nerfs, par la contraction des muscles auxquels ils se rendent : ce sont des *nerfs moteurs*. D'autres, dans les mêmes circonstances, provoquent des sensations dans le cerveau, organe matériel de la conscience : ce sont les *nerfs sensitifs*. Chez les nerfs moteurs, l'effet le plus sensible des actions extérieures les plus diverses : tiraillement, écrasement, coupure, brûlure, cautérisation, électrisation, c'est toujours la contraction du muscle correspondant, contraction qui ne manifeste que des différences quantitatives d'intensité. Aussi comprend-on sous la dénomination commune d'*excitants*, les actions des différentes causes excitatrices sur les nerfs moteurs : on fait abstraction de leurs différences qualitatives, et l'on ne les distingue que quantitativement, et cela suivant l'intensité plus ou moins grande des contractions qu'elles produisent. L'état modifié du nerf lui-même, qui survient comme conséquence d'un *excitant*, s'appelle *excitation*, et la propriété du nerf de provoquer des contractions musculaires par l'effet de l'excitation, se nomme *excitabilité*. Cette propriété se perd par la mort ; elle peut aussi être diminuée par différentes actions extérieures.

Pour les nerfs sensitifs, ces mêmes notions trouvent encore leur application en ce sens que, tant que ces nerfs sont vivants et reliés au cerveau, les actions extérieures qui, appliquées aux nerfs moteurs, peuvent produire la contraction, provoquent sur les nerfs sensitifs une action d'une espèce particulière, qu'on nomme *sensation*.

Ici paraît se présenter, au premier abord, cette différence essentielle que la sensation reconnaît des différences qualitatives correspondantes aux différences qualitatives de l'action. Néanmoins, quoique les différents excitants produisent des sensations différentes, les effets des excitants n'en sont pas moins toujours des sensations : ce sont là des effets *sui generis*, particuliers aux corps vivants : aussi a-t-on étendu aux nerfs sensibles les expressions d'*excitants* et d'*excitation*, qu'on avait d'abord introduites pour les nerfs moteurs; on donne donc encore le nom d'*excitants* aux actions extérieures qui, appliquées aux nerfs sensibles, produisent les sensations, et celui d'*excitation* à la modification que subit le nerf lui-même.

Nous verrons plus loin la théorie de Th. Young, d'après laquelle les différents nerfs sensibles à la lumière, qui sont contenus dans l'œil, ne procureraient, en réalité, que des différences quantitatives dans la sensation, des fibres nerveuses différentes étant destinées aux sensations différentes qualitativement. Ainsi que je me suis efforcé de le faire voir dans mon *Étude des sensations acoustiques*, il paraît probable que les choses se passent de même pour le sens de l'ouïe.

L'état d'excitation qui peut être produit, sur chaque partie d'une fibre nerveuse, par l'action des excitants, se transmet aussitôt à toutes les autres parties de cette fibre, et s'y fait reconnaître, soit par les changements des actions électromotrices, soit par son influence sur les autres parties de l'organisme, muscles, cerveau, glandes, etc., avec lesquels le nerf est en communication, et cela par une contraction du muscle, par une sensation, ou, enfin, par une hypersécrétion de la glande. La propagation de l'excitation n'est empêchée que dans les cas où la structure du nerf a été modifiée profondément, soit par des actions mécaniques ou chimiques, soit par la coagulation du contenu des fibres nerveuses, qui accompagne la mort. Chaque portion d'une fibre nerveuse intacte possède donc non-seulement l'*excitabilité*, c'est-à-dire la propriété de pouvoir être excitée, mais encore la *propriété conductrice* de l'excitation. De plus, on ne connaît point, dans la structure et la fonction des fibres sensitives et des fibres motrices, de différence qui ne puisse se déduire de la différence de leurs rapports avec les autres systèmes de l'organisme. Les fibres elles-mêmes semblent ne jouer que le rôle de fils conducteurs indifférents, et qui constituent, soit des nerfs moteurs, soit des nerfs sensitifs, suivant qu'ils sont en rapport organique avec un muscle ou avec une partie sensitive du cerveau.

Les sensations de l'homme se partagent, d'après leur qualité, en cinq groupes qui correspondent à ce qu'on appelle les *cinq sens*, et cette division est telle qu'on ne peut comparer entre elles que les qualités des sensations relatives à un seul et même sens. C'est ainsi, par exemple, que nous pouvons comparer, relativement à leur intensité et à leur couleur, deux sensations visuelles différentes, mais que nous ne pouvons, en aucune façon, les comparer à aucune sensation acoustique ou olfactive.

Nous nommerons différences de *modalité* les différences que présentent les sensations relatives à des sens différents ; quant aux sensations qui appartiennent à un seul et même sens, nous emploierons l'expression de différence de *qualité* pour les distinguer entre elles.

L'expérience physiologique a trouvé, autant qu'on a pu le vérifier, que *par l'excitation d'une fibre nerveuse sensitive quelconque, on ne peut produire que des sensations qui possèdent la modalité d'un seul et même sens déterminé, et qu'un excitant quelconque, pour peu qu'il agisse sur cette fibre, ne peut jamais provoquer que des sensations qui possèdent la modalité particulière à ce sens.* Cette proposition ne peut se démontrer d'une manière absolument expérimentale que pour des fibres nerveuses qui, réunies dans des troncs particuliers, sont séparées de toutes les fibres appartenant à d'autres sens : telles sont celles de la vue dans le nerf optique, celles de l'ouïe dans le nerf acoustique, celles de l'odorat dans le nerf olfactif, celles du toucher dans les racines postérieures de la moelle épinière. Si l'on fait agir différents excitants sur les troncs nerveux, on peut produire, il est vrai, des sensations différentes, mais elles possèdent toutes la modalité du sens considéré. Quant aux fibres sensitives, au contraire, qui sont réunies dans le même tronc avec des fibres sensitives d'une autre nature — les nerfs de sensibilité gustative, par exemple, qui sont réunis aux nerfs de sensibilité tactile dans le glosso-pharyngien et le lingual — il paraît au moins probable que les choses se passent de même, si l'on se souvient que, dans certains états morbides, on rencontre parfois isolément la paralysie du goût ou celle du toucher, et si l'on remarque aussi que tous les autres nerfs tactiles sont dépourvus de la propriété de provoquer des sensations gustatives.

La modalité du sens visuel est celle des sensations lumineuses, qui sont toutes comparables entre elles sous le rapport de l'intensité lumineuse et de la couleur. — Nous nommerons, avec J. Müller, *substance du sens de la vue* ou bien encore *appareil nerveux visuel*, la partie de substance nerveuse dont l'excitation peut produire des sensations de ce genre. Ce système comprend la rétine, le nerf optique et la partie du cerveau, qu'on ne peut pas encore exactement circonscrire, dans laquelle pénètrent les racines du nerf optique. Aucun autre appareil nerveux du corps ne peut nous faire éprouver une sensation lumineuse, c'est-à-dire une sensation de même nature que celles de l'appareil nerveux visuel. Il est vrai que les ondulations lumineuses de l'éther peuvent également être senties par les nerfs tactiles, mais c'est sous une toute autre modalité : c'est comme sensation de chaleur rayonnante. Il se produit ici la même chose que pour les vibrations de l'air, que le nerf auditif perçoit sous forme de son, tandis qu'elles provoquent en même temps dans la peau la sensation tactile d'un frôlement. De même, le vinaigre fait éprouver à la langue une sensation acide, tandis que sur une partie dénudée de la peau ou sur une muqueuse délicate, telle que la conjonctive oculaire, il produit une sensation tactile : celle d'une brûlure douloureuse.

Inversement, les vibrations lumineuses de l'éther ne sont pas le seul moyen d'excitation de l'appareil nerveux visuel ; il en existe encore bien d'autres, tels que les actions mécaniques et les courants électriques qui peuvent, on le sait, exciter également tous les autres appareils nerveux du corps. Mais lorsque ces excitants agissent sur le nerf optique ou sur la rétine, ils ne produisent que des sensations visuelles et jamais des sensations auditives ni olfactives, et si elles produisent en même temps des sensations tactiles, il est très-probable que cela tient à ce qu'il se répand dans l'œil et peut-être dans la masse même du nerf optique, comme dans toutes les parties internes du corps, des nerfs tactiles particuliers. Les sensations tactiles qui se produisent par l'action de la pression ou de l'électricité sur l'œil, se distinguent d'ailleurs encore des sensations lumineuses produites en même temps, par ce fait que les sensations tactiles sont perçues à l'endroit où porte l'excitation, tandis que l'imagination localise les impressions optiques dans le champ visuel, sous forme d'objets lumineux. Nous reviendrons sur ce sujet dans la description plus exacte de l'excitation mécanique de l'œil.

Comme les choses se passent de même pour les autres nerfs des sens, il s'ensuit que la qualité de la sensation dépend principalement de l'action physiologique particulière à l'appareil nerveux dans lequel elle se produit, et, en second lieu seulement, de la nature de l'objet perçu. La modalité de la sensation produite ne dépend même aucunement de l'objet extérieur, mais exclusivement de l'espèce du nerf excité. Quelle est, dans la modalité du sens affecté, la qualité de la sensation provoquée ? C'est là seulement ce qui dépend de la nature du corps extérieur qui produit la sensation. Que les rayons solaires nous causent une sensation de lumière ou de chaleur, cela dépend seulement de l'organe qui a été excité : nerf optique ou nerfs de la peau ; mais que ces rayons se manifestent sous forme de lumière rouge ou bleue, faible ou intense, de chaleur brûlante ou modérée, c'est ce qui dépend à la fois de la nature des rayons et de l'action physiologique de l'appareil nerveux. La qualité des sensations n'est donc en aucune façon identique avec la qualité de l'objet qui les provoque; au point de vue physique, elle est simplement une *action* de la qualité extérieure sur un appareil nerveux spécial, et, pour notre imagination, la qualité de la sensation est seulement, pour ainsi dire, un *symbole*, un signe distinctif de la qualité objective.

La *lumière objective* constituée par les ondulations de l'éther, est le premier et principal excitant du nerf optique. — Je dis le premier et le principal, parce qu'elle agit d'une manière bien plus fréquente et plus continue sur le nerf optique que les autres excitants, et que par suite de cette circonstance, nous employons exclusivement, pour la perception d'objets extérieurs, celles des sensations de l'appareil nerveux visuel qui sont provoquées par la lumière objective. Nous n'avons pas besoin, pour cela, d'admettre un rapport particulier, spécifique, ou une homogénéité entre la lumière objective et l'agent nerveux du nerf optique, ainsi que l'ont fait la plupart des anciens philosophes et physiologistes. En effet, d'une part, le nerf optique n'est pas le seul qui puisse être excité par les ondulations de l'éther; les nerfs de la peau peuvent l'être aussi, et, d'autre part, ces ondulations ne sont pas le seul moyen d'excitation du nerf optique. La position protégée du nerf optique et de la rétine, qui sont accessibles très-facilement à la lumière et bien plus difficilement aux actions mécaniques et aux courants électriques, suffit pour nous expliquer pourquoi la lumière objective est l'excitant le plus ordinaire, partant le plus important de ces organes. C'est cette prédominance de l'excitation par la lumière objective qui a déterminé l'homme à donner à la partie des vibrations de l'éther, qui est capable d'éveiller la sensation lumineuse, le nom de *lumière*, nom qui ne devrait s'appliquer, en réalité, qu'à la sensation produite. On distingue, dans les rayons solaires, la *lumière* et la *chaleur* solaires, division basée sur les deux sortes de sensation que ces rayons sont capables de réveiller. Tant que les hommes n'avaient pas réfléchi sur la nature de leurs sensations, ils devaient être portés à rapporter immédiatement aux objets extérieurs les qualités des sensations, et à admettre, par exemple, dans les rayons solaires, deux agents correspondants aux deux sensations distinctes. En outre, on ne connaissait *à priori*, sur les rayons solaires, rien de plus que ce qu'apprenait la sensation, et l'on observait, à côté des rayons dans lesquels dominent les ondes à vibrations plus rapides, et qui affectent l'œil plus fortement que la peau, d'autres, dans lesquelles les oscillations les plus lentes l'emportent, qui affectent fortement la peau et n'impressionnent que peu ou point l'organe de la vue, de telle sorte qu'il paraissait exister aussi une distinction objective entre les deux agents. Ce n'est que dans ces derniers temps qu'une étude attentive de celles des propriétés des rayons calorifiques éclairants et obscurs, qui sont indépendantes de nos appareils nerveux, a prouvé aux physiciens qu'il n'existe entre ces rayons aucune différence autre que celle de la durée d'oscillation : dès lors la physique échappait à l'influence mal justifiée que les impressions sensorielles avaient si longtemps exercée. — Nous réservons au paragraphe suivant l'étude plus approfondie de la lumière objective considérée comme moyen d'excitation de la rétine.

Les phénomènes produits par l'*excitation mécanique* de l'appareil nerveux visuel diffèrent d'après l'étendue de l'excitation. — Un coup subit sur l'œil produit une lueur répandue dans tout le champ visuel, qui est souvent assez intense, et qui passe comme un éclair. Pour répondre à d'anciennes erreurs relatives à l'explication de ce phénomène, il suffit de remarquer que, lors même que le coup est donné dans l'obscurité, on ne peut apercevoir, dans l'œil frappé, aucune trace de lumière objective, quelle que soit d'ailleurs la vivacité de l'éclair subjectif, et qu'il est tout aussi impossible de reconnaître, au moyen de cet éclairage subjectif du champ visuel, aucun objet réel du monde extérieur (1).

Il est plus facile d'étudier l'action d'une pression limitée. — Si l'on vient à presser le globe de l'œil en un point voisin de l'orbite, avec une pointe mousse, telle qu'un ongle, il se produit un phénomène lumineux, un *phosphène*, qu'on voit au point du champ visuel répondant à la partie de la rétine qui a été comprimée. C'est ainsi que lorsqu'on presse en haut, la tache éclairée apparaît à la limite inférieure du champ visuel ; que si l'on presse à l'angle externe de l'œil, elle apparaît vers le dos du nez ; que si la pression est exercée dans la région inférieure et interne, la tache apparaît en haut et en dehors. Si le corps comprimant n'est pas large, l'apparition possède ordinairement un centre lumineux entouré d'un cercle obscur et d'un cercle clair. Je trouve que le phénomène présente son plus grand éclat quand la pression agit vers l'équateur de l'œil, endroit où la sclérotique présente sa moindre épaisseur. Le phosphène apparaît alors à la limite du champ visuel obscur, sous forme d'un arc semi-circulaire ; il est, dans ce cas, assez éloigné du point visuel, point le plus net du champ visuel et qui correspond à la

(1) Relativement à un cas judiciaire, où un individu qui avait reçu, dans l'obscurité, un coup sur l'œil et prétendait avoir reconnu son agresseur à l'aide de la lueur provoquée par ce coup, voy. *J. Müller's Archiv für Anat.*, 1834, p. 140.

tache jaune; il coïncide, par conséquent, lorsqu'on ouvre les yeux, avec l'image d'objets extérieurs qu'on n'aperçoit qu'indistinctement. Toutefois, surtout lorsqu'il se trouve des objets très-lumineux à la place du phosphène, si l'observateur est un peu exercé à la vision indirecte, il reconnaît que les objets situés en cet endroit subissent des déformations, dues à la dépression de la sclérotique et de la rétine, et que leurs images s'obscurcissent aussi fréquemment par places.

En tournant l'œil fortement en dedans, tandis qu'on le presse du côté externe, ou en le dirigeant fortement en dehors, tandis qu'on presse vers l'angle interne, on peut obtenir des phosphènes plus voisins du point visuel, mais ils sont un peu moins intenses, parce que la partie postérieure de la sclérotique offre plus de résistance à la pression. Quelques personnes, Thomas Young était du nombre, réussissent même à faire apparaître sur le point visuel le phosphène obtenu par pression sur l'angle externe de l'œil. Pour ma part, j'amène le phosphène assez près du point visuel pour pouvoir constater qu'en son centre les images des objets extérieurs s'effacent. La fig. 1, pl. V, représente le phosphène tel qu'il m'apparaît lorsque je mets entre l'œil et le nez une feuille de papier blanc, que je dirige l'œil vers cette feuille, le plus en dedans qu'il m'est possible, et que j'appuie, avec une pointe mousse, près du bord externe de l'orbite. Le côté nasal est désigné par *N*. Le phosphène consiste en une tache obscure, traversée par une bande lumineuse verticale. En pressant à la hauteur convenable, on voit un prolongement horizontal de la tache obscure, dont la pointe *a* atteint le point de fixation; on aperçoit, de plus, dans la région où pénètre le nerf optique, une ombre *b*, mal délimitée. Nous expliquerons au § 18 comment on peut reconnaître, dans le champ visuel, la place où pénètre le nerf optique. Purkinje avait déjà remarqué et figuré un système de lignes fines parallèles, arquées, qui se trouvent entre le phosphène obscur et le point visuel. Je ne les vois pas aussi développées qu'il les représente; la condition la plus favorable pour les apercevoir est un grand éclairement de la partie correspondante du champ visuel.

Dans le champ visuel obscur, on aperçoit, au contraire, une surface circulaire lumineuse et jaunâtre, à l'intérieur de laquelle se dessine parfois une tache ou un anneau obscur. On voit aussi une faible lumière apparaître vers l'endroit où pénètre le nerf optique, de sorte que le tout répond à peu près à ce que deviendrait la fig. 1 (pl. V), en y remplaçant les parties claires par des parties sombres et inversement. Il n'y a que le prolongement du phosphène vers la tache jaune qu'il m'ait été impossible d'apercevoir dans le champ obscur.

Une troisième forme de phosphènes se présente lorsqu'on fait agir pendant assez longtemps, sur le globe de l'œil, une pression modérée et uniforme, soit en y appliquant la partie la plus molle de la paume de la main, soit en employant les doigts. Bientôt apparaissent dans le champ visuel des images lumineuses très-brillantes et changeantes, qui exécutent des jeux merveilleux, fantastiques, et ressemblent souvent aux images caléidoscopiques les plus brillantes, telles qu'on les a obtenues, dans ces derniers temps, à l'aide de la lumière électrique. Purkinje a très-exactement étudié, décrit et représenté ces images : elles paraissent avoir possédé chez lui une grande régularité. Le plus souvent, il voyait, sur un fond régulièrement et finement quadrillé, des images étoilées à huit rayons ou des losanges à surface tantôt obscure, tantôt lumineuse, dont les diagonales étaient dirigées les unes verticalement, les autres horizontalement, et qui étaient entourés de bandes alternativement claires et obscures. Sur moi-même, je n'ai pas trouvé cette régularité dans les figures ; le fond du champ visuel présente ordinairement, dès l'abord, un dessin à petites dispositions et les colorations les plus variées ; souvent ce dessin semble formé de feuillages ou de brins de mousse finement découpés et innombrables ; parfois il paraît constitué par des carrés de toute sorte, d'un jaune brun clair, entremêlés de grecques obscures ; enfin il finit ordinairement par se développer, sur fond jaune brun, des systèmes de lignes obscures qui forment parfois des figures étoilées très-embrouillées, parfois seulement un peloton en forme de labyrinthe inextricable ; ces lignes sont animées continuellement de mouvements d'oscillation, ou entraînées comme dans un torrent rapide. En outre, des étincelles bleues ou rouges très-lumineuses restent souvent fixes, pendant assez longtemps, en certains points du champ visuel. Si l'on cesse la pression au moment où le phénomène possède son plus grand éclat, et si l'on a soin de ne pas laisser la lumière pénétrer dans l'œil, le jeu de ces figures continue encore quelque temps et disparaît en s'obscurcissant peu à peu. Si l'on vient, au contraire, à ouvrir l'œil au moment où l'on supprime la pression, en regardant les objets lumineux extérieurs, on les trouve d'abord plongés dans l'obscurité, puis on voit quelques objets éclairés faire peu à peu leur apparition au milieu du champ visuel, en présentant un éclat intense. C'est ainsi que je vois, par exemple, des feuilles de papier blanc isolées, m'apparaître alors dans leur forme véritable avec une clarté éblouissante, tout en conservant à leur surface des vestiges du dessin vu précédemment, et dont les parties obscures paraissent maintenant lumineuses. L'éclat anormal des objets se perd peu à peu dans le même temps que les phosphènes mettent à disparaître quand l'œil est fermé; mais l'œil qui a été comprimé diffère encore longtemps de l'autre en ce que le champ visuel lui paraît violacé, tandis qu'il paraît jaunâtre à l'autre œil. Vierordt et Laiblin disent qu'à la suite d'une pression sur l'œil, continuée pendant longtemps, ils ont vu se dessiner en rouge sur fond obscur les ramifications vasculaires de la rétine. Jusqu'ici, les tentatives que j'ai faites de répéter cette expérience sont demeurées infructueuses. En outre, Vierordt dit que, dans ces conditions, les vaisseaux de la rétine lui ont souvent offert une coloration bleuâtre et un aspect éclatant. De plus, ainsi que cela était arrivé à Steinbach et à Purkinje, Vierordt et Laiblin ont vu un réseau vasculaire dont le contenu était animé d'une circulation très-rapide. Purkinje attribuait le phénomène au réseau veineux de la rétine ; mais comme ce réseau lui apparaissait en même temps que le réseau rétinien déjà cité, Laiblin conclut de ses observations que la circulation observée devait appartenir « à une autre couche rétinienne plus riche en vaisseaux, et située plus en dehors ». Meissner et moi, nous n'avons jamais réussi à voir quelque chose d'analogue à un réseau vasculaire au milieu des images de pression de l'œil, si ce n'est, par éclairs, des fragments de la figure vasculaire bien connue de la rétine; lors même que je vois, comme période finale, ce labyrinthe de lignes entrelacées et qui figurent un mouvement circulatoire, leur disposition ne répond certainement pas à l'idée d'un réseau vasculaire.

Remarquons, pour la théorie de ces phénomènes, que, d'après les expériences de Donders, à l'aide de l'ophthalmoscope, une pression exercée sur l'œil amène incontestablement des modifications dans les vaisseaux rétiniens : les veines commencent d'abord à battre, et, plus tard, elles se vident complétement de sang. Il est bien possible que certains yeux ressentent ces états modifiés des vaisseaux. Pour ma part, je comparerais volontiers les images mobiles et changeantes qui résultent d'une pression continue sur l'œil, à la sensation de fourmillement qui se produit dans les membres engourdis, dont les nerfs ont été soumis à une pression un peu prolongée. Si, restant assis dans une fausse position, le corps s'appuyant sur le côté de la hanche, nous venons à comprimer le nerf sciatique, le pied et la jambe perdent bientôt la propriété de sentir le contact des objets extérieurs ; en revanche, un violent fourmillement s'empare des parties anesthésiées de la peau, et cette sensation décèle des excitations des fibres nerveuses sensibles qui se succèdent rapidement : phénomène analogue aux figures si fines et si variées qui apparaissent dans le champ visuel quand la rétine est soumise à une influence analogue. Lorsqu'ensuite la pression cesse et que la sensibilité pour les objets extérieurs se rétablit, les premiers objets dont le pied reçoit le contact produisent souvent une sensation extrêmement douloureuse, de même que l'œil voit les objets extérieurs avec un éclat éblouissant.

Un autre phénomène qu'on semble devoir rapporter à une excitation mécanique de la rétine, c'est l'apparition de certaines taches lumineuses que quelques yeux sensibles voient dans le champ visuel obscur, à la suite d'un déplacement rapide du regard. La fig. 2, pl. V, les représente telles qu'elles apparaissent dans le champ visuel commun à mes deux yeux, lorsque je viens de les mouvoir vers la gauche, suivant la direction indiquée par la flèche. L'image marquée *L* appartient à l'œil gauche ; l'autre, à l'œil droit. Le phénomène est moins marqué dans l'œil qui se tourne en dedans, l'œil droit, dans le cas actuel, que dans celui qui se tourne en dehors. Pour ma part, je ne les vois que le matin immédiatement après mon réveil, ou quand je suis indisposé ; d'autres observateurs, tels que Purkinje et Czermak (1), les voient à toute heure du jour, dans l'obscurité, sous forme d'anneaux ou de croissants de feu. La distance de ces images au point visuel est telle qu'un observateur connaissant bien les phénomènes du *punctum cæcum*, que nous décrirons plus loin, peut conclure qu'elles appartiennent au point d'entrée du nerf optique. Elles proviennent donc probablement de ce que le nerf optique participe aux mouvements rapides de l'œil, et subit un tiraillement à l'endroit où il pénètre dans le globe. Lorsqu'il tient son œil fortement tourné en dedans, Purkinje (2) voit aussi constamment, au point d'entrée du nerf optique, un anneau lumineux dont la partie dirigée vers le milieu du champ visuel est entourée de lignes brillantes concentriques : chez moi, ce phénomène n'est jamais que momentané. Si l'on fait l'expérience avec l'œil ouvert et dirigé vers une surface blanche, uniformément éclairée, les mouvements forcés de l'œil évoquent des taches obscures qui correspondent au point d'entrée du nerf optique et qui, comme le fait remarquer Czermak, se produisent plus facilement et prennent une forme plus régulièrement circulaire lors de la rotation l'œil en dedans que lorsqu'il se tourne en dehors. Dans le champ rougeâtre que donnent les paupières fermées en laissant tamiser la lumière, ces taches obscures apparaissent en bleu. Pour ma part, je reconnais, d'ailleurs, dans les taches sombres, des traces de cette même forme d'épi que possède le phénomène lumineux sur le champ obscur, tandis que Czermak insiste sur ce fait que, pour lui, la seconde image

(1) Physiologische Studien, Abtheilung I, § 5, p. 42 ; Abth. II, p. 32. — *Wiener Sitzungsber.*, XII, 322 ; XV, 454.

(2) Beiträge zur Kenntniss des Sehens, p. 78.

ne paraît pas être la reproduction négative de la première. Dans cette expérience encore, les fibres nerveuses excitées paraissent donc perdre, par le tiraillement, leur sensibilité par rapport aux excitants extérieurs. Il faut sans doute, dans ce cas, regarder comme excitées les fibres qui se terminent tout près de l'entrée du nerf optique, puisque l'entrée elle-même du nerf optique est insensible à la lumière, et qu'on ne peut donc pas s'attendre à ce qu'il aboutisse à cet endroit des fibres sensibles à la lumière et dont l'irritation nous fasse attribuer une sensation lumineuse à cette partie du champ visuel.

Enfin, c'est sans doute ici le lieu de citer le *phosphène d'accommodation* observé par Purkinje (1) et par Czermak (2). — Si l'on accommode les yeux dans l'obscurité, pour la distance la plus rapprochée possible, puis, subitement, pour la distance la plus éloignée, on remarque, près de la périphérie du champ visuel, un bord de feu assez étroit, qui, revenant sur lui-même en forme d'anneau, apparaît comme un éclair au moment où l'on cesse l'effort sensible qui accompagne l'accommodation rapprochée. Purkinje a observé le même phénomène en cessant brusquement une pression uniforme qu'il exerçait sur l'œil. Quant à moi, je n'ai pas encore pu le voir. Czermak explique le fait en disant qu'au moment où la traction du muscle ciliaire cesse, la zonule, relâchée, se tend de nouveau, tandis que le diamètre du cristallin est encore à son minimum, et qu'il en résulte un tiraillement brusque du bord extrême de la rétine, dont l'extrémité fait corps avec la zonule.

Lorsque j'accommode fortement pour de près, l'œil étant dirigé vers une surface blanche uniformément éclairée, il se produit au point visuel une tache sombre, dont les bords sont dégradés en brun, et à partir de laquelle s'étendent, dans différentes directions, des lignes brunes ou d'un violet clair. Puis le champ visuel s'obscurcit rapidement et se remplit de dessins réticulés et de fragments de l'image vasculaire, qui paraissent sombres sur fond blanc. Si je cesse l'accommodation rapprochée, tout disparaît. Purkinje décrit la tache brune, mais le centre lui en paraissait blanc. — Mentionnons encore ici une lueur mouchetée et elliptique, que Purkinje (3) apercevait dans le champ visuel obscur, en cessant brusquement la pression des paupières. La production du phénomène exigeait que, peu de temps auparavant, l'œil eût été soumis à la lumière extérieure. Quant à moi, je ne puis rien voir de semblable.

(2) Zur Physiologie der Sinne, I, 126 ; II, 115.
(3) *Wiener Sitzungsber.*, XXVII, 78. — *Arch. f. Ophth.*, 1860, VII, 1, p. 147.
(1) Zur Physiologie der Sinne, II, 78.

On peut couper et tirailler le nerf optique, mis à nu chez des chiens, sans provoquer de douleur, tandis que les mêmes mutilations, appliquées à des troncs nerveux de la même importance, mais se rendant à la peau, provoquent les douleurs les plus violentes. Il arrive que des altérations cancéreuses rendent l'ablation de l'œil nécessaire chez l'homme : dans les cas de ce genre, où le nerf optique n'a pas encore subi d'altération, de grandes masses lumineuses (1) apparaissent au moment de la section du nerf optique, et, à ce moment, la douleur est un peu plus vive que pendant le reste de l'opération. Nous ne pouvons pas nous attendre à ce que la section du nerf optique ne soit accompagnée d'aucune douleur analogue à celle qu'éprouvent les nerfs tactiles ; on sait, en effet, que les autres grands troncs nerveux ont leurs *nervi nervorum*, fibres sensibles particulières, qui leur sont distribuées aussi bien qu'à toutes les autres parties internes du corps, et auxquels ils doivent leur sensibilité locale. C'est ainsi que dans les racines antérieures des nerfs rachidiens, a travers lesquelles la moelle n'émet que des fibres motrices, on peut démontrer la présence de semblables *nervi nervorum* qui leur arrivent des racines sensitives postérieures. Lorsqu'on heurte le nerf cubital en arrière de la tubérosité interne de l'humérus, l'excitation des fibres nerveuses qui passent en cet endroit se traduit par une douleur qui paraît résider dans la région où se répand le nerf, à savoir dans le cinquième et le quatrième doigt, tandis qu'il faut attribuer aux nerfs du nerf une autre douleur, qui se fait sentir dans la région même du choc, et qui est plus désagréable que celle qu'on ressentirait si la peau seule était intéressée. De même, lorsque nous pressons le globe oculaire à l'angle externe, nous sentons localement, par l'intermédiaire des nerfs sensibles de cette région, la douleur locale causée par la pression, et nous voyons un reflet lumineux que nous localisons dans la direction du dos du nez. Il se produit sans doute quelque chose d'analogue lors de l'irritation du tronc du nerf optique.

On regardait autrefois comme un étonnant paradoxe cette circonstance que le nerf optique et la rétine, qui ont la faculté de percevoir un agent aussi subtil que la lumière, restent relativement insensibles aux actions mécaniques les plus grossières, c'est-à-dire qu'ils n'éprouvent aucune douleur du ressort de la sensibilité tactile. L'explication de ce fait est simplement que les qualités de toutes les sensations du nerf optique possèdent la modalité des sensations lumineuses. Ce n'est donc pas la sensibilité qui lui manque, mais la forme de sa sensibilité est différente.

---

(1) Tourtual, in *J. Müller's Handbuch der Physiologie*. Coblentz, 1840, II, 259.

Les sensations lumineuses dues aux causes *intérieures* nous offrent un domaine très-varié. — Il s'agit ici d'une foule de phénomènes lumineux qui accompagnent les divers états morbides de l'œil ou du corps entier. Tantôt ces apparitions sont répandues par tout le champ visuel, tantôt elles sont limitées dans l'espace, et elles prennent alors la forme, soit de taches irrégulières, soit de fantômes qui imitent l'aspect d'hommes, d'animaux, etc. Les causes mécaniques, telles que l'augmentation de la pression, soit du sang dans les vaisseaux, soit des humeurs de l'œil, peuvent jouer ici un rôle important : c'est ainsi qu'en cessant une pression uniforme exercée sur le globe de l'œil, on voit fréquemment apparaître des fragments de la figure vasculaire ; de même, après de violents efforts, on peut apercevoir soit quelques parties animées de pulsations, soit de grandes portions du réseau vasculaire (1). Dans d'autres cas, il peut y avoir une excitation chimique due à un changement de composition du sang, par exemple dans le cas d'empoisonnement par des narcotiques. Enfin, pour expliquer nombre de ces apparitions, on doit sans doute admettre qu'il s'est effectué, jusqu'aux racines du nerf optique, une propagation d'une excitation produite dans les parties centrales d'autres parties du système nerveux. Nous appelons *sympathie*, la transmission de l'excitation d'un nerf sensible, primitivement excité, à un autre nerf sensible qui n'est soumis à aucune influence extérieure. C'est ainsi que l'aspect de grandes surfaces lumineuses, de champs de neige éclairés par le soleil, par exemple, provoque, chez beaucoup de personnes, une titillation dans le nez, et que l'audition de certains sons aigus et grinçants produit un sentiment de froid qui descend tout le long du dos. De semblables sensations sympathiques paraissent pouvoir aussi se produire dans l'appareil nerveux visuel par l'excitation d'autres nerfs sensitifs, tels que ceux de l'intestin par des vers intestinaux, chez les enfants, ou par des accumulations de matières fécales, des stagnations du sang et d'autres anomalies, chez les hypochondriaques. Il parait que de véritables fantômes, c'est-à-dire des images lumineuses qui présentent l'aspect d'objets connus du monde extérieur, peuvent être produits par un transport analogue de l'état d'excitation des parties du cerveau qui agissent dans la formation des perceptions, lequel état se transmettrait à l'appareil nerveux visuel. Des images de ce genre ont été vues par nombre d'observateurs qui, en les voyant, avaient parfaitement conscience de la nature

---

(1) PURKINJE, zur Physiologie der Sinne, I, 134 ; II, 115, 118. — Phénomènes subjectifs, consécutifs à l'action de la digitale, *ibid.*, II, 120.

subjective de ces fantômes (1). Quelques-uns, comme Gœthe et J. Müller, pouvaient même évoquer à toute heure des apparitions de ce genre en regardant longtemps le champ visuel obscur, avec les yeux fermés.

Du reste, le champ visuel de l'homme sain lui-même n'est jamais complétement débarrassé de ces apparitions qu'on a nommées le *chaos lumineux*, la *poussière lumineuse du champ visuel obscur ;* comme elles jouent un rôle important dans certains phénomènes, tels que les images accidentelles, nous les réunirons sous la désignation de *lumière propre* de la rétine. — Si l'on ferme les yeux et qu'on examine attentivement le champ visuel obscur, on commence fréquemment par apercevoir encore des images accidentelles des objets extérieurs qu'on vient de regarder (voy. à ce sujet les §§ 24 et 25) ; ensuite on voit un champ faiblement et irrégulièrement éclairé, avec des taches lumineuses dont l'aspect se modifie perpétuellement, qui ressemblent souvent à des ramifications vasculaires, à des amas de tiges de mousse et de feuilles, et qui, chez quelques observateurs, prennent la forme de fantômes. Les bandes nébuleuses mobiles de Gœthe (2) paraissent être une forme assez fréquente de ces apparitions lumineuses. Purkinje les décrit « comme des bandes larges plus ou moins courbées, séparées par des intervalles noirs, qui tantôt se propagent, sous forme de cercles concentriques, vers le centre du champ visuel, pour y disparaître, et tantôt se coupent en ce point, sous forme d'arcs mobiles, ou bien encore tournent en cercle autour de ce centre en formant des rayons curvilignes. Leur mouvement est lent, de sorte qu'une semblable bande met ordinairement huit secondes à parcourir tout son trajet et à disparaître entièrement. » Pour ma part, je les vois le plus souvent représenter deux systèmes d'ondes circulaires qui s'avancent lentement vers leurs centres, situés des deux côtés du point visuel. La position des centres m'a paru correspondre aux points d'entrée des deux nerfs optiques dans les yeux ; le mouvement est synchrone à celui de la respiration. Purkinje avait l'œil gauche plus faible que le droit, et ce n'est qu'avec son œil droit qu'il voyait un semblable système de bandes nébuleuses. En outre, le fond du champ visuel, sur lequel se dessinent ces apparitions, ne devient jamais absolument noir ; on y voit, au contraire, des alternatives d'obscurcissement et d'éclaircissement qui suivent le même rhythme que la respiration (J. Müller (3) — moi-même). De plus, chaque mouvement des yeux ou des pau-

(1) Des cas de ce genre sont énumérés, in J. MÜLLER, Ueber phantastische Gesichtserscheinungen. Coblenz, 1826, p. 20.

(2) Farbenlehre, Abth. I, § 96.

(3) Phantastische Gesichtserscheinungen, p. 16.

pières, chaque variation dans l'accommodation, produit des changements dans la poussière lumineuse. Ces figures sont particulièrement remarquables lorsqu'on cherche son chemin en tâtonnant, dans un espace inconnu, complétement obscur, tel qu'un palier d'escalier absolument sombre, parce qu'alors elles prennent la place des objets réels. Purkinje remarque, en outre, que chaque contact imprévu, chaque mouvement incertain, provoquent des oscillations momentanées de l'œil, accompagnées de légères nuées lumineuses et d'autres lueurs, phénomènes auxquels il faut sans doute attribuer l'origine de bien des histoires de spectres.

Après un effort et un échauffement corporel, Purkinje (1) a vu ondoyer et flamboyer, dans le champ visuel obscur, une lumière peu intense, comparable aux dernières lueurs qu'émet, en brûlant, un peu d'esprit-de-vin versé sur une surface horizontale. En regardant plus attentivement, il y vit des points lumineux innombrables, excessivement petits, animés de mouvements relatifs très-rapides et laissant derrière eux des traces lumineuses de leur passage. Une apparition semblable se produisait lorsque, fermant l'œil droit, il faisait des efforts pour voir avec son œil gauche qui était plus faible.

Il est encore important de noter qu'on a observé l'existence d'apparitions lumineuses subjectives, après avulsion de l'œil par une opération, et chez des sujets dont les nerfs optiques et les yeux étaient désorganisés et devenus incapables de fonctionner (2). Il résulte de ces expériences que non-seulement la rétine, mais aussi le tronc ou les racines du nerf optique dans le cerveau sont capables, par suite d'excitations, de produire la sensation lumineuse.

Enfin, les *courants électriques* sont, pour l'appareil nerveux visuel, comme pour les autres nerfs, un puissant moyen d'excitation. — Tandis qu'en général les nerfs moteurs ne provoquent de secousses (3) qu'aux moments où l'intensité du courant électrique qui les parcourt subit une variation rapide, dans les nerfs sensitifs, au contraire, les sensations peuvent être produites non-seulement par des variations du courant, mais aussi par l'action d'un courant d'une intensité constante, et, dans ce cas, la qualité des sensations dépend de la direction du courant.

---

(1) Beobachtungen und Versuche u. s. w., I, 63, 134; II, 115.

(2) Exemples in J. MÜLLER, Phantastische Gesichtserscheinungen, p. 30. — A. v. HUMBOLDT, Gereizte Muskel- und Nervenfaser, Th. II, p. 444. — LINCKE, de fungo medullari, Lips., 1834.

(3) A l'exemple de MAREY (Journ. d'Anat. et de Physiol., 1866, III, 226), je traduis par *secousse* notre mot *Zuckung*, réservant celui de contraction pour exprimer l'état complexe qui résulte d'une série de secousses, et qu'on a appelé assez improprement tétanos.

Lorsqu'on excite le nerf optique par des *courants intermittents*, il se produit de forts éclairs lumineux qui parcourent tout le champ visuel. — On peut produire ces éclairs tant par des décharges de bouteilles de Leyde qu'au moyen de fils galvaniques, à condition de faire passer l'électricité à travers le corps de telle façon que des branches suffisamment intenses du courant traversent le nerf optique, autant que possible suivant la direction des fibres. On atteint assez bien ce résultat en appliquant l'un des conducteurs sur le front ou sur les paupières fermées et l'autre sur la nuque, ou même en le prenant à la main, si l'appareil est suffisamment énergique pour qu'on n'ait pas à craindre une grande résistance. Pour diminuer la douleur locale de la peau, il est bon de recouvrir de morceaux de carton humides les électrodes, qui peuvent avoir la forme de lames ou de cylindres, et d'humecter quelque temps d'avance la partie de la peau qui devra subir le contact. Jusqu'à présent on n'a fait, au moyen de décharges de la bouteille de Leyde, que peu d'expériences se rapportant à notre sujet; il faut user d'une grande prudence, à cause de la proximité du cerveau, car Franklin et Wilcke (1) ont observé que des décharges, en traversant la tête, peuvent avoir pour suite une syncope subite. Le Roy (2) fit agir la décharge sur un jeune homme rendu aveugle par une cataracte; il entoura, à cet effet, de fils de laiton la tête et la jambe droite du sujet, et déchargea une bouteille de Leyde par les extrémités des fils. A chaque décharge, le patient croyait voir une flamme passer très-rapidement de haut en bas, et entendait une détonation comparable à un coup de canon. Lorsque Le Roy ne faisait passer la décharge qu'à travers la tête de l'aveugle, en fixant au-dessus des yeux et à l'occiput des lames de métal qu'il mettait en communication avec les armatures de la bouteille, le malade voyait des fantômes, des personnes isolées, des masses populaires rangées en ordre, etc.

On possède, en bien plus grand nombre, des expériences sur les effets des courants galvaniques. — Pour voir les éclairs qui se produisent par la fermeture ou l'ouverture du courant, il suffit de quelques éléments zinc-cuivre, et pour des yeux excitables, c'est assez d'un seul couple de lames. Si l'on applique, par exemple, un morceau de zinc sur les paupières humectées d'un œil, un morceau d'argent sur celles de l'autre, on voit un éclair au moment du contact et au moment de la séparation des deux métaux. L'expérience est plus instructive si l'on applique l'un des métaux sur un œil, et qu'on met l'autre dans la bouche, parce qu'on peut reconnaître alors comment l'intensité de l'éclair dépend de la

(1) Franklin, Briefe über Elektricität. Leipzig, 1758, p. 312.
(2) *Mém. de mathém. de l'Acad. de France*, 1755, p. 86-92.

direction du courant. D'après les observations de Pfaff, l'éclair produit par la fermeture du circuit est plus intense lorsqu'on met le métal positif (zinc) sur l'œil et le métal négatif (argent) dans la bouche : disposition dans laquelle le nerf optique est traversé par l'électricité positive suivant une direction ascendante. J'ajouterai que je n'ai jamais pu réussir l'expérience avec le simple circuit, probablement à cause de la faible excitabilité de mon œil. Par contre, les éclairs sont très-brillants lorsqu'on emploie une petite pile galvanique d'environ douze éléments. Si l'on choisit une batterie d'une intensité constante, constituée, par exemple, d'éléments de Daniell, on trouve que l'éclair de fermeture est plus intense pour le courant ascendant, et l'éclair d'ouverture, pour le courant descendant. On connaît, dans les nerfs moteurs, des différences d'action analogues, dépendantes de la direction du courant; mais, dans ces nerfs, l'intensité du courant employé exerce aussi une influence.

Pour percevoir l'*action durable d'un courant constant et uniforme*, la plupart des yeux ont sans doute besoin d'une petite pile, bien que Ritter l'ait aussi perçue au moyen d'un simple circuit. Pour éviter l'éblouissement de l'œil par les éclairs et les secousses désagréables qui se produisent dans les muscles à l'ouverture et à la fermeture du courant, il me paraît avantageux de placer, au bord de la table près de laquelle s'assied l'expérimentateur, deux cylindres métalliques entourés de carton préalablement imbibé d'eau salée, et communiquant avec les deux pôles d'une batterie de Daniell de 12 à 24 éléments. On commence par appuyer solidement le front sur l'un des cylindres, puis on touche l'autre avec la main; en exécutant ce mouvement avec précaution, on parvient à rendre peu sensibles les effets de la variation du courant qu'on peut, par ce moyen, ouvrir ou fermer à volonté. Pour changer la direction du courant, il suffit d'appliquer le front tantôt sur l'un, tantôt sur l'autre des cylindres. Dans l'expérience ainsi disposée, l'œil n'est soumis à aucune pression, ce qui est un point important.

Lorsqu'un faible courant ascendant traverse le nerf optique, le champ visuel obscur de l'œil fermé devient plus lumineux et prend une coloration d'un violet blanchâtre. On voit, au premier moment, dans ce champ éclairé, l'entrée du nerf optique se dessiner sous forme d'un disque obscur. L'intensité de l'éclairage diminue rapidement si l'on interrompt graduellement le courant, ce qu'on peut faire, sans produire d'éclair, en séparant avec précaution la main du second cylindre. Alors l'obscurcissement du champ visuel est accompagné d'une coloration rouge jaunâtre de la lumière propre de la rétine, qui remplace le bleu de la première partie de l'expérience.

Inversement, la fermeture du courant descendant est accompagnée de ce résultat remarquable qu'en général le champ visuel, qui ne contient que la lumière propre de la rétine, va s'obscurcissant et se colore en jaune un peu rougeâtre ; seule, l'entrée du nerf optique dessine un disque bleu clair sur le fond sombre ; souvent on n'aperçoit de ce disque que la moitié tournée vers le centre du champ visuel. Lorsqu'on interrompt ce courant descendant, le champ visuel redevient plus clair, il se colore en blanc bleuâtre, et l'entrée du nerf optique se marque en sombre.

L'obscurcissement du champ visuel, qui se produit par l'action du courant descendant, suffit pour nous prouver que, dans ces expériences, il ne s'agit pas, ou du moins pas exclusivement, d'une excitation par l'électricité, mais qu'il se manifeste des effets d'une modification de l'excitabilité, causée par les courants électriques. D'après les expériences de Pflüger (1), on sait que les courants faibles augmentent l'excitabilité des nerfs vers l'extrémité où va l'électricité positive et qu'ils la diminuent vers celle d'où vient cette électricité. Nous nommons *électrotonique* cet état du nerf modifié par un courant électrique constant. Dans le cas actuel, par l'effet du courant ascendant, l'excitabilité serait augmentée vers l'extrémité cérébrale du nerf optique et diminuée vers l'extrémité rétinienne : le contraire aurait lieu pour le courant descendant. Nous pourrions donc expliquer ainsi, d'après la loi de Pflüger, l'augmentation et la diminution de la lumière propre de l'œil, à condition d'admettre que les excitants internes qui produisent ces variations agissent sur l'extrémité cérébrale du nerf optique : dans ces conditions, le courant ascendant devrait, en effet, produire une augmentation, le courant descendant un affaiblissement de la lumière propre ; mais cette supposition ne s'accorde pas avec les phénomènes que produit l'introduction immédiate par un conducteur étroit, d'un courant électrique dans le globe de l'œil, et sur lesquels je reviendrai un peu plus loin. De ces phénomènes on peut conclure, au contraire, que ce sont les fibres rayonnées de la rétine dont l'état électrotonique se manifeste, et que leur constante excitation a lieu à la surface postérieure de cette membrane.

Avec des courants un peu forts (100 à 200 lames zinc-cuivre), Ritter a vu les colorations se produire en ordre inverse, tandis que l'augmentation et la diminution de la clarté continuaient à se produire dans le même ordre qu'avec les courants faibles. C'est ainsi que de forts courants ascendants excitaient chez lui la sensation d'un vert lumineux,

(1) Untersuchungen über die Physiologie des Elektrotonus. Berlin, 1859. Voy. sur ce sujet, plus loin, § 25.

des courants plus forts encore, celle d'un rouge intense, de forts courants descendants, celle d'un bleu pâle. Après l'interruption du courant, il vit, dans le premier cas, d'abord du bleu qui fit rapidement place au rouge, tel qu'il se produit après l'interruption des courants faibles. Inversement, après l'interruption du fort courant descendant, il vit, au premier instant, du rouge qui fut bientôt remplacé par le bleu ordinaire. Sur moi-même, les courants forts (1) produisent une confusion de couleurs dans laquelle je ne puis découvrir aucune loi.

Ritter dit encore que l'œil, traversé par un courant ascendant, voit les objets extérieurs à la fois moins nets et plus petits. Cette dernière assertion nous porte à présumer qu'il accommodait à proximité. Sous l'influence de la vive douleur que le courant électrique produit sur la peau, on ne peut guère s'empêcher de contracter les muscles voisins, de froncer les sourcils, de fermer violemment les paupières ; or la plupart des personnes sont disposées, à chaque effort de l'œil ou de parties voisines, de s'accommoder à proximité, ce qui exerce une certaine influence sur la représentation qu'on se fait de la grandeur des objets aperçus. Du Bois Reymond (2) fait observer qu'on a remarqué, lors de l'électrisation de l'œil, une contraction de la pupille, qui peut bien coïncider avec une modification de l'appareil d'accommodation. Pour les courants descendants, Ritter dit avoir vu, inversement, les objets plus nets et plus grands.

Enfin, Purkinje décrit encore des formes particulières qu'affecte le phénomène lumineux électrique lorsqu'on fait pénétrer, soit par le milieu des paupières fermées, soit dans le voisinage de l'œil, le courant qui s'échappe d'un conducteur taillé en pointe. L'action du courant se manifestait toujours le plus nettement, de la manière déjà indiquée, vers le pôle de l'œil ; il formait une tache losangique, entourée de bandes de même forme, alternativement claires et obscures. L'entrée du nerf optique montrait, au contraire, toujours la phase opposée de l'action électrique. C'est ainsi qu'avec le courant ascendant, le point situé sur l'axe de l'œil apparaissait comme un losange d'un bleu clair, immédiatement entouré d'une bande obscure ; le nerf optique apparaissait comme un disque obscur entouré d'une lueur bleue. Avec le courant descendant, le point situé sur l'axe apparaissait comme un losange obscur entouré de bandes rouge jaune, et le nerf optique sous forme

(1) Le courant de 24 éléments de Daniell pénétrait par le front et par la nuque, au moyen de larges lames métalliques recouvertes de carton humide. Comme la résistance était bien moindre dans ce circuit que dans la disposition de Ritter, qui y avait introduit une colonne de grande résistance et, de plus, son bras, on ne peut guère déterminer le rapport des intensités des courants employés dans les expériences de Ritter et dans les miennes.

(2) Untersuchungen über thierische Elektricität. Berlin, 1848, I, 353.

d'un disque très-brillant. Sous l'action d'un courant continu, ces figures disparaissent bientôt ; dans les courants intermittents, que Purkinje obtenait en agitant la chaîne qui lui servait de conducteur, il voyait d'une manière durable l'image bleue, dont l'intensité lumineuse dépassait de beaucoup celle de la figure rouge jaune.

La plupart des personnes voient les phénomènes décrits par Purkinie et relatifs au point d'entrée du nerf optique, mais au lieu des figures losangiques, je n'ai pu voir que des masses lumineuses sans contours définis, et d'autres personnes, auxquelles j'ai fait faire les expériences, sont dans le même cas. En comprimant l'œil, Purkinje a observé des images losangiques tout à fait analogues. Comme je n'ai trouvé nulle part que ces surfaces losangiques aient été vues par d'autres, on peut se demander si leur forme régulière ne provenait pas de quelque particularité individuelle des yeux de Purkinje.

Lorsqu'il faisait pénétrer le courant près de l'œil, au moyen d'un conducteur étroit, l'apparition lumineuse correspondant à la tache jaune et au nerf optique restait, chez Purkinje, la même qu'auparavant ; mais en outre, à la limite du champ visuel et parallèlement à cette limite, il apercevait un arc obscur, qui conservait sa position apparente lors des mouvements de l'œil, tandis que les apparitions dépendantes de la tache jaune et du nerf optique paraissent suivre les mouvements de l'organe. Cet arc obscur du champ visuel est situé en haut lorsque le conducteur est à la partie inférieure de l'œil, à droite lorsque l'électrode est à gauche, et réciproquement. Il en résulte que les parties de la rétine qui sont le plus rapprochées du conducteur ne perçoivent pas de lumière. Pour voir distinctement ce phénomène, Purkinje employait pour conducteurs des chaînes qui, à chaque mouvement, donnaient des interruptions du courant.

En répétant ces expériences pour jeter quelque jour sur les phénomènes décrits page 278, j'ai trouvé ce qui suit :

Si l'on applique l'électrode négatif sur la nuque et si, avec l'électrode positif, formé d'un morceau d'éponge taillé en pointe, imbibé d'eau salée, et fixé à une tige métallique, on touche, vers l'angle externe de l'œil, les paupières soigneusement humectées, le champ visuel paraît obscur du côté nasal et éclairé du côté temporal. L'entrée du nerf optique, qui est comprise dans la partie éclairée, paraît obscure. Si l'on dirige l'œil de manière à amener le point de fixation sur la limite de la partie claire et de la partie obscure, on voit se diriger, à partir de ce point, un bouquet lumineux éclairé, vers la partie obscure, et un bouquet obscur, vers la partie éclairée du champ visuel. Ces deux bouquets ovales recouvrent à peu près l'étendue de la tache jaune.

Si l'on intervertit la direction du courant, le clair et l'obscur se remplacent mutuellement dans toute l'apparition. L'interruption du courant agit momentanément comme l'interversion. Tous ces phénomènes s'expliquent simplement par l'état électrotonique des fibres nerveuses rayonnées de la rétine, à condition toutefois d'admettre que l'extrémité postérieure de ces fibres est constamment maintenue, par des causes intérieures, dans un état de faible excitation, tel qu'il paraît se manifester par la lumière propre de la rétine.

Lorsque l'électricité positive pénètre dans le globe oculaire par le coté externe et en sort par la partie postérieure, l'excitabilité de la surface postérieure de la rétine est affaiblie au côté externe et augmentée, au contraire, à la partie postérieure du globe. En effet, la moitié interne du champ visuel, qui correspond à la moitié externe de la rétine, doit paraître obscure, et la moitié externe doit paraître éclairée. Le nerf optique agit probablement comme un corps mauvais conducteur, et affaiblit le courant près de son entrée, aussi cette partie se dessine-t-elle, sur le fond, par une coloration contraire. Si la tache jaune est à la limite des parties de la rétine qui sont électrisées en sens opposé, elle est traversée par le courant suivant la direction de la surface de la rétine, Mais, dans cette région, il y a aussi des faisceaux des fibres dirigées suivant la surface de la membrane. Ces fibres sont, par conséquent, parcourues de dedans en dehors par l'électricité positive, c'est-à-dire que dans les fibres situées du côté temporal de la *fovea centralis*, le courant marche vers leur extrémité qui communique avec les cônes, et que dans les fibres situées du côté nasal, le courant vient, au contraire, de cette extrémité. L'excitation augmente dans les premières ; elle diminue dans les dernières : de là l'explication du bouquet clair situé, dans le champ visuel, vers le côté nasal du point de fixation et du faisceau obscur situé vers le côté temporal.

Si l'on fait pénétrer le courant par un autre point, tout le tableau se déplace en conséquence.

Autrefois, tant qu'on manquait de connaissances positives à ce sujet, l'étude des sensations visuelles appartenait en entier au domaine de la philosophie. Il était d'abord nécessaire de comprendre que les sensations ne sont que les actions des objets extérieurs sur notre corps et que ce n'est que par l'intermédiaire d'actes psychiques que les sensations donnent lieu à des perceptions. C'est dans le cercle de ces idées que se débat la philosophie grecque (1). Au commencement, nous lui voyons faire de naïves hypothèses pour expliquer comment des images en rapport avec les objets peuvent arriver à l'âme. Démocrite et Épicure veulent que ces images se détachent des objets et viennent pénétrer dans l'œil. Empédocle fait arriver simultanément, aux objets, des rayons provenant de la lumière et d'autres

(1) S. Wundt, zur Geschichte der Theorie des Sehens, in *Henle und Pfeuffer's Zeitschrift für rationelle Medicin*, 1859.

provenant de l'œil, et il fait servir ces derniers à tâter, pour ainsi dire, les objets. PLATON paraît hésiter. Dans le *Timée*, il suit l'idée d'Empédocle : les rayons partis de l'œil sont semblables à la lumière, mais ne brûlent pas ; la vision ne peut avoir lieu que lorsque la lumière interne, en se dirigeant sur les objets, rencontre la lumière externe, qui est d'une nature analogue. Dans *Theætet*, au contraire, par des recherches sur l'influence de l'intelligence sur les perceptions, il se rapproche déjà du point de vue plus avancé d'ARISTOTE.

Chez ARISTOTE (1), on trouve une fine analyse psychologique du rôle de l'esprit dans les perceptions des sens : ici, point de confusion entre ce qui est physique et ce qui est physiologique ; la sensation est nettement distinguée d'un acte psychique ; la perception des objets extérieurs n'est plus attribuée à une sorte de fines antennes, si l'on peut nommer ainsi les rayons visuels d'EMPÉDOCLE, mais repose sur un jugement. Quant à la partie physique, les idées d'ARISTOTE sont assurément très-peu développées ; cependant on pourrait y trouver des traces de la théorie des ondulations. En effet, pour lui, la lumière n'est rien de matériel, mais un état d'activité (ἐνέργεια) de la partie transparente, interposée entre les corps, et qui, à l'état de repos, constitue l'obscurité. Cependant, il ne s'élève pas encore à cette idée que l'action de la lumière sur l'œil ne doit pas nécessairement être de même nature que la lumière qui la produit. Il cherche, au contraire, à expliquer cette identité de nature en disant que l'œil contient aussi des parties transparentes, qui peuvent affecter le même état d'activité que les parties transparentes extérieures.

Au moyen âge, les progrès réels et décisifs qu'ARISTOTE avait fait faire à la théorie de la vision, restèrent longtemps inaperçus. F. BACON de VERULAM et ses successeurs commencent seulement à reprendre la suite de ces idées ; ils discutent rigoureusement la manière dont les conceptions diffèrent des sensations, et enfin, dans sa critique de la raison pure, KANT donne le dernier mot de leur théorie.

A la même époque, les savants ne s'occupaient, pour la plupart, que de la partie physique de la théorie de la vision, qui était entrée depuis KEPPLER dans une voie de rapides progrès ; HALLER établit, dans ses traits généraux, la doctrine de l'excitabilité des nerfs ; c'est aussi conformément à cette doctrine qu'il décrit, d'une manière très-exacte et très-claire, le rapport de la lumière à la sensation, et celui de la sensation à la perception (2). Mais on manquait encore de la connaissance exacte des excitations de l'œil produites par d'autres moyens, ou du moins, on ne connaissait, dans ce genre, que des faits isolés qu'on ne considérait, par conséquent, que comme des *curiosa*. C'est à GŒTHE que revient le mérite d'avoir, dans sa théorie des couleurs, appelé l'attention des physiologistes allemands sur l'importance de cette connaissance, mérite incontestable, bien que le but principal de son livre, celui de produire une réforme de la théorie physique de la lumière qui fût mieux en rapport avec les renseignements immédiats des sens, ait été complétement manqué. Ensuite, vinrent les fécondes observations de RITTER, et des autres électriciens, sur les excitations des nerfs sensitifs, et particulièrement les observations de PURKINJE, de sorte qu'en 1826 J. MÜLLER put établir, dans sa théorie des énergies spécifiques des sens, les principes fondamentaux de cette étude, tels qu'il les publia, pour la première fois, dans son ouvrage *Sur la physiologie comparée du sens de la vue*, et tels qu'ils ont été exposés au commencement de ce paragraphe. Cet ouvrage et celui de PURKINJE se rattachent évidemment à la théorie des couleurs de GŒTHE, quoique J. MÜLLER ait rejeté, plus tard, les propositions physiques de cette théorie. La loi des énergies spécifiques de MÜLLER, fut, pour toute la théorie des perceptions des sens, un progrès de la plus grande importance ; elle en est devenue, depuis, le fondement scientifique, et elle est, dans un certain sens, l'application empirique de l'exposé théorique de KANT sur la nature de la perceptivité humaine.

ARISTOTE connaissait déjà les phosphènes. NEWTON (3) les explique par cette hypothèse que l'ébranlement mécanique de la rétine lui donne un mouvement analogue à celui que lui impriment les rayons lumineux qui viennent la frapper. C'est ce mouvement de la rétine qu'il considère comme la cause de la sensation lumineuse. L'opinion d'après laquelle il se produirait de la lumière objective dans l'œil lors de la production des phosphènes, ainsi que dans d'autres circonstances, a eu, du reste, ses adhérents jusque dans ces derniers temps : témoin le cas de médecine légale, cité plus haut, et dans lequel le conseiller médical SEILER, crut devoir admettre la possibilité d'un fait de ce genre. Cependant, jamais personne n'a pu apercevoir chez un autre la lumière objective en question. Les défenseurs de cette opinion

(1) De sensibus, de anima lib. II. c. 5-8 et de coloribus.
(2) Elem. Physiolog., t. V, lib. 16 et 17.
(3) Optice (à la fin), Quæstio XVI.

s'appuyaient d'une part sur des cas de personnes qui ont pu voir dans l'obscurité, c'est-à-dire avec très-peu de lumière — on cite l'empereur TIBÈRE, CARDAN, KASPAR HAUSER — et d'autre part, sur la lueur oculaire qu'on observe chez certains animaux, chez les albinos, ou chez des personnes dont les yeux présentent certains vices de conformation pathologiques, lueur qui ne provient que de la réflexion de la lumière. On a dit également que les images accidentelles fortement développées qui, chez les vieillards, paraissent persister souvent, le soir, longtemps après avoir éteint la lumière, étaient une preuve de la possibilité du développement de la lumière dans l'œil. PURKINJE, SERRE (d'Uzès), ont donné récemment des descriptions exactes des phosphènes. Nous avons déjà mentionné plus haut (p. 161) l'usage qu'en a fait THOMAS YOUNG pour la théorie de l'accommodation.

VOLTA avait déjà observé l'éclair d'ouverture et de fermeture des courants électriques; RITTER apercevait l'action lumineuse constante, même avec un simple circuit. PURKINJE, entre autres, en donna plus tard une description détaillée.

Irritation mécanique.

1706. J. NEWTON, Optice (à la fin), Quæstio XVI.
1774. EICHEL, in *Collectan. Soc. med. Havniensis,* 1774.
1797. A. v. HUMBOLDT, Versuche über die gereizte Muskel- und Nervenfaser, II, 444.
1801. TH. YOUNG, On the mechanism of the eye, in *Philos., Transact.*, 1801, I, 23.
1819 et 25. PURKINJE, Beobachtungen und Versuche zur Physiologie der Sinne, I, 78, 126; 136; II, 115.
1825. MAGENDIE, in *Journal de Physiologie*, IV, 180; V, 189.
1826. J. MÜLLER, Ueber die phantastischen Gesichtserscheinungen. Coblenz, p. 30.
1832. D. BREWSTER, in *Pogg. Ann.*, XXVI, 156. — *Philos. Mag.*, I, 56.
1833. SEILER, in *Henke's Zeitschr. fur gerichtl. Med.*, 1833, 4 Quartal, p. 266.
1834. LINCKE, De fungo medullari. Lipsiæ.
— QUETELET, in *Pogg. Ann.*, XXXI, 494.
— J. MÜLLER, in *Muller's Archiv für Anat. und Physiol.*, 1834, p. 140.
1840. TOURTUAL, in *J. Müller's Handbuch der Physiologie*, II, 259.
1850. SERRE (d'Uzès), Du phosphène, in *Comptes rendus,* XXXI, 375-378.
1854 et 55. CZERMAK, Physiologische Studien, Abth. I, § 5, p. 42; Abth. II, p. 32. — *Wiener Sitzungsberichte*, XII, 322; XV, 454.
1856. A. E. LAIBLIN, Die Wahrnehmung der Choroidealgefässe des eigenen Auges. *Dissert.* Tübingen.
— MEISSNER, Bericht uber die Fortschritte der Physiologie im Jahre 1856, p. 568, in *Henle's Zeitschr fur ration. Medicin.*
1858. J. CZERMAK, Ueber das Accommodationsphosphen, in *Wiener Ber.*, XXVII, 78-80.— *Archiv fur Ophthalmol.*, VII, 1, p. 147-154.
1865. AUBERT, Physiologie der Netzhaut. Breslau, p. 333-343.

Excitation électrique.

1755. LE ROY, in *Mém. de Mathém. de l'Acad. de France*, 1755, p. 86-92.
1794. PFAFF, in *Gren's Journal der Physik*, VIII, 252, 253.
1795. PFAFF, Ueber thierische Elektricität, p. 142.
1798. RITTER, Beweis, dass ein beständiger Galvanismus den Lebensprocess im Thierreiche begleite. Weimar, 1798, p. 127.
1800. VOLTA, Colezione dell' Opere, II, 2, p. 124.
— RITTER, Beiträge zur näheren Kenntniss des Galvanismus, II, 3, 4, pp. 159, 166, § 93
1801 et 5. RITTER, in *Gilbert's Annalen*, VII, 448; XIX, 6-8.
1819. PURKINJE, Beobachtungen und Versuche zur Physiologie der Sinne. Prag, 1819, I, 50; Berlin, 1825, II, 31. — *Kastner's Archiv für die gesammte Naturlehre*, 1825, V, 434.
1823. MOST, Ueber die grossen Heilkräfte des in unseren Tagen mit Unrecht vernachlassigten Galvanismus. Luneburg, 1823, p. 812.
1829. FECHNER, Lehrbuch des Galvanismus und der Electrochemie, cap. 39, p. 485 ff.

1830. Hjort, De Functione retinæ nervosæ, pars II. Christiania, 1830. (*Dissert.*) p. 31, § 17.

1848. E. du Bois Reymond, Untersuchungen uber thierische Elektricität, I, 283-293; 338-358.

1853. R. Schelske, Ueber Farbenempfindungen, in *Archiv für Ophthalmol.*, IX, 3, p. 39-62.

1865. Aubert, Physiologie der Netzhaut. Breslau, p. 343-347.

§ 18. — De l'excitation produite par la lumière.

Nous avons maintenant à nous occuper de la lumière objective, des vibrations de l'éther, considérées comme moyen d'excitation de l'appareil nerveux visuel. — Les vibrations de l'éther ne font point partie des moyens généraux d'excitation des nerfs qui, comme l'électricité et les actions mécaniques, peuvent exciter une partie quelconque d'une fibre nerveuse quelconque. On peut même démontrer que ces vibrations ne produisent aucune excitation sur les fibres du nerf optique en agissant, soit à l'intérieur du tronc de ce nerf, soit à l'intérieur de la rétine, pas plus qu'elles n'excitent les fibres motrices et sensitives des autres nerfs. Ainsi, la lumière ne peut produire aucune sensation sans l'intermédiaire de certains appareils auxiliaires, situés dans la rétine, aux extrémités des fibres du nerf optique, et dans lesquels la lumière obiective peut donner lieu à une excitation nerveuse.

I. — Nous allons démontrer d'abord que les fibres nerve ées dans le tronc du nerf optique ne sont pas excitables par la lumière objective. — A l'endroit où le nerf optique traverse la sclérotique pour pénétrer dans l'œil, la masse de ses fibres est à découvert et fait face aux milieux transparents de l'œil ; point de pigment qui empêche la lumière d'arriver à cette masse qui, de plus, est assez translucide pour que la lumière puisse la pénétrer sensiblement. A l'examen ophthalmoscopique, cette translucidité se manifeste par la possibilité où l'on se trouve souvent de distinguer des sinuosités des vaisseaux centraux qui sont complétement recouvertes par la masse nerveuse. Or pour qu'il soit possible de distinguer des sinuosités de ce genre dans l'intérieur de la substance nerveuse, il faut bien que la lumière puisse pénétrer jusqu'à ces vaisseaux et puisse en revenir jusqu'à l'œil de l'observateur. Rien n'empêche donc la lumière qui arrive dans l'œil de pénétrer, jusqu'à une certaine profondeur, dans la substance du nerf optique. Mais *cette lumière qui frappe l'entrée du nerf optique n'est pas sentie.*

Qu'on ferme l'œil gauche, et qu'on fixe avec l'œil droit la croix blanche de la figure 100; ensuite, qu'on éloigne, à un pied environ, le livre tenu verticalement, et l'on trouve qu'il existe une certaine position où le cercle blanc disparaît complétement, et où le fond noir paraît continu. Pour que l'expérience réussisse, il faut avoir bien soin de maintenir le regard fixé sur la croix et de ne pas le laisser errer de côté et d'autre. Si l'on met le livre en deçà ou au delà de la position où l'expérience a réussi, on voit reparaître le cercle blanc, qui se dessine nettement dans la vision indirecte ; on le voit également reparaître si l'on vient à pencher le livre vers la droite ou vers la gauche, de manière que le cercle blanc vienne se placer un peu plus haut ou un peu plus bas. Si l'on ré-

FIG 100.

pète l'expérience en mettant sur le cercle des objets quelconques, blancs, noirs ou colorés, dont les dimensions n'excèdent pas celles de ce cercle, tous ces objets disparaissent absolument de même. On reconnaît ainsi qu'il existe, dans le champ visuel de chaque œil, une partie où l'on ne distingue rien, et que, par conséquent, il existe, à la surface de la rétine, une partie correspondante qui ne perçoit pas les images qui viennent s'y former. Cette partie s'appelle *tache aveugle* ou *punctum cæcum*. Comme la partie invisible du champ visuel se trouve à droite du point de fixation, pour l'œil droit, et à gauche de ce point pour l'œil gauche, la tache aveugle de la rétine se trouve en dedans de la tache jaune, du côté nasal, région par où pénètre le nerf optique.

On sait depuis longtemps que le *punctum cæcum* est réellement identique avec l'entrée du nerf optique : des mensurations de sa grandeur apparente et de sa distance apparente au point de fixation de l'œil en ont donné la preuve. Donders (1) en a donné une démonstration plus directe au moyen de son ophthalmoscope. A l'aide de cet instrument, il amena l'image d'une petite flamme éloignée à se peindre dans l'œil observé, et fit diriger cet œil de façon à placer l'image sur l'entrée du

(1) *Onderzoekingen gedaan in het Physiol. Labor. d. Utrechtsche Hoogeschool*, VI, 134.

nerf optique. En cet endroit, l'image de la flamme n'est pas nettement dessinée, et, en même temps, toute la surface de l'entrée du nerf optique, quoique au moins vingt fois plus grande que l'image de la flamme, offre un éclat très-sensible qui s'explique par la structure translucide de la masse nerveuse. Sur la rétine même, à côté de l'entrée du nerf optique, Donders remarqua à peine une trace de lumière provenant soit d'une diffusion par les milieux transparents de l'œil, soit d'une réflexion latérale par la surface fortement éclairée du nerf. Tant que la petite image de la lumière était reçue en entier sur l'entrée du nerf optique, le sujet observé n'éprouvait aucune sensation lumineuse ; tout au plus quelques-uns crurent-ils apercevoir une très-faible lueur, attribuable, sans doute, au faible éclairage de la rétine dont nous venons de parler. En imprimant de légers mouvements au miroir, il était facile de faire passer la petite image d'un côté à l'autre du contour d'entrée du nerf optique, et jamais il ne se produisait de perception lumineuse sans qu'une partie de la flamme eût nettement dépassé la limite et atteint une partie où existent les différentes couches de la rétine. On voit donc que le *punctum cæcum* correspond à toute l'entrée du nerf optique et non pas seulement à l'entrée des vaisseaux, comme on aurait pu le supposer.

Coccius (1) a montré depuis la manière de faire la même expérience sur soi-même, ce qui la rend plus instructive encore. — On se sert, à cet effet, d'un miroir percé, plan ou convexe, tel qu'on les emploie dans les ophthalmoscopes, qu'on tient contre son œil tout en laissant pénétrer la lumière d'une lampe à travers le trou du miroir. En regardant vers le bord du trou, il est facile, d'abord, de voir l'image rouge et renversée de la flamme, qui se forme sur la rétine ; ensuite, portant peu à peu l'œil en dedans, en cherchant à déplacer le miroir de manière à ne pas perdre l'image de vue, on finit par amener la flamme à se peindre sur l'entrée du nerf optique, et l'on parvient à répéter les expériences que nous venons de décrire. Il est bon, du reste, de prendre une flamme petite ou éloignée, parce qu'une grande quantité de lumière, en pénétrant dans l'œil, rendrait l'expérience plus difficile. On voit, en même temps, les troncs vasculaires, mais on n'a naturellement jamais qu'un très-petit champ visuel. Si l'on prend une flamme de grande dimension, l'œil est trop ébloui pour qu'on puisse voir grand'chose. Si la quantité de lumière qui vient frapper l'entrée du nerf optique est considérable, l'œil aperçoit assurément une faible lueur; mais, nous pouvons le conclure de ces

(1) Ueber Glaukom, Entzündung und die Autopsie mit dem Augenspiegel. Leipzig, 1859, pp. 40, 52.

expériences, cette lueur provient seulement de ce qu'une partie de la lumière se répand sur les portions contiguës de la rétine. Parfois aussi il se produit, dans ces expériences, une lueur rouge dans l'œil ; elle est due, sans doute, à la réflexion de la lumière par quelque tronc vasculaire fortement éclairé et situé à la surface du nerf optique. Cette lueur a été observée par A. Fick et P. du Bois Reymond, en prenant pour objet l'image du soleil formée au foyer d'une lentille convexe.

Le procédé suivant permet à chacun de déterminer facilement la forme et la grandeur apparente de sa tache aveugle.—On donne à l'œil une position fixe, à 8 ou 12 pouces au-dessus d'une feuille de papier blanc sur laquelle on a marqué une petite croix servant de point de fixation. Puis on promène sur le papier, dans la projection du *punctum cæcum*, la pointe, trempée dans l'encre, d'une plume blanche ou, du moins, peu foncée : la pointe noire disparaît; éloignant la plume successivement, selon différentes directions, on marque à chaque fois le point où elle commence à devenir visible. C'est de cette manière que j'ai représenté (fig. 101) la tache aveugle de mon œil droit, par rapport au point de fixation *a*. La ligne *AB* est le tiers de la distance qui séparait mon œil du papier. On voit que la forme de la tache est une ellipse irrégulière, sur les bords de laquelle j'ai pu reconnaître, comme Hueck, les origines des plus gros troncs vasculaires qui en émergent. Si l'on fait une petite tache noire sur un papier, en promenant un peu le regard, on constate que les vaisseaux forment des places aveugles qui s'étendent fort avant dans le champ de la rétine. Cette expérience réussit plus facilement si l'observateur a déterminé préalablement, d'après le procédé de Coccius, la position des troncs vasculaires de son œil.

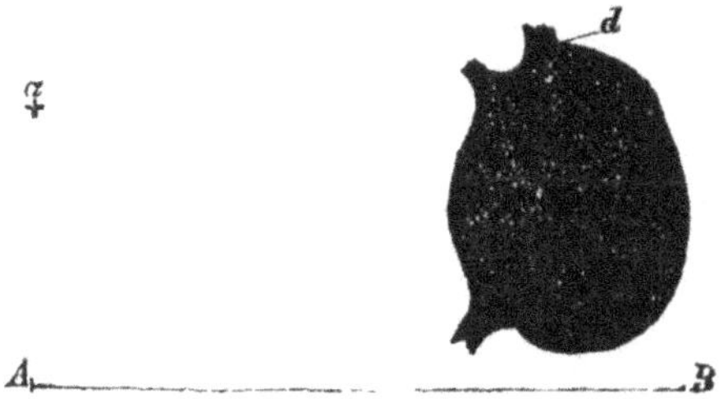

FIG. 101.

Désignant par f la distance de l'œil au papier, par F la distance du second point nodal à la rétine, distance qui est en moyenne de 15^{mm}, par d le diamètre de la tache aveugle, ou toute autre grandeur linéaire de notre dessin, par D la dimension correspondante sur la rétine, nous avons

$$\frac{f}{F} = \frac{d}{D},$$

d'où nous pouvons déduire D. Si l'on veut exprimer ces mensurations indépendamment de F, qu'on ne peut jamais déterminer exactement pour l'œil en question, il est mieux de mesurer l'angle visuel, c'est-à-dire l'angle compris entre les lignes de direction (voy. p. 92) qui vont aux différents points du dessin. Admettant que la ligne visuelle, dirigée vers le point a (fig. 101), soit perpendiculaire au plan du dessin, désignant par β la distance ad, par α l'angle visuel sous lequel apparaît ad, nous avons

$$\frac{\beta}{f} = \operatorname{tg} \alpha,$$

d'où l'on peut déduire α. On peut trouver, de la même manière, l'angle visuel entre a et tout autre point du dessin. Voici les résultats que différents observateurs ont trouvés de cette manière :

1° Distance apparente du point visuel à la partie du bord de la tache aveugle qui est le plus voisine de ce point : Listing (1), 12°, 37',5 ; Helmholtz, 12° 25' ; Th. Young, 12° 56'.

2° Distance apparente du point visuel au point du bord de la tache qui en est le plus éloigné : Listing, 18° 33',4 ; Helmholtz, 18° 55' ; Th. Young, 16° 1'.

3° Diamètre apparent horizontal de la tache aveugle : Hannover et Thomsen (2), sur 22 yeux, de 3° 39' à 9° 47', moyenne de tous ces yeux, 6° 10' ; Listing, 5° 53',9 ; Griffin (3), maximum 7° 31' ; Helmholtz, 6° 56' ; Th. Young (qui n'avait pas eu une idée tout à fait heureuse en employant deux lumières pour trouver les limites de la tache), 3° 5'.

4° Diamètre vrai de la tache aveugle, calculé en donnant à F, avec Listing, la valeur de 15mm : Listing, 1mm,55 ; Helmholtz, 1,81 ; Hannover et Thomsen, en moyenne, 1mm,616. — E. H. Weber, en mesurant le diamètre de l'entrée du nerf optique sur les yeux de deux cadavres, a trouvé 2mm,10 et 1mm,72 (0,93 et 0,76 lignes de Paris). La distance du centre de cette région au centre de la *macula* était, dans l'un de ces yeux, de 3mm,8 (1,69 lignes) ; la même distance, calculée dans l'œil de Listing, est de 4mm,05. Le grand et le petit diamètre du cordon vasculaire du milieu du nerf étaient 0,313 et 0,139 lignes ; dans l'autre œil, le plus grand de ces diamètres était de 0,28 lignes.

Ces mensurations permettaient déjà, antérieurement aux expériences de Donders, de conclure que toute l'entrée du nerf optique est insensible à la lumière.

Pour désigner autrement la grandeur apparente que la tache aveugle occupe dans le champ visuel, nous dirons que onze pleines lunes pourraient s'y ranger à la file sans dépasser son diamètre, et qu'à une distance de 6 à 7 pieds, une figure humaine peut y disparaître en entier.

Des observations que nous venons de faire sur le *punctum cæcum*, il résulte que les fibres du nerf optique sont insensibles à la lumière tant qu'elles sont dans le tronc de ce nerf. De plus, les prolongements de ces fibres, qui, partis de l'entrée du nerf optique, se répandent sur la

---

(1) *Berichte der Königl. sächs. Ges. der Wiss.*, 1852, p. 149. — *Ibid.*, les observations de E. H. WEBER.

(2) A. HANNOVER, Bidrag til Oiets Anatomie. Kjöbenhavn, cap. VI, 61.

(3) GRIFFIN, Contributions to the physiology of vision, in *London Medical Gazette*, 1838, Mai, p. 230.

surface antérieure de la rétine, sont également insensibles à la lumière : en effet, si cela n'était pas, nous ne pourrions voir aucun objet nettement délimité. Lorsque la lumière frappe un point quelconque A de la rétine, elle atteint non-seulement les fibres nerveuses qui se terminent en A, mais encore celles qui dépassent A pour aller se terminer dans des parties plus périphériques de la rétine. Or comme, dans la sensation, on ne reconnaît pas quelle est la partie d'une fibre nerveuse qui a été excitée, si les fibres étaient sensibles pendant leur trajet, la sensation serait la même que si la lumière avait atteint cette partie périphérique de la rétine : nous verrions donc une traînée lumineuse s'étendre depuis chaque point lumineux jusqu'aux limites du champ visuel. Comme rien de pareil ne se produit, il est démontré que les fibres du nerf optique, épanouies devant la rétine, sont insensibles à la lumière objective.

II. — Il est évident, au contraire, que les couches postérieures de la rétine sont sensibles à la lumière, puisqu'on peut percevoir l'ombre des vaisseaux rétiniens (§ 15, p. 214). — Les vaisseaux de la rétine sont situés dans la couche des fibres nerveuses, et leurs ramifications les plus fines sont encore en partie dans la couche de cellules nerveuses située immédiatement en arrière de celle-là (voy. *6*, pl. I, fig. 5, et p. 26, n° 8-6), et dans la couche finement granulée (*ibid.*, 7-5). Des mouvements que manifestent les ombres de ces vaisseaux quand on déplace la source lumineuse, nous avons conclu que la couche qui perçoit l'ombre, celle où la lumière qui limite l'ombre provoque une excitation nerveuse, doit être située à une faible distance en arrière des vaisseaux. D'après les mensurations de Müller (p. 224), la distance qui sépare les vaisseaux de la surface qui perçoit leur ombre doit être de $0^{mm},17$ à $0^{mm},36$. D'après le même observateur, la distance des vaisseaux à la couche postérieure de la rétine, celle des bâtonnets et des cônes (pl. I, fig. 5, *a* et *b*), est de $0^{mm},2$ à $0^{mm},3$, de sorte que la couche sensible doit être une des plus postérieures de la rétine, c'est-à-dire celle des cônes et des bâtonnets, ou celle granuleuse externe *d* (pl. I, fig. 5). Comme, d'après les observations de Remak et de Kölliker, il n'y a que des cellules nerveuses et des cônes dans la *fovea centralis* de la tache jaune, cet endroit de la vision distincte, il semble que ces éléments soient réellement les parties sensibles. H. Müller et Kölliker attribuent le même rôle aux bâtonnets, parce qu'ils sont, comme les cônes, en communication avec des fibres qui traversent perpendiculairement la rétine. Cependant, d'après l'observation de E. H. Weber, cette supposition semble être en opposition avec ce fait, que le lieu de la vision la plus distincte ne présente que des cônes, tandis que la faculté visuelle va en diminuant à mesure qu'on s'avance vers la périphérie de la rétine, où des bâtonnets, de plus en plus nombreux, viennent s'intercaler entre les cônes. — D'après l'étude toute récente que Max Schultze a faite de la rétine, les bâtonnets sont également en rapport avec des fibres qui possèdent l'aspect variqueux des plus fines fibres nerveuses. De même que les fibres analogues plus épaisses, qui proviennent des cônes, on peut suivre ces fibres à travers la couche granuleuse externe, aux grains de laquelle elles se rattachent, jusqu'à la couche intermédiaire, où elles se terminent par un épaississement qui paraît émettre, dans tous les sens, des fibres de l'espèce la plus fine. Anatomiquement, les bâtonnets ne se distinguent des cônes que par leur moindre épaisseur. Leur signification physiologique est encore très-problématique. Joueraient-ils un rôle dans la perception des couleurs? ou bien faut-il les considérer comme de jeunes cônes destinés à remplacer ceux qui auraient fonctionné assez longtemps?

En disant que la couche postérieure de la rétine, et en particulier les cônes, sont les derniers éléments de l'appareil nerveux visuel qui soient sensibles à la lumière, il est bien entendu que nous voulons dire simplement que la lumière extérieure provoque dans ces parties des modifications qui ont pour effet l'excitation nerveuse, dont la transmission au cerveau a pour résultat final une sensation. Il est incontestable que les *éléments sensibles* de la rétine, qui méritent ce nom tout aussi bien que les *couches sensibles* employées en photographie, diffèrent fonctionnellement de toutes les autres parties du système nerveux par cette sensibilité même, tout aussi bien que par certaines particularités de leur structure anatomique. Il s'ensuit encore que l'action de la lumière sur la substance nerveuse essentielle de la rétine et du nerf optique n'est pas immédiate, comme celle de l'électricité et des irritations mécaniques, où chaque fibre nerveuse peut subir en chaque point de son trajet les changements moléculaires qui constituent le fait de l'excitation. L'action de la lumière est, au contraire, de nature médiate. Cet agent n'agit directement que sur les appareils spécialement sensibles à la lumière, à savoir sur les cônes. Nous n'avons assurément encore aucune donnée qui puisse nous aider à distinguer quelle est la nature de cette action et à quel degré elle ressemble à l'excitation nerveuse; s'il se produit une vibration, comme l'admettaient Newton (1), Melloni (2), Seebeck (3) et d'autres physiciens; s'il y a un déplacement des molé-

(1) Optice, lib. III, quæstio XVI.
(2) *Pogg. Ann.*, LVI, 574.
(3) *Ibid.*, LXII, 571.

cules dans le genre de celui qu'éprouvent, d'après E. du Bois-Reymond, les molécules électromotrices des muscles et des nerfs; s'il y a échauffement, suivant l'opinion de Draper (1), ou si cette couche sensible de la rétine est un appareil photochimique, conformément à l'hypothèse de Moser (2). L'excitation des fibres nerveuses qui sont en rapport avec les cônes impressionnés par la lumière n'est qu'un résultat secondaire des modifications de cet appareil spécial.

De la grandeur des éléments de la rétine qui sont directement affectés par la lumière, dépend nécessairement le degré d'exactitude que peut atteindre la vision. — La lumière qui atteint un seul élément sensible ne peut provoquer qu'une seule sensation lumineuse, dans laquelle il est impossible de distinguer si les différentes parties de cet élément sont éclairées différemment. On peut percevoir des points lumineux dont l'image rétinienne soit bien plus petite qu'un élément sensible de la rétine, à condition que la quantité de lumière que l'œil reçoit de ces points soit assez grande pour affecter sensiblement un élément rétinien. C'est ainsi que les étoiles fixes, par exemple, sont perçues par l'œil comme des objets très-lumineux, malgré la petitesse infinie de leur grandeur apparente. De même, on peut percevoir des objets obscurs sur fond clair, dont les images soient plus petites qu'un élément sensible de la rétine, à condition que la quantité de lumière qui arrive à cet élément soit diminuée d'une manière sensible par l'image obscure qui vient s'y former. Si, par exemple, avec l'éclairage employé, l'œil est capable de reconnaître des différences de 1/50 dans l'intensité de la lumière, une image obscure, dont la surface serait 1/50 de celle d'un élément sensible, pourrait encore être aperçue. Il est évident, au contraire, qu'on ne peut reconnaître la présence de deux points lumineux séparés, que si la distance de leurs images est plus grande que la largeur d'un élément rétinien. Si cette distance était moindre, les deux images tomberaient nécessairement toujours sur un seul élément ou sur deux éléments voisins. Dans le premier cas, les deux images ne provoqueraient qu'une sensation unique; dans le second, les éléments excités étant contigus, on ne pourrait pas distinguer si l'on a affaire à deux points lumineux ou bien à un seul, dont l'image se peindrait sur la ligne de contact de deux éléments. C'est seulement lorsque la distance des deux images lumineuses, ou au moins celle de leurs centres, est supérieure à la largeur d'un élément sensible, que les deux images peuvent se former sur deux

(1) Human Physiology, p. 392.
(2) *Pogg. Ann.*, LVI, 177.

éléments différents, séparés l'un de l'autre par un troisième qui ne reçoit pas de lumière, ou qui, au moins, en reçoit moins que les deux autres.

D'après les observations de Hooke (1), deux étoiles dont la distance apparente est inférieure à 30 secondes, apparaissent toujours comme une seule étoile, et, sur cent personnes, une à peine peut distinguer deux étoiles dont la distance apparente est inférieure à 60 secondes. Les autres observateurs, qui ont expérimenté, non pas sur les étoiles, mais sur des raies blanches ou sur des carrés blancs éclairés, ont trouvé une exactitude un peu moindre de la vision. Le meilleur œil qui ait été examiné par E. H. Weber, distingua des traits blancs dont les milieux étaient distants de 73 secondes. Avec un éclairage intense, dans les conditions les plus favorables, j'arrive à 64 secondes. Sur la rétine de l'œil schématique de Listing,

un angle visuel de	répond à une distance de
73″	0,00526^{mm}
63″	0,00464
60″	0,00438

D'après les mensurations de Kölliker, le diamètre des cônes dans la tache jaune est de 0^{mm},0045 à 0^{mm},0054 (voy. p. 32), ce qui correspond presque exactement aux nombres précédents; de sorte que ces mensurations confirment aussi l'hypothèse d'après laquelle les cônes seraient les derniers éléments sensibles de la rétine.

On voit, en même temps, que la structure optique d'un œil bien constitué et exactement accommodé est tout à fait suffisante pour atteindre réellement le degré d'exactitude que rend possible la grandeur des éléments nerveux. Il est vrai, nous l'avons déjà vu (§ 13, p. 179), que le diamètre de la pupille étant de 4^{mm}, le cercle de diffusion produit par la dispersion des couleurs possède un diamètre de 0^{mm},0426, ce qui est près de dix fois supérieur au diamètre des cônes; mais nous avons en même temps donné les raisons pour lesquelles, malgré leur dimension, ces cercles de diffusion ne nuisent pas sensiblement à la vision. Les aberrations causées par l'astigmatisme (§ 14, p. 200) sont bien plus faibles dans les yeux parfaitement constitués.

Sur les parties latérales de la rétine, la faculté de distinguer est bien moindre que dans la tache jaune, et cette faculté diminue de plus en plus à mesure qu'on s'éloigne du centre de la rétine. — D'après les mensurations d'Aubert et de Förster, cette faculté diminue, à partir du centre,

---

(1) Smith's Optiks, übers. v. Kæstner, p. 20.

avec des rapidités différentes suivant les différentes directions, et cette diminution se fait le plus rapidement vers en haut et vers en bas ; elle se fait le plus lentement vers la partie externe de la rétine; les différences individuelles paraissent être assez considérables sous ce rapport. Ces mensurations donnèrent encore ce résultat remarquable que, pour l'accommodation éloignée, la diminution paraît se faire plus rapidement du centre vers la périphérie de la rétine, que pour la vision rapprochée. Ces observateurs trouvèrent que, du moins dans les yeux des lapins, l'exactitude des images optiques n'éprouve pas de semblable diminution vers la périphérie de la rétine. Il est donc constant que l'imperfection de la vue sur les parties latérales de la rétine dépend seulement de la nature de la couche sensible et non pas de celle des images optiques.

Pour déterminer les plus petites distances appréciables, Tob. Mayer et, après lui, E. H. Weber, ont pris pour objet des lignes blanches parallèles, séparées par des lignes noires de la même largeur; Volkmann s'est servi de fils d'araignée sur fond clair. Pour la facilité de l'éclairage, j'ai trouvé plus commode d'employer un gril de fils métalliques noirs présentant des vides égaux aux pleins, et que je plaçais de manière à se dessiner sur le ciel. Tob. Mayer s'est servi, en outre, de carrés blancs, tantôt séparés par un grillage noir et tantôt disposés en damier.

Il faut, dans ces observations, faire en sorte que l'œil puisse accommoder parfaitement pour la distance des objets employés. Il faut que l'éclairage soit fort, sans être éblouissant. Dans ces expériences, j'ai observé une déformation remarquable des lignes claires et obscures. La largeur de chaque bande claire et de chaque bande obscure du gril que j'employais était de 13/24 = $0^{mm},4167$. A la distance de $1^m,1$ à $1^m,2$ le phénomène commençait à se produire; le gril prenait un aspect analogue à celui représenté en *A* (fig. 102); les bandes blanches offraient, suivant les endroits, des dispositions ondulées ou moniliformes. Soient en *B* (fig. 102) de petits hexagones pour représenter des coupes transversales des cônes de la tache jaune; soient *a*, *b* et *c* trois images optiques des bandes considérées, et représentées, avec leur forme vraie, au-dessus de *dd*; au-dessous de *dd*, tous ceux des hexagones dont la plus grande partie était noire, sont figurés entièrement en noir, et ceux dont la plus grande partie était blanche, sont laissés complétement en blanc : car, dans la sensation, c'est seulement l'intensité moyenne de chaque élément qu'on perçoit. On voit que la moitié inférieure de la figure 102 *B* représente des dessins analogues à ceux de *A*. — Purkinje (1) a vu quelque chose d'analogue, et

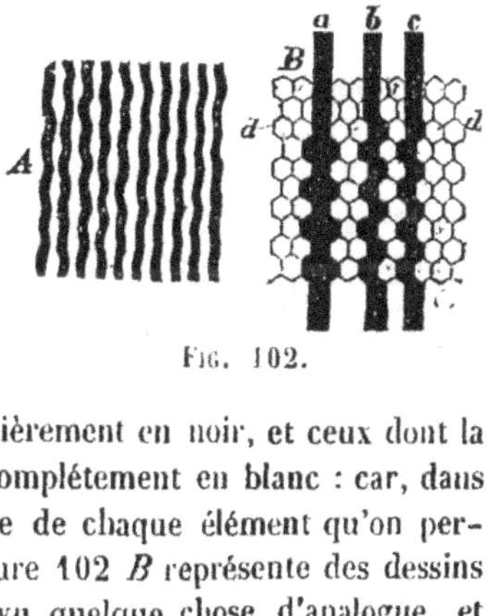

FIG. 102.

(1) Beobachtungen und Versuche, I, 122.

Bergmann aussi a observé que, parfois, le gril prend l'aspect d'un damier avant la disparition complète des fils, et qu'on voit parfois des bandes dans une direction oblique à celles que les lignes possèdent réellement, observations qui s'expliquent par des circonstances analogues à celles que nous venons de mentionner (1).

Si, dans les observations de ce genre, on se sert de deux objets lumineux dont la largeur soit négligeable par rapport à leur distance, on reconnaît qu'il y en a deux alors seulement qu'entre les éléments rétiniens qui en reçoivent les images, il s'en trouve un qui n'est pas impressionné. Le diamètre d'un semblable élément doit donc nécessairement être moindre que la distance des deux images éclairées. Mais si la largeur des objets est égale à celle de la bande obscure qui les sépare, il n'est pas précisément nécessaire que les éléments de la rétine soient moins larges que l'image de la bande obscure. Un élément rétinien qui reçoit l'image de la bande obscure, et dont les bords empiètent en partie sur les bandes claires, perçoit cependant moins de lumière que les éléments voisins, pourvu qu'en somme il reçoive moins de lumière que ces éléments. Par conséquent tout ce qu'on peut affirmer, dans ces cas, c'est que les éléments rétiniens sont moins larges que la distance qui sépare les milieux des bandes claires. Aussi dans les expériences de Tob. Mayer, citées plus loin, voit-on que la faculté de distinguer les lignes parallèles reste la même quand la largeur du blanc ou du noir varie, pourvu que la somme des largeurs d'une bande noire et d'une bande blanche reste constante. C'est pourquoi, contrairement à ce qu'ont fait Mayer et Weber, j'ai constamment indiqué comme largeur de l'objet, dans le tableau ci-contre, la somme qui représente la distance des lignes médianes des deux objets voisins.

Si l'acuité de la vue est un peu plus grande pour mon œil que pour les autres yeux d'adultes, cela tient, je pense, à l'éclairage plus vif que mon gril permettait d'obtenir. L'œil le plus parfait du tableau observé par Bergmann appartenait à un garçon de dix ans.

Tob. Mayer a fait des expériences sur l'influence de l'éclairage. Il a trouvé que l'on reconnaît le mieux des systèmes de lignes à la clarté d'un beau jour, et qu'une augmentation dans l'éclairage ne sert à rien. Quant aux éclairages moins intenses, il les obtenait la nuit, en mettant une lumière à différentes distances du papier. Plus la lumière était loin, plus il lui fallait se rapprocher. En faisant varier entre 1/2 pied et 13 pieds la distance de la lumière, pour les lignes blanches à intervalles égaux, l'angle visuel, exprimé comme tout à l'heure, variait de 138 à 344 secondes. Mayer pose la formule empirique $s = 158'' \sqrt[3]{a}$, qui s'accorde assez bien avec ses mensurations, et où s désigne l'angle visuel et a la distance de la lumière. Or, comme l'intensité de l'éclairage est $h = 1 : a^2$, il en déduit $s = 158'' : \sqrt[6]{h}$.

---

(1) *Henle und Pfeuffer's Zeitschrift für ration. Medicin*, 3, II, 88.

OBSERVATEUR.	OBJET.	GRANDEUR DE L'OBJET.	DISTANCE DE L'OBJET A L'ŒIL.	QUOTIENT DE LA DISTANCE PAR LA GRANDEUR.	ANGLE VISUEL EN SECONDES.
1) HOOKE..........	Étoiles fixes..........	....	....	....	60
2) TOB. MAYER..........	a) Lignes parallèles avec interstices égaux aux lignes...	0''',72	11'	2200	94
	b) Id. avec interstices plus larges ou plus étroits.	0''',6	9' 1/2	2275	90
3) Le même..........	Carrés blancs séparés par un grillage noir..........	0''',88	15' 1/2	2422	80
4) Le même..........	Échiquier..........	1''',04	12'	1661	124
5) VOLKMANN..........	Fils d'araignée..........	0'',0052	7''	1346	147,5
6) X. avec VOLKMANN..	Id..........	....	13''	2500	80,4
7) TH. WEBER avec E. H. WEBER..........	Lignes parallèles avec interstices égaux..........	0''',05	110''' 1/2	2210	90,6
8) Y. avec le même...	Id..........	....	138'''	2760	73
9) Z. avec le même...	Id..........	....	110''' 1/2	2210	90,6
10) HELMHOLTZ..........	Gril..........	1mm,083	3500mm	3235	63,75
11) O. H. avec le même.	Id..........	....	2400mm	2215	93
12) BERGMANN..........	Lignes parallèles avec interstices égaux aux lignes.....	2mm	5500 à	2750	75
			8000	4000	51,6

NOTA. — Les signes ','' et ''' indiquent le pied de Paris et ses subdivisions en pouces et en lignes.

Depuis la première publication de ce qui précède, A. Volkmann a décrit de nouvelles expériences qui l'ont amené à conclure que les cônes de la *fovea centralis* ne sont pas assez petits pour expliquer l'acuité visuelle de l'homme. Ses principales expériences ont été faites au moyen de deux fils métalliques tendus devant un fond éclairé, et qu'une vis micrométrique permettait de rapprocher jusqu'à ce que leur intervalle devînt imperceptible. Volkmann considérait cet intervalle comme le plus petit objet visible, et il en déduisait encore les franges d'irradiation, qui augmentent l'épaisseur apparente des fils métalliques. En opérant ainsi, il obtenait assurément, pour la grandeur des plus petites images perceptibles, des valeurs excessivement faibles, et qui paraissent de beaucoup moindres que les dimensions des cônes de la rétine. Mais, ainsi que je l'ai déjà expliqué plus haut (p. 294), des expériences de ce genre ne prouvent pas que les éléments sensibles de la rétine soient plus petits que l'image de l'intervalle qui sépare les deux fils; elles prouvent seulement qu'ils sont moindres que la distance qui sépare les milieux des deux bandes obscures, et dans les expériences de Volkmann, ces distances ne sont pas sensiblement plus petites que ne les ont trouvées les autres observateurs.

Le docteur Hirschmann a répété, avec des systèmes de fils métalliques parallèles, les expériences telles qu'elles sont indiquées plus haut (p. 293 et 294), en les soumettant à de nombreuses variations pour trouver les conditions les plus favorables; il est également descendu jusqu'à des valeurs d'environ 50″ pour l'angle visuel, ce qui correspond, sur la rétine, à une étendue de $0^{mm},00365$. Or, d'après les mensurations les plus récentes, le diamètre des cônes dans la *fovea* est :

d'après M. Schultze,	de 0,0020	à	0,0025;
H. Müller,	0,0015		0,0020;
Welker,	0,0031		0,0036.

D'après ces nombres, les cônes sont assez fins pour répondre à l'exactitude des perceptions dont il s'agit.

Dans d'autres expériences, Volkmann a considéré des lettres, des chiffres et d'autres objets, et il cherche à faire ressortir que le nombre des cônes atteints par l'image n'est pas assez considérable pour permettre de distinguer les formes en question. Mais je crois qu'il faut aussi tenir compte ici de ce que, grâce aux mouvements de l'œil, l'image d'une lettre peut se former successivement sur différents groupes de cônes, et successivement aussi, dans des positions différentes relativement à chacun de ces cônes, de sorte que des détails qui pourraient passer inaperçus dans telle position peuvent devenir très-nets dans une autre.

Je ne crois donc pas que nous soyons obligés d'abandonner l'idée que les cônes sont les éléments sensibles de la rétine. D'un autre côté, j'ai déjà indiqué, au sujet de l'anatomie de l'œil (p. 28, 3°), qu'en avant des cônes, il y a d'autres éléments de la rétine, tels que les noyaux striés, auxquels on pourrait aussi attribuer un rôle analogue.

En oculistique, la détermination de l'acuité visuelle se fait, en général, au moyen de lettres de différentes grandeurs, qu'on fait lire à une distance un peu grande et en corrigeant, au besoin, la réfraction par des lunettes. On désigne l'acuité visuelle par une fraction dont le numérateur est la distance à laquelle on a encore pu lire ces lettres, et le dénominateur, la distance à laquelle elles apparaissent sous un angle de 5 minutes. Ces dernières distances sont indiquées d'avance sur les échelles typographiques publiées par Snellen et par Giraud-Teulon. D'après Vroesom de Haan, on trouve en moyenne une acuité visuelle de 1,1 à l'âge de dix ans, de 1 à quarante ans, de 0,5 à quatre-vingts ans; cette acuité diminue d'une manière continue avec les progrès de l'âge. D'après les observations de E. Javal, l'acuité de la vision serait de 1/4 à 1/3 plus forte que ne l'indique de Haan, après correction de l'astigmatisme et en employant un bon éclairage évalué à 500 bougies situées à un mètre de l'objet.

Aubert et Förster ont employé deux méthodes différentes pour examiner l'acuité visuelle des parties périphériques de la rétine.

Dans la première méthode, l'observateur regardait une grande feuille de papier (de $5' \times 2'$) couverte de lettres et de chiffres également espacés, à travers un tube immobile et noirci intérieurement. Ce tube assurait la position de l'œil et le protégeait contre la lumière latérale qui aurait pu l'éblouir. Le papier était roulé sur deux cylindres horizontaux, ce qui permettait, après chaque expérience, de changer rapidement la partie vue par l'observateur. Comme les lettres et les nombres étaient disposés d'une manière tout à fait arbitraire, l'observateur ne pouvait jamais deviner des nombres sans les voir. Une bouteille de Leyde, placée devant le papier, se déchargeait de temps en temps et éclairait alors le papier pendant un instant; dans les intervalles de ces décharges, l'obscurité était suffisante pour que l'observateur ne pût distinguer que la position des lettres, mais nullement leur forme. Un aide mettait, à chaque expérience, la feuille dans une position différente, et l'observateur indiquait à chaque fois les lettres qu'il avait reconnues. On employa quatre feuilles de ce genre couvertes de nombres et de lettres de différentes grandeurs. On pouvait faire varier la distance de l'observateur à l'objet.

Nommons, avec Aubert, *angle d'écart* (*Raumwinkel*), le double de l'angle formé par la ligne visuelle avec la ligne de direction des lettres les plus éloignées qu'on ait vues, ou, en d'autres termes, l'angle visuel qui contient les caractères reconnaissables, et *angle des caractères* (*Zahlenwinkel*), l'angle sous lequel les plus grandes dimensions des lettres et des nombres encore lisibles se présentaient à l'observateur; l'expérience apprit que *les caractères ayant tous les mêmes dimensions vraies, l'angle des caractères et l'angle d'écart sont dans un rapport à peu près constant :* ce n'est que pour des angles d'écart supérieurs à 30° ou 40°, que les angles des caractères étaient un peu plus grands que ne le demandait ce rapport. Au contraire, *si la grandeur apparente des caractères employés était constante, on reconnaissait mieux de petits caractères rapprochés que de grands caractères éloignés.* Le rapport de l'angle d'écart à l'angle des caractères se présente de la manière suivante :

GRANDEUR VRAIE DES CARACTÈRES, *en millimètres.*	LIMITE DE L'ANGLE D'ÉCART.	RAPPORT DE L'ANGLE DES CARACTÈRES A L'ANGLE D'ÉCART.		
		Minimum.	Maximum.	Moyenne.
26	25°	7	7,9	7,18
26	40	6	7,3	6,69
13	27	11	12	11,14
7	27	9,7	14,5	12,79

Dans la seconde colonne, sous le nom de *limite de l'angle d'écart*, on a inscrit la valeur à laquelle on s'est arrêté dans la mensuration, ou, du moins, celle pour laquelle l'expérience commençait à ne plus donner des rapports à peu près constants. La dernière colonne montre que le rapport de l'angle des caractères à l'angle d'écart va en augmentant, lorsque la grandeur vraie des caractères diminue. C'est là un fait très-énigmatique. Le mécanisme de l'accommodation modifierait-il les parties périphériques de la rétine? Aubert émet la supposition que, dans la vision éloignée, les bâtonnets des parties périphériques de la rétine se placent obliquement et empêchent ainsi la marche normale des rayons lumineux.

La seconde méthode d'expérimentation fut appliquée à la lumière ordinaire du jour, au moyen de l'appareil représenté par la figure 103. *A* est une lame de métal émaillé, blanc, de $0^m,3$ de long sur $0^m,05$ de large, qui peut tourner autour

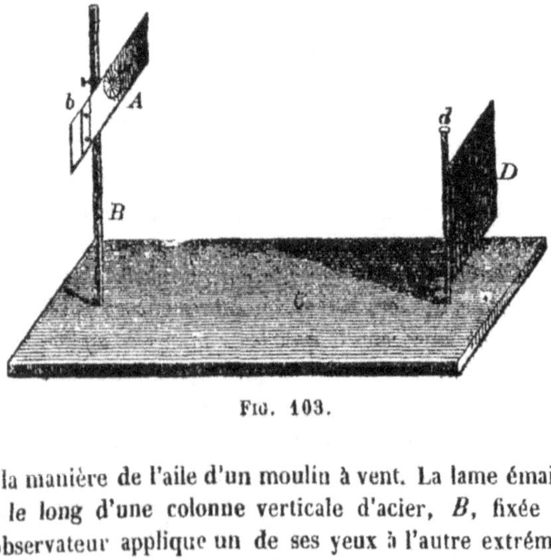

FIG. 103.

de l'axe *u*, à la manière de l'aile d'un moulin à vent. La lame émaillée et son axe sont mobiles le long d'une colonne verticale d'acier, *B*, fixée sur une planchette *C*. L'observateur applique un de ses yeux à l'autre extrémité de la planchette, en face de l'axe de la bande métallique, tandis que l'autre œil est recouvert par l'écran de papier noir *D*, qui est fixé à une baguette de bois *d*, de telle manière qu'on peut le tourner à droite et à gauche. L'axe de la lame de métal est éloigné de $0^m,2$ du milieu de la ligne qui joint les deux yeux de l'observateur. Le dessous de la planchette *C* possède un manche.

L'observateur appliquait son nez contre la baguette *d*, mettait l'écran au devant de l'un de ses yeux, appuyait son menton sur la planchette, et amenait l'axe de la bande *A* à la même hauteur que ses yeux. Alors il regardait fixement le milieu de la bande, marqué par l'extrémité de l'axe, et faisait avancer peu à peu, dans les rainures formées par les bords de la bande, une carte blanche *b*, qui portait deux points. Dès que, sans cesser de fixer l'axe, il distinguait les deux points au moyen des parties latérales de la rétine, il cessait d'avancer la carte, et sur une échelle métrique, tracée le long d'une des rainures de la lame, il lisait la distance de ces deux points au point de fixation. Cette expérience fut répétée pour différentes inclinaisons de la lame métallique par rapport à l'horizon. On fit usage de plusieurs cartes portant des marques rondes de différentes dimensions et dont on faisait varier les distances mutuelles. Les points étaient toujours tous deux à une même distance de l'axe de rotation.

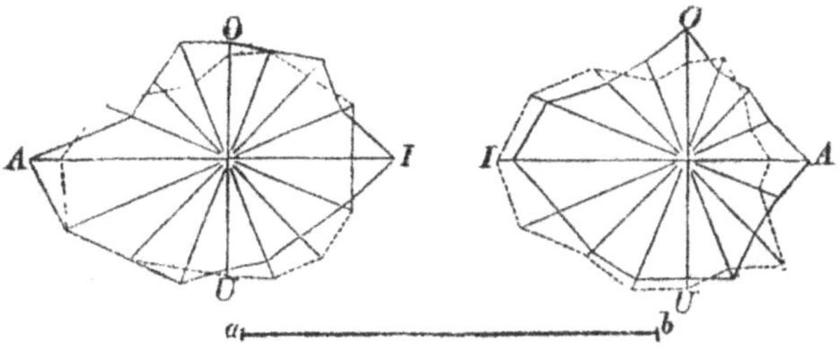

FIG. 104.

La figure 104 représente les résultats de ces mensurations pour un couple de points noirs de $2^{mm},5$ de diamètre, distants l'un de l'autre de $14^{mm},5$. Le contour continu se rapporte aux yeux d'Aubert, le contour ponctué appartient à ceux de Förster. Le point d'intersection des rayons vecteurs correspond au point de fixation de l'œil ; les positions de ces rayons correspondent aux différentes positions de la bande, et leurs longueurs représentent les résultats des différentes déterminations. *O* désigne le haut ; *U*, le bas ; *A*, le côté externe ou temporal ; *I*, le côté interne ou nasal. La ligne *ab* indique la distance de l'œil à la lame métallique dans les différentes expériences ; cette distance était de $0^m,2$. Toutes les dimensions linéaires sont réduites au cinquième (1). Les contours représentés circonscrivent donc les parties du champ visuel dans lesquelles on peut distinguer l'un de l'autre deux points ayant les dimensions et l'intervalle indiqués plus haut ; si l'on veut avoir les surfaces correspondantes de la rétine, il faut retourner les figures. La forme irrégulièrement ovale de ces surfaces témoigne de différences individuelles considérables, même entre les deux yeux d'une même personne.

---

(1) La réduction au $^1/_4$, annoncée par AUBERT, ne s'accorde pas avec les chiffres indiqués.

La figure 105 représente les résultats moyens de mensurations exécutées avec différents couples de points noirs. Sur cette figure, *a* est le point de fixation, *ab*, *ac*, etc., sont les moyennes de toutes les distances qui séparaient du point de fixation les couples de points figurés en *b*, *c*, etc., et cela pour les quatre yeux précités et dans huit méridiens différents.

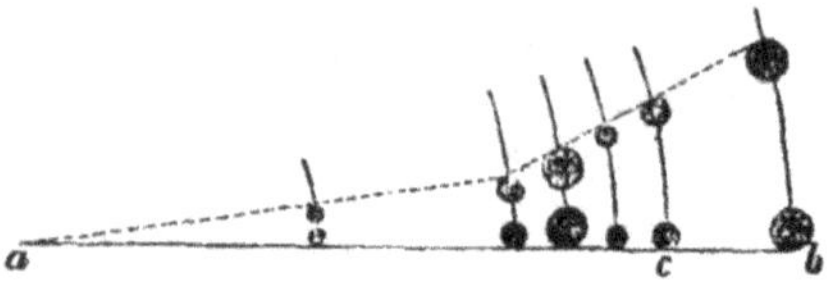

Fig. 105.

Le couple de points auquel se rapporte la figure 104 est celui figuré en *c*. On voit que la largeur des objets doit augmenter plus rapidement pour de grands angles d'écart. Voici les chiffres eux-mêmes, qui ont servi à tracer la figure 105 :

DISTANCE DES POINTS, *en millimètres.*	DIAMÈTRE DES POINTS, *en millimètres.*	DISTANCE MOYENNE DES POINTS AU CENTRE, *en millimètres.*
3,25	1,25	31
6,5	2,5	50
9,5	3,75	55
12	1,25	60
14,5	2,5	65
20,5	3,75	77

Dans ces expériences, les deux observateurs rencontrèrent, de plus, d'assez nombreuses parties insensibles de la rétine, de petites taches aveugles, où l'un des points, ou même tous les deux, disparaissaient subitement. Outre certaines places de ce genre qui paraissaient n'être frappées que d'un éblouissement passager, il s'en présentait d'autres qui étaient constantes et qu'on pouvait retrouver à volonté.

Les phénomènes du *punctum cæcum* ont été découverts par Mariotte, qui avait entrepris des expériences dans le but de rechercher comment se comporte la vision à l'entrée du nerf optique. Cette expérience fit une telle sensation à cette époque, que l'auteur dut la répéter, en 1668, devant le roi d'Angleterre. Picard donna à l'expérience une forme qui permet de la réussir avec les deux yeux ouverts. A cet effet, il fixa un papier au mur, se plaça à une distance d'environ 10 pieds, et fit converger les deux yeux vers son doigt, tenu à une distance telle que, dans les deux yeux, l'image du papier vint se peindre sur le *punctum cæcum* : alors cet objet disparaît absolument, tandis que, dans ces conditions et avec un point de fixation un peu différent, il paraît double. Mariotte surpassa Picard, en faisant disparaître deux objets à la fois, les deux yeux restant ouverts. On fixe au mur, à la même hauteur, deux papiers à une distance mutuelle de 3 pieds ; on se place à 12 ou 13 pieds du mur, on tient le pouce verticalement, à 8 pouces environ des yeux, et cela de manière qu'il cache à l'œil droit le papier situé à gauche, et à l'œil gauche le papier situé à droite ; puis on regarde le pouce : aussitôt les deux papiers disparaissent, parce que l'image de chacun se forme au *punctum cæcum* de l'œil pour lequel cet objet n'est pas caché. Le Cat chercha déjà à calculer la grandeur du *punctum cæcum* sur la rétine ; mais il trouva la valeur beaucoup trop petite de 1/5 à 1/4 de ligne. Daniel Bernouilli en dessina la forme sur le parquet : il plaça une pièce de monnaie à terre, et prit un fil à plomb qu'il suspendit près de son œil droit, le poids touchant presque le sol ; l'œil gauche étant fermé, il regardait avec l'œil droit le long du fil ; puis il cherchait sur le plancher les endroits où la pièce commençait à devenir invisible : il trouva ainsi une figure à peu près elliptique ; mais comme il ne connaisait que d'une manière imparfaite les constantes optiques de l'œil, il trouva, pour la grandeur de la tache aveugle, le chiffre, trop élevé, de 1/7 du diamètre de l'œil.

La découverte de MARIOTTE fut le point de départ d'une longue discussion sur une question qui ne pouvait manquer de surgir aussitôt, vu l'état incomplet des connaissances qu'on possédait à cette époque sur les fonctions des nerfs : on se demanda si c'est réellement la rétine qui est la couche sensible à la lumière, ainsi que KEPPLER et SCHEINER l'avaient admis. MARIOTTE conclut que cela devait être la choroïde, puisque cette membrane manque au *punctum cæcum* , tandis que les fibres de la rétine sont précisément très-condensées en ce point. Un grand nombre d'opticiens distingués, tels que MÉRY, LE CAT, MICHELL, et, plus récemment, D. BREWSTER, se rallièrent à l'opinion de MARIOTTE. On insista sur cette idée que la rétine, à cause de sa transparence, doit être incapable d'arrêter la lumière et qu'elle est trop épaisse pour donner une image distincte ; LE CAT chercha de plus à démontrer une continuité entre la choroïde et la pie-mère du cerveau. La sensibilité de la rétine fut défendue par PECQUET, DE LA HIRE, HALLER, PORTERFIELD, PERRAULT, ZINN. Leur principal argument était principalement que la rétine est le développement anatomique d'un nerf considérable, tandis que la choroïde ne contient que quelques minces filets nerveux. Tous les autres motifs qu'ils purent alléguer pour appuyer leur opinion et pour aplanir les objections soulevées par l'expérience de MARIOTTE, n'ont que peu de valeur. PORTERFIELD admit que le nerf optique étant encore entouré et pénétré, à son entrée, d'un névrilème tendineux, ne serait ni assez mou, ni assez délicat pour percevoir un agent aussi subtil que la lumière. HALLER insiste aussi sur ce qu'à l'entrée du nerf optique il n'y a pas de véritable rétine, mais une membrane blanche, celluleuse et poreuse, qui pourrait fort bien être impropre à la vision, sans que la rétine fût dans le même cas. D'autres, comme RUDOLPHI, et même, pendant un temps, COCCIUS, crurent que la partie insensible correspondait seulement aux vaisseaux centraux du nerf optique, hypothèse qui tomba dès que l'on connut mieux les constantes optiques de l'œil ; la remarque en fut faite, entre autres, par HANNOVER, E. H. WEBER, A. FICK et P. DU BOIS-REYMOND. J. MÜLLER crut pouvoir expliquer l'expérience de MARIOTTE, en l'assimilant à la disparition, sur les parties latérales de la rétine, des images d'objets colorés placés sur un fond blanc, phénomène sur lequel nous reviendrons au § 23, et qui est dû à la fatigue de la rétine. Il croyait qu'à l'entrée du nerf optique, cette disparition est plus rapide et plus subite. On peut objecter à cette explication qu'un objet lumineux, se présentant soudain dans la partie invisible du champ visuel, n'est pas perçu ; il n'excite donc aucunement la substance du nerf et ne peut la fatiguer.

J'ai exposé, en 1851, les conséquences nécessaires que nous venons de déduire des faits, et étendu aux fibres situées à la face antérieure de la rétine la conclusion que la lumière objective est incapable d'affecter les fibres du nerf optique. Comme on ne connaissait pas encore à cette époque la connexion anatomique de la couche de bâtonnets avec les éléments nerveux de la rétine, on était réduit à supposer que les cellules nerveuses ou les granulations de la rétine devaient être les éléments sensibles à la lumière. Bientôt après, MÜLLER découvrit les fibres rayonnées qui relient les cônes et les bâtonnets aux éléments nerveux. KOLLIKER démontra l'existence de ces fibres chez l'homme, et tous deux furent conduits à admettre que les éléments de la couche des bâtonnets constituent la partie sensible à la lumière, hypothèse dont MÜLLER donna, enfin, la démonstration physiologique. Cette opinion avait, du reste, été émise antérieurement par TREVIRANUS, mais sans être fondée sur une connaissance suffisante des éléments microscopiques ; il avait donné le nom de *papilles nerveuses* aux éléments sensibles à la lumière.

On a fait de nombreuses recherches sur l'acuité de la vision dès l'époque où l'on commença à construire des télescopes. HOOKE appliqua tout de suite le vrai principe, en recherchant sous quel angle on pouvait distinguer les étoiles doubles. La plupart des observateurs postérieurs recherchèrent la plus petite dimension sous laquelle on peut encore distinguer un point noir, et ils obtinrent naturellement des résultats très-différents : citons HEVELIUS, SMITH, JURIN, TOB. MAYER, COURTIVRON, MUNCKE, TREVIRANUS. JURIN et MAYER reconnurent l'influence de l'éclairage dans cette expérience. JURIN crut devoir expliquer, par un tremblement de l'œil, qui amènerait leurs images à se superposer, ce fait qu'il n'est possible de distinguer deux lignes comme différentes que sous un angle visuel plus grand que celui nécessaire pour distinguer chacune d'elles. C'est VOLKMANN qui indiqua les raisons pour lesquelles on ne peut obtenir une mesure constante qu'en cherchant à reconnaître des objets comme séparés, et c'est d'après cette méthode que E. H. WEBER, BERGMANN et MARIÉ-DAVY exécutèrent des mensurations.

Punctum cæcum et position de la couche sensible à la lumière.

1668. MARIOTTE. Œuvres, p. 496-516, in *Mém. de l'Acad. de Paris*, 1669 et 1682. — *Philos. Transact.*, II, 668. — *Acta eruditorum*, 1683, p. 68.

1670. PECQUET, in *Phil. Transact.*, XIII, 171.

— PERRAULT, *ibid.*, XIII, 265.

1694. DE LA HIRE, Accidens de la vue.

1704. MERY, *Hist. de l'Acad. de Paris*, 1704.

1709. DE LA HIRE, *ibid.*, 1709, p. 119 ; 1711, p. 102.

1728. D. BERNOUILLI, *Comment. Petropol. vet.*, I, p. 314.

1738. SMITH, Opticks. Cambridge, 1738, Remarks, p. 6. (Deutsche Ausgabe, 367.)

1740. LE CAT, Traité des sens. Rouen, pp. 171 ; 176-180. — Amsterdam, 1744, p. 166-180.

1755. ZINN, Descriptio oculi humani, p. 37.

1757. HALLER, Physiologia, V, 357, 474.

1759. PORTERFIELD, On the eye, II, 252, 254.

1772. MICHELL, in PRIESTLEY, Histoire de l'optique, 4e per., 5e part., 2e chap. (Deutsche Ausgabe, p. 149.)

1819. PURKINJE, Beobachtungen und Versuche, I, 70, 83.

1835. D. BREWSTER, in *Pogg. Ann.*, XXIX, 339.

— G. R. TREVIRANUS, Beiträge zur Aufklärung der Erscheinungen und Gesetze des organ. Lebens. Bremen.

1838. GRIFFIN, Contributions to the Physiology of vision, in *London medical Gazette*, 1838 Mai, p. 230.

1840. J. MÜLLER, Handbuch der Physiologie, II, 370.

1844. VALENTIN, Lehrbuch der Physiologie, 1 Ausgabe, II, 444.

1846. VOLKMANN, Art. : Sehen, in *Wagner's Handwörterbuch der Physiol.*, III, 272.

1850. A. HANNOVER, Bidrag til Oiets Anatomie, Physiologie og Pathologie. Kjobenhavn, cap. VI, p. 61.

1851. HELMHOLTZ, Beschreibung eines Augenspiegels. Berlin, p. 39.

1852. E. H. WEBER, Ueber den Raumsinn und die Empfindungskreise in der Haut und im Auge, in *Verhandl. der Leipz. Gesellsch.*, 1852, p. 138.

— A. KOELLIKER, Zur Anatomie und Physiologie der Retina, in *Verhandl., d. phys. med. Ges. zu Wurzburg*, 3 Juli 1852.

— DONDERS, in *Onderzoekingen gedaan in het physiol. Labor. d. Utrechtsche Hoogeschool*, VI, 134.

1853. D. BREWSTER, Account of a case of vision without retina, in *Report of the British Assoc. at Belfast*, p. 3.

— A. FICK und P. DU BOIS-REYMOND, Ueber die unempfindliche Stelle der Netzhaut im menschlichen Auge, in *J. Müller's Archiv fur Anat. und Physiol.*, 1853, p. 396.

— COCCIUS, Die Anwendung des Augenspiegels. Leipzig, p. 20.

1854. BERGMANN, Zur Kenntniss des gelben Flecks der Netzhaut, in *Henle und Pfeuffer's Zeitschr.*, 2, p. 245-252.

1855. H. MÜLLER, *Verhandl., d. phys. med. Ges. zu Würzburg*, IV, 100 ; V, 411-446.

— BUDGE, Betrachtungen über die blinde Stelle der Netzhaut, in *Verhandl. des naturhist. Vereins der Rheinlande*, 1855, p. XLI.

1856. H. MÜLLER, Anatomisch physiolog. Untersuchungen über die Retina bei Menschen und Thieren, in *Siebold und Kölliker's Zeitschr für wissensch. Zoologie*, VIII, 1-122.

1857. AUBERT und FÖRSTER, Ueber den blinden Fleck und die scharfsehende Stelle im Auge, in *Berliner allg. med. Centralzeitung*, 1857, n° 33, pp. 259, 260.

1859. COCCIUS, Ueber Glaukom, Entzündung und die Autopsie mit dem Augenspiegel. Leipzig, pp. 40, 52.

1860. G. BRAUN, Notiz zur Anatomie der Stäbchenschicht der Netzhaut, in *Wien. Ber.*, XLII, 15-19.

1860. G. M. CAVALLIERI, Sul punto cieco dell' occhio, in *Atti dell' Istituto lombardo*, II, 89-91.
1861. H. MÜLLER, Bemerkungen uber die Zapfen am gelben Fleck des Menschen, in *Würzburger Zeitschrift für Naturk*, II, 218-221.
1863. WITTICH, Studien uber den blinden Fleck, in *Archiv fur Ophthalmol.*, IX, 3, p. 1-38.
— W. ZEHENDER, Historische Notiz vom blinden Fleck, in *Archiv fur Ophthalmol.*, X, 1, p. 152-155.

Acuité de la vision.

1705. HOOKE, Posthumous Works, pp. 12, 97.
1738. SMITH, Opticks, I, 31. (Uebersetzung, p. 29.)
— JURIN, *ibid.*, Essay on distinct and indist. vision, p. 149.
1752. COURTIVRON, *Hist. de l'Acad. de Paris*, p. 200.
1754. TOB. MAYER, *Comment. Gotting.*, IV, 97, 135.
1759. PORTERFIELD, On the Eye, II, 58.
1824. AMICI, in FÉRUSSAC, *Bull. sc. math.*, 1824, p. 221.
1829. LEHOT, *ibid.*, XII, 417.
1830. HOLKE, Disquis. de acie oculi dextri et sinistri. Lipsiæ.
1831. EHRENBERG, in *Pogg. Ann.*, XXIV, 36.
1840. HUECK, in *J. Muller's Archiv fur Anat. und Physiol.*, 1840, p. 82.
— J. MÜLLER, Handbuch der Physiologie, II, 82.
1841. BUROW, Beiträge zur Physiologie und Physik des menschlichen Auges. Berlin, p. 38.
1846. VOLKMANN, Art. : Sehen, in *Wagner's Handwörterbuch d. Physiol.*, III, 331, 335.
1849. MARIÉ-DAVY, in *Institut*, n° 790, p. 59.
1850. W. PETRIE, in *Institut*, n° 886, p. 415.
1852. E. H. WEBER, in *Verhandl. der sächs. Ges.*, 1852, p. 145.
1857. BERGMANN, in *Henle und Pfeuffer's Zeitschr. für ration. Med.*, 3, II, 88.
— AUBERT und FÖRSTER, in *Graefe's Archiv fur Ophthalmologie*, III, 2, p. 1.
1862. H. SNELLEN, Letterproeven ter bepaling der Gezigtsscherpte. Utrecht.
— J. VROESOM DE HAAN, Ondezoek, naar den invloed van den leeftijd op de gezigtsscherpte. Utrecht.
1862. A. W. VOLKMANN, Physiologische Untersuchungen im Gebiete der Optik. Leipzig, Heft I, p. 65.
1863. K. VIERORDT, Ueber Messung der Sehschärfe, in *Arch. für Ophth.*, IX, 3, p 219-223.
1864. AUBERT, Physiologie der Netzhaut. Breslau, p. 187-251.
— O. FUNKE, Zur Lehre von den Empfindungskreisen der Netzhaut, in *Bericht der Naturforsch. Ges. zu Freiburg im Breisgau*, III, 89-116.
— DONDERS, Anomalies of Accommodation and Refraction. London, p. 188-203.

§ 19. — Des couleurs simples.

Nous allons passer à l'étude des sensations que les différentes sortes de lumière éveillent dans l'appareil nerveux visuel. — Il existe, comme nous l'avons expliqué au § 8, de la lumière de différentes durées d'oscillation qui se distingue en outre physiquement par sa longueur d'onde, par sa réfrangibilité et par l'absorption qu'elle subit en traversant les milieux colorés. Sous le rapport physiologique, les parties de la lumière dont la durée d'oscillation est différente, se distinguent, en général, parce qu'elles provoquent dans l'œil la sensation de couleurs différentes.

Toutes les sources lumineuses connues émettent en même temps de la lumière de différentes durées d'oscillation. La réfraction par les prismes transparents est le moyen le plus parfait d'extraire, d'une semblable lumière mélangée, de la lumière *simple*, c'est-à-dire de la lumière d'une même durée d'oscillation. Lorsqu'une source lumineuse éloignée *a* (fig. 106) envoie à travers un prisme *P* de la lumière bleue et simple qui arrive à l'œil de l'observateur *o*, les rayons sont réfractés dans le prisme et déviés de leur première direction; aussi l'observateur voit-il l'image de la source lumineuse déplacée vers le côté qui répond à l'angle réfringent *p* du prisme, en *b* par exemple, et il la voit évidemment avec la couleur de la lumière émise par *a*, en bleu dans l'exemple actuel.

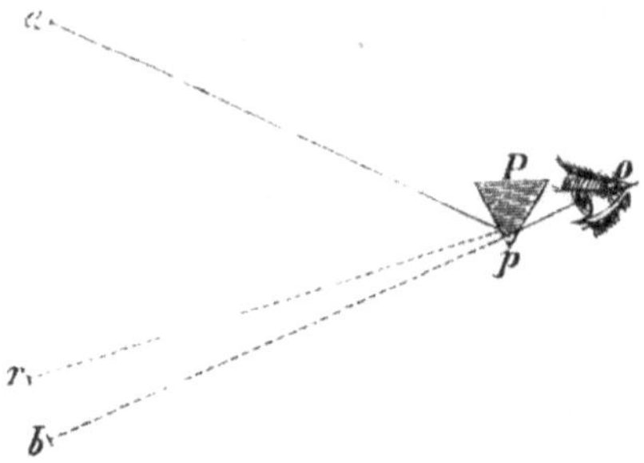

FIG. 106.

Si la source *a* envoie à l'œil de l'observateur, à travers le prisme, une lumière simple douée d'une réfrangibilité différente, de la lumière rouge, par exemple, on voit encore une image de la source lumineuse, rouge et moins déviée que n'était l'image bleue; on la voit en *r*, par exemple. Si *a* émet en même temps de la lumière rouge et de la lumière bleue, l'observateur voit en même temps l'image rouge en *r* et l'image bleue en *b*. Enfin, si la source *a* émet de la lumière blanche, laquelle contient à la fois de la lumière rouge, bleue, et de tous les autres degrés de réfrangibilité, à chaque couleur répond une image particulière, et ces images sont disposées de telle sorte que les couleurs intermédiaires au rouge et au bleu s'intercalent, d'après leur ordre de réfrangibilité, entre *r* et *b*. Si, entre *r* et *b*, il s'est interposé beaucoup d'images colorées, et si chacune d'elles possède une certaine largeur, à peu près égale à celle de l'objet *a*, chaque image recouvre une partie des images voisines. On comprend facilement aussi que cet empiétement et ce mélange des images voisines est d'autant moins sensible que l'objet éclairant est plus étroit, et que, par suite, chaque image colorée est plus mince par rapport à la longueur totale du spectre *rb*. Si la lumière émise par la source contient une suite continue de rayons de tous les degrés de réfrangibilité successifs, on ne peut assurément pas empêcher que les images successives de la source ne se recouvrent en partie, mais on peut rendre la source et ses images assez étroites pour que les images qui se recouvrent n'appartiennent qu'à des couleurs dont la réfrangibilité diffère infiniment peu.

Si la source lumineuse est une fente très-étroite qui laisse passer de la lumière composée, chaque point de la fente donne, d'après ce qui précède, un spectre linéaire. L'image prismatique de la fente entière se présente, par conséquent, à l'observateur sous forme d'un rectangle coloré dont le bord tourné vers la source lumineuse est rouge, et dont le bord opposé est violet. Entre ces deux extrémités se trouvent une série d'autres couleurs qui passent insensiblement l'une dans l'autre; ce sont : le rouge, puis l'orangé, le jaune, le vert, le bleu, enfin le violet. On nomme *spectre prismatique* une semblable image d'une ligne lumineuse formée par un prisme qui en sépare les couleurs, et, observé comme nous venons de le faire, c'est un spectre *subjectif*, puisqu'il ne correspond qu'à une image virtuelle de la source lumineuse. Mais on peut aussi rendre cette image réelle en plaçant derrière le prisme, à l'endroit où se trouvait, jusqu'à présent, l'œil de l'observateur, une lentille convergente qui réunisse les rayons réfractés par le prisme, en une image réelle de *rb*, située soit à son foyer, soit plus en arrière. On obtient ainsi un *spectre objectif*. Dans le premier mode d'observation, c'était déjà un spectre semblable qui se formait sur la rétine de l'observateur. Si la lumière émise par la source lumineuse présente la série continue des degrés de réfrangibilité, le spectre est aussi, comme nous l'avons vu, une surface éclairée d'une façon continue. Mais si la source n'émet que de la lumière à certains degrés déterminés de réfrangibilité, le spectre ne peut contenir qu'un nombre d'images égal à celui des degrés de réfrangibilité des différents rayons; on peut alors rendre la source lumineuse et ses images assez étroites pour que l'image correspondante à chaque couleur soit séparée des voisines par un espace obscur. C'est ainsi que notre point *a* de tout à l'heure (fig. 106), qui ne contenait que de la lumière rouge et de la lumière bleue, nous donnait en *b* une image bleue, en *r* une image rouge, séparées l'une de l'autre par l'intervalle obscur *br*. La même chose a évidemment lieu si la lumière de *a* contient, non-seulement deux, mais dix, cent ou mille sortes différentes de lumière simple.

Tel est le mode de composition de la lumière solaire. Si nous produisons le spectre solaire le plus parfait possible, nous le trouvons divisé par un grand nombre de lignes obscures, les lignes de Fraunhofer, dont la présence nous indique que certains degrés de réfrangibilité font défaut dans les rayons de la lumière solaire. Plus la séparation des couleurs est complète dans le spectre, plus le nombre des lignes obscures est considérable. Fraunhofer et Stokes ont désigné les plus fortes de ces lignes par des lettres, ce qui fournit un moyen extrêmement sûr et commode de retrouver toujours dans le spectre des rayons dont la durée d'oscillation et la réfrangibilité sont exactement déterminées; aussi nous servirons-nous également de cette désignation, toutes les fois qu'il s'agira de déterminer exactement la nature d'une couleur. La figure 1 de la planche IV représente le spectre solaire avec ses lignes obscures. Comme la longueur relative des différentes parties du spectre varie avec la matière dont est composé le prisme, et que cette longueur relative est toute différente dans les spectres produits par diffraction, où la distribution des couleurs ne dépend que de leur longueur d'onde, on voit que, dans un dessin de ce genre, la distribution des couleurs est, jusqu'à un certain point, arbitraire. Dans celui de la planche IV, la disposition choisie est celle conforme au principe de l'échelle musicale; elle nous a paru la plus utile au point de vue des considérations physiologiques : on a figuré équidistantes les couleurs dont les longueurs d'onde sont entre elles comme celles de deux sons différant entre eux d'un demi-ton. Ainsi, mathématiquement parlant, des distances égales sur le dessin correspondent à des différences égales entre les logarithmes des durées d'oscillation. Les chiffres inscrits à gauche indiquent le nombre des demi-tons; les lettres qu'on voit à droite indiquent les dénominations choisies par Fraunhofer et par Stokes pour les lignes obscures les plus prononcées.

Comme il existe quelque incertitude au sujet de la dénomination des différentes couleurs, nous établirons, pour le reste de l'ouvrage, les règles suivantes :

J'appelle *rouge*, la couleur de l'extrémité la moins réfrangible du spectre, couleur qui ne présente pas de variation sensible dans sa nuance à partir de sa limite extrême jusqu'aux environs de la ligne *C*. Parmi les matières colorantes, c'est le vermillon qui s'en rapproche le plus. Il faut en distinguer le *rouge pourpre*, qui passe au *rose* quand il est lavé de blanc, et qui paraît bleuâtre à côté du rouge pur. Cette nuance, dont le ton le plus saturé conservera le nom de *pourpre*, tandis que les variétés plus rougeâtres pourront prendre celui de *carmin*, ne se présente pas dans le spectre; on ne peut la produire que par le mélange des couleurs extrêmes, le rouge et le violet.

De la ligne *C* à la ligne *D* le spectre passe du rouge à l'*orangé*, qui est un rouge-jaune avec prédominance de rouge, puis au *jaune d'or*, rouge-jaune avec prédominance de jaune. Parmi les substances colorantes métalliques, le minium représente la première de ces couleurs, et la litharge (oxyde de plomb) représente la seconde.

Depuis *D* jusqu'en *b* les transitions sont très-rapides. D'abord, on rencontre une bande étroite de *jaune* pur, qui est environ trois fois plus éloignée de *E* que de *D*. Puis vient le *jaune-vert*, et, entre *E* et *b*, le *vert* pur. Pour les *jaune* et *vert* purs, nous avons deux très-bons représentants parmi les substances colorantes : au premier répond le chromate de plomb clair finement précipité (jaune de chrome), et au second, l'arsénite de cuivre (vert de Scheele).

Entre *E* et *F*, le vert passe au bleu-vert, puis au bleu ; entre *F* et *G*, se suivent différents tons de bleu. — L'étendue relativement considérable des tons bleus, dans le spectre solaire obtenu par réfraction, a engagé Newton à leur appliquer les noms de *bleu* et *indigo*, et, en latin, la suite des noms de *thalassinum*, *cyaneum*, *cæruleum*, *indicum ;* ensuite vient le violet, *violaceum*. Nous pouvons conserver le nom de bleu indigo pour les deux tiers de l'intervalle *FG* qui sont les plus voisins de *G*. Quant au bleu, moins réfrangible, du premier tiers de *FG*, jusqu'à présent, on lui a, le plus souvent, donné simplement le nom de *bleu*, ou, d'une manière plus inexacte, celui de *bleu de ciel ;* mais, dans un spectre d'une intensité commode, la ressemblance de ce bleu avec celui du ciel ne provient que de son intensité plus grande, tandis que l'indigo, dont le ton est véritablement celui du ciel, paraît trop foncé, dans un spectre semblable, pour mériter le nom de *bleu céleste*. Comme, dans le langage, un ciel pur est considéré comme donnant l'exemple principal de la couleur bleue, et que, comparé à cette nuance du ciel, un bleu moins réfrangible paraît manifestement verdâtre, nous ne pouvons guère désigner sous le nom *bleu*, par opposition à l'indigo, la couleur qui nous occupe ; je désignerai donc cette partie du spectre sous le nom de *bleu cyanique*, qui rappelle la dénomination de *cyaneum* adoptée par Newton pour les tons bleu verdâtre du spectre. Le nom de *bleu d'eau* conviendrait également pour désigner ce ton, car cette coloration appartient en réalité aux grandes masses d'eau très-pure (lac de Genève, glaciers). C'est ainsi que si, par une belle journée, on a regardé longtemps l'eau du lac de Genève, et qu'ensuite on lève les yeux vers le ciel, on lui trouve, par contraste, une coloration violette ou même rosée. Mais comme, à l'exception des fentes profondes dans la glace, la coloration des masses d'eau qu'on voit ordinairement est très-blanchâtre, je préfère réserver le nom de bleu d'eau pour les variétés blanchâtres du bleu cyanique. Parmi les substances colorantes, le bleu de Prusse (cyanoferrure de fer) répond au bleu cyanique, et l'outremer, à l'indigo.

Au delà de la ligne *G*, jusqu'en *H* ou en *L*, vient le *violet ;* quelques auteurs l'ont aussi désigné sous le nom de *pourpre*. Le violet et le pourpre représentent la transition des tons bleus et rouges. Comme nous l'avons dit, nous réserverons le nom de *pourpre* aux nuances les plus rougeâtres de cette transition, nuances qui ne se présentent pas dans le spectre.

Enfin vient l'*ultraviolet*, situé à l'extrémité la plus réfrangible du spectre. — Cette partie, qui s'étend depuis *L* jusque vers l'extrémité *R*, ne peut être vue qu'autant que l'on masque soigneusement les autres parties plus lumineuses que nous venons de décrire. Ce fut par leurs actions chimiques qu'on reconnut d'abord la présence, en cet endroit du spectre, de rayons particuliers auxquels on donna pour ce motif le nom de rayons chimiques invisibles. En réalité, ces rayons ne sont pas invisibles, seulement ils affectent l'œil d'une manière relativement bien plus faible que les rayons situés entre les lignes *B* et *H*, dans la partie moyenne et lumineuse du spectre. Si l'on vient, au moyen d'appareils spéciaux, à supprimer complétement les autres rayons, aussitôt les rayons ultraviolets deviennent très-facilement visibles, même jusqu'à l'extrémité du spectre solaire. Pour une faible intensité, leur couleur est l'indigo; elle est d'un gris bleuâtre pour une intensité plus grande.

Le phénomène de la *fluorescence* est le moyen le plus facile de démontrer l'existence de ces rayons. — En effet, si l'on éclaire avec de la lumière ultraviolette une solution limpide de sulfate acide de quinine, tous les points de la solution qui reçoivent cette lumière émettent, dans toutes les directions, des rayons d'un blanc bleuâtre, sous forme d'un nuage lumineux qui pénètre la solution. En examinant cette lumière blanc bleuâtre à l'aide d'un prisme, on reconnaît que ce n'est pas de la lumière ultraviolette, mais de la lumière blanche composée, et d'une réfrangibilité moyenne. Aussi la description de ce phénomène peut-elle se résumer ainsi. Dès que les rayons ultraviolets agissent sur la solution de quinine, celle-ci devient lumineuse par elle-même, et émet de la lumière blanc bleuâtre et d'une réfrangibilité moyenne. Or, comme l'œil est considérablement plus sensible pour ce genre de lumière que pour la lumière ultraviolette, si cette dernière ne dépasse pas un certain degré d'intensité, on n'en aperçoit pas la moindre trace, à moins qu'elle ne vienne rencontrer une substance fluorescente qui devient aussitôt lumineuse. Parmi les corps qui présentent à un degré élevé le phénomène de la fluorescence, il faut citer, outre la quinine, le verre coloré par l'urane, l'æsculine, le platino-cyanure de potassium, etc.

Comme les substances fluorescentes ne subissent aucune autre altération, quelque fréquemment qu'on reproduise le phénomène, et comme l'expérience ne paraît être accompagnée d'aucune perte de chaleur, il faut conclure, de la loi de conservation de la force, que, malgré l'action plus intense de cette lumière sur l'œil, la force vive de la lumière produite par la fluorescence n'est pas plus grande que celle de la lumière ultraviolette qui lui donne naissance. On n'a pas encore fait de recherches exactes sur le rapport que présentent les intensités de la lumière ultraviolette avant et après la modification par la fluorescence. Cependant on peut déduire de certains faits, que nous mentionnerons plus loin avec la description des méthodes, que la première est environ 1200 fois moins intense que la seconde. On peut aussi, même sans mensuration, constater l'énorme différence que présentent à l'œil les intensités de ces deux lumières. Il suffit, à cet effet, de recevoir successivement sur un écran non fluorescent, de porcelaine blanche, par exemple, puis sur de la quinine, des rayons ultraviolets convenablement isolés de toute lumière plus réfrangible et réunis en un foyer.

Le spectre solaire, du moins pour le cas où la lumière a traversé l'atmosphère, ne s'étend réellement pas au delà de la lumière ultraviolette, que l'œil peut apercevoir après suppression convenable des parties plus lumineuses. — Pour le constater, il suffit de projeter, au moyen de prismes et de lentilles de quartz, un spectre objectif sur une solution de quinine ou sur une autre substance fluorescente; le phénomène de la fluorescence ne se produit qu'avec la lumière ultraviolette perceptible à l'œil. D'un autre côté, Stokes a trouvé que le spectre de la lumière électrique du charbon, projeté au moyen d'appareils, de quartz sur un écran fluorescent, s'étend bien plus loin que le spectre solaire : la méthode de cet expérimentateur permet par conséquent de rendre sensible à l'œil de la lumière plus réfrangible encore que celle qui l'est le plus dans le spectre solaire; on est donc autorisé à conclure que le spectre de la lumière solaire qui a traversé l'atmosphère s'arrête en réalité aux limites que lui assignent l'œil et les substances fluorescentes. On n'a pas encore fait d'expériences sur la visibilité des parties les plus réfrangibles de la lumière électrique du charbon. L'arc lumineux que donnent, dans le vide, les courants d'induction électromagnétiques de l'appareil à marteau de Neef est riche en lumière ultraviolette, si l'on en compare la quantité à celle si peu considérable de lumière moins réfrangible qu'il contient; mais son intensité lumineuse absolue est cependant trop faible pour permettre une analyse rigoureuse par le prisme.

L'autre extrémité du spectre possède également des rayons, ordinairement invisibles, qu'on peut faire apparaître en supprimant soigneusement les parties plus intenses que l'on voit ordinairement. — Il est facile ici d'obtenir une séparation convenable en interposant un verre rouge sur le trajet des rayons lumineux ; de plus, comme les verres rouges (colorés par l'oxydule de cuivre) laissent passer beaucoup d'orangé, on peut, s'il le faut, y ajouter un verre bleu, coloré par l'oxyde de cobalt, qui absorbe l'orangé, mais qui laisse passer en entier le rouge extrême.

Cependant ce qu'un semblable mode d'observation permet de faire apparaître à l'extrémité rouge est peu de chose, en comparaison de la grande étendue du spectre ultraviolet. La bande de lumière rouge qui s'ajoute au delà de la ligne *A* possède environ la largeur de *AB*. Le ton du rouge reste inaltéré jusqu'au bout, et ne se rapproche nullement du pourpre.

De plus, le spectre solaire s'étend, en réalité, du côté rouge, au delà de ce qui en est perçu par l'œil. — Jusqu'à présent on n'a pu rendre sensible l'existence de ces rayons ultrarouges que par leurs actions calorifiques, ce qui leur a valu le nom de *rayons calorifiques obscurs*.

Comme le verre, l'eau et beaucoup d'autres substances transparentes

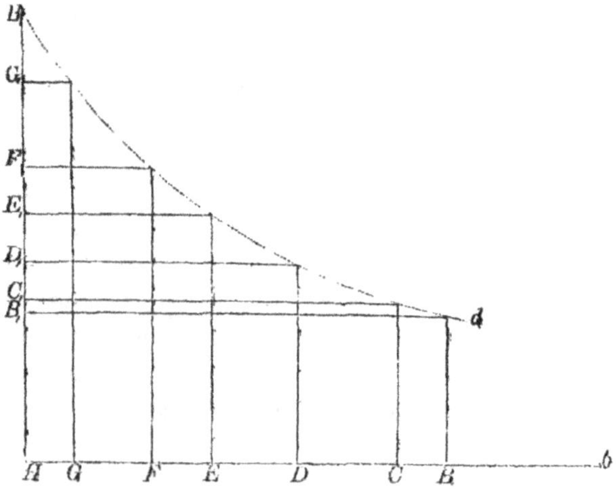

Fig. 107.

absorbent ces rayons en plus forte proportion que les rayons éclairants, il faut employer des prismes et des lentilles de sel gemme pour connaître toute l'étendue du spectre calorifique obscur. Dans le spectre prismatique, la largeur du spectre calorifique obscur est assurément faible, car, d'après la théorie des vibrations élastiques de l'éther, lorsque la longueur d'onde des rayons augmente, la réfraction tend vers un minimum qu'elle ne peut pas dépasser et pour lequel il n'y a plus de dispersion des couleurs. Dans la figure 107, les longueurs d'onde sont représentées par les abscisses horizontales, comptées à partir d'une origine située à gauche de *H*, à une distance égale à *bH*. Les lettres depuis *B* jusqu'à *H* correspondent aux lignes de Fraunhofer et à leur situation sur un spectre d'interférences. Les coordonnées verticales représentent les indices de réfraction relativement à l'un des prismes de flintglass employés par Fraunhofer.

Ligne	*B*	*C*	*D*	*E*	*F*	*G*	*H*
Indice de réfraction	1,6277	1,6297	1,6350	1,6420	1,6483	1,6603	1,6711

Les lettres de $B_{\prime}$ à $H_{\prime}$ indiquent la position des lignes obscures dans le spectre de ce flintglass. La base Hb correspond à l'indice de réfraction 1,6070 qui, pour cette sorte de verre, est un minimum dont les indices de réfraction (1) doivent se rapprocher sans jamais l'atteindre, à mesure que les longueurs d'onde considérées augmentent. La courbe ponctuée $H_{\prime}d$ exprime donc la réfrangibilité des rayons en fonction de la longueur d'onde ; prolongée, elle aurait pour asymptote la base Hb. Il suit de là que, si nous supposons le spectre de réfraction $H_{\prime}B_{\prime}$, prolongé, par des rayons calorifiques obscurs, au delà de son extrémité rouge $B_{\prime}$, sa limite extrême doit se trouver à la base, au point H (2) ; ce point est à peu près aussi éloigné de $B_{\prime}$, extrémité ordinairement visible du rouge, que $B_{\prime}$ l'est de $F_{\prime}$, point de séparation du vert et du bleu : cette distance correspond à peu près à la moitié de la longueur du spectre ordinairement visible. Du reste, on remarque facilement sur la figure 107 combien les rayons de l'extrémité bleue $F_{\prime}G_{\prime}H_{\prime}$ sont étendus, et combien ceux de l'extrémité rouge, $B_{\prime}C_{\prime}D_{\prime}$, sont serrés sur le spectre de réfraction $B_{\prime}H_{\prime}$, comparé au spectre d'interférence BH. Ces rayons du spectre de réfraction doivent naturellement être d'autant plus serrés qu'on se rapproche davantage de la limite, c'est-à-dire de l'espace occupé par les rayons calorifiques. A l'extrémité bleue, où le spectre est moins condensé, le nombre de lignes obscures qu'on peut voir, augmente, et comme une quantité égale de lumière ou de chaleur s'y trouve répartie sur un espace plus étendu, les intensités lumineuse et calorifique deviennent moindres. Inversement, à l'extrémité rouge, le nombre des lignes obscures visibles est moindre, et les intensités lumineuse et calorifique deviennent plus grandes que dans le spectre d'interférence. Ainsi, de ce que, dans le spectre, le maximum de chaleur est dans le rouge, il ne s'ensuit pas que, dans la lumière solaire, les rayons calorifiques obscurs de la longueur d'onde correspondante au rouge soient plus nombreux que ceux qui appartiennent à une autre couleur, et même, dans le spectre d'interférence, le maximum de chaleur paraît au contraire tomber dans le jaune.

Il est excessivement difficile de déterminer quelles sont les plus grandes longueurs d'onde qui se présentent dans les rayons calorifiques obscurs de la lumière solaire; cette difficulté est causée précisément

(1) La valeur de ce minimum a été prise d'après le calcul de BADEN POWELL (*Pogg. Ann.*, XXXVII), dont la formule d'interpolation s'accorde assez bien avec les formules qui ont été établies théoriquement par CAUCHY.

(2) Cette limite paraît, d'après une remarque de FR. EISENLOHR, être réellement atteinte dans les expériences de MELLONI. (Voy. *Kritische Zeitschr. für Chemie*, Erlangen, 1858, p. 229.)

par les propriétés que nous venons de décrire, relatives au spectre de réfraction. — Fizeau a trouvé, par une méthode qui n'admet pas d'objections importantes, que la plus grande longueur d'onde de ceux de ces rayons qui passent par le flintglass est de 0mm,001940. Cette longueur d'onde est plus du double de celle des rayons rouges extrêmes qui, d'après mes mensurations, est de 0mm,00081. D'ailleurs, ces rayons calorifiques obscurs présentent les phénomènes de l'interférence, comme les rayons lumineux, ils sont donc aussi constitués par un mouvement vibratoire ; ils suivent exactement les mêmes lois de polarisation, d'où il résulte que, pour ces raisons aussi, le sens des oscillations est perpendiculaire à la direction de propagation ; par conséquent ils ne se distinguent des rayons lumineux que par leur plus grande longueur d'onde et la réfrangibilité plus faible qui en est une conséquence.

L'invisibilité des rayons ultrarouges peut s'expliquer de deux manières : soit parce qu'ils sont absorbés par les milieux de l'œil, soit parce que la rétine ne les perçoit pas. — Melloni a déjà démontré que l'eau absorbe en grande quantité les rayons calorifiques obscurs. Brücke et Knoblauch ont fait des expériences avec les milieux transparents de l'œil du bœuf. Ils enchâssaient la cornée, le corps vitré et le cristallin d'un œil de bœuf dans une monture en forme de tube, de telle sorte que la cornée et le cristallin formaient les parois antérieure et postérieure, et que le corps vitré se trouvait entre les deux. Ce système, tout à fait transparent, était traversé par la lumière solaire envoyée par un héliostat dans une chambre obscure et qu'on recevait ensuite sur une pile thermo-électrique. Le multiplicateur, mis en communication avec cette pile, indiquait une déviation de 26° à 30°. Mais l'œil ne laissa plus passer aucune chaleur, dès qu'on l'eût enfumé des deux côtés au moyen d'une flamme de térébenthine, ce qui était facile à exécuter, et cela, ainsi qu'on put s'en assurer après l'expérience, sans causer aucune autre altération de la cornée et du cristallin. Cependant les couches de noir de fumée sont perméables aux rayons calorifiques obscurs et ne le sont pas aux rayons lumineux. Si donc une partie des rayons qui traversaient les milieux de l'œil consistait en rayons calorifiques, l'action de ces derniers aurait pu se manifester, même avec l'appareil noirci. Cette expérience ne suffit assurément pas pour démontrer rigoureusement que la limite de la visibilité du rouge coïncide avec celle de la diathermanéité des milieux de l'œil, mais il reste cependant établi que la rétine ne peut recevoir que peu ou point de rayons ultrarouges, et cette circonstance paraît suffire à elle seule pour expliquer l'invisibilité de ces rayons.

Cima (1) a fait des expériences analogues, en se servant d'une lampe de Locatelli dont les rayons venaient frapper une pile thermo-électrique après avoir traversé les milieux de l'œil. Il trouva que le cristallin laisse passer 13 $^0/_0$, le corps vitré seul 9 $^0/_0$, et l'œil entier aussi 9 $^0/_0$ de la chaleur incidente.

J. Janssen et R. Frantz ont fait récemment des expériences sur la diathermanéité des milieux de l'œil. Tous deux ont trouvé que les milieux de l'œil possèdent, pour les rayons calorifiques de toute espèce, et en particulier pour les rayons obscurs, un pouvoir absorbant sensiblement égal à celui de l'eau. Seulement, la cornée et le cristallin paraissent, d'après Frantz, absorber un peu plus de rayons rouges que l'eau. Les deux observateurs concluent de leurs expériences que la rétine peut recevoir une quantité notable de rayons calorifiques, et que ce n'est pas grâce à l'absorption des rayons, mais bien à l'insensibilité de la rétine, que ces rayons ne sont pas perçus.

De ce qu'on peut voir le spectre ultraviolet avec ses lignes obscures, il résulte immédiatement que les rayons ultraviolets peuvent traverser les milieux de l'œil. — Donders et Rees ont démontré d'une manière objective que ces rayons peuvent traverser, sans affaiblissement notable, des vases de verre remplis d'humeur vitrée de bœuf et dans lesquels on avait introduit également la cornée et le cristallin. Afin de rendre visible la lumière ultraviolette après son passage à travers les humeurs de l'œil, ils la reçurent à la surface d'une solution de quinine, où elle produisit la fluorescence bleue. — Brücke avait déjà fait antérieurement des expériences analogues, dans lesquelles il avait recherché l'action de la lumière, après son passage à travers les milieux de l'œil, sur la solution de gaïac et sur le papier photographique.

La résine de gaïac, récemment obtenue par dessiccation d'une solution alcoolique dans l'obscurité, se colore en bleu sous l'action des rayons bleus, violets et ultraviolets; les rayons moins réfrangibles lui font perdre cette coloration. Dans la lumière diffuse ordinaire, c'est l'action bleuissante qui prédomine. Mais la lumière qui a traversé le cristallin d'un œil de bœuf ne colore cette résine qu'en vert jaunâtre; elle ramène à cette même coloration la résine déjà bleuie. Il suit de là que le cristallin absorbe plus fortement, parmi les rayons de la lumière du jour, ceux qui donnent la coloration bleue que les autres. Si l'absorption des rayons bleus et violets, ordinairement visibles, était un peu considérable, le cristallin lui-même devrait paraître jaunâtre. Comme il paraît assez incolore à l'état normal, les rayons ultraviolets sont, parmi

(1) Sul potere degli umori dell' occhio a trasmettere il calorico raggionante. Torino, 1852.

ceux qui bleuissent le gaïac, les seuls que le cristallin puisse absorber en quantité relativement considérable. Pour la cornée et le corps vitré, il résulte d'expériences analogues de Brücke, qu'ils agissent comme le cristallin, mais à un degré bien plus faible. Avec ce fait s'accorde cette circonstance, facile à constater sur le vivant, que la cornée et le cristallin manifestent eux-mêmes un certain degré de fluorescence, lorsqu'ils sont frappés par de la lumière violette ou ultraviolette. Dans ces conditions, ils émettent de la lumière d'un bleu blanchâtre, analogue à celle des solutions de quinine. Or les corps fluorescents absorbent toujours d'une manière notable les rayons qui provoquent leur fluorescence.

On doit à Brücke d'autres expériences, faites avec le papier photographique de G. Karsten. —Comme dans les expériences thermo-électriques précitées, la cornée, le corps vitré et le cristallin étaient enchâssés dans une monture de laiton. On faisait passer par cet appareil les rayons d'un spectre solaire prismatique, et l'on plaçait le papier sensible au foyer des milieux de l'œil. Les rayons violets donnaient, après une minute et demie, un point complétement noir. Dans le voisinage du groupe de lignes *M* (d'après Draper), il ne se produisit plus aucune action sur le papier, de telle sorte qu'après dix minutes on ne pouvait constater aucune altération. Il faut remarquer cependant que, même sans l'interposition des milieux de l'œil, l'action photographique des rayons ultraviolets diminue rapidement vers l'extrémité du spectre, pour la plupart des préparations sensibles à la lumière. La fluorescence, qui a été découverte depuis ces expériences de Brücke, est, surtout pour les rayons les plus réfrangibles, un moyen de perception bien plus sensible que l'action photographique, et nous avons pu, à l'aide de cette propriété, étudier le spectre sur une bien plus grande étendue qu'auparavant. Même l'observation directe avec l'œil, lorsqu'on a convenablement écarté les parties plus claires du spectre, paraît plus propre que les représentations photographiques à faire connaître l'étendue du spectre ultraviolet.

Il résulte, il est vrai, des expériences de Brücke que les rayons ultraviolets s'affaiblissent sensiblement en traversant les milieux de l'œil, et notamment le cristallin; c'est ce qu'on reconnaît surtout dans leur action sur la teinture de gaïac. Cependant les expériences de Donders nous apprennent, d'un autre côté, que cet affaiblissement n'est pas assez considérable pour être remarqué à l'œil nu, dans les circonstances ordinaires. D'une autre part, nous avons déjà vu plus haut que l'intensité de la lumière ultraviolette non modifiée est à celle de la lumière, à peu près semblable, produite par la fluorescence de la quinine, comme 1 est à 1200. Nous concluons de là que l'absorption de la lumière par les milieux de l'œil ne contribue que pour une part très-minime à la faible intensité subjective de l'ultraviolet, et que le motif doit en être bien plutôt dans l'insensibilité de la rétine.

Il est à remarquer que l'impression de couleur que la lumière simple produit dans l'œil dépend de l'intensité de la lumière ; de telle façon que, lorsque l'intensité augmente, toutes les couleurs simples se rapprochent du blanc ou du jaune blanchâtre. — Ce fait s'observe le plus facilement sur le violet, qui s'éloigne du bleu et se rapproche du pourpre à mesure que son intensité diminue, tandis qu'au contraire, avec un degré d'intensité modéré, tel que l'atteint aisément le spectre solaire dans une lunette, cette couleur paraît déjà d'un gris blanchâtre et ne conserve plus qu'une faible teinte violet-bleu. D'après une observation de Moser, on peut aussi très-bien constater ce fait en regardant le soleil, dans un ciel à moitié couvert de nuages, à travers un verre violet passablement foncé. Alors le disque solaire, vu à travers le verre, paraît tout aussi blanc que les nuages fortement éclairés, vus à l'œil nu. De même, le bleu du spectre tire sur l'indigo par un faible éclairage ; il passe au bleu de ciel quand l'éclairage augmente, et, l'intensité augmentant toujours, sans dépasser d'ailleurs ce que l'œil peut supporter, il devient blanchâtre, et enfin absolument blanc. C'est de là que vient la dénomination inexacte de bleu de ciel appliquée au bleu cyanique du spectre qui est à la fois plus réfrangible et plus intense. Le vert passe au jaunâtre, puis au blanc ; le jaune devient blanc sans intermédiaire, mais seulement pour une intensité éblouissante. C'est pour le rouge que le phénomène est le plus difficile à observer : ce n'est que pour les intensités les plus grandes que je l'ai vu passer au jaune clair, tant dans le spectre que dans la lumière du soleil regardé à travers un verre rouge. Toutes ces expériences réussissent également bien avec la lumière simple soigneusement isolée qu'avec la lumière composée, de la couleur qu'on veut examiner, et telle qu'elle est donnée par les verres colorés.

Les tons violet et ultraviolet sont, de toutes les parties du spectre, celles qui varient le plus avec les changements d'intensité de la lumière. Pour comparer entre elles des nuances de l'extrémité la plus réfrangible du spectre, il faut les amener à une intensité à peu près égale. Comme nous l'avons déjà dit, avec une faible intensité, les tons bleus du spectre se rapprochent de l'indigo, et les violets, du rose ; mais à partir des environs de la ligne L, jusqu'à l'extrémité du spectre, la série des couleurs est intervertie ; en effet, le ton ne se rapproche pas alors du rose, mais il se rapproche de l'indigo. Lorsqu'au contraire, on augmente modérément l'intensité de l'éclairage, la lumière ultraviolette paraît d'un gris-blanc bleuâtre tirant plus sur le blanc que la lumière indigo de même intensité ; c'est pour cette raison qu'on l'a aussi nommée *gris de lavande*.

L'inversion des couleurs que présente la lumière ultraviolette sous une faible intensité ne provient probablement pas du mode de réaction de l'appareil nerveux ; elle paraît avoir pour cause la fluorescence de la rétine même ; c'est-à-dire que, sous l'action des rayons ultraviolets, cette membrane émet de la lumière d'une réfrangibilité plus faible et d'un blanc verdâtre. Du moins la rétine d'un cadavre que j'ai examinée (1), et les rétines de bœufs et de lapins que Setschenow (2) a examinées immédiatement après la mort, ont présenté un degré de fluorescence très-faible, il est vrai, et la lumière qu'elles émettaient avait la couleur indiquée. La fluorescence de ces rétines était moindre que celle du papier, de la toile et de l'ivoire, mais elle paraissait cependant assez forte pour pouvoir modifier la nuance sous laquelle on perçoit la lumière ultraviolette. Il était donc nécessaire de comparer, dans des conditions de propagation identiques, l'intensité de la lumière, modifiée ou non par fluorescence. A cet effet, je comparai la lumière que la rétine émettait par fluorescence, et qui, des parties fluorescentes de cette membrane, se propageait dans toutes les directions, avec la lumière ultraviolette diffusée par une petite lame de porcelaine blanche, et qui se propageait également dans toutes les directions. Je regardai la rétine et la lame de porcelaine à travers un prisme de faible réfringence qui séparait la lumière ultraviolette modifiée et celle qui ne l'était pas. Dans ces conditions, la lumière produite par la fluorescence de la rétine me paraissait à peu près aussi forte que l'éclairage ultraviolet non modifié de la lame de porcelaine. Si maintenant nous admettons, ce qui paraît permis, que la rétine perçoit la lumière qu'elle produit elle-même par fluorescence, elle doit, sous l'influence des rayons ultraviolets, éprouver une sensation à laquelle contribuent, pour des parties à peu près égales, et l'excitation produite directement par la lumière ultraviolette, et celle qui reconnaît pour cause la fluorescence. Comme cette dernière est plus blanche et plus verdâtre que ne le paraît à l'œil la lumière ultraviolette, la lumière ultraviolette telle qu'elle serait perçue par une rétine non fluorescente, doit se rapprocher davantage du violet pur. En effet, un mélange convenable de violet et de blanc verdâtre pourrait donner le gris de lavande des rayons ultraviolets ; or comme la couleur de la fluorescence de la rétine diffère considérablement du gris de lavande, nous ne pouvons pas admettre que l'appareil nerveux visuel ne reçoit aucune excitation directe de la lumière ultraviolette et qu'on ne perçoit que la lumière fluorescente de la rétine.

Si l'on examine un spectre prismatique de peu de longueur, de ma-

(1) *Poggend. Ann.*, XCIV, 205.
(2) *Gräfe's Archiv für Ophthalmol.*, V, 2, p. 205.

nière à en voir simultanément toute l'étendue, il ne paraît composé que de quatre bandes colorées : rouge, vert, bleu et violet, tandis que le contraste avec ces quatre couleurs principales fait disparaître presque complétement les nuances intermédiaires : c'est tout au plus si l'on remarque que le vert devient un peu jaunâtre près du rouge. Ce qu rend la séparation de ces couleurs encore plus tranchée, c'est que trois des lignes obscures les plus marquées du spectre solaire, les lignes *D*, *F* et *G*, correspondent à peu près aux limites de ces couleurs. Mais lors même qu'on ne peut pas distinguer ces lignes, la séparation des couleurs reste la même. On parvient plus facilement à voir les couleurs intermédiaires dans des spectres plus étendus; cependant le voisinage de couleurs aussi vives et aussi saturées que les présente le spectre modifie considérablement l'impression dans l'œil, de telle façon que les couleurs intermédiaires ne peuvent être librement perçues. Pour bien pouvoir étudier la série des couleurs simples, il faut les isoler. A cet effet, on projette un spectre objectif bien pur sur un écran pourvu d'une fente étroite, de manière qu'un écran blanc placé en arrière ne soit éclairé que par une bande très-étroite du spectre. Si l'on fait parcourir lentement à la fente la longueur du spectre, on voit apparaître successivement et isolément la série des tons qu'il contient. On constate, par cette expérience, qu'il n'existe aucune interruption dans la série des couleurs, et qu'elles passent l'une dans l'autre par transitions insensibles. Cette expérience est en même temps l'un des plus beaux spectacles que présente l'optique, à cause de la richesse, de l'intensité de saturation et de la transition ménagée des différents tons.

C'est aussi à cause de ces transitions insensibles qu'il est impossible

LIGNE.	LONGUEUR D'ONDE.	COULEUR.
A.	7617	Rouge extrême.
B.	6878	Rouge.
C.	6564	Limite du rouge et de l'orangé.
D.	5888	Jaune d'or.
E.	5260	Vert.
F.	4843	Bleu cyanique.
G.	4291	Limite de l'indigo et du violet.
H.	3929	Limite du violet.
L.	3824	Ultraviolet.
M.	3741	
N.	3532	
O.	3383	
P.	3307	
Q.	3243	
R.	3108	

de déterminer la largeur de chaque couleur du spectre. Afin d'indiquer autant qu'il est possible la position et la distribution des couleurs, j'ai inscrit ici les nuances correspondant aux lignes de Fraunhofer avec leurs longueurs d'ondes exprimées en cent-millièmes de millimètre.

Les différences dans les sensations de la couleur pour l'œil et de la hauteur des sons pour l'oreille, correspondent à des différences dans la durée de vibration des ondes lumineuses ou sonores ; aussi a-t-on souvent cherché à diviser les couleurs du spectre d'après le principe adopté pour les tons et les demi-tons de l'échelle musicale. C'est Newton qui fit le premier essai de ce genre ; mais comme il ne connaissait pas encore la relation qui existe entre l'étendue occupée par les différentes couleurs du spectre prismatique et la nature de la substance réfringente, et que, de plus, il n'était pas favorable à la théorie des ondulations de la lumière, encore peu développée à cette époque, dans l'étendue qu'il connaissait au spectre, c'est-à-dire, entre les lignes B et H environ, il partagea le spectre des prismes de verre en sept bandes dont la largeur était proportionnelle aux sept intervalles de la gamme phrygienne, c'est-à-dire aux nombres $\frac{9}{8}$, $\frac{16}{15}$, $\frac{10}{9}$, $\frac{9}{8}$, $\frac{10}{9}$, $\frac{16}{15}$, $\frac{9}{8}$; il distingua, pour correspondre à ces sept intervalles, sept couleurs principales, à savoir : *rouge*, *orangé*, *jaune*, *vert*, *bleu*, *indigo*, *violet*.

Dans cette série il y a deux sortes de bleu, tandis que le jaune d'or, le jaune verdâtre et le vert glauque font défaut, bien que ces dernières nuances se distinguent au moins autant des couleurs principales voisines que l'indigo, du bleu cyanique et du violet. Ce fait résulte d'une propriété des indices de réfraction dont nous avons parlé page 310, propriété d'après laquelle les couleurs occupent, dans tout spectre prismatique, une étendue proportionnelle à leur réfrangibilité. Dans les spectres par interférence, où la distribution des couleurs dépend seulement de la longueur d'onde et non de la nature d'un milieu réfringent, l'espace bleu violet est bien plus étroit et n'aurait pas été divisé en trois bandes, tandis que l'espace du rouge et de l'orangé prendrait la place d'environ trois divisions.

Si maintenant nous voulons diviser le spectre en nous appuyant sur les découvertes et les mesures faites depuis Newton, et que nous appliquions à la durée de vibration des ondes lumineuses le principe d'après lequel on a divisé l'échelle musicale, comme nous l'avons fait pl. IV, fig. 1, le jaune correspondant au son fondamental *ut*, la ligne A au son le plus bas *sol*, nous aurons pour les demi-tons l'échelle suivante :

Fa #	Extrémité du rouge.
Sol	Rouge.
Sol #	Rouge.
La	Rouge.
Si ♭	Rouge orangé.
Si	Orangé.
Ut_1	Jaune.
Ut_1 #	Vert.
$Ré_1$	Bleu verdâtre.
$Ré_1$ #	Bleu cyanique.
Mi_1	Indigo.
Fa_1	Violet.
Fa_1 #	Violet.
Sol_1	Ultraviolet.
Sol_1 #	Ultraviolet.
La_1	Ultraviolet.
Si_1 ♭	Ultraviolet
Si_1	Extrémité du spectre solaire.

Les sons formant une octave sont placés en face les uns des autres. Sur la figure 1 (pl. IV), on a représenté à droite, par des lignes, les parties correspondantes aux intervalles sonores. La limite du spectre calorifique, calculée suivant le même principe, se trouverait, d'après Fizeau et Foucault, à peu près en $ré_{-1}$# (deux octaves au-dessous du bleu cyanique) et, si l'on peut étendre aussi loin la formule approximative de Cauchy pour déduire la longueur d'onde de la réfrangibilité, la limite extrême de la lumière électrique du charbon serait en si_2, d'une octave au-dessus de la limite du spectre solaire.

Du tableau comparatif des demi-tons et des nuances, il résulte qu'aux deux extrémités du spectre, les couleurs ne changent pas sensiblement dans l'espace de plusieurs demi-tons, tandis qu'au milieu on trouve entassées, dans l'espace d'un seul demi-ton, les nombreuses nuances qui forment le passage du jaune au bleu. Il suit de là qu'au milieu du spectre, l'œil perçoit bien plus facilement qu'aux extrémités les variations de la durée d'oscillation de la lumière ; on voit de plus que le rapport qui existe entre l'étendue et la durée d'oscillation n'est pas du tout le même pour les nuances que pour les sons de différentes hauteurs

RÉFRACTION DES RAYONS NON HOMOCENTRIQUES.

Les recherches physiologiques dont nous venons de parler demandent une analyse de la lumière simple bien plus exacte que les expériences ordinaires de physique ; je vais donc étudier la théorie de la réfraction dans les prismes, autant qu'il est nécessaire pour produire des spectres purs. — Si je ne me trompe, on n'a jamais examiné, jusqu'ici, que la réfraction de rayons lumineux simples par les prismes, et l'on n'a pas considéré la position et la constitution des *images prismatiques*. Cependant, lorsqu'on regarde dans un prisme, ou lorsqu'on fait passer par des lentilles et des lunettes les rayons émergents d'un prisme, il est fort important de connaître les images prismatiques pour chaque sorte de lumière homogène ; en effet, elles doivent être considérées comme objets par rapport aux images optiques que projettent les milieux de l'œil et les lentilles. Pour remplir cette lacune, je chercherai à déterminer, dans ce qui suit, *la position et la constitution de l'image prismatique*, bien que cette recherche n'appartienne pas, à vrai dire, à l'optique physiologique. Mais les résultats en sont importants pour qui veut produire des spectres prismatiques purs.

Les rayons homocentriques perdent, en général, ce caractère en passant par un prisme : chaque faisceau infiniment mince affecte alors deux distances de convergence des rayons. Il se passe la même chose que pour les rayons homocentriques qui sont réfractés par une surface ellipsoïdale, ou par une surface sphérique placée obliquement (1). Pour faciliter cette étude, j'emploierai une forme de la loi de réfraction, trouvée par Fermat, peu de temps après la découverte de cette loi, et qui facilite particulièrement l'étude des cas où les différentes parties d'un même rayon ne sont pas situées dans un même plan.

Définition.

Considérons un rayon traversant divers milieux réfringents ; multiplions le chemin parcouru dans chacun des milieux, par l'indice de réfraction correspondant, et additionnons toutes ces longueurs; cette somme est ce que nous appellerons la longueur optique *du rayon.*

Soient r_1, r_2, r_3, etc., les chemins parcourus par le rayon dans le premier, le second, le troisième milieu, et n_1, n_2, n_3, etc., les indices de réfraction correspondants ; d'après la définition qui précède, on a, en désignant par Ψ la longueur optique :

$$\Psi = n_1 r_1 + n_2 r_2 + n_3 r_3 + \ldots + n_m r_m.$$

Appelons c_0, c_1, c_2, c_3.... les vitesses de la lumière dans le vide, dans le premier, le second, le troisième.... milieu ; on a (§ 9, page 52) :

$$n_1 = \frac{c_0}{c_1}, \qquad n_2 = \frac{c_0}{c_2}, \qquad n_3 = \frac{c_0}{c_3}, \qquad \ldots, \qquad n_m = \frac{c_0}{c_m};$$

d'où
$$\Psi = c_0 \left[\frac{r_1}{c_1} + \frac{r_2}{c_2} + \frac{r_3}{c_3} + \text{etc.} + \frac{r_m}{c_m} \right].$$

Désignant par t le temps employé par la lumière pour aller d'une extrémité à l'autre du chemin, total considéré, on a

$$t = \frac{r_1}{c_1} + \frac{r_2}{c_2} + \frac{r_3}{c_3} + \text{etc.} + \frac{r_m}{c_m};$$

donc
$$\Psi = c_0 t.$$

La longueur optique est donc proportionnelle au temps employé par la lumière pour parcourir la longueur du rayon, et égale au chemin que la lumière aurait parcouru dans le vide pendant le même temps.

L'idée de longueur optique peut aussi être étendue au cas où l'on suppose le

(1) Voyez p. 195-197. — Les théorèmes qui suivent peuvent aussi être appliqués au chapitre des aberrations monochromatiques de l'œil.

rayon prolongé en arrière du dernier milieu, même en dehors de ses limites, jusqu'en un point, par exemple, où se trouve une image virtuelle du point lumineux. Pour déterminer la longueur optique entre le point lumineux et son image virtuelle, on procède comme ci-dessus, en comptant seulement comme négative la distance mesurée de l'entrée du rayon dans le milieu jusqu'à l'image virtuelle. Les déductions analytiques qui vont suivre n'en sont point modifiées.

Théorème I.

La loi de la réfraction des rayons lumineux peut s'exprimer par cette condition que la longueur optique du rayon comprise entre deux de ses points pris, l'un dans le premier, l'autre dans le second milieu, soit une valeur limite (maximum ou minimum).

Supposons les deux milieux réfringents séparés par une surface quelconque, d'une courbure continue. Choisissons les coordonnées de manière à prendre pour axe des z la normale d'incidence; supposons la forme de la surface réfringente définie par une expression de z en fonction de x et de y. Pour le point d'incidence on aura :

$$x = y = z = 0, \qquad \frac{dz}{dx} = 0, \qquad \frac{dz}{dy} = 0 \quad . \; . \; . \; . \; . \; . \; . \quad 1).$$

Soient ensuite a_1, b_1, c_1, les coordonnées d'un point du rayon incident, a_2, b_2, c_2, celles d'un point du rayon réfracté. Joignons ces deux points à un troisième pris sur la surface réfringente, dont les coordonnées sont x, y, z; la longueur optique de ce chemin est

$$\begin{aligned} \Psi = \; & n_1 \sqrt{(a_1 - x)^2 + (b_1 - y)^2 + (c_1 - z)^2} \\ & + n_2 \sqrt{(a_2 - x)^2 + (b_2 - y)^2 + (c_2 - z)^2}. \end{aligned}$$

Pour que Ψ, qui est une fonction des variables indépendantes x et y, soit un maximum ou minimum, il suffit ici de remplir les conditions

$$\frac{d\Psi}{dx} = 0, \qquad \frac{d\Psi}{dy} = 0,$$

ou bien

$$\left.\begin{aligned} 0 = \; & n_1 \frac{x - a_1 + (z - c_1)\dfrac{dz}{dx}}{\sqrt{(a_1 - x)^2 + (b_1 - y)^2 + (c_1 - z)^2}} \\ & + n_2 \frac{x - a_2 + (z - c_2)\dfrac{dz}{dx}}{\sqrt{(a_2 - x)^2 + (b_2 - y)^2 + (c_2 - z)^2}}, \\ 0 = \; & n_1 \frac{y - b_1 + (z - c_1)\dfrac{dz}{dy}}{\sqrt{(a_1 - x)^2 + (b_1 - y)^2 + (c_1 - z)^2}} \\ & + n_2 \frac{y - b_2 + (z - c_2)\dfrac{dz}{dy}}{\sqrt{(a_2 - x)^2 + (b_2 - y)^2 + (c_2 - z)^2}}. \end{aligned}\right\} \quad . \; . \; . \quad 2).$$

Au point d'incidence du rayon réfracté, ces équations deviennent, d'après les relations 1),

$$\left.\begin{array}{l} 0 = n_1 \dfrac{a_1}{\sqrt{a_1^2 + b_1^2 + c_1^2}} + n_2 \dfrac{a_2}{\sqrt{a_2^2 + b_2^2 + c_2^2}} \\ 0 = n_1 \dfrac{b_1}{\sqrt{a_1^2 + b_1^2 + c_1^2}} + n_2 \dfrac{b_2}{\sqrt{a_2^2 + b_2^2 + c_2^2}} \end{array}\right\} \ldots 2\ a).$$

En rapportant les positions des points a_1, b_1, c_1 et a_2, b_2, c_2 à des coordonnées polaires à la manière ordinaire, c'est-à-dire en posant

$$\left.\begin{array}{ll} a_1 = r_1 \sin \alpha_1 \cos \theta_1 & a_2 = r_2 \sin \alpha_2 \cos \theta_2 \\ b_1 = r_1 \sin \alpha_1 \sin \theta_1 & b_2 = r_2 \sin \alpha_2 \sin \theta_2 \\ c_1 = r_1 \cos \alpha_1 & c_2 = r_2 \cos \alpha_2 \end{array}\right\} \ldots 3).$$

les équations 2a) se transforment dans les suivantes :

$$\left.\begin{array}{l} n_1 \sin \alpha_1 \cos \theta_1 = - n_2 \sin \alpha_2 \cos \theta_2 \\ n_1 \sin \alpha_1 \sin \theta_1 = - n_2 \sin \alpha_2 \sin \theta_2 \end{array}\right\} \ldots\ldots 2b).$$

Élevant au carré et ajoutant membre à membre, il vient

$$n_1^2 \sin^2\alpha_1 = n_2^2 \sin^2\alpha_2 ,$$

c'est-à-dire

$$n_1 \sin \alpha_1 = \pm n_2 \sin \alpha_2 .$$

Le signe + est seul admissible ici, parce que, d'après la notation adoptée, α_1 est nécessairement compris entre 0 et 90°, et α_2 entre 90° et 180° ; et que, par conséquent sin α_1 et sin α_2 sont toujours positifs ainsi que n_1 et n_2. On a donc

$$n_1 \sin \alpha_1 = n_2 \sin \alpha_2 \ldots\ldots\ldots\ldots 4).$$

et, en substituant dans les équations 2b), on obtient

$$\cos \theta_1 = - \cos \theta_2 ;$$

$$\sin \theta_1 = - \sin \theta_2 ,$$

d'où

$$\theta_2 = \theta_1 + 180^\circ \ldots\ldots\ldots\ldots 4a).$$

Les équations 4) et 4 a), déduites de la condition que la longueur optique doit être une valeur limite, sont identiques avec les deux lois de la réfraction. En effet, il résulte des équations 3), que α_1 est l'angle de réfraction, θ_1 l'angle du plan des xz avec le plan d'incidence, et θ_2 l'angle du plan des xz avec le plan de réfraction. Les plans d'incidence et de réfraction font donc entre eux un angle de 180 degrés, c'est-à-dire qu'ils coïncident.

La même démonstration s'applique également au problème de la réflexion du rayon lumineux sur la surface considérée jusqu'ici comme réfringente. On n'a qu'à poser $n_1 = n_2$, parce que le rayon reste dans le même milieu, et à prendre α_2 compris entre 0 et 90°, comme α_1. Les équations 4) et 4a) deviennent alors

$$\sin \alpha_1 = \sin \alpha_2, \quad \text{ou} \quad \alpha_1 = \alpha_2,$$
$$\theta_2 = \theta_1 + 180,$$

qui sont les deux lois de la réflexion d'un rayon.

Le théorème démontré pour une seule surface réfringente peut s'étendre facilement à un nombre quelconque de surfaces. *Si un rayon lumineux traverse un nombre quelconque de milieux réfringents, limités par des surfaces à courbure continue, le chemin qu'il parcourt peut être déterminé par la condition que la longueur optique du rayon, entre un de ses points dans le premier et un autre dans le dernier milieu, soit une valeur limite.*

Soit Ψ la longueur optique du rayon, et définissons par x_1 et y_1 les coordonnées des points de la première surface réfringente, par x_2 et y_2 celles des points de la seconde....., par x_m et y_m celles des points de la $m^{ième}$, et plaçons tous ces systèmes coordonnés de manière à faire coïncider leur axe des z avec la normale d'incidence, le plan xy étant tangent à la surface réfringente. Les premières conditions pour la valeur limite sont :

$$\frac{d\Psi}{dx_1} = 0, \qquad \frac{d\Psi}{dy_1} = 0,$$
$$\frac{d\Psi}{dx_2} = 0, \qquad \frac{d\Psi}{dy_2} = 0,$$
etc.
$$\frac{d\Psi}{dx_m} = 0, \qquad \frac{d\Psi}{dy_m} = 0.$$

La première de ces équations est, d'après le théorème précédemment démontré, identique, à la condition que le rayon soit réfracté par la première surface suivant la loi connue; la seconde exprime la même chose pour la seconde surface, la $m^{ième}$ équation pour la $m^{ième}$ surface. Le chemin parcouru par le rayon est donc déterminé, par la condition ci-dessus énoncée, exactement de la même manière que par la loi de la réfraction.

Il suffit aussi dans ce cas de rechercher la dérivée première de la longueur optique. Que le chemin parcouru par le rayon soit un maximum ou un minimum pour toutes les positions du point d'incidence, qu'il soit un maximum pour certaines de ces positions, un minimum pour d'autres, etc., cela dépend, comme on sait, de la dérivée seconde; mais il ne s'agit pas de cela ici, et, dans la présente recherche, on peut appeler *valeurs limites* en général, les valeurs de la longueur optique dont les dérivées premières satisfont aux conditions de maximum ou minimum, sans avoir à se préoccuper ensuite du signe ou de la grandeur de la dérivée seconde. L'influence de cette seconde dérivée dans l'objet qui nous occupe, sera étudiée plus loin.

Théorème II.

Si des rayons lumineux, émanant d'un point, sont réfractés par un nombre quelconque de surfaces à courbure continue, ils sont, après la dernière réfraction, normaux à toute surface courbe pour tous les points de laquelle la longueur optique possède une valeur constante.

Nous prendrons les mêmes notations que dans la généralisation du théorème I. Supposons l'extrémité du rayon située sur une surface courbe pour laquelle

$$\Psi = \text{const.} \quad \ldots\ldots\ldots\ldots\ldots \quad (1).$$

Nous allons rapporter les points de cette surface au même système de coordonnées que les points de la dernière surface réfringente ; pour les points de la surface $\Psi = C$, posons $x_m = a$, $y_m = b$, $z_m = c$, et considérons c comme une fonction de a et de b.

Considérons maintenant deux rayons réfractés infiniment voisins l'un de l'autre. Soient

$$x_1, y_1, \quad x_2, y_2, \quad \text{etc.}, \quad x_m, y_m, \quad a, b, c,$$

les coordonnées des points où le premier rayon rencontre les diverses surfaces ; les coordonnées des points correspondants pour le second rayon seront

$$\begin{gathered} x_1 + \Delta x_1, \; y_1 + \Delta y_1, \\ x_2 + \Delta x_2, \; y_2 + \Delta y_2, \\ \text{etc.} \\ x_m + \Delta x_m, \; y_m + \Delta y_m, \\ a + \Delta a, \quad b + \Delta b, \quad c + \Delta c, \end{gathered}$$

et c étant une fonction de a et de b, on a la relation :

$$\Delta c = \frac{dc}{da}\Delta a + \frac{dc}{db}\Delta b.$$

La longueur optique du premier rayon étant Ψ, celle du second $\Psi + \Delta\Psi$, on a, pour des variations infiniment petites,

$$\begin{aligned} \Psi + \Delta\Psi = \\ \Psi + \frac{d\Psi}{dx_1}\Delta x_1 + \frac{d\Psi}{dx_2}\Delta x_2 \text{ etc.} + \frac{d\Psi}{dx_m}\Delta x_m + \left(\frac{d\Psi}{da} + \frac{d\Psi}{dc}\cdot\frac{dc}{da}\right)\Delta a \\ + \frac{d\Psi}{dy_1}\Delta y_1 + \frac{d\Psi}{dy_2}\Delta y_2 \text{ etc.} + \frac{d\Psi}{dy_m}\Delta y_m + \left(\frac{d\Psi}{db} + \frac{d\Psi}{dc}\cdot\frac{dc}{db}\right)\Delta b. \end{aligned}$$

Maintenant, comme la valeur de Ψ transportée dans la surface dont les points sont donnés par les coordonnées a, b et c, doit être constante, il s'ensuit que

$$\Delta\Psi = 0;$$

comme, de plus, d'après le théorème précédent,

$$0 = \frac{d\Psi}{dx_1} = \frac{d\Psi}{dy_1} = \frac{d\Psi}{dx_2} = \frac{d\Psi}{dy_2} \text{ etc.},$$

il en résulte que

$$\left(\frac{d\Psi}{da} + \frac{d\Psi}{dc} \cdot \frac{dc}{da}\right) \Delta a + \left(\frac{d\Psi}{db} + \frac{d\Psi}{dc} \cdot \frac{dc}{db}\right) \Delta b = 0\,;$$

cette équation devant être satisfaite pour toutes les valeurs de $\frac{\Delta a}{\Delta b}$, on doit avoir simultanément

$$\left.\begin{aligned} \frac{d\Psi}{da} + \frac{d\Psi}{dc} \cdot \frac{dc}{da} = 0 \\ \frac{d\Psi}{db} + \frac{d\Psi}{dc} \cdot \frac{dc}{db} = 0 \end{aligned}\right\} \ldots\ldots\ldots\ldots \; 2).$$

Nommons maintenant $r_0, r_1 \ldots r_m$, les chemins parcourus par le rayon dans les divers milieux réfringents et $n_0, n_1 \ldots n_m$, les indices de réfraction, on a

$$\Psi = n_0\, r_0 + n_1\, r_1 + \ldots\ldots + n_m\, r_m.$$

Ici r_m seul dépend de a, b et c; donc

$$\frac{d\Psi}{da} = n_m \frac{dr_m}{da} = n_m \frac{a - x_m}{r_m},$$

$$\frac{d\Psi}{db} = n_m \frac{dr_m}{db} = n_m \frac{b - y_m}{r_m},$$

$$\frac{d\Psi}{dc} = n_m \frac{dr_m}{dc} = n_m \frac{c - z_m}{r_m};$$

donc enfin, substituant dans les équations 2), on a

$$\left.\begin{aligned} (a - x_m) + (c - z_m)\frac{dc}{da} = 0 \\ (b - y_m) + (c - z_m)\frac{dc}{db} = 0 \end{aligned}\right\} \ldots\ldots\ldots \; 2\,a),$$

équations qui expriment que a, b, c est le pied de la normale abaissée du point x_m, y_m, z_m, sur la surface $\Psi = C$.

La manière la plus simple de le voir est de remarquer que la normale elle-même est un maximum ou un minimum de la distance entre le point d'où on l'abaisse et la surface courbe; or la distance entre le point x_m, y_m, z_m et le point a, b, c est exprimée par

$$r_m = \sqrt{(x_m - a)^2 + (y_m - b)^2 + (z_m - c)^2}\,;$$

pour obtenir le maximum ou le minimum de cette valeur, il faut poser

$$0 = \frac{dr_m}{da} + \frac{dr_m}{dc}\,\frac{dc}{da} = \frac{a - x_m}{r_m} + \frac{dc}{da}\cdot\frac{c - z_m}{r_m}$$

et

$$0 = \frac{dr_m}{db} + \frac{dr_m}{dc}\,\frac{dc}{da} = \frac{b - y_m}{r_m} + \frac{dc}{db}\cdot\frac{c - z_m}{r_m},$$

relations identiques aux équations 2a).

Le rayon passant par le point a, b, c est donc normal, en ce même point, à la surface $\Psi = C$.

Comme la lumière parcourt des longueurs optiques égales dans des temps égaux, elle arrive aussi en même temps du point lumineux à tous les points de la surface $\Psi = C$; celle-ci est donc une *surface d'onde*, c'est-à-dire qu'elle passe par tous les points pour lesquels la phase de la vibration de l'éther est la même.

Détermination du chemin d'un faisceau lumineux infiniment mince.

On vient de démontrer qu'il existe une surface courbe, la *surface d'onde*, à laquelle sont normaux tous les rayons homocentriques, après un nombre quelconque de réfractions à travers des surfaces courbes continues quelconques; il s'ensuit que les rayons lumineux réfractés jouissent de toutes les propriétés qui appartiennent aux normales des surfaces courbes. Imaginons donc un plan passant par un rayon quelconque; il coupera la surface d'onde suivant une courbe; si l'on fait tourner ce plan autour du rayon, la ligne d'intersection présentera en général différentes courbures au point où le rayon A perce la surface, et le *plan de plus grande courbure* sera perpendiculaire *au plan de plus petite courbure*. Élevons maintenant en des points de la surface infiniment voisins du rayon A, des normales correspondant à des rayons voisins; celles dont les pieds sont sur les lignes de plus grande ou de plus petite courbure, couperont le rayon A au centre du cercle de plus grande ou de plus petite courbure; celles, au contraire, dont les pieds ne sont sur aucune de ces deux lignes, ne rencontrent pas le rayon. Il y a donc, en général, sur chaque rayon, deux foyers où il est coupé par les rayons voisins; ces foyers correspondent aux centres des cercles de plus grande et de plus petite courbure de la surface d'onde, relatifs au point où elle est percée par le rayon.

Si les deux points coïncident en un seul, c'est-à-dire si, au pied du rayon, la courbure de la surface d'ondes est la même dans toutes les directions, le rayon A sera coupé en un seul point par tous les rayons infiniment voisins.

Pour démontrer ces théorèmes par l'analyse, nous allons employer un système de coordonnées ayant pour axe des z le rayon A. Pour les seuls points de la surface d'onde, posons

$$x = a,\ y = b,\ z = c.$$

Supposons la surface déterminée en considérant c comme une fonction de a et de b. D'après le choix du système de coordonnées, pour

$$a = b = 0, \text{ on a aussi } \frac{dc}{da} = \frac{dc}{db} = 0 \quad \ldots\ldots \quad 1).$$

Si x, y, z désignent les coordonnées d'un point de la normale élevée au point a, b, c de la surface d'onde, nous avons, d'après l'équation 2a) de la proposition II,

$$\left.\begin{aligned}(a-x)+(c-z)\frac{dc}{da}&=0\\(b-y)+(c-z)\frac{dc}{db}&=0\end{aligned}\right\}\quad\ldots\ldots\ldots\ 1\,a).$$

Remplaçant a et b par les valeurs infiniment peu différentes $a+\Delta a$, $b+\Delta b$, les équations 1a) deviennent :

$$\begin{aligned}(a+\Delta a-x)&+\left(c+\frac{dc}{da}\Delta a+\frac{dc}{db}\Delta b-z\right)\frac{dc}{da}\\&+(c-z)\left(\frac{d^2c}{da^2}\Delta a+\frac{d^2c}{da.db}\Delta b\right)=0\\(b+\Delta b-y)&+\left(c+\frac{dc}{da}\Delta a+\frac{dc}{db}\Delta b-z\right)\frac{dc}{db}\\&+(c-z)\left(\frac{d^2c}{da.db}\Delta a+\frac{d^2c}{db^2}\Delta b\right)=0.\end{aligned}$$

Faisant, dans ces équations, $a=b=0$ et aussi, d'après 1), $\frac{dc}{da}=\frac{dc}{db}=0$, nous obtenons les équations d'une normale infiniment voisine du rayon A, qui coupe la surface d'onde au point déterminé par les coordonnées Δa et Δb :

$$\left.\begin{aligned}\Delta a-x+(c-z)\left(\frac{d^2c}{da^2}\Delta a+\frac{d^2c}{da\,.\,db}\Delta b\right)&=0\\\Delta b-y+(c-z)\left(\frac{d^2c}{da\,.\,db}\Delta a+\frac{d^2c}{db^2}\Delta b\right)&=0\end{aligned}\right\}\ \ldots\ 2).$$

Pour tous les points du rayon A, on a simultanément $x=y=0$ Pour que A soit coupé par le rayon dont le chemin est donné par les équations 2), il faut donc qu'il existe une valeur de z pour laquelle les équations 2) donnent simultanément $x=y=0$. Posons donc, dans ces équations, $x=y=0$ et éliminons z, il reste, comme condition de possibilité de la rencontre,

$$\frac{d^2c}{da\,.\,db}\Delta a^2+\left(\frac{d^2c}{db^2}-\frac{d^2c}{da^2}\right)\Delta a\,\Delta b-\frac{d^2c}{da\,.\,db}\Delta b^2=0\ .\ .\ .\ 3).$$

Appelons r la distance infiniment petite des pieds des deux normales, et α l'angle, nécessairement compris entre 0 et π, que fait cette distance avec l'axe des x; on a

$$\Delta a=r\cos\alpha,\qquad \Delta b=r\sin\alpha.$$

Posons en outre

$$2n=\frac{\dfrac{d^2c}{db^2}-\dfrac{d^2c}{da^2}}{\dfrac{d^2c}{da\,.\,db}};$$

supposant que $\frac{d^2c}{da\,db}$ n'est pas égal à zéro, l'équation 3) devient

$$\operatorname{tang}^2 \alpha - 2n \operatorname{tang} \alpha = 1 \quad \ldots\ldots\ldots\ldots \quad 3\,a),$$

ou

$$\operatorname{tang} \alpha = n \pm \sqrt{1 + n^2} \quad \ldots\ldots\ldots\ldots \quad 3\,b).$$

Les deux valeurs de tg a, qui sont toujours réelles, peuvent être mises sous la forme

$$n + \sqrt{1 + n^2} \quad \text{et} \quad -\frac{1}{n + \sqrt{1 + n^2}}.$$

Si donc α_0 est l'une des valeurs correspondantes de α, $\alpha_0 + \frac{\pi}{2}$ ou $\alpha_0 - \frac{\pi}{2}$ est l'autre. Les deux angles diffèrent d'un angle droit. La grandeur r, qui désigne la distance des normales sur la surface d'onde, disparaît de l'équation 3 a). Le rayon A est donc coupé par tous les rayons infiniment voisins situés dans les plans qui font avec l'axe des x les angles α_0 et $\alpha_0 + \frac{\pi}{2}$.

Jusqu'ici la position des axes des x et des y a été prise arbitrairement dans le plan perpendiculaire au rayon A. Pour simplifier, nous allons les supposer placés dans les plans des rayons intersecteurs, ce qui est toujours possible. Les deux valeurs de tang α deviennent alors 0 et ∞, ce qui exige que

$$n = \pm \infty$$

et

$$\frac{d^2c}{da\,.\,db} = 0.$$

Par le fait, si nous supposons la dernière relation remplie, la condition de l'intersection, exprimée par l'équation 3), se réduit à

$$\left(\frac{d^2c}{db^2} - \frac{d^2c}{da^2}\right) \Delta a\, \Delta b = 0,$$

condition satisfaite en prenant Δa ou Δb égal à zéro, c'est-à-dire en plaçant les normales intersectrices dans les plans yz ou xz. — Enfin, si l'on a en même temps

$$\frac{d^2c}{db^2} - \frac{d^2c}{da^2} = 0,$$

la condition de l'intersection est remplie pour toutes les valeurs quelconques infiniment petites de Δa et Δb, et par conséquent toutes les normales infiniment voisines de A rencontrent ce rayon. En conservant la condition $\frac{d^2c}{da\,db} = 0$ et y joignant Δa ou $\Delta b = 0$, nous trouvons, comme on l'a remarqué plus haut, la distance z à laquelle les rayons voisins coupent le rayon parallèle à l'axe des z, en posant $x = y = 0$ dans les équations 2).

Pour les rayons situés dans le plan des xz, on a $\Delta b = 0$, et l'on déduit, de la première des équations 2), pour la distance $z-c$ du point d'intersection à la surface d'onde :

$$z-c=\frac{1}{\frac{d^2c}{da^2}}.$$

La seconde équation devient $0=0$. Pour les rayons situés dans le plan des yz, on a $\Delta a=0$, et

$$z-c=\frac{1}{\frac{d^2c}{db^2}}.$$

Si enfin $\frac{d^2c}{da^2}=\frac{d^2c}{db^2}=\frac{1}{\rho}$, on a, pour tous les rayons voisins sans distinction,

$$z-c=\rho.$$

Du reste, dans ce cas, les plans des xz et des yz sont aussi les plans de plus grande et de plus petite courbure, et les valeurs des rayons de courbure correspondants ρ_a et ρ_b sont

$$\rho_a=\frac{1}{\frac{d^2c}{da^2}},\qquad \rho_b=\frac{1}{\frac{d^2c}{db^2}},$$

en sorte que les foyers coïncident avec les centres de courbure de la surface d'onde.

Forme d'un faisceau circulaire et infiniment mince de rayons lumineux.

Pour obtenir une représentation plus claire de la marche des rayons en faisceau infiniment mince, nous allons considérer la forme d'un faisceau de rayons dont la trace sur la surface d'ondes est un cercle. — Nous posons, par conséquent, dans les équations 2), comme précédemment,

$$\frac{d^2c}{da\,.\,db}=0 \quad \text{et} \quad \Delta a=r\cos\alpha,\quad \Delta b=r\sin\alpha;$$

les équations 2) nous donnent

$$r\cos\alpha-x+(c-z)\frac{d^2c}{da^2}r\cos\alpha=0,$$

$$r\sin\alpha-y+(c-z)\frac{d^2c}{db^2}r\sin\alpha=0.$$

Pour obtenir l'intersection du faisceau avec l'un des plans perpendiculaires à son axe, nous devons poser $z=$ constante, et éliminer l'angle α. Posons pour abréger

$$p=+r\left[1+(c-z)\frac{d^2c}{da^2}\right]=+\frac{r}{\rho}\left[\rho_a+c-z\right],$$

$$q=+r\left[1+(c-z)\frac{d^2c}{db^2}\right]=+\frac{r}{\rho_b}\left[\rho_b+c-z\right];$$

il vient
$$\frac{x^2}{p^2} + \frac{y^2}{q^2} = 1.$$

C'est l'équation d'une ellipse dont les axes, respectivement parallèles aux axes des x et des y, sont égaux à $2p$ et $2q$. Les deux axes de l'ellipse diminuent avec r ; si le faisceau lumineux remplit donc, dans la première surface d'onde, non-seulement une ligne, mais une surface circulaire, tous les rayons demeurent compris dans l'espace limité par les rayons marginaux, qui déterminent donc la forme du faisceau. Dans la surface d'onde d'où nous sommes partis, on a même $c - z = 0$, les axes sont $p = q = r$, la section transversale est un cercle. L'axe p devient égal à zéro si

$$z - c = \frac{1}{\frac{d^2c}{da^2}} = \rho_a,$$

et, par conséquent, si la section transversale passe par les foyers des rayons dans le plan des xz. L'autre demi-axe est alors

$$q = \pm \frac{r}{\rho_b}(\rho_a + \rho_b).$$

La section transversale du faisceau est alors une ligne droite parallèle à l'axe des y, dont la longueur est égale à cette valeur de q.

En revanche, la section du faisceau devient une ligne droite parallèle à l'axe des x si

$$z - c = \frac{1}{\frac{d^2c}{db^2}} = \rho_b$$

$$q = 0, \qquad p = \pm \frac{r}{\rho_a}(\rho_a + \rho_b).$$

Enfin il y a encore une seconde position où la section du faisceau lumineux est un cercle, c'est-à-dire où l'on a

$$p = -q,$$

c'est pour
$$1 + \frac{c - z}{\rho_a} = -1 - \frac{c - z}{\rho_b},$$

ou bien
$$z - c = \frac{2\rho_a\rho_b}{\rho_a + \rho_b},$$

ou, ce qui est la même chose,
$$p = q = \pm r \cdot \frac{\rho_a - \rho_b}{\rho_a + \rho_b}.$$

Entre les deux sections circulaires du faisceau se trouve une des sections linéaires. Cette ligne est parallèle aux grands axes des sections elliptiques placées entre les deux cercles, tandis que les grands axes des ellipses extérieures lui sont perpendiculaires. Dans la figure 108, la ligne *cd* désigne le rayon central; en *c* on a mis un diaphragme circulaire, en *a* et *b* sont les deux foyers. Au-dessous de

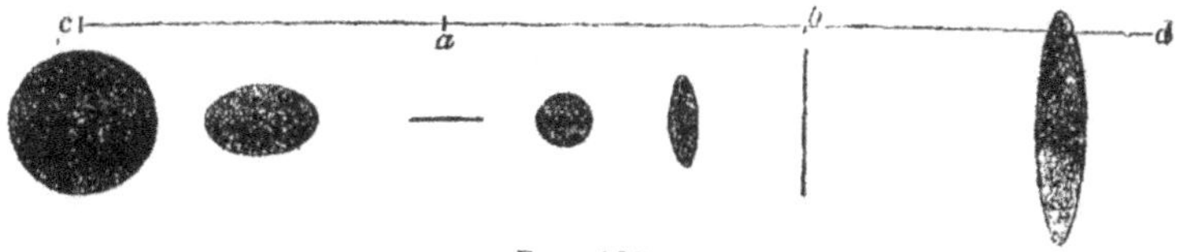

FIG. 108.

la ligne *cd* on a dessiné les sections du faisceau qui correspondent aux différents points de cette ligne.

Condition analytique générale pour la position des foyers.

Appelons Ψ et $\Psi + \Delta\Psi$ les longueurs optiques de deux rayons infiniment voisins *A* et *B*, depuis leur origine commune jusqu'à l'un des foyers, où ils se rencontrent de nouveau après un nombre quelconque de réfractions sur des surfaces réfringentes à courbure continue. Les coordonnées auxquelles nous rapportons les points des surfaces réfringentes sont encore choisies de manière que l'axe des z coïncide avec la normale correspondant au point d'incidence du rayon *A*, et que le plan des xy soit tangent à la surface réfringente. Les coordonnées des points d'incidence du rayon *B* seront x_1, y_1, z_1 pour la première surface, x_2, y_2, z_2 pour la seconde,....., x_m, y_m, z_m pour la $m^{\text{ième}}$. On supposera dans ce qui va suivre que les longueurs optiques sont exprimées seulement en fonction de x et de y, et que les z, qui sont également des fonctions de x et y, sont éliminés de ces valeurs; comme d'ailleurs les rayons *A* et *B* sont supposés infiniment voisins, il faut considérer les grandeurs x_1, y_1,....., jusqu'à x_m, y_m, comme infiniment petites.

D'après la série de Taylor, on a

$$\Psi + \Delta\Psi = \Psi + \frac{d\Psi}{dx_1} x_1 + \frac{d\Psi}{dx_2} x_2 + \ldots\ldots + \frac{d\Psi}{dx_m} x_m$$
$$+ \frac{d\Psi}{dy_1} y_1 + \frac{d\Psi}{dy_2} y_2 + \ldots\ldots + \frac{d\Psi}{dy_m} y_m .$$

Les deux rayons doivent satisfaire à la condition énoncée dans le premier théorème, c'est-à-dire que les dérivées premières de Ψ et $\Psi + \Delta\Psi$ prises par rapport à x_1, y_1, x_2, y_2 etc., x_m, y_m, doivent être égales à 0. Cela donne, pour le premier rayon,

$$\frac{d\Psi}{dx_1} = 0, \qquad \frac{d\Psi}{dx_2} = 0 \ldots\ldots \frac{d\Psi}{dx_m} = 0,$$
$$\frac{d\Psi}{dy_1} = 0, \qquad \frac{d\Psi}{dy_2} = 0 \ldots\ldots \frac{d\Psi}{dy_m} = 0,$$

et, en tenant compte de ces équations pour le second rayon, on obtient le système d'équations suivant :

$$\left.\begin{aligned}
\frac{d^2\Psi}{dx_1^{\,2}}\,x_1 + \frac{d^2\Psi}{dx_1\,dy_1}\,y_1 + \text{etc.}\ \frac{d^2\Psi}{dx_1\,dx_m}\,x_m + \frac{d^2\Psi}{dx_1\,dy_m}\,y_m = 0\\
\frac{d^2\Psi}{dy_1\,dx_1}\,x_1 + \frac{d^2\Psi}{dy_1^{\,2}}\,y_1 + \text{etc.}\ \frac{d^2\Psi}{dy_1\,dx_m}\,x_m + \frac{d^2\Psi}{dy_1\,dy_m}\,y_m = 0\\
\frac{d^2\Psi}{dx_m\,dx_1}\,x_1 + \frac{d^2\Psi}{dx_m\,dy_1}\,y_1 + \text{etc.}\ \frac{d^2\Psi}{dx_m^{\,2}}\,x_m + \frac{d^2\Psi}{dx_m\,dy_m}\,y_m = 0\\
\frac{d^2\Psi}{dy_m\,dx_1}\,x_1 + \frac{d^2\Psi}{dy_m\,dy_1}\,y_1 + \text{etc.}\ \frac{d^2\Psi}{dy_m\,dx_m}\,x_m + \frac{d^2\Psi}{dy_m^{\,2}}\,y_m = 0
\end{aligned}\right\}\ldots\ 4).$$

Le nombre des termes de ces équations est diminué d'ailleurs par la considération que $\frac{d^2\Psi}{dx_f\,dx_g}$, $\frac{d^2\Psi}{dx_f\,dy_g}$ et $\frac{d^2\Psi}{dy_f\,dy_g}$ deviennent nuls, aussi souvent que les indices f et g diffèrent de plus d'une unité.

Le nombre de nos équations est de $2m$ et elles renferment $2m$ inconnues x_1, y_1, ..., x_m, y_m. Comme toutes ces inconnues ne peuvent devenir nulles (le rayon B devant être différent de A), on peut diviser toutes les équations par une des inconnues x_l, qui ne devient pas nulle, et considérer les $(2m-1)$ autres inconnues divisées par x_l comme de nouvelles inconnues. On a alors $2m$ équations avec $2m-1$ inconnues, en sorte que, si l'on élimine les inconnues, il reste encore une équation dans laquelle les grandeurs x_1, y_1 ..... x_m, y_m, ne figurent plus, mais qui ne contient que les dérivées secondes partielles de Ψ. Cette dernière équation, dans laquelle on égale à 0 le déterminant des équations 4), est la relation cherchée pour la position des foyers.

Le déterminant des équations 4) est facile à former d'après les règles connues (1). C'est une somme de termes dont le premier est le produit

$$\frac{d^2\Psi}{dx_1\,.\,dx_1}\cdot\frac{d^2\Psi}{dy_1\,.\,dy_1}\cdot\frac{d^2\Psi}{dx_2\,.\,dx_2}\ \text{etc.}\ \frac{d^2\Psi}{dx_m\,.\,dx_m}\cdot\frac{d^2\Psi}{dy_m\,.\,dy_m}\,.$$

On obtient les autres termes de la somme, en laissant invariables les premiers facteurs des dénominateurs des dérivées, mais faisant toutes les permutations possibles avec les seconds, et faisant changer le signe du terme à chaque permutation.

Ainsi, dans le langage du calcul différentiel, le chemin d'un rayon entre ses deux extrémités est déterminé par la condition que la différentielle première de la longueur optique soit égale à zéro. Ces deux extrémités coïncident avec les foyers si la seconde différentielle de la longueur optique peut aussi devenir nulle. Dans ce dernier cas, la longueur optique n'est pas forcément un maximum ou un minimum.

(1) Voy. Jacobi, in *Crelle's Journ. für Math.*, XXII.

RÉFRACTION DANS LES PRISMES.

Nous supposons la position du point lumineux déterminée par trois coordonnées rectangulaires a, b, c, en sorte que l'axe des c coïncide avec l'arête réfringente, le plan des bc avec la première surface réfringente, et que les a positifs soient en dehors du prisme. Soit $a = 0$, $b = y$, $c = z$, les coordonnées du point d'intersection du rayon avec cette surface. Définissons, de même, un point du rayon après sa sortie du prisme, par trois coordonnées rectangulaires α, β, γ, appartenant à un second système dans lequel l'axe des γ coïncide encore avec l'arête, mais dont le plan des $\beta\gamma$ coïncide avec la seconde surface, les α positifs étant encore en dehors du prisme. Comptons les γ du même point de l'arête que les c, en sorte que le plan ab du premier système soit identique avec le plan $\alpha\beta$ du second. Soit, pour le point de sortie du rayon, $\alpha = v$, $\beta = 0$, $\gamma = \zeta$. Soit φ l'angle du prisme et n l'indice de réfraction de la substance du prisme par rapport au milieu extérieur. Soit r_0 la longueur du rayon en deçà, r_1 à l'intérieur, r_2 en arrière du prisme, Ψ la longueur optique du rayon tout entier, on a

$$\left.\begin{aligned} r_0 &= \sqrt{a^2 + (b-y)^2 + (c-z)^2} \\ r_1 &= \sqrt{y^2 - 2yv\cos\varphi + v^2 + (z-\zeta)^2} \\ r_2 &= \sqrt{\alpha^2 + (\beta-v)^2 + (\gamma-\zeta)^2} \\ \Psi &= r_0 + nr_1 + r_2 \end{aligned}\right\} \quad \ldots\ldots\ldots \quad 5).$$

Si nous exprimons les coordonnées du premier système en fonction de celles du second, on a

$$\left.\begin{aligned} \alpha &= -a\cos\varphi - b\sin\varphi \\ \beta &= -a\sin\varphi + b\cos\varphi \\ \gamma &= c \end{aligned}\right\} \quad \ldots\ldots\ldots \quad 5\ a).$$

D'après le théorème I, pour que le rayon soit réfracté suivant la loi connue, il doit remplir les conditions suivantes :

$$\left.\begin{aligned} 0 &= \frac{d\Psi}{dy} = \frac{y-b}{r_0} + n\frac{y - v\cos\varphi}{r_1} \\ 0 &= \frac{d\Psi}{dv} = \frac{v-\beta}{r_2} + n\frac{v - y\cos\varphi}{r_1} \\ 0 &= \frac{d\Psi}{dz} = \frac{z-c}{r_0} + n\frac{z-\zeta}{r_1} \\ 0 &= \frac{d\Psi}{d\zeta} = \frac{\zeta-\gamma}{r_2} + n\frac{\zeta-z}{r_1} \end{aligned}\right\} \quad \ldots\ldots\ldots \quad 6).$$

Posons les notations suivantes :

$$\left.\begin{aligned} \frac{b-y}{nr_0} &= \frac{y - v\cos\varphi}{r_1} = \cos m \\ \frac{\beta-v}{nr_2} &= \frac{v - y\cos\varphi}{r_1} = \cos\mu \\ \frac{c-z}{nr_0} &= \frac{\zeta-\gamma}{nr_2} = \frac{z-\zeta}{r_1} = \cos\nu \end{aligned}\right\} \quad \ldots\ldots\ldots \quad 6\ a),$$

d'où l'on déduit

$$\sin^2\varphi \sin^2\nu = \cos^2 m + 2\cos m \cos\mu \cos\varphi + \cos^2\mu \quad \ldots\ldots\ 6\,\mathrm{b}),$$

et, tenant compte de ces notations, formons la dérivée seconde de Ψ, on aura pour le système des équations 4) qui donnent la position des foyers, et les rapports des différences infiniment petites Δy, Δz, Δv, $\Delta\zeta$ relatives aux coordonnées y, z, v et ζ de deux rayons voisins se coupant en deux foyers conjugués,

$$\left.\begin{aligned}&\left[\frac{1}{r_0}(1-n^2\cos^2 m)+\frac{n}{r_1}\sin^2 m\right]\Delta y-\left(\frac{n^2}{r_0}+\frac{n}{r_1}\right)\cos m\cos\nu\,\Delta z\\&\qquad-\frac{n}{r_1}(\cos\varphi+\cos m\cos\mu)\,\Delta v+\frac{n}{r_1}\cos m\cos\nu\,\Delta\zeta=0\end{aligned}\right\}\ 7\mathrm{a}),$$

$$\left.\begin{aligned}&-\left(\frac{n^2}{r_0}+\frac{n}{r_1}\right)\cos m\cos\nu\,\Delta y+\left[\frac{1}{r_0}(1-n^2\cos^2\nu)+\frac{n}{r_1}\sin^2\nu\right]\Delta z\\&\qquad-\frac{n}{r_1}\cos\mu\cos\nu\,\Delta v-\frac{n}{r_1}\sin^2\nu\,\Delta\zeta=0\end{aligned}\right\}\ 7\mathrm{b}),$$

$$\left.\begin{aligned}&-\frac{n}{r_1}(\cos\varphi+\cos m\cos\mu)\,\Delta y-\frac{n}{r_1}\cos\mu\cos\nu\,\Delta z\\&+\left[\frac{1}{r_2}(1-n^2\cos^2\mu)+\frac{n}{r_1}\sin^2\mu\right]\Delta v+\left(\frac{n^2}{r_2}+\frac{n}{r_1}\right)\cos\mu\cos\nu\,\Delta\zeta=0\end{aligned}\right\}\ 7\mathrm{c}),$$

$$\left.\begin{aligned}&\frac{n}{r_1}\cos m\cos\nu\,\Delta y-\frac{n}{r_1}\sin^2\nu\,\Delta z\\&\quad+\left(\frac{n^2}{r_2}+\frac{n}{r_1}\right)\cos\mu\cos\nu\,\Delta v+\left[\frac{1}{r_2}(1-n^2\cos^2\nu)+\frac{n}{r_1}\sin^2\nu\right]\Delta\zeta=0\end{aligned}\right\}\ 7\mathrm{d}).$$

En général, on pourra négliger r_1, longueur du chemin parcouru par les rayons dans le prisme, par rapport aux chemins r_0 et r_2 en dehors du prisme. Multipliant les quatre équations par r_1 et négligeant comme infiniment petits les termes multipliés par $\frac{r_1}{r_0}$ ou $\frac{r_1}{r_2}$, nous obtenons les trois équations suivantes [7b) et 7d) donnent deux équations identiques] :

$$\left.\begin{aligned}&\sin^2 m\,\Delta y-(\cos\varphi+\cos m\cos\mu)\,\Delta v-\cos m\cos\nu\,(\Delta z-\Delta\zeta)=0\\&-\cos m\cos\nu\,\Delta y-\cos\mu\cos\nu\,\Delta v+\sin^2\nu\,(\Delta z-\Delta\zeta)=0\\&-(\cos\varphi+\cos m\cos\mu)\,\Delta y+\sin^2\mu\,\Delta v-\cos\mu\cos\nu\,(\Delta z-\Delta\zeta)=0\end{aligned}\right\}\ \ldots\ 8).$$

Mais, de ces trois équations, une se déduit des deux autres, en sorte que, par l'élimination de $(\Delta z-\Delta\zeta)$ ou de Δv, elles se réduisent à

$$\left.\begin{aligned}&(\cos\mu+\cos m\cos\varphi)\,\Delta y=(\cos m+\cos\mu\cos\varphi)\,\Delta v\\ \text{ou}\quad&\frac{\Delta y}{y}=\frac{\Delta v}{v}\end{aligned}\right\}\ \ldots\ldots\ 8\,\mathrm{a}),$$

$$\left.\begin{aligned}\text{et}\quad&(\Delta z-\Delta\zeta)(\cos m+\cos\mu\cos\varphi)=\cos\nu\sin^2\varphi\,\Delta y\\ \text{ou}\quad&\frac{\Delta z-\Delta\zeta}{z-\zeta}=\frac{\Delta y}{y}=\frac{\Delta v}{v}\end{aligned}\right\}\ \ldots\ldots\ 8\,\mathrm{b}).$$

Ces deux dernières équations expriment seulement les conditions pour que les deux rayons puissent être considérés comme parallèles pendant le trajet infiniment court à travers le prisme, ce qui va de soi, si leurs points de convergence sont infiniment éloignés en comparaison du chemin parcouru dans le prisme.

Nous avons donc exprimé deux des inconnues Δv et $\Delta\zeta$ au moyen des deux autres, Δy et Δz. Nous pouvons maintenant tirer des équations 5), par élimination, deux nouvelles équations qui ne contiennent plus la quantité négligeable r_1 et desquelles nous pouvons déduire les rapports $\frac{\Delta z}{\Delta y}$ et $\frac{r_2}{r_0}$.

Nous obtenons une semblable équation en ajoutant 7b) et 7d) :

$$\left.\begin{aligned} -\frac{n^2}{r_0}\cos m\cos\nu\,\Delta y+\frac{1}{r_0}(1-n^2\cos^2\nu)\,\Delta z+\frac{n^2}{r_2}\cos\mu\cos\nu\,\Delta v \\ +\frac{1}{r_2}(1-n^2\cos^2\nu)\,\Delta\zeta=0 \end{aligned}\right\}\ldots\ 8c).$$

Pour obtenir la seconde, multiplions l'équation 7 a) par

$$y=\frac{r_1}{\sin^2\varphi}(\cos m+\cos\mu\cos\varphi),$$

l'équation 7c) par

$$v=\frac{r_1}{\sin^2\varphi}(\cos\mu+\cos m\cos\varphi),$$

l'équation 7b) par

$$z-\zeta=r_1\cos\nu$$

et ajoutons les trois équations; tous les termes où $\frac{1}{r_1}$ entre comme facteur disparaissent, et il vient :

$$\left.\begin{aligned} &\frac{y}{r_0}\left\{(1-n^2\cos^2 m)\,\Delta y-n^2\cos m\cos\nu\,\Delta z\right\} \\ &+\frac{z-\zeta}{r_0}\left\{-n^2\cos m\cos\nu\,\Delta y+(1-n^2\cos^2\nu)\,\Delta z\right\} \\ &+\frac{v}{r_2}\left\{(1-n^2\cos^2\mu)\,\Delta v+n^2\cos\mu\cos\nu\,\Delta\zeta\right\}=0 \end{aligned}\right\}\ldots\ 8d).$$

Si l'on tire de 8a) et 8b) les valeurs de Δv et $\Delta\zeta$ en fonction de Δy et Δz et qu'on les substitue dans 8c) et 8d), on obtient deux équations qui contiennent les quantités inconnues $\frac{\Delta z}{\Delta y}$ et $\frac{r_2}{r_0}$. En éliminant l'une d'elles, on obtient pour l'autre une équation ne contenant que le carré de la variable, qui présente deux racines. Comme, pour chaque combinaison des valeurs arbitraires des angles m, μ, ν, on obtient une ou deux valeurs numériques déterminées du rapport $\frac{r_2}{r_0}$, r_2 varie proportionnellement à r_0 pour chaque direction donnée du faisceau lumineux. Si

r_0 devient infini, il en est de même de r_2. Il est inutile d'écrire ici les équations résultant de l'élimination. Nous n'allons étudier que les cas particuliers qui nous intéressent pour nos expériences.

I. — Cherchons d'abord dans quels cas *la lumière homocentrique reste homocentrique après sa réfraction dans le prisme.*

Pour que tous les rayons émanés d'un même point lumineux puissent se rencontrer, les conditions d'intersection 8c) et 8d) doivent être remplies, quelles que soient d'ailleurs les valeurs choisies pour Δy et Δz. On peut donc égaler à 0 chacune de ces quantités, et l'on obtient les conditions suivantes.

1° Si, dans 8c), on pose $\Delta y = 0$, d'où, d'après 8a) et 8b), $\Delta v = 0$ et $\Delta \zeta = \Delta z$,

il vient
$$\left(\frac{1}{r_0} + \frac{1}{r_2}\right)(1 - n^2 \cos^2 \nu) = 0 \quad \ldots\ldots\ldots\ldots \quad 9a).$$

Maintenant, comme, d'après 6a), $n \cos \nu = \frac{c - z}{r_2}$, le second facteur de cette équation ne peut devenir nul que si $r_0 = c - z$, si, par conséquent, le rayon lumineux rencontre la surface réfringente en rasant, cas où il ne peut la traverser. Il faut donc que le premier facteur de 9a) soit nul, c'est-à-dire

$$r_2 = - r_0.$$

2° Si, dans 8d) on pose $\Delta z = 0$, et $r_2 = - r_0$, on a

$$0 = (1 + n^2 \sin^2 \nu + n^2 \cos^2 \nu)(\cos^2 m - \cos^2 \mu).$$

Le premier facteur, égal à $1 + n^2$, n'est jamais nul, d'où

$$\cos m = \pm \cos \mu \quad \ldots\ldots\ldots\ldots \quad 9b).$$

3° Si l'on pose $\Delta z = 0$ dans 8c), ou $\Delta y = 0$ dans 8d), et $r_2 = - r_0$, on a, en tenant compte de 6b),

$$(1 - n^2) \cos \nu \sin^2 \varphi = 0.$$

Mais φ étant l'angle de réfraction du prisme, sin φ ne peut pas être nul; on a donc

$$\left.\begin{array}{c} \cos \nu = 0 \\ c = z = \zeta = \gamma \end{array}\right\} \quad \ldots\ldots\ldots\ldots \quad 9c).$$

Par conséquent, le rayon est tout entier dans un plan perpendiculaire à l'arête réfringente. Nous écrivons, d'après 6a), l'équation 9b) sous la forme

$$y - v \cos \varphi = \pm (v - y \cos \varphi)$$
$$y (1 \pm \cos \varphi) = \pm v (1 \pm \cos \varphi),$$

d'où
$$y = \pm v. \quad \ldots\ldots\ldots\ldots \quad 9d).$$

Maintenant, si ε désigne l'angle d'incidence sur la première surface, ε_1 l'angle de réfraction, η_1 l'angle d'incidence, dans l'intérieur du prisme, sur la seconde surface, η l'angle de réfraction dans l'air.

$$\cos \varepsilon_1 = \frac{v \sin \varphi}{r_1}, \qquad \cos \eta_1 = \frac{y \sin \varphi}{r_1};$$

donc, d'après les hypothèses faites,

$$\cos \varepsilon_1 = \cos \eta_1,$$

et

$$\sin \varepsilon = n \sin \varepsilon_1 = n \sin \eta_1 = \sin \eta;$$

c'est-à-dire que, pour que les rayons restent homocentriques, il faut que les angles du rayon et de la normale au point d'incidence soient égaux des deux côtés du prisme.

Cette direction suivant laquelle les rayons homocentriques doivent traverser le prisme pour rester homocentriques, est encore remarquable par cette propriété que *la déviation du rayon de sa route primitive est un minimum*.

En transformant les coordonnées du premier système a, b, c, x et y, d'après les équations 5a), en coordonnées du second système, nous obtenons les cosinus des angles que fait le rayon à son entrée avec les axes des α, β et γ du second système, respectivement égaux à

$$-\frac{a \cos \varphi + (b-y) \sin \varphi}{r_0}, \quad \frac{(b-y) \cos \varphi - a \sin \varphi}{r_0}, \quad \frac{c-z}{r_0};$$

les cosinus correspondants des angles que fait le rayon à sa sortie avec les axes des α, β, γ, sont

$$\frac{\alpha}{r_2}, \quad \frac{\beta - v}{r_2}, \quad \frac{\gamma - \zeta}{r_2}.$$

Si nous désignons par ω l'angle des deux directions du rayon à l'entrée et à la sortie, on a

$$\left.\begin{aligned} \cos \omega = -\frac{a \cos \varphi + (b-y) \sin \varphi}{r_0} \frac{\alpha}{r_2} + \frac{(b-y) \cos \varphi - a \sin \varphi}{r_0} \frac{(\beta - v)}{r_2} \\ + \frac{(c-z)}{r_0} \frac{(\gamma - \zeta)}{r_2} \end{aligned}\right\} \ldots 10).$$

Au moyen des équations 5) et 6) on peut éliminer ici les quantités a, b, c, α, β, γ. On a d'abord

$$\left.\begin{aligned} \frac{a}{r_0} &= \sqrt{1 - n^2 \frac{(y - v \cos \varphi)^2 + (z-\zeta)^2}{r_1^2}} = \sqrt{\frac{n^2 v^2 \sin^2 \varphi}{r_1^2} - (n^2 - 1)} \\ \frac{\alpha}{r_2} &= \sqrt{1 - n^2 \frac{(v - y \cos \varphi)^2 + (z-\zeta)^2}{r_1^2}} = \sqrt{\frac{n^2 y^2 \sin^2 \varphi}{r_1^2} - (n^2 - 1)} \end{aligned}\right\} 10a).$$

Si l'une des deux racines devient imaginaire, nous avons réflexion totale du rayon sur la surface correspondante. Les valeurs des rapports $\frac{b-y}{r_0}$, $\frac{c-z}{r_0}$, $\frac{\beta - v}{r_2}$, $\frac{\gamma - \zeta}{r_2}$, sont immédiatement données par les équations 6). En les supposant transportées dans l'expression de cos ω, on obtient cos ω en fonction de y, v, z et ζ; on peut même arriver facilement à n'y obtenir les deux dernières quantités que contenues dans r_1. On obtient la valeur suivante :

$$\left.\begin{aligned}\cos\omega = & -n^2 + n^2 \frac{\sin^2\varphi}{r_1^2}(y^2 - yv\cos\varphi + v^2) \\ & - n\frac{\sin\varphi}{r_1^2}(y - v\cos\varphi)\sqrt{n^2 y^2 \sin^2\varphi - (n^2-1)r_1^2} \\ & - n\frac{\sin\varphi}{r_1^2}(v - y\cos\varphi)\sqrt{n^2 v^2 \sin^2\varphi - (n^2-1)r_1^2} \\ & - \frac{\cos\varphi}{r_1^2}\sqrt{n^2 y^2 \sin^2\varphi - (n^2-1)r_1^2}\sqrt{n^2 v^2\sin^2\varphi - (n^2-1)r_1^2}\end{aligned}\right\} 10\,b).$$

Considérons les quantités x et y comme constantes, et cherchons à déterminer v et ζ de manière que l'angle ω soit un maximum; nous devons poser

$$\frac{d\omega}{dv} = 0 \quad \text{et} \quad \frac{d\omega}{d\zeta} = 0.$$

Comme ζ n'est contenu que dans r_1 dans la valeur de cos ω, nous pouvons aussi écrire la dernière équation

$$\frac{d\omega}{d\zeta} = -\frac{1}{\sin\omega}\frac{d(\cos\omega)}{d(r_1^2)} \cdot (\zeta - z) = 0.$$

Cette équation est satisfaite pour toutes les valeurs de v, si nous posons

$$\zeta - z = 0.$$

Cette solution ne pourrait être inadmissible que dans les deux cas où l'on aurait $\sin\omega = 0$, car alors le rayon ne pourrait être réfracté, ce qui ne peut se produire que pour des surfaces parallèles, ou bien où la dérivée de cos ω prendrait une valeur infinie, son dénominateur devenant égal à zéro. On conclut facilement de 10b) que le dénominateur ne peut renfermer que r_1 et les deux radicaux. Mais r_1 ne peut devenir nul tant que y et v ont les valeurs positives, même infiniment petites, qu'ils doivent avoir pour que le rayon puisse traverser le prisme. De plus, à cause des équations 6a) les racines ne peuvent devenir nulles, si le rayon doit se propager dans l'espace en avant et en arrière du prisme. Nous remplissons donc la condition

$$\frac{d\omega}{d\zeta} = 0,$$

pour toutes les valeurs de v, en posant

$$z = \zeta.$$

Il s'ensuit comme plus haut, d'après les équations 6),

$$z = c \quad \text{et} \quad \zeta = \gamma;$$

tous les points du rayon sont donc situés dans un plan perpendiculaire à l'arête réfringente (axe des z).

Pour satisfaire à la seconde condition, qui doit être remplie pour donner à ω une valeur maximum, c'est-à-dire

$$\frac{d\omega}{dv} = 0,$$

nous pouvons d'abord simplifier l'expression de cos ω, en y faisant $z = \zeta$, d'où

$$r_1^2 = y^2 + v^2 - 2yv \cos \varphi.$$

Remplaçons v par une nouvelle variable q, en posant

$$v = qy,$$

v disparaît alors de l'expression de cos ω dans l'équation 10b) ; il en est de même de y, et cos ω devient une fonction de q seul,

$$\cos \omega = f(q).$$

Mais, comme cos ω ne change pas si l'on permute partout les deux lettres y et v, on a, pour chaque valeur de q,

$$\cos \omega = f(q) = f\left(\frac{1}{q}\right).$$

Posons de plus

$$\frac{d f(q)}{dq} = f'(q),$$

on a

$$\frac{d \cos \omega}{dv} = \frac{1}{y} \cdot f'(q) = -\frac{1}{y} f'\left(\frac{1}{q}\right) \frac{1}{q^2}.$$

Pour $v = y$, c'est-à-dire $q = 1$, il vient

$$f'(1) = -f'(1),$$

d'où

$$f'(1) = 0,$$

par conséquent aussi

$$\frac{d \cos \omega}{dv} = 0,$$

et, si en même temps sin ω n'est pas nul,

$$\frac{d\omega}{dv} = -\frac{d \cos \omega}{dv} \cdot \frac{1}{\sin \omega} = 0.$$

Si donc

$$z = \zeta \quad \text{et} \quad y = v,$$

on a en même temps

$$\frac{d\omega}{d\zeta} = 0 \quad \text{et} \quad \frac{d\omega}{dv} = 0,$$

et ω est une valeur limite. La recherche de la dérivée seconde prouve que, dans ce cas, ω est un maximum. L'angle du rayon réfracté avec le prolongement du rayon incident, qui est le supplément de ω, et qui mesure la déviation du rayon de sa route primitive, est donc un minimum.

Le maximum de ω se trouve en posant, dans 10b), $y = v$ et $z = \zeta$,

$$\omega = \varphi + 2 \text{ arc cos } \left(n \sin \frac{\varphi}{2} \right) \ldots \ldots \ldots 10c).$$

Donc : *Un faisceau infiniment mince de rayons homocentriques émanant d'un point situé à une distance finie, ne peut rester homocentrique après sa réfraction à travers un prisme que si la déviation est un minimum, c'est-à-dire si le faisceau se meut dans un plan perpendiculaire à l'arête réfringente et fait des angles égaux avec les deux surfaces du prisme.*

Dans ces circonstances, il se produira donc, après réfraction, une image virtuelle du point lumineux placée du même côté et à la même distance du prisme que le point lui-même. Mais cette image se trouve dans une autre position : vue du prisme elle paraît déplacée de l'angle $\frac{\pi}{2} - \omega$ vers l'arête réfringente.

II. — *Cas de la réfraction non homocentrique.*

Si l'on regarde un point lumineux, son image ne peut être nette qu'à la condition que la lumière soit homocentrique après réfraction. Si c'est au contraire une ligne lumineuse que l'on regarde, celles des aberrations des rayons qui se présentent suivant la direction de l'image de cette ligne ne nuisent aucunement à la netteté de l'image. Or c'est là le cas ordinaire dans le spectre. Ainsi, si la ligne lumineuse est parallèle à l'arête réfringente du prisme, laquelle est dirigée suivant l'axe des z, les aberrations suivant la direction des z ne nuisent aucunement, tandis que le contraire a lieu pour celles comprises dans le plan mené par le rayon perpendiculairement à cet axe. Dans ces conditions, les équations 8b), 8c) et 8 d) doivent être satisfaites par $\Delta\zeta = 0$ pour l'une, et par $\Delta v = 0$ pour l'autre des lignes focales. Cette dernière relation entraîne $\Delta v = 0$ et $\Delta z = \Delta\zeta$; alors 8c) donne

$$\left(\frac{1}{r_0} + \frac{1}{r_2} \right) (1 - n^2 \cos^2 \nu) = 0,$$

d'où
$$r_2 = - r_0 \ldots \ldots \ldots \ldots \ldots 11a),$$

et 8d) donne
$$(1 - n^2) \cos \nu \sin^2 \varphi = 0.$$

d'où, comme plus haut (9c)
$$\cos \nu = 0$$

et
$$v - z = z - \zeta = y - \zeta = 0.$$

Quand cette dernière condition est remplie, les aberrations Δy sont situées dans un plan mené, par le rayon, perpendiculairement à l'axe Δz. Elles correspondent donc au second plan de convergence, qu'on sait devoir être perpendiculaire à celui qu'il nous faut chercher. La distance focale des rayons relative au plan de convergence perpendiculaire à l'arête réfringente s'obtient en faisant simultanément, dans 8d), $\Delta z = 0$ et $\cos \nu = 0$, ce qui entraîne $\Delta\zeta = 0$, et il vient

$$\frac{1}{r_0} (1 - n^2 \cos^2 m) y^2 + \frac{1}{r_2} (1 - n^2 \cos^2 \mu) v^2 = 0,$$

ou si, comme précédemment, nous nommons ε et η les angles d'incidence sur les deux faces du prisme, dans l'air, et ε_1 et η_1 les angles d'incidence dans le verre, on a

$$\cos \varepsilon_1 = \frac{v \sin \varphi}{r_1} \qquad \cos \eta_1 = \frac{y \sin \varphi}{r_1}$$

$$\sin \varepsilon = n \sin \varepsilon_1 = n \frac{y - v \cos \varphi}{r_1} = n \cos m$$

$$\sin \eta = n \cos \mu ;$$

substituant ces expressions, notre relation devient

$$\frac{r_2}{r_0} = - \frac{\cos^2 \varepsilon_1 \cos^2 \eta}{\cos^2 \varepsilon \cos^2 \eta_1} \quad \ldots\ldots\ldots\ldots \quad 11\text{b}).$$

ou

$$r_2 \frac{\cos^2 \eta_1}{\cos^2 \eta} = - r_0 \frac{\cos^2 \varepsilon_1}{\cos^2 \varepsilon}$$

$$r_2 \left[1 + \frac{n^2 - 1}{\cos^2 \eta}\right] = - r_0 \left[1 + \frac{n^2 - 1}{\cos^2 \varepsilon}\right]$$

Sous cette dernière forme, on reconnaît aisément que $- r_2$ augmente et r_0 diminue, quand ε augmente et η diminue. La plus grande distance focale appartient donc au côté du prisme où l'angle d'incidence est moindre.

Pour la déviation minimum, ε étant égal à η, on a aussi $r_2 = - r_0$, c'est-à-dire qu'alors la distance focale dans le plan perpendiculaire à l'arête réfringente est égale à la distance focale dans le plan parallèle à cette arête.

L'image d'une ligne lumineuse parallèle à l'arête réfringente se forme à l'endroit où se produit, d'après l'équation 11b), la réunion des rayons compris dans un plan perpendiculaire à l'arête ; donc *la distance du prisme à l'image d'une ligne lumineuse parallèle à l'arête réfringente est plus grande que la distance de l'objet au prisme, quand l'angle d'incidence sur la première face rencontrée par les rayons est plus grand que celui qui appartient à la déviation minimum. La distance du prisme à l'image est au contraire moindre que celle de l'objet au prisme, quand le premier angle d'incidence est moindre que celui relatif à la moindre déviation.*

On voit donc que si l'on regarde une semblable ligne lumineuse à travers un prisme, soit à l'œil nu, soit à travers une lunette, si l'on est dans le cas de la déviation minimum, il faut mettre l'œil ou la lunette au point pour la distance véritable de l'objet. Mais si l'on vient à faire tourner alors le prisme autour d'un axe parallèle à l'arête réfringente, il faut faire varier en même temps l'adaptation de l'œil ou de la lunette. Dans le seul cas où l'objet est infiniment loin, l'image étant aussi à l'infini, on peut laisser constante l'adaptation de l'œil ou de la lunette pour toutes les positions du prisme.

Quand l'objet est une ligne lumineuse verticale qui émet de la lumière monochromatique, rouge par exemple, son image, vue à travers un prisme situé verticalement, est également une ligne verticale. Si la ligne émet en même temps de la lumière violette, les rayons violets donnent également, au moyen du prisme, une ligne droite verticale, mais cette ligne est plus éloignée de l'objet lumineux que la ligne rouge, à cause de la réfrangibilité plus grande de la lumière violette. Enfin si la ligne émet de la couleur présentant tous les degrés de réfrangibilité compris entre le rouge et le violet, à chacun des degrés de réfrangibilité répond une image séparée de la ligne verticale, et ces images linéaires viennent se ranger entre l'image rouge et l'image violette, suivant l'ordre de leur réfrangibilité, de manière à constituer un spectre de forme rectangulaire. Si la lumière émise par l'objet contient une série non interrompue de rayons présentant tous les degrés de réfrangibilité successifs, le spectre forme également une surface lumineuse continue. Certains degrés de réfrangibilité viennent-ils à manquer, les images linéaires correspondantes manquent également dans le spectre, et, à leur place, on voit le spectre interrompu par des lignes sombres verticales nommées lignes de Fraunhofer.

Largeur apparente des images prismatiques.

Comme il est impossible de produire des lignes lumineuses mathématiques, et que l'on est réduit à prendre pour objets, dans les expériences, des surfaces lumineuses étroites, les images de ces surfaces étroites présentent nécessairement une certaine largeur que nous allons déterminer.

Nommons toujours ε et ε_1 les angles d'incidence et de réfraction sur la première surface, η_1 et η ces angles à la rencontre de la seconde surface, les angles ε_1 et η_1 étant situés à l'intérieur du prisme; nommons φ l'angle réfringent, on a

$$\left.\begin{aligned} \sin\varepsilon &= n\sin\varepsilon_1 \\ \sin\eta &= n\sin\eta_1 \\ \eta_1+\varepsilon_1 &= \varphi \end{aligned}\right\} \qquad \ldots\ldots\ldots\ldots \quad 12).$$

Prenons une fente très-éloignée, et nommons $d\varepsilon$ l'angle très-petit sous lequel cette fente est vue à partir du prisme; l'angle d'incidence de la lumière qui provient de l'un des bords de la fente étant ε, celle qui provient de l'autre bord arrive sous un angle $\varepsilon + d\varepsilon$. Pour ce second rayon, les angles ε_1, η_1 et η deviennent respectivement $\varepsilon_1 + d\varepsilon_1$, $\eta_1 + d\eta_1$ et $\eta + d\eta$. La différentiation des équations 12) donne alors

$$\begin{aligned} \cos\varepsilon\, d\varepsilon &= n\cos\varepsilon_1\, d\varepsilon_1 \\ \cos\eta\, d\eta &= n\cos\eta_1\, d\eta_1 \\ d\eta_1 + d\varepsilon_1 &= 0. \end{aligned}$$

éliminant $d\varepsilon_1$ et $d\eta_1$, il vient

$$-\frac{\cos\varepsilon\ .\ \cos\eta_1}{\cos\eta\ .\ \cos\varepsilon_1}\, d\varepsilon = d\eta \quad \ldots\ldots\ldots\ldots \quad 12\ a),$$

ce qui donne la valeur de l'angle $d\eta$ sous lequel la fente apparaît après réfraction par le prisme. Si la réfraction se produit sous l'angle de déviation minimum, ce qui entraîne

$$\varepsilon = \eta, \qquad \varepsilon_1 = \eta_1,$$

il vient

$$-\,d\varepsilon = d\eta.$$

Dans ce cas, la grandeur apparente de la fente reste donc inaltérée.

La valeur la plus grande que puisse atteindre ε est celle d'un angle droit; quand le rayon marche vers l'arête réfringente en longeant la surface réfringente, les autres angles restant aigus, leurs cosinus ne s'annulent pas, et il vient

$$d\eta = 0$$

On voit que, pour cette position, l'image de la fente est infiniment mince; or, en pratique, il est clair qu'on peut se rapprocher de l'incidente rasante de la lumière, mais qu'on ne peut jamais l'atteindre. Le contraire se produit quand on tient le prisme de manière que la lumière sorte presque en le rasant, $\cos\eta$ devenant à peu près nul. On a alors

$$\frac{d\eta}{d\varepsilon} = -\infty.$$

Si r_0 est la distance de la fente au prisme et r_2 la distance apparente du prisme à l'image pour des rayons divergeant dans un plan horizontal, 11b) donne

$$\sqrt{r_0} : \sqrt{r_2} = d\eta : d\varepsilon.$$

Pureté du spectre.

Plus la différence dn de l'indice de réfraction des couleurs qui se superposent en un même endroit du spectre est faible, plus le spectre est pur; nous pouvons donc considérer la valeur de dn comme mesurant l'impureté.

Nommons rayon réfracté celui qui va de l'endroit considéré du spectre au point nodal de l'œil; la position de ce rayon, et, par suite, la valeur de l'angle η, sont déterminées. Au contraire, l'angle ε est différent pour des rayons qui proviennent des différentes parties de la fente, et, pour les différentes couleurs, l'indice de réfraction diffère. Dans les trois équations

$$\begin{aligned} \sin\varepsilon &= n \sin\varepsilon_1, \\ \sin\eta &= n \sin\eta_1, \\ \eta_1 + \varepsilon_1 &= \varphi; \end{aligned}$$

considérons φ et η comme constants, ε, ε_1, η_1 et n comme variables, la différentiation nous donne les équations

$$\begin{aligned} \cos\varepsilon\, d\varepsilon &= \sin\varepsilon_1\, dn + n\cos\varepsilon_1\, d\varepsilon_1, \\ 0 &= \sin\eta_1\, dn + n\cos\eta_1\, d\eta_1, \\ d\eta_1 + d\varepsilon_1 &= 0; \end{aligned}$$

éliminant $d\varepsilon_1$ et $d\eta_1$, nous obtenons

$$\begin{aligned} \cos\varepsilon \,.\, \cos\eta_1 \,.\, d\varepsilon &= (\sin\varepsilon_1 \cos\eta_1 + \cos\varepsilon_1 \sin\eta_1)\, dn \\ &= \sin\varphi \,.\, dn. \end{aligned}$$

Si nous entendons par $d\varepsilon$ la largeur apparente de la fente, vue du prisme, la mesure de l'impureté du spectre est

$$dn = \frac{\cos\varepsilon \,.\, \cos\eta_1}{\sin\varphi}\, d\varepsilon \quad \ldots\ldots\ldots\ldots \quad 13).$$

Quand ε s'approche de l'angle droit, c'est-à-dire pour l'incidence rasante de la lumière, il vient $\cos\varepsilon = 0$, et par suite aussi $dn = 0$. Pour une grandeur donnée de la fente, c'est donc dans ces conditions que le spectre devient le plus pur; mais en même temps, pour une incidence aussi oblique, l'ouverture du prisme devient très-petite, la perte de lumière devient très-grande, et, en somme, il reste plus avantageux d'obtenir la pureté du spectre en rétrécissant la fente de manière à diminuer $d\varepsilon$, ce qui ne présente ordinairement aucune difficulté.

Intensité lumineuse du spectre.

En ce qui concerne l'intensité lumineuse du spectre, si l'on néglige les pertes causées par la réflexion de la lumière sur les surfaces de verre, et si l'ouverture du prisme est plus grande que celle de la pupille ou que celle de l'objectif, suivant qu'on observe à l'œil nu ou avec une lunette, le rapport de l'intensité h de la fente, relative à une couleur simple quelconque, à l'intensité de son image, est égal à l'inverse du rapport de la largeur $d\varepsilon$ de la fente à la largeur $d\eta$ de l'image : on a

$$h\,d\varepsilon = h_1\,d\eta\,,$$

ou bien, en tenant compte du rapport précédemment trouvé, de $d\varepsilon$ à $d\eta$,

$$h_1 = h\,\frac{\cos\eta\,\cos\varepsilon_1}{\cos\varepsilon\,\cos\eta_1}\,.$$

Or l'intensité H d'un endroit quelconque du spectre est égale à la somme des intensités h_1 de toutes les couleurs simples qui viennent s'y superposer. En général, nous pouvons admettre que des couleurs simples, de longueur d'onde λ très-peu différente, possèdent la même intensité. Si nous désignons par $d\lambda$ et par dn l'intervalle de la longueur d'onde et de la réfrangibilité qui comprend les couleurs qui se superposent, nous pouvons écrire

$$H = h_1\,d\lambda = h_1\,\frac{d\lambda}{dn}\,dn,$$

et, en substituant la valeur de dn donnée par 13), il vient

$$H = h\,\frac{\cos\eta\,\cos\varepsilon_1}{\sin\varphi}\,d\varepsilon\;.\;\frac{d\lambda}{dn},$$

où ε désigne la largeur apparente de la fente. Pour comprendre la signification de cette expression de H, remarquons encore que si nous déterminons l'angle $d\eta$ sous lequel les couleurs comprises dans l'intervalle dn sont vues dans le spectre idéal, parfaitement pur, qu'on obtiendrait en remplaçant la fente par une ligne mathématique, on obtient le rapport $\frac{d\eta}{d\lambda}$, que nous désignerons par l, au moyen d'une différentiation analogue à celle faite précédemment :

$$\frac{d\eta}{dn} = \frac{d\eta}{d\lambda}\frac{d\lambda}{dn} = l\frac{d\lambda}{dn} = \frac{\sin\varphi}{\cos\eta\ \cos\varepsilon_1}.$$

Il vient alors

$$H = \frac{h\ .\ d\varepsilon}{l}.$$

Donc, en ne tenant pas compte des pertes par réflexion et par absorption, pour un prisme d'indice de réfraction quelconque et pour des angles de réfraction quelconques, *l'intensité du spectre est directement proportionnelle à l'intensité que possèdent les couleurs considérées dans la lumière employée, directement proportionnelle à la largeur apparente de la fente, et inversement proportionnelle à la longueur apparente de la partie considérée du spectre.*

Lorsque la réfraction se fait avec la déviation minimum, la largeur apparente de la fente est égale à celle de l'image, et l'on peut considérer la quantité $\frac{l}{d\varepsilon}$ comme mesurant la pureté du spectre. Donc, dans ces conditions, *l'intensité de la lumière qui pénètre par la fente restant constante, l'intensité du spectre est simplement en raison inverse de sa pureté.* On voit que pour obtenir un spectre aussi pur que possible, il faut employer la lumière la plus intense possible.

Par contre, il serait théoriquement possible d'obtenir une intensité un peu plus grande, sans nuire à la pureté du spectre, en augmentant simultanément l'angle d'incidence à la première surface réfringente et la largeur de la fente ; mais pour maintenir constante la longueur du spectre, il faudrait augmenter aussi l'angle réfringent. En pratique, il n'y a rien à gagner par ce moyen, car la perte de lumière par réflexion augmente avec l'angle d'incidence, et, de plus, les petites aberrations des surfaces réfringentes, qui ne sont jamais parfaitement planes, amènent une confusion de l'image d'autant plus grande, que l'angle d'incidence est plus considérable.

Jusqu'ici nous avons supposé qu'on faisait usage des prismes sans verres grossissants. — Comme toute autre image optique, le spectre prismatique peut servir d'objet pour une lunette et être grossi à volonté. Il est évident que cette modification n'altère en rien la pureté du spectre ; l'intensité de l'image reste également inaltérée par le grossissement, si la lunette possède une ouverture suffisante pour faire voir les objets avec leur intensité naturelle et si l'ouverture du prisme est égale à celle de la lunette. Les règles que nous avons établies plus haut pour l'intensité et pour la pureté du spectre restent également applicables si l'on désigne par $d\varepsilon$ la grandeur apparente de la fente, par $d\eta$ celle de l'image et par l la longueur de la portion déterminée du spectre, telles qu'elles se présentent à travers la lunette. La condition relative à l'intensité explique du reste pourquoi, dans les expériences sans lunette, il suffit de tout petits prismes, tandis qu'avec une lunette il faut prendre un prisme d'autant plus grand, que le grossissement est plus considérable.

Dans la mise au point de la lunette qui sert à observer le spectre, il faut encore remarquer que les bandes colorées et les lignes obscures apparaissent nettement à la réunion des rayons qui divergent horizontalement (en supposant, comme nous l'avons fait constamment, que la fente et le bord réfringent sont verticaux); tandis qu'au contraire la limite supérieure et la limite inférieure du spectre et les lignes horizontales qui peuvent se produire par de petites irrégularités des bords de la fente où par des filaments de poussière qu'elle peut contenir, sont vus nettement pour la distance qui appartient aux rayons divergeant verticalement. C'est donc seulement pour la position du prisme qui donne la déviation minimum qu'on peut mettre la lunette au point en même temps pour les lignes verticales et pour les lignes horizontales. D'ailleurs, lorsque les faces du prisme sont complétement planes, cette mise au point est la même que celle exigée pour voir distinctement la fente sans interposition d'un prisme. Si, partant de la déviation minimum, on fait tourner le prisme de manière à rapprocher son arête réfringente de l'objectif de la lunette, les bandes colorées et les lignes obscures exigent une mise au point pour une plus grande distance; il faut, au contraire, mettre au point pour une distance plus petite, si l'on fait tourner le prisme en sens inverse; quant au point pour les lignes horizontales, il reste invariable dans les deux cas.

Pour produire un spectre, on fait tomber sur un prisme de la lumière passant par une fente étroite; on peut laisser pénétrer dans l'œil, soit directement, soit à travers une lunette, la lumière qui a traversé le prisme; on peut encore, au moyen d'une lentille, en former une image objective du spectre.

Comme *source lumineuse*, on peut employer un corps lumineux quelconque. — On sait que les différents corps lumineux par eux-mêmes, terrestres ou célestes, possèdent des intensités lumineuses différentes relativement aux différentes couleurs, et que la disposition des lignes claires et des lignes obscures qu'ils présentent varie également pour ces différents corps. Si l'on veut se servir du spectre solaire et que l'on se contente de voir les lignes obscures les plus marquées et les couleurs ordinairement visibles, il suffit de réfléchir la lumière du ciel à l'aide d'un miroir, ou de recevoir la lumière solaire sur une feuille de papier; seulement, par l'emploi du miroir, le jaune et l'orangé sont un peu faibles. Ces procédés d'éclairage présentent l'avantage de se maintenir longtemps inaltérés. Pour voir les lignes obscures les plus marquées, *D*, *F* et *G*, il suffit de regarder à l'œil nu, à travers un prisme de flint-glass dont l'angle réfringent soit de 50°, une fente de 1^{mm} de largeur située à 0^{m},4 de distance; en se mettant deux fois plus loin, on voit déjà la plupart des lignes que Fraunhofer a désignées par de grandes lettres. Il suffit de trouver la position exacte à donner au prisme pour que l'œil puisse s'accommoder pour les lignes.

Si l'on a besoin d'un spectre plus pur, afin de voir aussi les lignes obscures les plus fines, ou si l'on veut rendre visibles les limites extrêmes du spectre, il faut disposer un miroir de manière à envoyer à travers la fente, sur le prisme, la lumière d'une partie du ciel voisine du soleil ou celle du soleil lui-même; comme le soleil se déplace constamment, il faut changer la position du miroir à peu près toutes les trois minutes, ou le fixer sur un héliostat qui lui communique un mouvement convenable.

Si l'on ne tient pas à voir les lignes obscures les plus fines, ou si l'on peut mettre la fente à une très-grande distance du prisme, il suffit de tailler, dans du papier opaque, la *fente*, qui est l'objet véritable de l'image prismatique. Si l'on a besoin au contraire, d'une fente très-étroite, le mieux est d'employer les lames de S'Gravesande. — Sur une plaque de laiton carrée (fig. 109) sont fixées deux rainures *ab*, *ab*, entre les extrémités *aa* desquelles est fixée une lame *aa cc* dont le bord *cc* est tranchant. En regard de ce bord vient se placer le bord également tranchant *dd*, d'une autre lame *dd ee* qui peut glisser dans les rainures. Ce mouvement se produit à l'aide de la vis *f*, à pas très-court, dont l'écrou est porté par la cheville *g*, fixée à la plaque de laiton de manière à pouvoir tourner un peu autour de son axe. Cette disposition permet d'amener les deux tranchants *cc* et *dd*, avec une précision extrême, à la distance désirée, et, si l'appareil est bien construit, ils restent toujours parallèles. La plaque de laiton est évidée de manière à ne pas arrêter la lumière qui a traversé la fente.

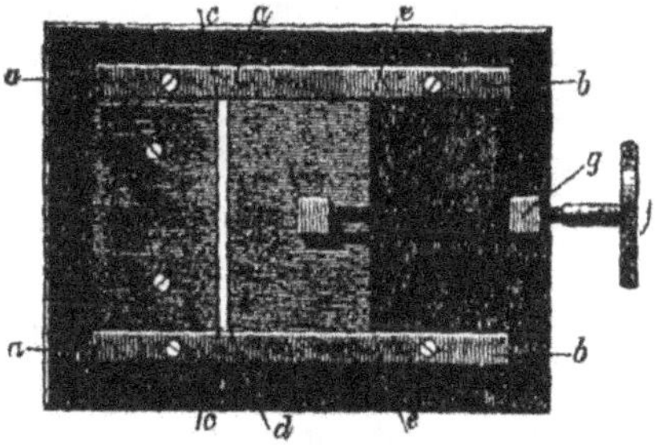

FIG. 109.

Il faut fixer les lames de S'Gravesande sur un écran obscur suffisamment grand, et leur face qui est tournée du côté de l'observateur doit aussi être noircie. L'écran doit être assez grand pour qu'il ne puisse se trouver, dans le voisinage de la fente, aucun objet éclairé dont le spectre puisse atteindre celui de la fente. Dans toutes les expériences qui n'exigent pas la suppression complète des moindres traces de lumière blanche, il est plus important que l'écran soit *uniformément* obscur qu'*absolument* obscur. En effet, le prisme donne des couleurs partout où il y a inégalité d'éclairage, fût-ce même seulement le contraste entre le noir de velours et le noir grisâtre, tandis qu'une surface uniformément éclairée ne présente rien de semblable. On peut donc parfaitement bien faire bon nombre d'expériences de ce genre dans une chambre éclairée, pourvu qu'on entoure la fente d'un écran suffisamment grand et uniformément noirci.

Lorsqu'il importe, au contraire, de supprimer complétement la lumière blanche, dans les expériences, par exemple, destinées à démontrer l'indivisibilité et l'inaltérabilité de la lumière homogène, ou dans la recherche des limites du spectre, il faut rendre complétement obscur l'écran qui contient la fente. La manière la plus commode d'y parvenir est d'employer une chambre obscure disposée pour les expériences d'optique, et dont les volets ferment hermétiquement; on établit alors la plaque qui porte les tranchants dans une ouverture des volets mêmes. On peut du reste, au besoin, arriver au même résultat dans une chambre ordinaire, en ne laissant, entre les rideaux et les volets, qu'une fente étroite qui laisse pénétrer la lumière. On dispose la fente au fond d'une boîte noircie à l'intérieur, et dont l'ouverture est dirigée vers l'observateur. Les parois de la boîte empêchent la lumière latérale d'en atteindre le fond, ce qui le rend déjà très-sombre. Sur les côtés de la fente, on colle, au fond de la boîte, deux bandes de velours noir dont la largeur est égale à la longueur de la fente et dont la longueur dépasse un peu celle du spectre qui se forme dans le plan de la fente, de sorte que tout le spectre est projeté sur la surface du velours. Il faut, en outre, au moyen d'écrans convenablement disposés, s'arranger de manière à empêcher la lumière des parties éclairées de la chambre de ne venir frapper ni le prisme, ni les lentilles de la lunette, ni l'œil de l'observateur.

L'emploi d'un écran complétement noir dans une chambre obscure ne suffit pas encore pour débarrasser le spectre de toutes les traces visibles de lumière blanche, tant que le prisme même, les lentilles de la lunette et l'œil de l'observateur reçoivent de la lumière intense et de plusieurs couleurs. Dans la théorie de la formation des images prismatiques développée plus haut, nous n'avons considéré que la lumière régulièrement réfractée. Mais il faut remarquer que toute surface réfringente *réfléchit* aussi de la lumière, et que, dans toute substance transparente, solide ou fluide, une petite quantité de lumière est *diffusée* irrégulièrement dans toutes les directions.

Quant aux réflexions, considérons d'abord celles qui se présentent dans le prisme lorsque la face opposée au bord réfringent n'a pas été noircie par une couleur à l'huile ou par un vernis d'asphalte et qu'on ne lui a pas enlevé son pouvoir réflecteur. — Si cette face est dépolie, elle s'éclaire, en général, toutes les fois que le prisme laisse passer de la lumière. Soit (fig. 110) *abcd* le trajet d'un rayon venant de *d*, et soit *a* l'œil de l'observateur, celui-ci voit, dans la position apparente *fε*, une image réfléchie de la face *fe* du prisme, image qui paraît éclairée lorsque cette face du prisme est éclairée, et envoie, par conséquent, de la lumière blanche diffuse dans le champ visuel de l'observateur. — Si la face *fe* est au contraire polie comme les autres, elle réfléchit régulièrement la lumière, et, en particulier dans les prismes dont la section est un triangle équilatéral, le point *a* reçoit de la lumière non-seulement suivant la direction *dcba*, mais encore, après trois réflexions en *b*, *g* et *c*, il lui en arrive suivant le trajet *dcbgcba*. Cette lumière n'est pas décomposée; elle est blanche et forme dans le champ visuel de l'observateur une image blanche et pâle de la fente, qu'on peut employer pour obtenir exacte-

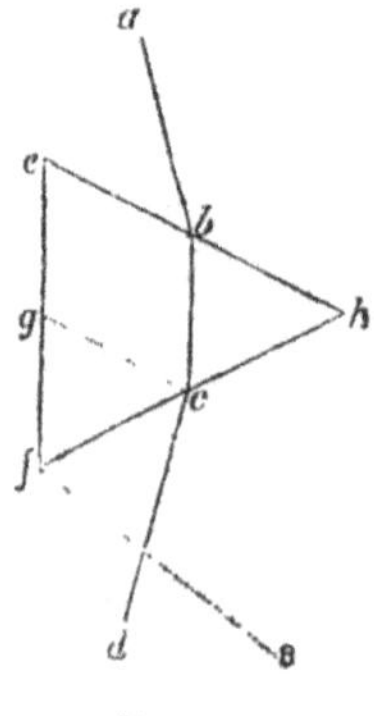

Fig. 110.

ment le minimum de déviation. En effet, dans les prismes dont la section est un triangle équilatéral, cette image blanche coïncide exactement avec la couleur du spectre qui a subi la déviation minimum. Une semblable image blanche de la fente, faible et exactement limitée, est sans doute peu à craindre dans nos expériences ; occupant une portion relativement peu étendue du champ visuel, elle est moins préjudiciable que l'image réfléchie qui se forme de la face *fe*, lorsque cette face est dépolie. En revanche, cette face, lorsqu'elle est polie, peut envoyer à l'œil de l'observateur la lumière d'objets placés latéralement, ce qu'on doit soigneusement éviter. Le mieux est, assurément, de noircir tout le prisme, à l'exception des deux faces réfringentes.

Quand on examine le spectre à travers une lunette, il faut considérer encore les reflets des surfaces antérieures et postérieures des lentilles. Ces surfaces donnent de petites images régulières et peu intenses des objets situés en avant de la lunette ; ces images sont, en général, placées de telle sorte que l'œil observateur ne peut pas s'y adapter, et, pour cette raison, elles communiquent au champ visuel un faible éclairage blanc. On remarque facilement cet éclairage en dirigeant une lunette sur un objet d'un noir foncé, environné d'objets très-éclairés. Le champ visuel se dessine alors, par son faible éclairage, sur le diaphragme noir de l'oculaire.

La diffusion de la lumière dans les masses de verre produit un effet analogue, mais plus difficile à annuler. — Tout verre, quelle que soit sa limpidité, paraît louche et blanchâtre dès qu'on l'examine au devant d'un fond obscur, en l'éclairant fortement par la lumière directe du soleil : c'est surtout visible quand l'œil regarde à peu près suivant la direction des rayons incidents. Ainsi que nous l'avons déjà fait remarquer plus haut (1), la même chose se produit pour la cornée et le cristallin de l'homme. Il faut donc considérer que chaque masse de verre, diffuse une certaine portion, quoique relativement faible, des rayons qui la traversent et que la lumière ainsi diffusée remplit le champ visuel de l'observateur. De même, il se répand toujours sur la rétine entière une très-petite partie de toute lumière qui pénètre dans l'œil. Cette lumière diffusée irrégulièrement possède assurément une intensité extrêmement faible, en comparaison de la lumière régulièrement réfractée ou réfléchie ; cependant elle devient sensible lorsqu'on examine des parties très-peu intenses du spectre. C'est par exemple pour cette raison que, dans la disposition ordinaire des expériences spectrales, on ne perçoit ni l'ultrarouge de la ligne *A*, ni l'ultraviolet ; on remarque aussi très-bien cette diffusion lorsqu'on affaiblit, au moyen de verres ou par des liquides colorés, quelques parties du spectre : le ton de ces parties peut être considérablement modifié par la faible lumière qui est diffusée dans le champ visuel.

Dans les expériences sur des parties peu éclairées du spectre, on ne peut surmonter complétement cette difficulté qu'en supprimant, autant que possible, toute lumière autre que celle à examiner, de manière à laisser cette dernière seule tra-

(1) Voyez pp. 20 et 193.

verser la fente et tomber avec une grande intensité sur le prisme et la lunette. Dans certains cas, il suffit, à cet effet, de placer des verres colorés entre la source lumineuse et la fente, un verre rouge, par exemple, pour rendre visible le rouge extrême du spectre.

Un procédé plus général et plus parfait consiste à disposer successivement deux prismes et deux fentes, de sorte que la seconde fente, dont l'image doit fournir le spectre, ne laisse plus passer que l'espèce de lumière qu'on veut examiner. — La figure 111 donne le schéma de cette disposition. Le rayon lumineux incident

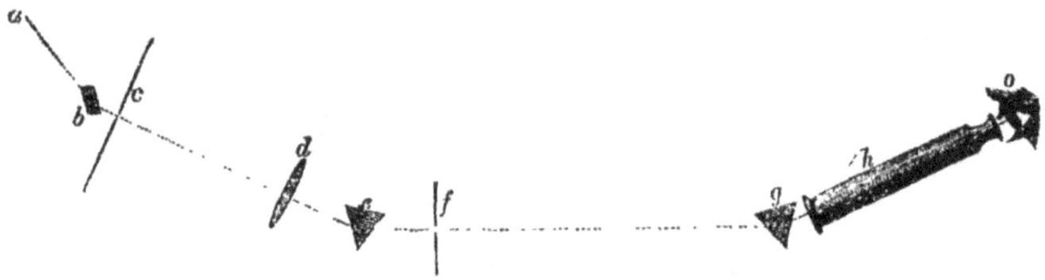

FIG. 111

atteint en *b* le miroir de l'héliostat, traverse la fente de l'écran *c* qui, en général, ne doit pas être bien étroite ; puis, à travers la lentille *d* et le prisme *e*, elle arrive sur l'écran *f*, dont la distance à la lentille est telle que les rayons partis de la fente *c* s'y réunissent ; il se forme ainsi, sur cet écran, une image de cette fente, allongée en spectre. Il n'est pas nécessaire, en général, que ce premier spectre soit bien pur. Au contraire, lorsqu'on veut examiner une partie un peu large du spectre, comme la partie ultraviolette, par exemple, il doit être assez impur pour présenter une place où tous les rayons ultraviolets se superposent. C'est pour produire cet effet à volonté qu'il est très-avantageux de placer le prisme entre la lentille et l'écran. Si l'on rapproche l'écran du prisme et que l'on éloigne la lentille d'une quantité équivalente, le spectre devient moins long et moins pur. Il devient au contraire plus long et plus pur, lorsqu'on éloigne l'écran du prisme. L'écran *f* porte la fente étroite que forment les lames de S'Gravesande, et qu'on place de manière à recevoir précisément celle des couleurs du spectre qu'on veut examiner. Si l'on veut, par exemple, examiner l'ultraviolet, on déplace la fente de manière à la placer le long du bord extrême du violet visible. Dans ces conditions, la fente laisse passer de la lumière ultraviolette régulièrement réfractée, aussi intense que la fournit le soleil, et en même temps un peu de lumière blanche, diffusée par la substance du prisme ou par celle de la lentille, ou bien qui a subi plusieurs réflexions sur leurs surfaces. Cette lumière est certainement beaucoup plus faible que la lumière solaire régulièrement réfractée dans le spectre ; mais elle est cependant assez intense pour masquer entièrement l'ultraviolet sur l'écran *f*. La lumière qui a traversé la fente *f* arrive ensuite au second prisme *g*, puis à l'œil de l'observateur, soit immédiatement, soit par l'intermédiaire d'une lunette, à moins qu'on ne préfère ajouter une lentille, au foyer de laquelle se forme une image objective du spectre qu'on peut recevoir sur un écran.

de fluorescence, tels que les offre la rétine, on peut se servir de l'appareil représenté fig. 111 en y faisant les modifications suivantes. On rend le premier spectre très-impur en supprimant la première fente *c* et rapprochant le prisme *e* de l'écran *f*. On fait en sorte que la limite du violet affleure exactement au bord de la fente, largement ouverte, de l'écran *f*. Au lieu de la *lunette h*, on se sert seulement de l'objectif et l'on met les substances à examiner au foyer de cette lentille, point où la lumière ultraviolette est le plus concentrée et débarrassée de toute lumière blanche. Il n'existe presque aucune substance qui, dans ces conditions, ne présente pas de traces de fluorescence. Comme, dans ces expériences, la lumière ultraviolette non modifiée peut encore être visible, on regarde la substance à examiner à travers un verre jaune ou vert (le vert d'urane est le plus convenable), qui éteint la lumière ultraviolette, ou bien à travers un prisme faiblement réfringent qui sépare la lumière ultraviolette d'avec les couleurs de réfrangibilité moyenne. — On peut facilement démontrer la fluorescence du cristallin et de la cornée en amenant un œil vivant au foyer de la lumière ultraviolette. Le cristallin devient alors tellement lumineux qu'on reconnaît sa position immédiatement derrière l'iris (voy. p. 20) ainsi que sa forme, bien mieux qu'avec l'éclairage à la lumière ordinaire. Le cristallin fluorescent diffuse évidemment, d'une manière uniforme, une grande quantité de lumière blanc bleuâtre sur tout le fond de l'œil. Si l'on examine, au contraire, un spectre ultraviolet, celui-ci est très-nettement et très-finement dessiné. Il ne faut donc pas croire que l'œil ne voit la lumière ultraviolette qu'à cause de la fluorescence du cristallin : la fluorescence ne pourrait pas donner une image rétinienne nettement délimitée.

L'examen du rouge extrême se fait de la même manière que celui de l'ultraviolet.

Les méthodes pour mesurer les longueurs d'onde font partie de l'optique physique, à laquelle nous devons renvoyer pour cette étude.

Avant l'époque de NEWTON, la théorie des couleurs ne se composait guère que d'hypothèses mal définies. Comme la lumière colorée, extraite de la lumière blanche totale, possède nécessairement, comme partie, une intensité toujours moindre que le tout, on considérait anciennement cette diminution de l'intensité lumineuse comme la condition essentielle de la couleur, et l'opinion d'ARISTOTE, d'après laquelle la couleur proviendrait d'un mélange de blanc et de noir, comptait un grand nombre d'adhérents. ARISTOTE lui-même se demande s'il doit considérer ce *mélange comme* une véritable combinaison ou plutôt comme une superposition ou une juxtaposition atomique. L'obscur, d'après lui, doit provenir de la réflexion de la lumière par les corps, puisque toute réflexion affaiblit la lumière. Ce fut là l'opinion généralement admise jusqu'au commencement de l'époque moderne. On la retrouve chez MAUROLYCUS, JOH. FLEISCHER, DE DOMINIS, FUNK, NUGUET (voyez l'histoire de la théorie des couleurs de GÖTHE), et, dans ces derniers temps, GÖTHE a encore cherché à la défendre, dans sa théorie des couleurs. Il ne prétend pas précisément donner une explication physique des phénomènes chromatiques, — considérées à ce point de vue, ses propositions n'auraient aucun sens — ; il cherche seulement à établir, en général, les conditions sous lesquelles se produisent les couleurs ; suivant lui, ces conditions se présenteraient dans un *phénomène fondamental*, et il considère, comme présentant ce caractère, la coloration des milieux troubles. Un grand nombre de ces milieux rendent rouge la lumière qui les traverse, tandis que la lumière incidente les colore en bleu quand on les regarde devant un fond obscur. GÖTHE, adhérant, en général, à l'opinion d'ARISTOTE, et admettant que, pour produire des couleurs, la lumière doit être obscurcie, ou mêlée d'obscurité, crut avoir trouvé, dans les phénomènes des milieux troubles, le genre particulier d'obscurcissement qui produit, non le gris, mais les couleurs. Mais il n'explique nulle part quelle est la modification que la lumière subit alors. Il dit bien que le milieu trouble donne à la lumière quelque corps ou quelque ombre, nécessaire pour la formation de la couleur, mais il n'explique pas plus en détail comment il comprend cet effet. Il est impossible qu'il ait voulu dire que la lumière entraîne quelques particules des corps, et cependant, s'il avait eu l'intention de donner une explication physique, c'est la seule signification qu'on pourrait attribuer à ses paroles.

Göthe considère, de plus, tous les corps transparents comme faiblement troubles; attribuant cette propriété aux prismes, il admet que le prisme communique un peu de son opacité à l'image qu'il présente à l'observateur. Il paraît avoir voulu dire par là que les prismes ne donnent jamais d'images tout à fait nettes, mais confuses et estompées. En effet, dans sa théorie des couleurs, il rapproche les images prismatiques des images accessoires que donnent les lames de verre parallèles et les cristaux de spath d'Islande. Les images du prisme sont toujours estompées, il est vrai, dans la lumière composée, mais elles sont complétement nettes dans la lumière simple, que Göthe paraît n'avoir jamais vue, puisqu'il dédaignait d'appliquer les méthodes compliquées qui sont nécessaires pour l'obtenir. Si l'on examine, à travers le prisme, une surface éclairée sur fond obscur, l'image, dit-il, est déviée et troublée par le prisme. Le bord antérieur de cette image dépasse le fond obscur et apparaît comme un trouble clair en avant d'un bleu foncé. Le bord postérieur de la surface éclairée, au contraire, est recouvert par l'image trouble du fond noir qui le suit, et apparaît rouge jaune, étant un clair, vu à travers un trouble foncé. Pourquoi le bord antérieur se présente-t-il en avant et le bord postérieur en arrière du fond? C'est ce que Göthe n'explique pas. Cette exposition des faits serait également un non-sens, si l'on voulait la prendre comme une explication physique. En effet, l'image prismatique que l'on voit dans ces cas est virtuelle, et n'est, par conséquent, que le lieu géométrique où se couperaient les prolongements postérieurs des rayons lumineux qui pénètrent dans l'œil observateur ; cette image ne peut donc pas produire les effets physiques d'un milieu trouble. On voit qu'il ne faut considérer ces descriptions de Göthe que comme des représentations sensibles des phénomènes et non pas comme des explications physiques. Dans ses ouvrages scientifiques, il s'applique toujours à ne pas abandonner le terrain des perceptions des sens, tandis qu'une explication physique doit nécessairement remonter aux forces, qui ne peuvent naturellement jamais être prises comme objet des perceptions sensuelles, et qui sont exclusivement du ressort de l'intelligence.

Les expériences que Göthe cite dans sa théorie des couleurs sont exactement observées et vivement décrites ; leur exactitude n'est pas contestable. Mais il ne paraît jamais avoir répété, ni même vu, les expériences décisives, à l'aide de la lumière simple, isolée de la manière la plus complète possible, sur lesquelles s'appuie la théorie de Newton. Ses attaques violentes contre Newton reposent plutôt sur ce que les hypothèses fondamentales de Newton lui parurent absurdes, que sur des objections sérieuses contre ses expériences ou ses raisonnements. Quant au motif pour lequel l'hypothèse de Newton, d'après laquelle la lumière blanche est composée de lumière de diverses couleurs, lui paraît si absurde, nous le trouvons dans son point de vue artistique, qui le forçait à chercher immédiatement dans la perception sensuelle l'expression de toute beauté et de toute vérité. La physiologie des sensations n'était pas encore développée à cette époque, et la composition de la lumière blanche, soutenue par Newton, était le premier pas expérimental bien décisif qui eût été fait pour reconnaître la signification purement subjective des sensations. Göthe avait donc un juste pressentiment, lorsqu'il s'opposait violemment à ce premier pas, qui menaçait de détruire la « belle apparence » des sensations.

La théorie des couleurs de Göthe dut en partie son succès en Allemagne à ce que le gros du public, n'étant pas exercé à la rigueur des recherches scientifiques, était naturellement porté à suivre une représentation saisissable et artistique du sujet, plus volontiers que les abstractions mathématiques d'une théorie physique. De plus, la philosophie hégélienne s'empara de la théorie de Göthe pour la faire concourir à son but. Comme Göthe, Hegel voulait voir dans les phénomènes de la nature l'expression immédiate de certaines idées ou de certains échelons du développement dialectique de la pensée; c'est là le caractère qui lui est commun avec Göthe et c'est là aussi le motif de son opposition systématique contre la physique théorique.

Descartes, à l'occasion de ses recherches sur la théorie de l'arc-en-ciel, émit une nouvelle hypothèse d'après laquelle les particules qui constituent la lumière posséderaient, outre leur mouvement rectiligne, un mouvement de rotation autour de leur axe, et ce serait la vitesse de cette rotation qui déterminerait la couleur. La rotation et, par suite, la couleur, pourraient être modifiées, du reste, par l'action de corps transparents. Hooke et de La Hire édifièrent, de même, des théories mécaniques ; le dernier fit dépendre les couleurs de la vitesse avec laquelle la lumière vient frapper le nerf optique.

Enfin, NEWTON démontra la composition de la lumière blanche ; il l'isola de la lumière simple, fit voir qu'elle est colorée et que sa couleur ne peut plus être modifiée ni par l'absorption ni par la réfraction, que les couleurs différentes possèdent des réfrangibilités différentes et que les colorations des objets proviennent des différences dans l'absorption et la réflexion des différentes sortes de rayons lumineux. Il va d'ailleurs jusqu'à attribuer la couleur des rayons lumineux à leur action sur la rétine : ainsi les rayons lumineux eux-mêmes ne sont pas rouges, mais leur action sur la rétine produit la sensation du rouge. Il admit la théorie de l'émission ; il ne fit pas d'hypothèses sur la différence physique des différentes sortes de lumière.

Ce fut à peu près en même temps, en *1690*, que HUYGHENS *émit l'hypothèse d'après laquelle* la lumière consiste dans les ondulations d'un milieu rare et élastique. EULER rapprocha cette hypothèse et les découvertes de NEWTON ; il arriva à cette conclusion que les couleurs simples diffèrent par leur durée d'oscillation ; seulement il admit d'abord que les plus rapides oscillations appartenaient aux rayons rouges, et ne rentra dans le vrai que plus tard. HARTLEY fit servir les colorations des lames minces à la défense de la théorie des ondulations. La question ne put être entièrement vidée qu'après la découverte du principe des interférences, par TH. YOUNG et par FRESNEL, et ce ne fut aussi qu'à la suite de cette découverte que la théorie des ondulations fut universellement admise.

D. BREWSTER combattit l'assertion de NEWTON suivant laquelle la couleur des rayons dépend de leur réfrangibilité et les rayons d'un même degré de réfrangibilité possèdent une couleur homogène et invariable. Il crut avoir observé que la lumière homogène pouvait changer de couleur en traversant des milieux colorés, et crut pouvoir ainsi trouver du blanc dans la lumière homogène. Il conclut à l'existence de trois sortes de lumière, sous le nom de couleurs fondamentales, rouge, jaune et bleu ; chacune de ces sortes de lumière donnerait, dans toute l'étendue du spectre, des rayons de tous les degrés de réfrangibilité, mais de telle façon que la lumière rouge dominât à l'extrémité rouge, la lumière jaune au milieu, et la lumière bleue à l'extrémité bleue. *Les milieux colorés absorberaient en proportions diverses* les rayons de même réfrangibilité et de couleurs différentes, de manière à les isoler. BREWSTER fut combattu par AIRY, DRAPER, MELLONI, HELMHOLTZ et F. BERNARD. Sauf quelques cas où la nuance de rayons très-affaiblis par des verres colorés a paru modifiée par l'effet de contraste de couleurs voisines plus vives, et sauf quelques autres cas où se faisait sentir la modification des couleurs causée, ainsi que nous l'avons vu plus haut, par la modification de l'intensité lumineuse, la plupart des observations que BREWSTER a fait valoir reposent sur ce qu'il se trouvait, comme nous l'avons montré, de la lumière blanche répandue en petite quantité sur le champ visuel et provenant, soit de réflexions multiples sur les surfaces, soit de diffusion dans la substance même des prismes et des milieux de l'œil.

NEWTON établit le premier *la comparaison entre les couleurs simples et les sons* ; il se borna à comparer la largeur des bandes colorées, dans le spectre des prismes de verre, avec les intervalles musicaux de la gamme phrygienne. LAMBERT remarque déjà qu'il y a beaucoup d'arbitraire dans cette division, le spectre n'offrant pas de limites déterminées. Tout ce qu'on peut dire, selon lui, c'est que la largeur des bandes colorées augmente du rouge vers le violet, de telle sorte que, comme pour les sons en musique, il vaut mieux leur donner pour mesure la somme de leurs rapports que la somme de leurs largeurs. DE MAIRAN émit la même opinion. Cependant le père CASTEL n'en chercha pas moins à former un clavier de couleurs, fondé sur cette comparaison, et qui, par des successions déterminées de couleurs, devait produire des effets analogues à ceux de la musique. HARTLEY, qui chercha à ramener les différences de couleur à des vibrations de différentes longueurs, obtint de cette manière la possibilité d'une comparaison plus directe avec les vibrations des sons. C'est aussi dans ce sens que TH. YOUNG fit observer que l'étendue de la partie alors connue du spectre répond à une sixte majeure, et que le rouge, le jaune et le bleu, répondent à peu près aux rapports 8 : 7 : 6. Depuis que, dans ces derniers temps, et notamment par les mensurations de FRAUNHOFER, on a acquis des notions plus exactes sur les longueurs d'onde des différentes couleurs, DROBISCH a de nouveau essayé d'établir la comparaison de l'échelle chromatique avec l'échelle musicale. Comme NEWTON, il compare la largeur des couleurs avec les intervalles de la gamme phrygienne $1 : \frac{9}{8} : \frac{6}{5} : \frac{4}{3} : \frac{3}{2} : \frac{5}{3} : \frac{16}{9} : 2$. Mais comme, d'après les chiffres de FRAUNHOFER, le rapport des longueurs d'onde des extrémités du spectre ordinairement visible est inférieur à une octave, DROBISCH élève tous ces rapports à une puissance à laquelle il a donné pour exposant, d'abord $\frac{2}{3}$, et, plus tard, $\frac{6}{7}$. Il obtient ainsi le tableau suivant, dans lequel les longueurs d'onde sont exprimées en millionièmes de millimètre :

Rouge	688,1	Ligne B = 687,8
		C = 655,6
	622,0	
Orangé		D = 588,8
	588,6	
Jaune		
	537,7	
Vert		E = 526,5
	486,1	
Bleu		F = 485,6
	446,2	
Indigo		G = 429,6
	420,1	
Violet		H = 396,3.
	379,8	

Les limites des couleurs, dans ce tableau, s'accordent assez bien avec leurs limites véritables ; il serait peut-être mieux, ainsi que Drobisch lui-même l'a déjà fait remarquer, de prendre la tierce majeure au lieu de la tierce mineure, et par conséquent, de construire la comparaison avec la gamme majeure ; alors la limite de l'orangé et du jaune serait plus près du jaune pur, tandis que, dans le schéma ci-dessus, elle se trouve dans le jaune d'or, en D. Mais, bien que la comparaison tombe assez d'accord, il ne faut pas oublier que toute la signification de la comparaison entre le son et la lumière est détruite par l'élévation des rapports musicaux à une puissance fractionnaire, que les extrémités du spectre sont choisies arbitrairement, puisqu'en réalité les faibles couleurs de ses extrémités s'étendent bien plus loin, enfin, que la division de Newton en sept couleurs principales est elle-même arbitraire, et a été choisie précisément pour l'analogie musicale. Le jaune d'or mériterait une place entre le jaune et l'orangé, au moins aussi bien que l'indigo, entre le bleu et le violet ; il en est de même du vert-jaune et du vert-bleu. Enfin, il faut remarquer qu'en réalité les couleurs du spectre n'ont pas de limites déterminées et que les divisions arbitraires n'ont été fixées que pour faciliter la nomenclature. Je pense donc, pour ma part, qu'il faut abandonner cette comparaison.

Enfin, dans ces derniers temps, Unger a essayé de fonder, sur l'analogie des rapports des ondes lumineuses avec les intervalles musicaux, une théorie de l'harmonie esthétique des couleurs. — Il semble y avoir beaucoup de vrai dans les faits qu'il mentionne sur les couleurs harmoniques et qui sont, pour la plupart, déduits de l'observation judicieuse d'œuvres d'art, mais il y a quelque chose de forcé dans sa théorie de la comparaison avec les rapports musicaux. Il a réuni, sur son disque chromharmonique, des tons de couleurs qui doivent correspondre aux douze demi-tons de l'octave, et à cette fin, il a intercalé entre le violet et le rouge des tons pourpre qui n'existent pas comme couleurs simples. Il fait tomber, dans ces nuances pourpre, les lignes G, H, A de Fraunhofer, tandis qu'en réalité les deux premières limitent le violet pur et la dernière appartient au rouge pur. Les couleurs simples qui s'étendent au delà du violet sont bleues, en réalité, et non pas pourpres. Suivant Unger, l'harmonie la plus parfaite doit répondre à l'accord majeur. Sur son disque, cet accord produit, par exemple, rouge, vert, violet, couleurs si souvent réunies par les peintres italiens. Mais le vrai accord majeur, si l'on prend le vert pour tierce majeure, serait rouge, vert, indigo. Les peintres antiques n'ont pas de bon rouge ; ils le remplacent par le minium, qui est l'orangé, et produisent ainsi l'accord : orangé, bleu-vert, violet-rouge. Les accords mineurs donnent une impression plus douce, moins éclatante, les accords augmentés ou diminués donnent une impression piquante, d'une moindre pureté artistique. Je crois que les observations exactes de Unger, sur les effets des couleurs, reconnaissent une cause autre que ces analogies forcées avec la musique. Les couleurs saturées forment, en réalité, une série continue avec elle-même, si nous remplissons par des nuances pourpre la lacune qui existe entre les extrémités du spectre, et l'œil paraît goûter la réunion de trois couleurs qui se trouvent à des distances à peu près égales dans la série. La célèbre combinaison précitée des peintres italiens, rouge, vert, violet, ne correspond exactement à aucun accord majeur ; mais elle répond, en réalité, aux trois couleurs fondamentales de TH. YOUNG, et c'est là, peut-être, la cause de son action esthétique. D'autres couleurs, prises à égale distance l'une de l'autre, font également un effet satisfaisant. Lorsque deux des couleurs sont trop voisines, l'effet devient moins pur C'est peut-être là le sens des observations d'UNGER ; du reste, on ne peut évidemment pas songer à établir, dans ce qu'on appelle l'harmonie des couleurs, des règles aussi déterminées que celles des intervalles musicaux.

374—322 (av. J.-C.). ARISTOTELES, De coloribus.

1571. JOH. FLEISCHER, De iridibus doctrina Aristotelis et Vitellionis, Vitembergæ, 1571, p. 86.

1583. JO. BAPT. PORTA, De refractione libri novem, Neapoli, 1583, lib. IX.

1590. BERNARDINI TELESII opera, Venetiis, 1590, De Iride et coloribus.

1611. M. ANTONII DE DOMINIS, De radiis visus et lucis in vitris perspectivis et Iride, Venetiis, 1611.

1613. MAUROLYCUS, De lumine et umbra, Lugd., 1613, p. 57.

1637. CARTESIUS, De meteoris, cap. VIII.

1648. JO. MARCUS MARCI Thaumantias, liber de arcu cœlesti, deque colorum apparentium natura, ortu et caussis, Pragæ, 1648.

1665. R. HOOKE, Micrographia, London, 1665, p. 64.

1675. I. NEWTON, in *Philosophical Transact.*, 1675 (Premières indications sur ses idées). — Optics, London, 1704 (Exposé complet de ses découvertes optiques). — Lectiones opticæ.

1711. DE LA HIRE, in *Mém. de l'Acad. des sc.*, 1711, p. 100.

1746. EULER, Nova theoria lucis colorum, in *Opusculis varii argumenti*, Berol., 1746, p. 169-244.

1752. EULER, Essai d'une explication des couleurs, in *Mém. de l'Acad. de Prusse*, 1752, p. 271.

Contre NEWTON.

1727. RIZETTI, Specimen physico math. de luminis affectionibus, Ven. 1727.

1737. LEBLOND, Harmony of colouring, London.

1740. CASTEL, L'optique des couleurs, Paris.

1750. GAUTIER, Chroagenesie ou génération des couleurs contre le système de Newton, Paris, 2 vol. in-8.

1752. GAUTIER, Observations sur l'histoire naturelle, sur la physique et la peinture, Paris.

1754. COMINALE, Anti-Newtonianismus, in-4, Napoli.

1780. MARAT, Découvertes sur la lumière, Paris, in-8.

1784. MARAT, Notions élémentaires d'optique, Paris, in-8.

1791, 92. GÖTHE, Beiträge zur Optik, Weimar.

1794. WÜNSCH, Kosmologische Unterhaltungen.

1810. GÖTHE, Zur Farbenlehre, Entoptische Farben, zur Naturwissenschaft, 126-190.

1823. BOURGEOIS, Manuel d'optique expérimentale, Paris, 2 vol. in-12.

Sur NEWTON et sur GÖTHE.

1811. SEEBECK, Von den Farben und dem Verhalten derselben gegen einander, in *Schweigger's Journal*, 1811, p. 1.

— MOLLWEIDE, Demonstratio propositionis quæ theoriæ colorum Newtoni fundamenti loco est, Lipsiæ, 1811.

— PFAFF, Ueber die farbigen Säume der Nebenbilder des Doppelspaths, mit besonderer Berücksichtigung von GÖTHE's Erklärung der Farbenentstehung durch Nebenbilder, in *Schweigger's Jahrbücher*, VI, 177.

— POSELGER, in *Gilbert's Annalen*, XXXVII, 135.

1817. WERNEBURG, Merkwürdige Phänomene durch verschiedene Prismen zur richtigen Würdigung NEWTON'scher und GÖTHE'scher Farbenlehre, Nürnberg, 1817, in-4.

1827. BRANDES' Art. Farbe, in *Gehler's neuem physik. Wörterbuch.*

1833. Reuther, Ueber Licht und Farbe, Kassel, 1833.

— Steffens, Ueber die Bedeutung der Farben in der Natur. Schriften alt und neu.

1835. Helwag, Newton's Farbenlehre aus ihren richtigen Principien berichtigt. Lübeck, 1835.

— Moser, Ueber Göthe's Farbenlehre, in *Abh. der Königsberger deutschen Gesellsch.*

1853. Helmholtz, Ueber Göthe's naturwissenschaftliche Arbeiten, in *Kieler Monatsschrift für Wissenschaft und Lit.*, 1853, mai, p. 383.

1857. Grävell, Göthe im Recht gegen Newton, Berlin, 1857. — Recensirt von Q. Icilius, in *Kekule's kritischer Zeitschr. für Chemie, Physik und Math.*, Erlangen, 1858. 2. und 3. Heft.

1859. Grävell, Ueber Licht und Farben, Berlin (Antwort auf die Recension).

— J. Smith, On the cause of colour and the theory of light, in *Rep. of Brit. Assoc.*, 1859, 2, p. 22-23. — *Proc. of Manchester Phil. Soc.*, 1859-1860, p. 147-149. — *Athen*, 1859, 2, p. 434.

Théories originales.

1816. Reade, Experimental outlines for a new theory of colours, light and vision, London, in-8.

1824. Hoppe, Versuch einer ganz neuen Theorie der Entstehung sämmtlicher Farben, Breslau, in-8.

1828. Röttger, Erklärung des Lichts und der Dunkelheit, Halle.

1830. Schäffer, Versuch einer Beantwortung der von der Akad. zu Petersburg aufgegebenen Preisfrage über das Licht, Bremen, in-8.

— Walter Crumm, An experimental inquiry into the number and properties of the primary colours, and the source of colours in the prism, London, 1830.

1831. D. Brewster, Description of a monochromatic Lamp with Remarks on the absorption of the Prismatic Rays, in *Edinb. Transact.*, IX, 2, p 433. — On a new Analysis of Solar Light, in *Edinb. Transact.*, XII, 1, p. 123. — *Pogg. Ann.*, XXIII, 435.

1834. Exley, Physical optics, or the phenomena of optics, London.

Sur la théorie de Brewster.

1847. Airy, in *Philos. Magaz.*, 3, XXX, 73. — *Pogg. Ann.*, LXXI, 393.

— Brewster, Reply, in *Philos. Magaz.*, XXX, 153.

— Draper, in *Silliman Journ.*, IV, 388. — *Phil. Magaz.*, XXX, 345.

— Brewster, in *Phil. Magaz.*, XXX, 461.

— Melloni, in *Bibl. univ. de Genève*, août 1847. — *Phil. Magaz.*, XXXII, 262. — *Pogg. Ann*, LXXV, 62.

— Brewster, in *Phil. Magaz.*, XXXII, 489.

1852. Helmholtz, Ueber Herr D. Brewster's neue Analyse des Sonnenlichts, in *Pogg. Ann.*, LXXXVI, 501. — *Phil. Magaz.*, 4, IV.

— F. Bernard, Thèse sur l'absorption de la lumière par les milieux non cristallisés, in *Ann. de chim.*, 3, XXXV, 385-438.

1855. D. Brewster, On the triple spectrum, in *Athen.*, 1855, p. 1156. — *Inst.*, 1855, p. 381. — *Report of Brit. Assoc.*, 1855, 2, p. 7-9.

Limites de la sensibilité.

1845-46. Brücke, in *Müller's Archiv für Anat. und Physiol.*, 1845, p. 262; 1846, p. 379. — *Pogg. Ann.*, LXV, 593; LXIX, 549.

1852. Cima, Sul potere degli umori dell' occhio a trasmettere il calorico raggionante, Torino.

1853. Donders, in *Onderzoekingen gedaan in het physiol Laborat. van de Utrechtsche Hoogeschool*, Jaar. VI, p. I. — *Müller's Archiv*, 1853, p. 459.

1854. G. Kessler, in *Gräfe's Archiv für Ophthalmologie*, I, 1, p. 466.

1855. Helmholtz, Ueber die Empfindlichkeit der menschlichen Netzhaut für die brechbarsten Strahlen des Sonnenlichts, in *Pogg. Ann.*, XCIV, 205. — *Ann. de Chim.*, 3, XLIV, 74. — *Arch. des sc. phys.*, XXIX, 243.

1856. G. WILSON, On the transmission of actinic rays of light through the eye, and their relation to the yellow spot of the retina, in *Proc. of Edinb. Soc.*, III, 371-375. — *Edinb. Journ. of Science*, 2, IV, 147-149.
1858. J. REGNAULD, Fluorescence des milieux de l'œil, in *Inst.*, 1858, p. 410.
1859. J. SETSCHENOW, Ueber die Fluorescenz der durchsichtigen Augenmedien, in *Archiv fur Ophth.*, V, 2, p. 205-209.
1860. J. REGNAULD, Étude sur la fluorescence des milieux transparents de l'œil, in *Cosmos*, XVI, 88-90. — *Journal de pharmacie*, 3, XXXVII, 104-111.
— J. JANSSEN, Sur l'absorption de la chaleur rayonnante obscure dans les milieux de l'œil, in *Comptes rendus*, LI, 128-131 ; 373-374. — *Ann. de chim.*, 3, XL, 71-93. — *Journal de pharm.*, 3, XXXVIII, 189-192. — *Cosmos*, XVIII, 139-140. — *Cimento*, XII, 132-133.
1862. R. FRANZ, Ueber die Diathermansie der Medien des Auges, in *Poggd. Ann.*, CXV, 266-279. — *Phil. Mag.*, 4, XXIV, 176-185. — *Arch. des sc. phys.*, 2, XVI, 140-141. — *Cimento*, XVII, 22-27.

Comparaison avec les gammes musicales.

1704. I. NEWTON, Optics, lib. I, pars 2, prop. 3.
1725-35. L. B. CASTEL, Clavecin oculaire, in *Journal de Trévoux*.
1737. DE MAIRAN, in *Mém. de l'Acad. des sc.*, 1737, p. 61.
1772. LAMBERT, Farbenpyramide, Augsburg, 1772, § 19.
— HARTLEY, in *Priestley Geschichte der Optik*, p. 549.
1802. TH. YOUNG, in *Phil. Transact.*, 1802, p. 38.
1852. DROBISCH, in *Abhandl. d. sächsischen Gesellsch. der Wiss.*, II. — *Sitzungsberichte derselben*, novbr. 1852. — *Pogg. Ann.*, LXXXVIII, 519-526.
— UNGER, in *Pogg. Ann.*, LXXXVII, 121-128. — *Comptes rendus*, XL, 239.
1854. LE MÊME, Disque chromharmonique, Göttingue.
1855. HELMHOLTZ, in *Sitzbr. d. Akad. d. Wiss. zu Berlin*, 1855, p. 760. — *Inst.*, 1856, p. 222.
— J. J. OPPEL, Ueber das optische Analogon der musikalischen Tonarten, in *Jahresber. der Frankfurter Vers.*, 1854-55, p. 47-55.
— E. CHEVREUL, Remarques sur les harmonies des couleurs, in *Comptes rendus*, XL, 239-242. — *Edinb. Journ.*, 2, I, 166-168.

§ 20. — Des couleurs composées.

Nous avons vu que, pour des valeurs différentes de la réfrangibilité et de la durée d'oscillation, la lumière homogène fait naître, dans notre appareil nerveux visuel, la sensation de couleurs différentes. En outre, si une même portion de rétine est frappée simultanément par de la lumière à deux ou plusieurs durées différentes d'oscillation, il se produit des sensations de couleurs d'une nouvelle espèce. Ces couleurs diffèrent, en général, des couleurs simples du spectre, et présentent cette particularité que, dans la sensation de la couleur résultante, on ne distingue aucunement quelles sont les couleurs simples qui entrent dans sa composition. Bien plus, on peut produire, en général, la sensation d'une couleur composée quelconque au moyen de plusieurs combinaisons de couleurs spectrales, sans que l'œil le plus exercé puisse reconnaître, sans le secours d'instruments, quelles sont les couleurs simples contenues dans cette lumière composée. Sous ce rapport, l'œil dans sa réaction sur les vibrations de l'éther, se comporte tout autrement que l'oreille ; en effet, frappée par des ondes sonores de durées d'oscillation différentes, l'oreille, tout en réunissant les divers sons dans les sensations d'un accord unique, peut distinguer isolément chaque son composant, si bien que jamais deux accords composés de sons différents ne lui paraissent identiques; l'œil, au contraire, peut être impressionné de la même manière par des combinaisons de couleurs constituées d'une manière fort différente.

Ce que nous venons de dire se rapporte à la sensation immédiate, et n'est pas en contradiction avec l'expérience d'après laquelle un acte du jugement peut parfois nous faire reconnaître plus ou moins exactement la composition d'une couleur composée. — Quand on a quelque expérience sur les résultats du mélange de lumière chromatique, on croit quelquefois voir réellement, dans une couleur composée, les couleurs simples qui la constituent, et l'on croit même reconnaître quelle est celle des couleurs composantes qui domine. On prend, dans ce cas, pour un acte de sensation, un acte de jugement basé sur l'expérience. Lorsqu'on examine, par exemple, du pourpre, on peut savoir qu'il est composé principalement de rouge et de violet, et reconnaître à peu près les proportions dans lesquelles ces couleurs sont mélangées ; mais on ne peut pas dire si cette couleur contient encore de faibles quantités d'orangé ou de bleu. Si cette connaissance provenait de la sensation, et non du jugement basé sur l'expérience, on devrait pouvoir répondre aussi bien à la seconde question qu'à la première. Quant au blanc, qui présente la plus grande variété de composition, personne ne prétendra distinguer quelles sont les couleurs simples qui entrent dans sa formation, s'il y en a deux, trois, quatre, ni quelles elles sont, L'exemple du vert est très-convenable pour montrer combien on peut se tromper dans les appréciations de ce genre : des hommes comme Gœthe et Brewster, trompés par les mélanges de couleurs employés en peinture, ont cru y voir le jaune et le bleu ; tandis qu'on peut démontrer actuellement qu'il n'est pas possible de former de vert avec ces couleurs, à moins d'en prendre des variétés qui soient elles-mêmes verdâtres.

L'illusion par laquelle on croit voir simultanément, au même endroit, deux couleurs simples différentes, est surtout frappante lorsqu'une surface est éclairée en même temps par les deux couleurs, de telle sorte qu'elles prédominent chacune en des points différents, en particulier lorsque l'une forme un fond sur lequel l'autre représente un dessin régulier. L'expérience réussit mieux encore si l'on fait voyager le dessin ou les taches. Nous croyons souvent alors apercevoir en même temps et au même endroit les deux couleurs, l'une paraissant vue comme à travers l'autre. Nous procédons alors comme lorsque nous voyons les objets à travers un voile coloré : l'expérience nous a appris à former, dans ces conditions, un jugement exact sur la vraie couleur de l'objet, et, dans tous les cas analogues, nous préjugeons la même distinction entre la coloration du fond et celle de la lumière qui le recouvre d'une manière irrégulière. Pour recevoir la sensation des couleurs mélangées sans être influencé par des circonstances de ce genre, il faut que la lumière soit uniformément mélangée dans tout le champ sur lequel elle est répandue.

Dans certains cas, et en particulier quand deux couleurs qui sont éloignées dans le spectre remplissent un champ nettement limité, nous reconnaissons, sur les bords, les deux couleurs séparées, au moyen de la dispersion qui se produit dans l'œil (1). Ce fait n'est évidemment pas une objection valable contre la proposition que nous avons énoncée, puisque, dans ce cas, l'œil agit lui-même comme un prisme et fait en sorte que différentes parties de la rétine reçoivent l'impression des couleurs différentes.

Voici les méthodes à suivre pour composer de la lumière polychromatique et pour examiner l'action de cette lumière sur l'œil.

1) On superpose des spectres différents ou différentes parties d'un même spectre. On obtient ainsi un mélange de couleurs simples, prises deux à deux.

2) On regarde une surface colorée, à travers une lame de verre plane *tenue obliquement*, et dont la face tournée vers l'observateur lui renvoie en même temps, par réflexion, la lumière d'un objet d'une couleur différente. De cette manière, l'observateur reçoit à la fois une couleur transmise et une autre couleur réfléchie par la lame de verre, qui toutes deux viennent frapper les mêmes parties de la rétine. Ce moyen est commode surtout pour combiner entre elles les couleurs composées que présentent les objets naturels.

3) On fait tourner rapidement dans leur plan des disques qui portent des secteurs différemment colorés. Si la vitesse de rotation est suffisante, les impressions produites par les différentes couleurs sur la rétine éveillent une impression unique, celle de la couleur mélangée.

Ces trois méthodes donnent les mêmes résultats sous le rapport du mélange des couleurs ; nous en donnerons plus loin une description plus détaillée. — Une méthode qu'il ne faut pas suivre, c'est celle qui consiste à mélanger des poudres ou des liquides colorants, méthode que Newton et beaucoup d'autres physiciens ont considérée comme équivalente à la première, c'est-à-dire au mélange des couleurs spectrales : la lumière

(1) Voy. plus haut, p. 175.

produite par le mélange des matières colorantes n'est aucunement égale à la somme des lumières qui seraient réfléchies par chacune des matières colorantes contenues dans le mélange.

Pour le faire comprendre, considérons d'abord des liquides colorés. —La lumière qui les traverse se colore par absorption, c'est-à-dire que, parmi les rayons diversement colorés qui constituent la lumière blanche, quelques-uns s'affaiblissent jusqu'à disparaître, après avoir traversé une faible couche de liquide, tandis que d'autres peuvent parcourir des épaisseurs liquides plus considérables sans s'affaiblir sensiblement. Ces derniers prédominent dans la lumière émergente, qui affecte donc la couleur des rayons qui sont les moins absorbés par le liquide. Pour démontrer cette absorption de certaines couleurs, il suffit de former, au moyen d'un prisme, le spectre de la lumière qui a traversé un liquide ou un verre coloré. Dans ce spectre, on remarque l'absence ou l'extrême faiblesse d'une série de couleurs, tandis que les parties qui répondent à la couleur du fluide, conservent leur intensité ordinaire.

Si l'on mélange donc deux fluides colorés qui n' exercent entre eux aucune action chimique, de sorte que chacun d'eux conserve sa force d'absorption pour les rayons diversement colorés, les rayons qui ne sont absorbés par aucun des deux fluides traversent seuls le mélange. Ces rayons sont ordinairement ceux qui occupent, dans la série prismatique, le milieu entre les couleurs des fluides mélangés. La plupart des corps bleus, les sels de cuivre, par exemple, laissent passer les rayons bleus sans les affaiblir, un peu moins bien les rayons verts et violets et très-mal, au contraire, les rayons rouges et jaunes. D'un autre côté, les matières colorantes jaunes laissent passer sans affaiblissement presque tous les rayons jaunes, assez bien aussi le rouge et le vert, plus difficilement le bleu et le violet. De ces faits, il résulte que le mélange d'un fluide jaune et d'un fluide bleu laisse ordinairement passer surtout les rayons verts, parce que le fluide bleu retient le rouge et le jaune et que le fluide jaune retient le bleu et le violet. Cette action est analogue à celle que produisent des lames de verre différemment colorées sur la lumière qui les traverse : elle est toujours bien plus affaiblie que lorsqu'elle traverse deux lames de même couleur : il est évident qu'il n'y a pas ici une addition des rayons que chaque fluide laisse passer ; il y a, au contraire, une sorte de soustraction, puisque le fluide jaune retient, parmi les rayons qui ont traversé le bleu, tous ceux qu'il peut absorber. C'est aussi pour cette raison que les mélanges de fluides colorés possèdent, en général, une nuance plus sombre, que celle de chacun des fluides.

Pour les couleurs pulvérulentes, les choses se passent d'une manière tout à fait analogue. — Il faut considérer chaque particule de la matière colorante comme un petit corps transparent qui colore la lumière par absorption. Il est vrai qu'en somme la substance de ces matières colorantes est fort peu transparente; cependant, toutes les fois que nous avons occasion d'examiner des matières colorantes en masses compactes d'une structure homogène, nous trouvons qu'elles sont transparentes, du moins si nous les prenons sous forme de lames minces. Je rappelle ici le cinnabre cristallisé, le vert-de-gris, le chromate de plomb, le verre bleu de cobalt, etc., qui, réduits en poudres fines, sont employés comme substances colorantes.

Lorsqu'il tombe de la lumière sur une semblable poudre, composée de particules transparentes, une faible partie des rayons est réfléchie à la surface; le reste pénètre plus avant et n'est renvoyé que par les surfaces de séparation des particules situées plus profondément. Une seule lame de verre blanc réfléchit $^1/_{25}$ de la lumière qui la frappe normalement, deux lames en réfléchissent $^1/_{13}$, et beaucoup de lames renvoient presque tout. Il faut donc conclure que, pour la poussière de verre blanc, sous une incidence verticale, la surface ne réfléchit que $^1/_{25}$ de la lumière incidente et que le reste est réfléchi par les couches profondes. Il doit en être de même pour la lumière bleue renvoyée par le verre bleu. Par conséquent, la surface des poudres colorées ne fournit qu'une très-petite portion de la lumière qui en émerge; les couches profondes en fournissent une partie bien plus considérable. La lumière renvoyée par la surface est toujours blanche; celle-là seule qui revient des couches plus profondes est colorée par absorption, et cela d'autant plus qu'elle a pénétré plus profondément dans la substance. Aussi les poussières colorées paraissent-elles d'autant plus foncées qu'elles sont plus grossières. En effet, la réflexion dépend seulement du nombre des surfaces et non de l'épaisseur des particules; si les fragments sont gros, il faut que la lumière traverse une plus grande épaisseur de la substance pour rencontrer le même nombre de surfaces que si les morceaux sont petits; par conséquent l'absorption des rayons absorbables est plus forte dans une poudre grossière que dans une poudre fine, et la première possède une coloration plus foncée et plus saturée que la seconde. La réflexion par les surfaces des particules s'affaiblit quand on interpose entre elles un liquide dont l'indice de réfraction soit plus rapproché du leur que celui de l'air; aussi les poudres colorantes sèches sont-elles, en général, plus blanchâtres que lorsqu'elles sont pénétrées par de l'eau, ou par de l'huile, qui est plus réfringente encore.

Si donc, dans un mélange de poudres colorantes, la lumière n'était réfléchie que par la surface supérieure, où les particules des deux couleurs sont uniformément disséminées, les rayons réfléchis seraient réellement la somme des rayons qu'émettrait chaque poudre prise isolément. Mais, pour la plus grande partie de la lumière réfléchie, et qui vient des parties profondes, les choses se passent comme pour les mélanges de fluides colorés ou pour les lames de verre superposées : cette lumière a dû traverser des particules des deux sortes, et ne contient plus que les rayons lumineux qui peuvent traverser les deux sortes de poudre. On voit donc que, pour la plus grande partie de la lumière qui est renvoyée par le mélange des poudres, il n'y a pas addition des deux couleurs, mais bien soustraction suivant la manière indiquée plus haut. C'est ainsi qu'on peut expliquer pourquoi les mélanges de substances colorées sont bien plus foncés que les substances simples, notamment lorsque ces couleurs sont très-distantes dans le spectre. C'est ainsi que le cinnabre et l'outremer donnent un noir grisâtre qui présente à peine un reflet de violet (mélange de bleu et de rouge), parce que l'un de ces pigments exclut presque entièrement les rayons de l'autre.

Un moyen commode de rendre ces différences très-sensibles consiste à enduire de deux couleurs simples des secteurs *a* et *b*, sur le bord d'un disque (fig. 112) et à mettre au milieu *c* le mélange de ces substances colorantes. Ainsi, en faisant tourner le disque, le bleu de cobalt et le jaune de chrome donnent un gris blanchâtre sur le bord, où ces couleurs ont été mises isolées, de telle sorte que la combinaison de leurs couleurs ne se fasse que sur la rétine, tandis que leur mélange matériel donne un vert bien plus foncé.

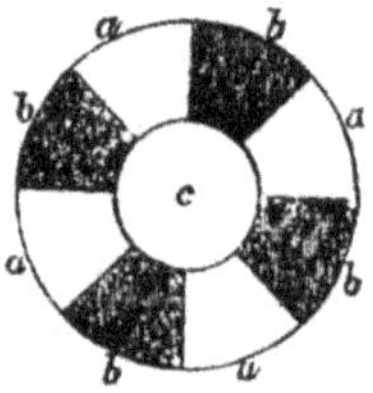

Fig. 112.

Les résultats du mélange des couleurs de peintres ne peuvent donc fournir aucune conclusion relativement au mélange de la lumière colorée : c'est ainsi que la proposition d'après laquelle le jaune et le bleu donnent du vert, parfaitement exacte pour le mélange des matières colorantes, a été étendue à tort au mélange de lumière colorée.

Bien que l'expression de *mélange de couleurs* soit empruntée au mélange des matières colorantes, nous la conserverons ici pour la synthèse de la lumière colorée, à laquelle on n'a peut-être pas été bien en droit de l'étendre; faisons remarquer que, partout où nous n'indiquons pas explicitement le contraire, nous n'entendons pas parler du mélange de matières colorantes et de ses résultats.

L'action simultanée des différentes couleurs simples sur une même partie de la rétine donne une nouvelle série de sensations colorées que ne produisent pas les couleurs simples du spectre. Ces nouvelles sensations sont celles du *pourpre*, du *blanc* et des degrés intermédiaires tant entre le blanc et les couleurs spectrales qu'entre le blanc et le pourpre.

Le *rouge pourpre* provient du mélange des couleurs simples qui se trouvent aux extrémités du spectre. Cette couleur présente sa plus grande saturation quand on mélange le violet et le rouge ; elle est plus blanchâtre et forme le *rose* lorsqu'on remplace le violet par le bleu et le rouge par l'orangé. Le rouge pourpre, qui devient le rouge spectral en passant par le carmin, est tout à fait différent du rouge et du violet qui se trouvent aux extrémités du spectre ordinairement visible ; mais il présente à l'œil un passage de l'un à l'autre avec des degrés intermédiaires continus, de manière à rendre circulaire la série des couleurs *saturées*, c'est-à-dire de celles qui ont le moins de ressemblance avec le blanc.

Le *blanc* résulte de la combinaison de différents couples de couleurs simples. On appelle *complémentaires* les couleurs qui, mélangées dans un certain rapport, produisent le blanc. Parmi les couleurs du spectre, sont complémentaires :

le Rouge	et le	Bleu verdâtre
Orangé		Bleu cyanique
Jaune		Bleu indigo
Jaune verdâtre		Violet.

Le vert du spectre n'a pas de couleur complémentaire simple, mais une complémentaire composée, le pourpre.

Afin de voir s'il existe des rapports réguliers entre les longueurs d'onde des couleurs simples complémentaires, j'ai déterminé les longueurs d'onde pour une série de couleurs complémentaires deux à deux, et j'indique ci-dessous les résultats de ces mensurations. L'unité de longueur est le millionième d'un pouce de Paris.

COULEUR.	LONGUEUR D'ONDE.	COUL. COMPLÉM.	LONGUEUR D'ONDE.	RAPPORT DES LONGUEURS D'ONDE.
Rouge.	2425	Bleu verdâtre.	1818	1,334
Orangé.	2244	Bleu.	1809	1,240
Jaune d'or.	2162	Bleu.	1793	1,206
Jaune d'or.	2120	Bleu.	1781	1,190
Jaune.	2095	Bleu indigo.	1716	1,221
Jaune.	2085	Bleu indigo.	1706	1,222
Jaune verdâtre.	2082	Violet.	$\leqslant$ 1600	1,301

Comme le violet est très-peu intense, j'ai été obligé de réunir tous les rayons extrêmes à partir de la longueur d'onde 1600.

Sur la figure 113, les abcisses représentent, d'après l'unité que nous venons d'adopter, les longueurs d'onde des couleurs inscrites au bas de la figure, et comprises entre 1500 et 2600; les ordonnées, au contraire, représentent les longueurs d'onde des couleurs complémentaires. Les courbes expriment donc les longueurs d'onde des couleurs complémentaires en fonction de celles des couleurs simples. Sur les bords de la figure se trouvent les noms des couleurs correspondantes aux longueurs d'onde. Les valeurs données par l'expérience sont désignées par de petites croix ou par des traits qui coupent les courbes. La figure nous démontre une remarquable irrégularité de la distribution des couleurs complémentaires dans le spectre. Si l'on s'avance du violet vers le rouge, en longeant la ligne des abcisses, la longueur d'onde de la couleur complémentaire varie avec une excessive lenteur, qui se manifeste par la forme à peu près horizontale de la courbe. Lorsqu'on arrive aux couleurs bleu verdâtre, cette longueur varie, au contraire, avec une rapidité extrême, et la branche ascendante de la courbe se rapproche d'une ligne verticale. Le jaune présente la même particularité, tandis qu'à l'extrémité rouge la variation redevient très-lente. Ce fait est d'accord avec l'observation qu'on a vue au paragraphe précédent, d'après laquelle, aux extrémités du spectre, le ton des couleurs varie très-lentement par rapport à la longueur d'onde, tandis qu'au milieu, au contraire, elle varie très-rapidement. Il n'y a donc aucun rapport ni simple, ni constant, à trouver entre les longueurs d'onde des différentes couleurs complémentaires. Si l'on emploie la terminologie musicale, le rapport varie entre celui de la quarte (1,333) et celui de la tierce mineure (1,20).

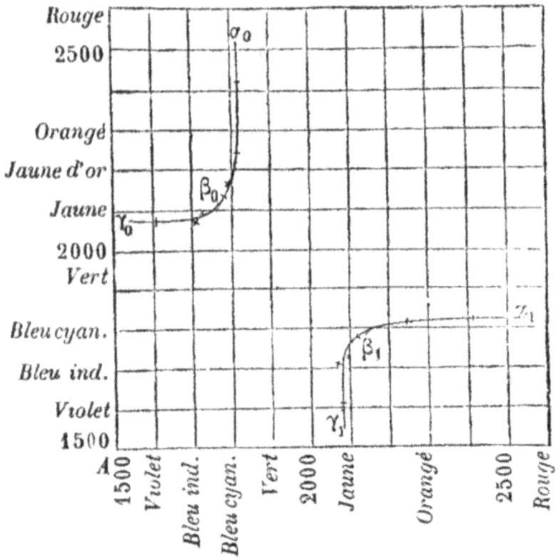

Fig. 113.

Je ferai encore remarquer ici que deux couleurs simples, dont la réunion donne exactement du blanc, sont loin de présenter toujours à l'œil des intensités lumineuses égales. C'est seulement dans le mélange de bleu cyanique et d'orangé que les deux couleurs à mélanger présentent à l'œil une intensité lumineuse à peu près égale. Le violet, l'indigo et le rouge paraissent plus foncés à l'œil que les quantités complémentaires de jaune verdâtre, jaune et bleu verdâtre qui leur correspondent. Comme, d'après ce que nous verrons au paragraphe suivant, des quantités proportionnelles de lumières diversement colorées présentent à l'œil qui les compare des intensités très-différentes lorsque leurs intensités absolues varient, il est impossible d'indiquer des nombres déterminés pour les rapports d'intensité entre les quantités complémentaires des diverses couleurs.

Les couleurs spectrales exercent donc dans les mélanges des pouvoirs colorants différents; on peut dire qu'elles possèdent des degrés de saturation différents. Le violet est le plus saturé; les autres viennent ensuite, à peu près dans l'ordre suivant :

Violet.
Bleu indigo.
Rouge. Bleu cyanique.
Orangé. Vert.
Jaune.

Il nous reste encore à indiquer les résultats du mélange de couleurs non complémentaires. — On peut établir à ce sujet la règle suivante : Lorsqu'on mélange deux couleurs simples qui sont moins éloignées dans le spectre que deux couleurs complémentaires, il en résulte une des couleurs intermédiaires, qui tire d'autant plus sur le blanc que l'intervalle entre les couleurs employées est plus considérable, et qui est, au contraire, d'autant plus saturée que cet intervalle est plus petit. Mais si l'on mélange deux couleurs qui sont plus éloignées, dans la la série spectrale, que des couleurs complémentaires, on obtient du pourpre ou des couleurs intermédiaires entre l'une des couleurs mélangées et l'extrémité correspondante du spectre. Dans ce cas, le mélange est d'autant plus saturé que l'intervalle des couleurs dans le spectre est plus grand, et d'autant plus blanchâtre que cet intervalle est plus petit, tout en restant supérieur à celui des deux couleurs complémentaires.

Ainsi le rouge, par exemple, dont la couleur complémentaire est le bleu verdâtre, donne, par son mélange avec du vert, un jaune blanchâtre qui peut se rapprocher du rouge en passant par l'orangé, ou se rapprocher du vert en passant par le jaune verdâtre, quand on fait varier les proportions du mélange. L'orangé et le jaune verdâtre peuvent aussi, par leur mélange, produire du jaune pur, mais plus saturé que celui provenant du rouge et du vert. Si l'on mélange, au contraire, du rouge et du bleu cyanique, on obtient du rose (pourpre blanchâtre), qui peut, en variant les proportions, se rapprocher, soit du rouge, soit du bleu cyanique, en passant par le violet et l'indigo. D'un autre côté, le rouge donne un pourpre saturé, par son mélange avec l'indigo, et encore mieux, avec le violet.

Le tableau ci-dessous donne un aperçu synoptique de ces résultats. Les couleurs simples sont inscrites en tête des colonnes verticales et horizontales. A l'intersection de ces colonnes, on trouve les couleurs mélangées correspondantes qui peuvent, du reste, en faisant varier les proportions, passer par les couleurs intermédiaires pour revenir à l'une des couleurs constituantes.

	Violet	Bleu indigo	Bleu cyanique	Vert-bleu	Vert	Jaune-vert	*Jaune*
Rouge	Pourpre	Rose foncé	Rose blanch.	Blanc	Jaune blanch.	Jaune d'or	Orangé
Orangé	Rose foncé	Rose blanchât.	Blanc	Jaune blanch.	Jaune	Jaune	
Jaune	Rose blanchât.	Blanc	Vert blanchât.	Vert blanchât.	Jaune-vert		
Jaune-vert	Blanc	Vert blanchât.	Vert blanchât.	Vert			
Vert	Bleu blanchât.	Bleu d'eau	Vert-bleu				
Vert-bleu	Bleu d'eau	Bleu d'eau					
Bleu cyan.	Bleu indigo						

Du reste, on voit encore, par ces mélanges, que les couleurs spectrales sont à des degrés de saturation différents. Ainsi, le rouge mêlé avec un vert d'égale intensité donne un orangé rougeâtre, et le violet, mêlé à un vert d'égale intensité lumineuse donne un indigo voisin du violet. D'un autre côté, les couleurs d'égale saturation, mélangées avec des intensités égales, donnent aussi des couleurs résultantes qui diffèrent à peu près également de leurs composantes.

Le mélange de plus de deux couleurs homogènes ne produit plus de nouvelles couleurs ; le nombre des couleurs est déjà épuisé par les mélanges des couleurs simples deux à deux ; nous avons même déjà vu, par les derniers mélanges, que la plupart des couleurs résultantes peuvent être produites par des associations différentes de couleurs simples prises deux à deux. Les mélanges de couleurs composées donnent, en général, les mêmes résultats que ceux des couleurs spectrales de même nom. Seulement le mélange est d'autant plus rapproché du blanc que

verra plus loin, un petit champ rectangulaire d'un écran blanc non éclairé, et, à côté, avec de la lumière blanche plus intense, un champ plus étendu de l'écran. Dans les mêmes circonstances, le rouge a donné du rouge brun, et le vert du vert-olive.

Si nous tenons donc compte de l'intensité lumineuse, nous trouvons que la qualité de toute sensation lumineuse dépend de trois grandeurs variables, l'*intensité lumineuse*, le *ton* et le *degré de saturation*. Il n'existe pas d'autres différences dans la qualité de la sensation lumineuse. On peut énoncer ce résultat de la manière suivante :

La sensation colorée produite par une certaine quantité x *de lumière mélangée quelconque, peut toujours être reproduite par le mélange d'une certaine quantité* a *de lumière blanche avec une certaine quantité* b *de lumière saturée (couleur spectrale ou pourpre) d'un ton déterminé.*

Bien que le nombre des différentes sensations de couleurs reste encore infiniment considérable, cette proposition le restreint cependant dans des limites plus étroites que si toutes les combinaisons possibles des différents rayons de lumière simple pouvaient donner des sensations colorées différentes. Pour déterminer complétement la nature objective d'une lumière mélangée, il faut indiquer combien elle contient de lumière de chaque longueur d'onde; or, comme il existe un nombre infini de longueurs d'ondes différentes, on doit considérer la qualité physique d'une lumière mélangée oomme étant fonction d'un nombre infini d'inconnues. *La sensation, au contraire, que produit sur l'œil une lumière mélangée quelconque, peut toujours être considérée comme une fonction de trois quantités variables*, et qui peuvent être exprimées numériquement; ce sont : 1° la quantité de lumière colorée saturée; 2° la quantité de lumière blanche qu'il faut ajouter pour produire la même sensation colorée; 3° la longueur d'onde de la lumière colorée.

Nous obtenons enfin de cette manière un principe d'après lequel on peut classer les couleurs dans un ordre systématique. — En effet, si nous faisons d'abord abstraction des différences d'intensité lumineuse, il ne reste que deux quantités variables dont dépend la qualité de la couleur : ce sont la nuance et le rapport de la lumière colorée à la lumière blanche; nous pouvons donc nous figurer toutes les couleurs disposées sur un plan en des points définis par les deux dimensions de ce plan, comme cela peut se faire pour toute quantité qui dépend de deux variables. La série des couleurs saturées, étant continue avec elle-même, doit être disposée sur une courbe fermée, et Newton a pris à cet effet un cercle (fig. 114) au milieu duquel se trouve le blanc; sur les lignes qui joignent le centre aux différents points de la périphérie, il faut marquer les nuances intermédiaires entre le blanc et les couleurs saturées qui se trouvent aux points correspondants de la périphérie, ces nuances étant placées d'autant plus près du centre qu'elles contiennent plus de blanc. De cette façon, on obtient une *table des couleurs* qui représente, rangées suivant leurs transitions successives, toutes les espèces possibles des couleurs d'égale intensité. Si l'on voulait tenir compte aussi des différents degrés d'intensité lumineuse des couleurs des corps, il fau-

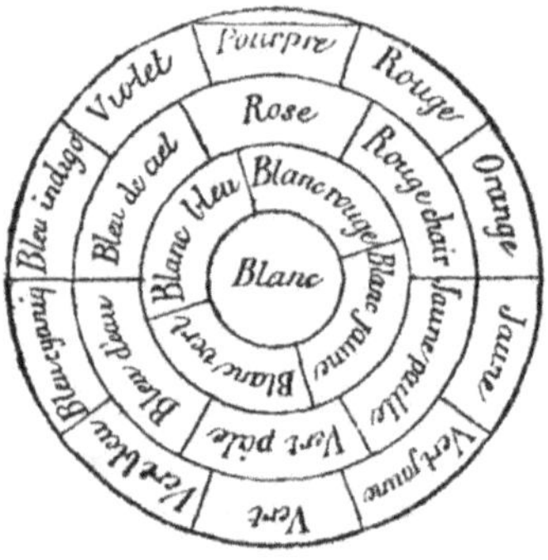

FIG. 114.

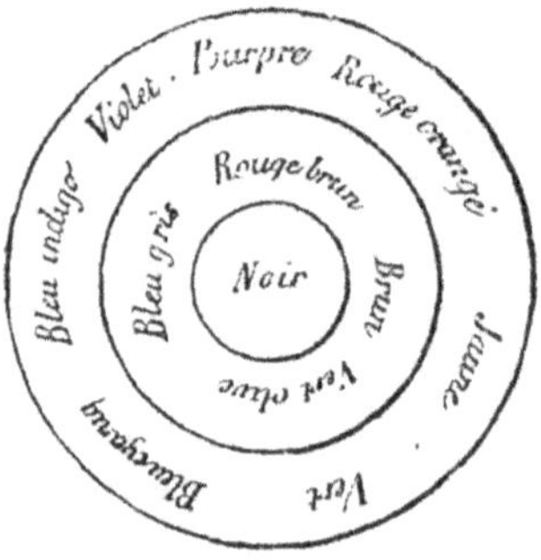

FIG. 115.

drait, à l'exemple de Lambert, avoir recours à la troisième dimension de l'espace; on pourrait même faire converger en une pointe, répondant au noir, les couleurs les plus sombres, où l'on ne peut plus distinguer qu'une quantité de nuances de plus en plus faible. On obtient ainsi une *pyramide* ou un *cône de couleurs*. La figure 115 représente trois sections horizontales successives pratiquées dans un semblable cône. La plus grande, répondant à la base, représenterait la même disposition des couleurs que le plus grand cercle de la figure 114. La section moyenne, correspondant au milieu du cône, présente sur son bord le rouge brun, le brun, le vert-olive et le gris bleu; à son centre se trouverait le gris; enfin la plus petite des trois, prise près du sommet du cône, représente le noir, comme on le voit sur la figure.

Newton s'est encore servi de la disposition des couleurs sur un plan pour exprimer la loi du mélange des couleurs. — Il supposait représentées par des poids les intensités des lumières mélangées, supposait ces poids situés sur la table des couleurs au point affecté à chacune, et, construisant le centre de gravité de ces poids, sa position devait donner celle de la couleur résultante, et la somme des poids devait en exprimer l'intensité. Grassmann a développé et exprimé les principes qui étaient cachés derrière ce procédé de Newton. A cette proposition énoncée plus haut, que :

1° *Toute couleur résultante présente le même aspect que le mélange du blanc avec une certaine couleur saturée*, il faut ajouter les propositions suivantes :

2° *Lorsque l'une des deux couleurs qui doivent composer un mélange varie d'une manière continue, l'aspect de la couleur résultante varie aussi d'une manière continue.*

3° *Lorsqu'on mélange des couleurs de même aspect, on obtient des mélanges de même aspect.*

En admettant ces trois principes, on peut établir sur un plan une disposition des couleurs qui permette de trouver la couleur résultante par une construction de centre de gravité. Nous désignerons sous le nom de *table géométrique des couleurs* un semblable tableau qui donne les couleurs résultantes d'après le principe de la construction du centre de gravité. Comme les intensités lumineuses des différentes couleurs ne sont pas susceptibles d'être comparées par l'œil d'une manière générale, il faut se réserver, pour chaque table de ce genre, d'établir soi-même l'unité de quantité lumineuse de chaque couleur d'après la loi de Newton sur le mélange des couleurs. Il suffit de prendre arbitrairement trois couleurs, telles qu'aucune d'elles ne puisse être produite par le mélange des deux autres, de leur donner arbitrairement sur la table trois positions qui ne soient pas en ligne droite, et de fixer arbitrairement l'unité de leur intensité lumineuse, pour que la position et l'unité d'intensité de chaque autre couleur de la table soient déterminées.

Construction de la table géométrique des couleurs.

Supposons qu'on ait choisi les trois couleurs A, B, C, qu'on prend pour points de départ, qu'on ait défini les unités de leurs intensités lumineuses et leurs positions sur la table des couleurs, que nous indiquons par a, b et c sur la fig. 116 ; mêlons une quantité α de A avec une quantité de β de B, et plaçons la couleur résultante au centre de gravité commun des poids α et β, supposés appliqués le premier en a et le second en b. Le centre de gravité d est sur la ligne ab qui joint les points d'application des deux poids, et il faut qu'on ait

$$\alpha \times ad = \beta \times bd.$$

De même, en général, toutes les couleurs résultant de mélanges de A et B, se trouvent sur la ligne ab. Si, aux quantités α et β des couleurs A et B, on veut mélanger la quantité γ de la couleur C, on peut d'abord supposer les quantités α et β mélangés comme précédemment, et leur résultante, dont la valeur sera désignée par $\alpha + \beta$, appliquée en d ; il reste à construire le point d'application e de la résultante des deux poids $\alpha + \beta$ et γ, appliqués en d et en c ; ce point doit se

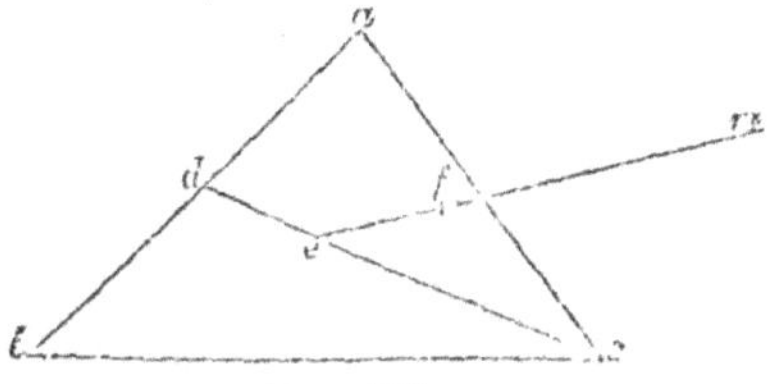

FIG. 116.

trouver sur la ligne *cd*. On obtient ainsi la position de la couleur résultante, dont la quantité doit être

$$\varepsilon = \alpha + \beta + \gamma.$$

On obtient aussi par cette équation l'unité d'intensité lumineuse pour cette couleur : cette unité est

$$1 = \frac{\varepsilon}{\alpha + \beta + \gamma}.$$

De ce qui précède, il résulte que toute couleur provenant du mélange de A, B et C, doit se trouver dans l'intérieur du triangle abc ; la position et l'unité d'intensité se déterminent pour chacune d'elles de la manière qu'on vient de voir.

Supposons maintenant qu'on ait déterminé les positions et les unités de toutes les couleurs pouvant provenir du mélange de A, B et C, il devient également possible de déterminer les positions et les unités de toutes celles qui ne peuvent pas provenir du mélange de ces couleurs. Soit M une semblable couleur. On peut toujours prendre, de cette couleur, une quantité μ assez petite pour que le résultat de son mélange avec l'une des couleurs du triangle se trouve encore situé dans le triangle; qu'on la mélange, par exemple, avec la quantité ε, mesurée d'après l'unité déjà établie, de la couleur qui se trouve en e. Si l'on imagine que la quantité de la couleur M soit d'abord infiniment petite, et qu'elle augmente ensuite d'une manière continue jusqu'à devenir égale à μ, la couleur résultante sera d'abord celle qui est en e, puis, d'après la proposition 2°) précédente, elle changera d'une manière continue, c'est-à-dire qu'elle passera par la série continue des couleurs voisines. Lorsque la quantité de M est devenue égale à μ, soient f la position et φ l'intensité de la couleur résultante, et supposons que f soit encore à l'intérieur du triangle. D'après notre règle, on doit avoir d'abord

$$\varphi = \varepsilon + \mu.$$

Par ce moyen, la quantité μ est ramenée aux unités que nous avons adoptées. En second lieu, il faut que f soit le centre de gravité des quantités μ appliquée en m et ε appliquée en e, c'est-à-dire que m doit être sur le prolongement de la ligne ef, et qu'on doit avoir

$$\frac{mf}{ef} = \frac{\varepsilon}{\mu}.$$

La position et l'unité de mesure de la couleur M sont déterminées, et l'on peut procéder de même pour toutes les autres couleurs qui ne peuvent pas provenir du mélange de A, B et C.

Démonstration de l'exactitude de cette construction.

Il nous reste maintenant à faire voir que, dans une table de couleurs ainsi construite, pour laquelle on a déterminé de la manière indiquée les unités de mesure de l'intensité lumineuse des différentes couleurs, la couleur résultant du mélange de deux couleurs déterminées quelconques se trouve au centre de gravité de ces deux couleurs, et que son intensité lumineuse, mesurée d'après les unités établies, est égale à la somme des quantités des lumières mélangées.

Si nous désignons par les coordonnées rectangulaires x_1, y_1; x_2, y_2; x_3, y_3; etc., les positions des points pesants m_1, m_2, m_3, etc., nous obtenons les coordonnées X et Y du centre de gravité par les équations

$$X\,(m_1 + m_2 + m_3 + \text{etc.}) = m_1 x_1 + m_2 x_2 + m_3 x_3 + \text{etc.}$$
$$Y\,(m_1 + m_2 + m_3 + \text{etc.}) = m_1 y_1 + m_2 y_2 + m_3 y_3 + \text{etc.}$$

Nous désignerons, dans ce qui suivra, par x_n et y_n les coordonnées d'un point désigné par une lettre quelconque n.

A. — *Soient à mélanger deux couleurs* E_0 *et* E_1, *qui peuvent elles-mêmes provenir du mélange des trois couleurs* A, B *et* C *qu'on a choisies d'abord.* — Soient ε_0 et ε_1 les quantités des couleurs E_0 et E_1 qui résultent du mélange des quantités correspondantes α_0, β_0 et γ_0, α_1, β_1 et γ_1 des couleurs A, B et C; si nous désignons par x_0 et y_0 les coordonnées de la position de ε_0, par x_1 et y_1 celles de la position de ε_1, nous obtenons, d'après la construction connue :

$$x_0\,(\alpha_0 + \beta_0 + \gamma_0) = \alpha_0 x_a + \beta_0 x_b + \gamma_0 x_c\,,$$
$$x_1\,(\alpha_1 + \beta_1 + \gamma_1) = \alpha_1 x_a + \beta_1 x_b + \gamma_1 x_c\,;$$
$$y_0\,(\alpha_0 + \beta_0 + \gamma_0) = \alpha_0 y_a + \beta_0 y_b + \gamma_0 y_c\,,$$
$$y_1\,(\alpha_1 + \beta_1 + \gamma_1) = \alpha_1 y_a + \beta_1 y_b + \gamma_1 y_c\,;$$
$$\varepsilon_0 = \alpha_0 + \beta_0 + \gamma_0\,,$$
$$\varepsilon_1 = \alpha_1 + \beta_1 + \gamma_1.$$

Maintenant, d'après le principe 3°, suivant lequel le mélange de couleurs de mêmet aspect donne des couleurs résultantes de même aspect, la couleur résultan de ε_0 et de ε_1 est la même que celle qui résulte de $\alpha_0 + \beta_0 + \gamma_0$ et de $\alpha_1 + \beta_1 + \gamma_1$; de plus, dans la construction de la table, on obtient les coordonnées X et Y de la position de ce mélange par les équations

$$X\,(\alpha_0 + \beta_0 + \gamma_0 + \alpha_1 + \beta_1 + \gamma_1) = (\alpha_0 + \alpha_1)x_a + (\beta_0 + \beta_1)x_b + (\gamma_0 + \gamma_1)x_c\,,$$
$$Y\,(\alpha_0 + \beta_0 + \gamma_0 + \alpha_1 + \beta_1 + \gamma_1) = (\alpha_0 + \alpha_1)y_a + (\beta_0 + \beta_1)y_b + (\gamma_0 + \gamma_1)y_c\,,$$

ou bien on peut, au moyen des six équations posées plus haut, éliminer x_a, x_b, x_c et y_a, y_b, y_c, ce qui donne

$$X\,(\varepsilon_0 + \varepsilon_1) = \varepsilon_0 x_0 + \varepsilon_1 x_1\,,$$
$$Y\,(\varepsilon_0 + \varepsilon_1) = \varepsilon_0 y_0 + \varepsilon_1 y_1\,,$$

c'est-à-dire que les coordonnées x et y de la couleur qui résulte de ε_0 et ε_1 sont les mêmes que celles du centre de gravité de ε_0 et ε_1.

La quantité de lumière q du mélange de ε_0 et ε_1 doit aussi être égale à la quantité de lumière produite par le mélange des quantités de couleurs de même aspect, $\alpha_0 + \beta_0 + \gamma_0$ et $\alpha_1 + \beta_1 + \gamma_1$, c'est-à-dire

$$q = \alpha_0 + \beta_0 + \gamma_0 + \alpha_1 + \beta_1 + \gamma_1 = \varepsilon_0 + \varepsilon_1\,,$$

ce qui démontre l'exactitude de la construction pour toutes les couleurs pouvant provenir de A, B et C, sur la table construite de la manière indiquée.

B. — *Soient à mélanger deux couleurs* M_0 *et* M_1 *qui ne peuvent pas provenir du mélange de* A, B et C. — Soient x_0, y_0 les coordonnées et μ_0 la quantité de la couleur M_0 ; soient x_1 et y_1 les coordonnées et μ_1 la quantité de la couleur M_1. Supposons qu'on ait trouvé la position de M_0 sur la table des couleurs parce que la quantité μ_0 mêlée avec la quantité ε_0 de la couleur E située au point e a donné la quantité φ de la couleur F située en f ; on a

$$\begin{aligned} \varepsilon_0 + \mu_0 &= \varphi, \\ \varphi x_f &= \varepsilon_0 x_e + \mu_0 x_0, \\ \varphi y_f &= \varepsilon_0 y_e + \mu_0 y_0. \end{aligned}$$

De même, supposons qu'on ait déterminé la position de la couleur M_1 par ce fait que la quantité μ_1 mêlée avec la quantité ε_1 de la couleur E a donné la quantité ψ de la couleur G située en g ; on a

$$\begin{aligned} \varepsilon_1 + \mu_1 &= \psi, \\ \psi x_g &= \varepsilon_1 x_e + \mu_1 x_1, \\ \psi y_g &= \varepsilon_1 y_e + \mu_1 y_1. \end{aligned}$$

Pour déterminer de la même manière la position de la couleur provenant du mélange de μ_0 et de μ_1, mélangeons-la avec la quantité $\varepsilon_0 + \varepsilon_1$ de la couleur E. Cela revient à mélanger les quantités φ et ψ des couleurs F et G. Soient ξ et v les coordonnées de cette couleur résultante, données par les équations

$$\begin{aligned} (\varphi + \psi)\,\xi &= \varphi x_f + \psi x_g, \\ (\varphi + \psi)\,v &= \varphi y_f + \psi y_g. \end{aligned}$$

On obtient alors les coordonnées X et Y du mélange de μ_0 et μ_1, dont on désignera la quantité, encore indéterminée, par η, au moyen des équations

$$\begin{aligned} (\varphi + \psi)\,\xi &= (\varepsilon_0 + \varepsilon_1)\,x_e + \eta X, \\ (\varphi + \psi)\,v &= (\varepsilon_0 + \varepsilon_1)\,y_e + \eta Y, \\ \varphi + \psi &= \varepsilon_0 + \varepsilon_1 + \eta. \end{aligned}$$

Si, à l'aide des équations précédentes, on élimine ici φ, ψ, x_e et y_e, on obtient les équations

$$\begin{aligned} \mu_0 x_0 + \mu_1 x_1 &= \eta X, \\ \mu_0 y_0 + \mu_1 y_1 &= \eta Y, \\ \mu_0 + \mu_1 &= \eta, \end{aligned}$$

d'après lesquelles le mélange de μ_0 et de μ_1 est bien situé, comme on le demande, au centre de gravité des deux poids, et sa quantité est égale à la somme de ces deux quantités.

C. — *Soient à mélanger deux couleurs, l'une pouvant, et l'autre ne pouvant pas résulter de* A, B *et* C. — La marche est analogue à celle suivie en B. Soit μ_0 la quantité de la couleur qui ne peut pas résulter de A, B, C; supposons que ses coordonnées x_0 et y_0 soient données par ce fait que, mêlée à la quantité ε_0 de la couleur située en E, la couleur proposée a donné la quantité φ de la couleur située en F. On a alors

$$\mu_0 x_0 + \varepsilon_0 x_e = \varphi x_f ,$$
$$\mu_0 y_0 + \varepsilon_0 y_e = \varphi y_f ,$$
$$\mu_0 + \varepsilon_0 = \varphi.$$

On obtient la position de la couleur η provenant du mélange de μ_0 avec une couleur μ, pouvant provenir de A, B, C et située en G, en mêlant η avec ε_0 et exécutant la construction connue. Mais comme η est composée de μ_0 et μ_1, on peut aussi mélanger d'abord μ_0 et ε_0, ce qui, d'après la proposition 3°, donne la quantité φ de la couleur située en F, et mélanger ensuite φ et μ_1. Le centre de gravité commun de ces deux quantités donne la position du mélange de η avec ε_0; ses coordonnées ξ et v sont données par les équations

$$(\varphi + \mu_1)\,\xi = \varphi x_f + \mu x_g ,$$
$$(\varphi + \mu_1)\,v = \varphi y_f + \mu y_g .$$

On peut obtenir maintenant les coordonnées X et Y de η, d'après la règle de construction, à l'aide des équations

$$(\varphi + \mu_1)\,\xi = \eta X + \varepsilon_0 x_e ,$$
$$(\varphi + \mu_1)\,v = \eta Y + \varepsilon_0 y_e ,$$
$$\varphi + \mu_1 = \eta + \varepsilon_0 ,$$

d'où l'on déduit enfin

$$\eta X = \mu_0 x_0 + \mu_1 x_g ,$$
$$\eta Y = \mu_0 y_0 + \mu_1 y_g ,$$
$$\eta = \mu_0 + \mu_1 .$$

C. q. f. d.

Jusqu'ici nous n'avons employé, pour déterminer la position des couleurs ne pouvant pas provenir de A, B et C, que leur mélange avec une seule couleur E. Mais la dernière proposition fait voir que l'emploi de toute autre couleur G donnerait les mêmes résultats pour ces déterminations.

On ne peut pas prévoir quelle sera la forme de la courbe sur laquelle viendront se placer les couleurs simples, par suite d'une construction semblable. Cette courbe pourra même être très-différente suivant le choix des trois couleurs avec lesquelles on commence la construction, et suivant leurs unités de mesure, qu'on choisit arbitrairement. L'une des unités de mesure doit toujours rester arbitraire; il en est de même de la position de deux des trois points où l'on place les trois couleurs choisies. La forme de la courbe dépend encore des quatre autres données. On peut donc encore imposer quatre conditions qu'on pourra satisfaire en général par un choix convenable des quatre grandeurs arbitraires. Ainsi, on pourrait demander que, dans la table des couleurs, cinq couleurs choisies arbitrairement soient toutes à égale distance du blanc. Dans ce cas, la courbe qui limite la table des couleurs, et qui contient les couleurs simples, différerait à peine du cercle de Newton tel qu'il est représenté par la figure 114 ; seulement, entre le rouge extrême et le violet, la surface serait limitée par la corde qu'on voit sur la figure, au lieu de l'arc, parce que le pourpre, qui ne peut résulter que du mélange de ces deux couleurs extrêmes, se trouverait sur la ligne droite qui joint ces deux couleurs. Il résulte, en outre, du principe de construction, que deux couleurs complémentaires sont toujours situées aux extrémités opposées d'un diamètre du cercle ; car la couleur résultante blanche doit toujours se trouver sur la ligne de jonction des couleurs dont elle est composée. Cette condition est aussi remplie sur la figure 114.

En ce qui concerne les unités d'intensité lumineuse relatives au différentes couleurs, et que nous avons laissées indéterminées jusqu'ici, dans le cas où le champ des couleurs est limité par une circonférence, il faudrait considérer comme égales les quantités complémentaires de couleurs complémentaires, c'est-à-dire les quantités dont le mélange donne du blanc ; en effet, d'après l'hypothèse, le blanc, qui en résulte, est situé à égale distance des deux ; or, le centre de gravité de deux poids ne peut être situé au milieu de la ligne qui les joint, que si les poids sont égaux. De plus, la disposition circulaire amènerait à considérer comme égales des quantités de couleurs non complémentaires entre elles, qui, mélangées chacune avec une quantité suffisante de leur couleur complémentaire, produisent des quantités égales de blanc. Il résulte déjà de ce qu'on a vu plus haut au sujet des différents degrés de saturation des couleurs spectrales, que les quantités que nous considérons ici comme égales sont loin d'offrir à l'œil la même intensité. Cependant on verra, dans le paragraphe suivant, que la comparaison des intensités, faite par l'œil pour des intensités lumineuses absolues différentes, donne des résultats très-différents, tandis qu'au contraire la détermination de l'unité de mesure de différentes couleurs d'après le résultat du mélange conserve du moins la même valeur pour tous les degrés d'intensité lumineuse.

Si l'on veut, au contraire, dans la table des couleurs, considérer comme égales des quantités de lumière colorée qui, pour une certaine intensité absolue, présentent à l'œil des intensités égales, la courbe des couleurs simples devient toute différente, et analogue à celle représentée par la figure 117. Les couleurs saturées rouge et violette doivent être plus éloignées du blanc que leurs couleurs complémentaires qui paraissent moins saturées; car, d'après le jugement de l'œil, il entre bien moins de violet que de vert jaune dans le mélange de ces deux couleurs qui donne du blanc, et le blanc devant se trouver au centre de gravité de ces deux couleurs, la petite quantité de violet doit agir sur un bras de levier plus grand que la grande quantité de vert jaune. Du reste, ici encore, les couleurs spectrales se trouvent à la périphérie de la courbe, le pourpre sur une corde, les couleurs complémentaires, aux extrémités opposées de cordes qui passent par la position du blanc, le tout comme dans le cercle de la figure 114.

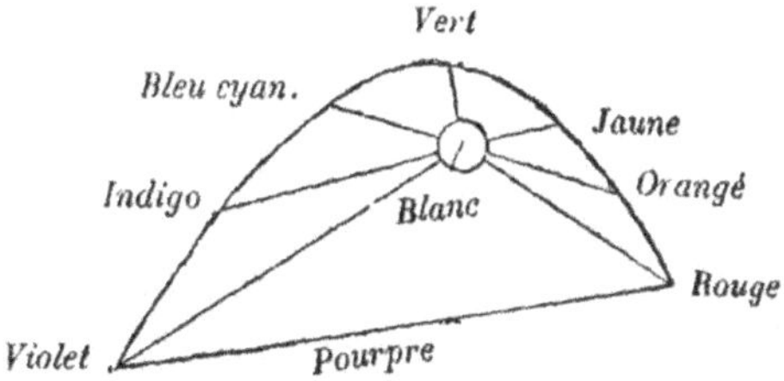

FIG. 117.

Newton n'avait d'abord proposé la réduction de la loi du mélange des couleurs à des constructions de centres de gravité que comme une espèce de représentation mathématique destinée à exprimer les faits, si nombreux, donnés par l'expérience, et n'ayant pas fait de vérifications quantitatives, il s'appuyait seulement sur ce que les résultats de cette représentation correspondaient qualitativement avec les faits d'expérience. Maxwell a fait, dans ces derniers temps, ces expériences quantitatives. Il confectionna deux séries de secteurs circulaires possédant deux rayons différents, et les recouvrit de couleurs (cinabre, jaune de chrôme, vert de Paris, outremer, blanc et noir); il les fixait sur un disque tournant, de telle manière qu'on pouvait rendre visibles, à volonté, des parties plus ou moins grandes de chaque secteur; au milieu du disque, la disposition était différente de celle du bord. On faisait varier la largeur des secteurs jusqu'à ce que, dans la rotation rapide du disque, les deux mélanges de couleurs fussent tout à fait semblables, puis on mesurait l'angle que présentait chacun des secteurs. De cette façon, on peut produire une quantité indéfinie de combinaisons de couleurs et trouver chaque fois la loi du mélange. D'après le mode d'exposition que nous avons suivi jusqu'ici, on peut expliquer de la manière suivante la signification qu'il faut attacher à ces expériences. Construisons une table des couleurs en prenant comme couleurs fondamentales trois des couleurs du disque, par exemple le rouge, le vert et le bleu, leurs intensités étant supposées égales à l'unité de mesure choisie arbitrairement. Il faut alors, dans chaque expérience, attribuer à chacune de ces trois couleurs une intensité égale au quotient de l'arc de son secteur par la circonférence entière. D'abord, il est possible de composer avec ces trois couleurs un gris qu'on peut rendre égal à un gris formé de noir et de blanc. C'est ainsi qu'on détermine la position et l'unité de mesure du blanc dans la table de couleurs. D'autre part, il est possible de produire, avec du rouge et du vert d'une part, avec du jaune du blanc et du noir d'autre part, deux mélanges d'un même jaune gris, et de déterminer alors, d'après la règle de construction indiquée plus haut, la position et l'unité de mesure du jaune dans la table des couleurs. On peut ensuite déduire complétement, soit par construction sur la table des couleurs, soit par calcul, et vérifier par l'expérience, que l'on peut composer au moyen de trois autres de ces couleurs tout mélange provenant de trois des cinq couleurs : rouge, jaune, vert, bleu et blanc ; chacune de ces vérifications est une vérification des principes sur lesquels sont fondées les constructions de centres de gravité. Maxwell a trouvé un accord satisfaisant entre les expériences et la loi. Cette disposition du disque des couleurs serait du reste très-convenable pour définir par des nombres les couleurs des corps naturels.

Nous avons vu que toute variété d'impression lumineuse peut être considérée comme fonction de trois quantités qui peuvent varier d'une manière indépendante ; nous avons pris jusqu'ici pour ces variables : 1° l'intensité lumineuse, 2° le ton, 3° la saturation ; ou bien : 1° la quantité de blanc, 2° la *quantité*, 3° la longueur d'onde d'une couleur spectrale. — On peut remplacer ces trois variables par trois autres, et c'est ce qu'on a fait en cherchant à considérer toutes les couleurs comme des mélanges de quantités variables de trois couleurs, les *trois couleurs fondamentales*, pour lesquelles on a choisi, en général, le *rouge*, le *jaune* et le *bleu*. Cette proposition serait inexacte si, la considérant au point de vue objectif, on admettait l'existence, dans le spectre, de couleurs simples dont le mélange pût donner à l'œil une sensation semblable à celle que produit toute autre lumière simple ou composée. Il n'existe pas trois couleurs simples dont le mélange reproduise, même passablement, les couleurs intermédiaires du spectre : les couleurs spectrales paraissent toujours bien plus saturées que les couleurs composées. Le rouge, le jaune et le bleu sont précisément les couleurs les moins propres à obtenir cet effet, car si l'on prend pour le bleu une nuance se rapprochant de celle du ciel, et ne tirant pas sur le vert, le mélange de ces couleurs ne permet jamais d'obtenir du vert ; si l'on prend un bleu et un jaune verdâtres, *on n'obtient qu'un vert* très-blanchâtre. On ne pouvait choisir ces trois couleurs qu'alors que l'on croyait qu'à l'exemple des matières colorantes, le mélange de la lumière bleue avec la lumière jaune donnait du vert. On réussirait un peu mieux en prenant pour couleurs fondamentales le *violet*, le *vert* et le *rouge*. Le violet et le vert permettent d'obtenir du bleu, mais ce n'est pas le bleu saturé du spectre, et le vert et le rouge donnent un jaune pâle qui se distingue aussi, au premier coup d'œil, du jaune éclatant du spectre.

Figurons-nous les couleurs disposées en une table suivant la méthode déjà vue, il résulte de la règle de construction établie plus haut, que toutes les couleurs à obtenir par le mélange de trois couleurs données se trouvent nécessairement à l'intérieur du triangle dont les sommets coïncideraient avec les trois couleurs fondamentales. Ainsi, dans la figure 118, où les couleurs sont désignées par leurs initiales (*I* = indigo, *Bl.* = bleu cyanique) le triangle *R Bl J* contiendrait toutes les couleurs qu'on pourrait former de rouge, de bleu cyanique et de jaune. On voit que, deux grands segments du cercle restant en dehors, on ne pourrait produire qu'un violet et un vert très-blanchâtres. Si, au lieu du bleu cyanique, on prenait le bleu de ciel ou l'indigo, le vert ferait complétement défaut. — Le triangle *V R Ve* contient les couleurs pouvant provenir du mélange du violet, du rouge et du vert; ce qui donnerait déjà une bonne partie des couleurs. Mais, comme on le voit sur la figure, il manque encore des segments considérables du cercle, ce qui s'accorde avec les expériences connues du mélange des couleurs spectrales, d'après lesquelles, en effet, la périphérie de la table des couleurs doit être une courbe qui s'écarte beaucoup des côtés du triangle.

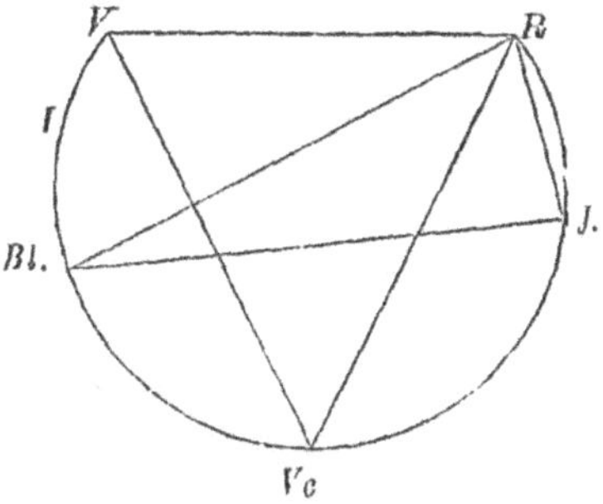

Fig. 118.

Brewster a cherché à défendre la nature objective des trois couleurs principales : il prétendait que pour chaque degré de réfrangibilité des rayons lumineux il y a trois espèces différentes de lumière, le rouge, le jaune et le bleu, et que les proportions différentes du mélange constituent les différentes couleurs du spectre. Les couleurs spectrales seraient donc composées elles-mêmes de trois espèces de lumière qualitativement différentes, mais dont les rayons auraient, pour chaque couleur spectrale, un même degré de réfrangibilité. D'après Brewster, les milieux colorés permettraient de démontrer la présence des trois couleurs fondamentales dans chaque couleur simple. Nous avons déjà vu, dans le paragraphe précédent, l'inexactitude de cette assertion, qui sert de base à toute son argumentation.

Si nous laissons de côté l'hypothèse de Brewster, parler de trois couleurs fondamentales sous le rapport objectif serait un non-sens. En effet, tant qu'il s'agit des conditions purement physiques, et qu'il n'est pas question de l'œil humain, les propriétés de la lumière composée dépendent uniquement des proportions dans lesquelles s'y trouvent les lumières de différentes longueurs d'onde. La réduction à trois couleurs fondamentales ne peut jamais avoir qu'une signification subjective; il ne peut s'agir ici que de ramener les sensations colorées à trois sensations fondamentales. C'est dans ce sens que Th. Young a très-bien saisi le problème, et son hypothèse donne, en réalité, une explication et un aperçu excessivement simples et clairs de tous les phénomènes de l'étude physiologique des couleurs. Th. Young admet que :

1° Il existe, dans l'œil, trois sortes de fibres nerveuses dont l'excitation donne respectivement la sensation du rouge, du vert et du violet.

2° La lumière objective homogène excite les trois espèces de fibres nerveuses avec une intensité qui varie avec la longueur d'onde. Celle qui possède la plus grande longueur d'onde excite le plus fortement les fibres sensibles au rouge, celle de longueur moyenne, les fibres du vert, et celle de la moindre longueur d'onde, les fibres du violet. Cependant il ne faut pas nier, mais bien plutôt admettre pour l'explication de

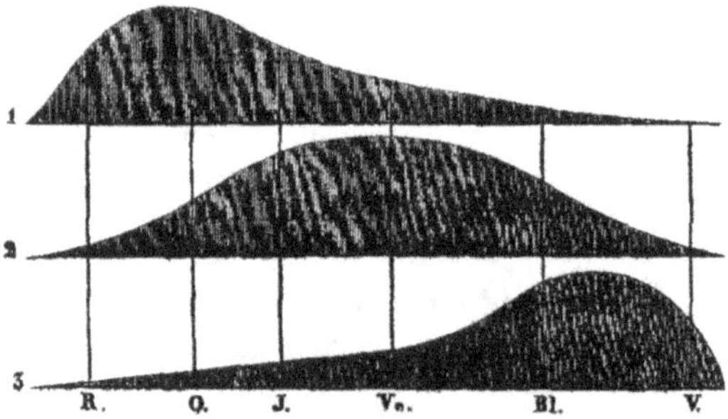

Fig. 119.

nombre de phénomènes, que chaque couleur spectrale excite toutes les espèces de fibres, mais avec une intensité différente. Supposons les couleurs spectrales disposées horizontalement et par ordre (fig. 119) depuis le rouge *R* jusqu'au violet *Vi*, les trois courbes représentent plus ou moins exactement l'irritabilité des trois sortes de fibres, la courbe 1 pour les fibres du rouge, la courbe 2 pour les fibres du vert et la courbe 3 pour celles du violet.

Le *rouge* simple, excite fortement les fibres sensibles au rouge, et faiblement les deux autres espèces; *sensation : rouge*.

Le *jaune* simple, excite modérément les fibres sensibles au rouge et au vert, faiblement celles du violet; sensation : jaune.

Le *vert* simple, excite fortement les fibres du vert, bien plus faiblement les deux autres espèces; sensation : vert.

Le *bleu* simple, excite modérément les fibres du vert et du violet, faiblement celles du rouge; sensation : bleu.

Le *violet* simple, excite fortement les fibres qui lui appartiennent, faiblement les autres; sensation : violet.

L'excitation à peu près égale de toutes les fibres donne la sensation du *blanc* ou des couleurs blanchâtres.

Peut-être objectera-t-on, au premier abord, à cette hypothèse, qu'elle exige trois fois plus de fibres et de terminaisons nerveuses que l'opinion ordinairement admise, laquelle accorde à chaque fibre nerveuse la propriété de conduire toutes sortes d'excitations chromatiques. Je ne crois pas que, sous ce rapport, la théorie de Th. Young soit en contradiction avec les faits anatomiques, puisque nous ne savons rien sur le nombre des fibres conductrices, et il existe encore un grand nombre d'éléments microscopiques (cellules, granules, bâtonnets) auxquels nous n'avons, jusqu'à présent, pu attribuer aucune fonction spéciale. D'un autre côté, ce n'est pas là le point essentiel de l'hypothèse de Th. Young, lequel me paraît consister plutôt à représenter les sensations colorées comme résultant de trois actions parfaitement distinctes qui se produiraient dans la substance nerveuse. Cette indépendance ne se présente pas seulement dans les phénomènes dont nous venons de parler : on l'observe aussi dans ceux qui proviennent de l'état de fatigue de l'appareil nerveux visuel. Il ne serait pas précisément nécessaire d'admettre des fibres nerveuses différentes pour ces différentes sensations; on obtiendrait aussi les mêmes avantages que présente l'hypothèse de Th. Young pour l'explication des faits, en admettant que chaque fibre puisse servir à trois actions complétement distinctes et indépendantes l'une de l'autre. Cependant, comme la forme primitive et plus palpable de l'hypothèse, telle qu'elle a été établie par Th. Young, permet de mieux fixer les idées et le langage, quand ce ne serait que dans l'intérêt de la clarté de l'exposition, nous trouvons plus avantageux de la conserver. Il faut encore ajouter que les phénomènes physiques de l'excitation nerveuse, tels que ceux de l'excitation électro-motrice, ne nous présentent ni dans les nerfs sensitifs, ni dans les nerfs moteurs, aucun signe de cette diversité d'action, telle qu'elle doit exister si chaque fibre du nerf optique peut conduire toutes les sensations colorées. L'hypothèse de Th. Young rend possible, sous ce rapport aussi, de reporter directement au nerf optique les idées si simples du mécanisme et de la conductibilité de l'excitation, que nous nous sommes faites par l'étude des phénomènes des fibres motrices, ce qui ne serait pas possible si nous nous figurions que chaque fibre du nerf optique puisse être affectée en même temps de trois états d'excitation, qualitativement différents, et qui ne se gêneraient pas mutuellement. L'hypothèse de Th. Young n'est qu'une application plus spéciale de la loi des énergies spécifiques des sens. De même que, dans l'œil, les sensations du toucher et de la vue appartiennent incontestablement à des fibres nerveuses différentes, on admet ici qu'il en est de même pour la sensation des différentes couleurs fondamentales.

Le choix des trois couleurs fondamentales présente tout d'abord quelque chose d'arbitraire.— On pourrait choisir à volonté trois couleurs dont le mélange produise du blanc. Th. Young a été guidé sans doute par la considération que les couleurs extrêmes du spectre paraissent devoir occuper des positions privilégiées. Si nous ne choisissions pas ces couleurs, il faudrait prendre pour l'une des couleurs fondamentales une nuance pourpre, et la courbe qui lui répondrait dans la figure 119 aurait deux maximums, l'un dans le rouge et l'autre dans le violet. Cette hypothèse serait plus compliquée sans être impossible. Il n'existe encore, que je sache, aucun autre moyen de déterminer les couleurs fondamentales que l'examen des sujets affectés de dyschromatopsie. Nous verrons plus loin jusqu'à quel point cet examen confirme l'hypothèse de Th. Young, au moins pour le rouge.

Les résultats des mélanges de couleurs prouvent déjà, au moins pour le vert, que les couleurs spectrales correspondant aux trois couleurs fondamentales n'excitent pas seulement les fibres nerveuses de même nom, mais aussi les autres, à un degré moindre. — En effet, supposons toutes les sensations composées de trois couleurs fondamentales, disposées sur un plan suivant la règle de Newton, d'après ce qu'on a vu plus haut, la surface chromatique est un triangle. Ce triangle doit comprendre dans son intérieur la surface représentée fig. 117, qui contient toutes les couleurs pouvant résulter des mélanges de couleurs spectrales. C'est ce qu'on peut réaliser en plaçant en *A*, fig. 120, la

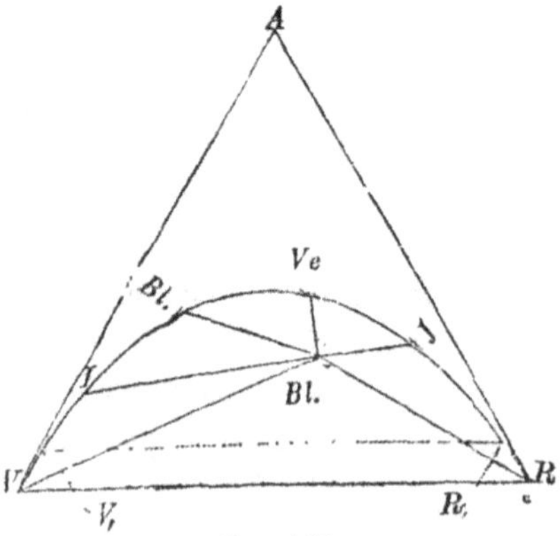

FIG. 120.

sensation du vert pur, et en *R* et en *V* le rouge et le violet spectraux, considérés comme couleurs fondamentales. Alors *AVR* serait le triangle qui renfermerait toutes les sensations colorées possibles. Comme nous l'avons dit, cette convention s'accorderait avec les faits des mélanges de couleurs. Mais des faits qu'on verra plus loin, relatifs à la dyschromatopsie, à la modification des nuances par l'augmentation d'intensité de la lumière, et aux images consécutives, obligent à admettre que le rouge et le violet spectraux ne répondent pas à la sensation simple d'une couleur fondamentale, mais à une sensation légèrement mélangée. Nous aurions donc, dans le triangle de la figure 120, à placer environ en R_1 et en V_1 les couleurs spectrales rouge et violette et la figure $IBlVeR_1V_1$ embrasserait alors toutes les couleurs possibles de la lumière objective.

On voit donc qu'il doit exister une série de sensations de couleurs encore plus saturées que celles que l'œil trouve dans les circonstances ordinaires, dans la lumière objective, même dans celle du spectre. Sur la figure 120, les couleurs que la lumière extérieure provoque dans l'œil normal sont comprises entre la courbe et la ligne droite R_1V_1 ; le reste du triangle correspond à des sensations de couleurs qui ne peuvent pas être produites immédiatement par la lumière extérieure. Comme ces dernières sont toutes plus éloignées du blanc que les couleurs spectrales, elles doivent être plus saturées que ces couleurs, lesquelles sont les couleurs objectives les plus saturées que nous connaissions. En réalité, l'étude des images accidentelles nous fera voir qu'on peut, par épuisement de l'œil pour la couleur complémentaire, produire des sensations de couleurs à côté desquelles les couleurs spectrales paraissent blanchâtres.

Cette théorie explique facilement le fait cité plus haut que les différentes couleurs spectrales possèdent des degrés de saturation différents.

C. **Maxwell** a fait une importante série d'expériences sur le mélange des couleurs spectrales, afin de déterminer les tons des trois couleurs fondamentales et les trois courbes d'intensités (fig. 119, p. 382) qui, d'après la théorie de Th. Young, expriment pour chaque portion du spectre l'intensité de chaque couleur fondamentale. A cet effet, il faisait arriver de la lumière blanche dans une boîte obscure, à travers trois fentes dont on pouvait faire varier la largeur et la position. La lumière traversait alors deux prismes et était concentrée par une lentille convergente sur un écran où elle formait, par suite, trois spectres prismatiques qui se recouvraient en partie. Une fente pratiquée dans cet écran laissait arriver à l'œil de l'observateur une des couleurs résultantes qu'elle isolait des autres. Lorsque l'observateur regardait à travers la fente, il voyait la lentille recouverte d'une manière uniforme par la couleur résultante examinée. Un autre compartiment de la boîte laissait passer de la même lumière blanche sans qu'elle eût traversé le prisme. Cette lumière parvenait également à l'observateur, et cela au moyen d'un miroir de verre noir convenablement disposé, de sorte qu'il voyait un champ blanc tout près de la lentille. L'expérience consistait à modifier la position et la largeur des trois fentes qui fournissaient la lumière prismatique jusqu'à ce que le mélange de ces trois sortes de lumière présentât un aspect identique avec le blanc réfléchi sans modification.

Plus tard, Maxwell donna à l'instrument une forme plus commode en renvoyant, au moyen d'un miroir concave, la lumière à travers les prismes qu'elle avait traversés. Par ce moyen l'instrument devient plus court et l'observateur, étant assis tout près des fentes qui laissent pénétrer la lumière, peut les manœuvrer lui-même, ce qui est un grand avantage.

Maxwell prit pour couleurs fondamentales :

1° Un rouge situé entre les lignes C et D de Fraunhofer et deux fois plus éloigné de D que de C. D'après la nomenclature adoptée plus haut, ce serait le rouge écarlate passant à l'orangé.

2° Un vert voisin de la ligne E.

3° Un bleu situé entre F et G, deux fois plus éloigné de G que de F. Ce serait à peu près le passage du bleu cyanique à l'indigo.

A chaque expérience on reproduisait du blanc, au moyen des trois couleurs employées, et l'on notait la largeur qu'il fallait donner aux fentes, de manière à constater la composition invariable du blanc normal. La largeur des fentes permettait de mesurer les quantités de lumière nécessaires. Puis, avec deux des couleurs fondamentales et une troisième couleur choisie à volonté, on composait du blanc, et l'on notait la position de la troisième couleur dans le spectre sur une échelle placée à côté des trois couleurs ; on notait aussi la largeur des fentes. Lorsque le blanc, dont les changements dans l'état de l'atmosphère peuvent parfois modifier la composition, était resté suffisamment invariable, on obtenait ainsi une série de combinaisons de couleurs qui permettaient de définir la position des couleurs spectrales observées sur une table de couleurs, où l'on avait fixé arbitrairement les positions des trois couleurs fondamentales. De cette manière on obtient, par des observations réelles, la forme de la courbe de la figure 120 (page 384), que j'avais dessinée d'après une simple estimation, antérieurement aux expériences de Maxwell. Les courbes, déterminées ainsi par Maxwell pour deux observateurs, se rapprochent bien plus du périmètre du triangle ARV que celle de la figure 120, de telle sorte que la courbe se compose de deux parties presque rectilignes. Les courbures les plus prononcées, celles qui paraissent, par suite, se rapprocher le plus des angles du triangle chromatique complet, correspondent à peu près aux trois couleurs fondamentales indiquées plus haut. Cependant, le bleu, d'après le premier observateur, et le rouge, d'après le second, doivent être pris un peu plus près de l'extrémité du spectre. Mais c'est précisément pour les couleurs faibles des extrémités du spectre que l'expérience présentait des difficultés.

De plus, les résultats de Maxwell diffèrent de la figure 120 en ce que les deux extrémités de la courbe paraissent se raccorder avec le troisième côté du triangle.

Le résultat de Maxwell est, jusqu'à un certain point, en contradiction avec ce que j'ai dit page 367, par suite d'expériences plus directes, à savoir que le mélange de deux couleurs spectrales est toujours un peu plus blanchâtre que la couleur simple dont le ton s'en rapproche *le* plus. Il résulterait de ces expériences que la courbe des couleurs ne peut offrir aucune portion rectiligne, car les couleurs qui se trouvent sur une même ligne droite peuvent se reproduire par le mélange de deux d'entre elles. On peut expliquer cette contradiction en remarquant que c'est précisément aux limites du triangle des couleurs que les tons changent avec la plus grande rapidité relative ; que, par suite, quand même la courbe ne présenterait sur les côtés qu'une convexité trop faible pour être constatée par les observations moins directes de Maxwell, malgré le voisinage de la corde et de l'arc, il peut cependant se trouver, sur la corde, des couleurs d'un aspect sensiblement autre que sur l'arc.

Maxwell a, de plus, calculé d'après ses expériences l'intensité que possèdent, dans chaque couleur prismatique, les trois couleurs fondamentales qu'il a choisies, et il a construit en conséquence les courbes que j'ai indiquées schématiquement dans la figure 119 (p. 382). Les courbes ont des sommets un peu plus pointus que celles de la figure 119, et celle du rouge remonte un peu à l'extrémité violette, celle du bleu, à l'extrémité rouge du spectre.

Il serait à souhaiter qu'on recherchât, par des expériences semblables à celles de Maxwell, s'il est réellement possible d'obtenir tout à fait exactement le jaune spectral au moyen du vert jaunâtre et du jaune d'or, le violet spectral, par le mélange du rouge extrême et de l'indigo, etc., afin de déterminer plus exactement encore la forme du périmètre de la table des couleurs spectrales.

Il est à remarquer que les deux observateurs de Maxwell n'étaient pas amenés à des mélanges absolument pareils de couleurs spectrales pour reproduire le blanc, et qu'aucun d'eux ne considérait comme complétement blanc le mélange composé par l'autre. De plus, chez le second observateur (Maxwell lui-même), la courbe des intensités présentait une concavité plus considérable aux environs de la ligne *F*, que chez l'autre. Maxwell considère comme cause probable une pigmentation différente de la tache jaune, puisque le pigment jaune (voy. p. *420* de l'édition allemande) paraît absorber surtout la lumière de la ligne *F*. C'est pour ce motif que les mélanges blanchâtres qui contiennent ce bleu cessent de paraître blancs dans la vision indirecte, ainsi que je l'avais déjà fait remarquer (p. *505* de l'édit. all.). Comme, chez des individus différents, les couleurs prismatiques arrivent aux parties centrales de la rétine à travers des couches de substance jaune de différente intensité, leur intensité se modifie de manières différentes, et les triangles de couleurs, obtenus par deux individus différents, présentent dans la disposition des couleurs des différences telles qu'on les obtiendrait en modifiant les unités d'intensité, fixées arbitrairement d'ailleurs, des couleurs fondamentales. C'est ainsi que pour les yeux de Maxwell, le rouge agit relativement avec plus d'intensité, et le bleu, avec moins d'intensité que pour les yeux de l'autre observateur.

On peut aussi, d'après Schelske, obtenir des couleurs résultantes, au moyen de couleurs objectives, et des couleurs que produisent les courants électriques *constants*. — Le courant ascendant, ajouté aux couleurs extérieures, leur communique une coloration d'un violet bleuâtre, le courant descendant leur enlève une certaine quantité de cette couleur. On peut même produire des mélanges de couleurs équivalents pour deux disques chromatiques dont l'un se peint sur une moitié de la rétine parcourue par un courant ascendant, et l'autre, sur une moitié parcourue par un courant descendant.

Il est d'un grand intérêt, pour la *théorie* des sensations colorées, d'examiner les perceptions des yeux qui distinguent moins de couleurs que les yeux normaux (*achromatopsie*, *achrupsie*). A. Seebeck a démontré qu'il y a deux sortes d'achromatopsie. Les yeux de chacune des classes confondent les mêmes couleurs différentes, et l'on ne trouve que des différences d'intensité dans leur affection. D'un autre côté, les yeux de chaque classe reconnaissent la plupart des erreurs qu'ont faites ceux de l'autre classe.

Le plus grand nombre des exemples, surtout en Angleterre, paraissent appartenir à la seconde classe de Seebeck ; leur affection est souvent appelée *Daltonisme* (*Anérythropsie* de Göthe), du nom du célèbre chimiste J. Dalton qui était dans ce cas et qui, le premier, fit une étude un peu exacte de ce défaut. Comme les savants anglais réclament contre cette manière d'immortaliser le nom de leur célèbre compatriote par un de ses défauts, nous emploierons l'expression d'*anérythropsie* (*Rothblindheit*). Les individus chez lesquels cet état est complétement développé ne voient dans le spectre que deux couleurs, qu'ils désignent ordinairement sous les noms de bleu et de jaune. A cette dernière, ils rapportent tout le rouge, l'orangé, le jaune et le vert. Ils appellent gris les tons bleu-verdâtre et nomment bleu tout le reste. Lorsque le rouge extrême est faible, ils ne le voient pas du tout ; ils ne le voient que lorsqu'il est intense. C'est pour ce motif qu'ils indiquent ordinairement comme limite du spectre une partie où les yeux normaux voient encore distinctement un rouge faible. Parmi les couleurs des corps, ils confondent le *rouge* (c'est-à-dire le cinnabre et l'orangé rougeâtre) avec le brun et le vert, dans les cas où les yeux normaux voient, en général, le rouge avec bien plus d'intensité que le brun et le vert. Ils ne distinguent pas le *jaune d'or* du *jaune*, ni le *rose* du *bleu*. Cependant toutes les couleurs résultantes, qui paraissent semblables à l'œil normal, paraissent de même malgré l'anérythropsie. J. Herschel (1) émit déjà, pour le cas de Dalton, l'opinion que toutes les couleurs qu'il distinguait pouvaient être considérées comme composées de deux couleurs

(1) Dans une lettre citée, in G. Wilson, on Colour Blindness, *Edinb. Journ.*, 1855, p. 60.

fondamentales au lieu de trois. Cette opinion a été confirmée récemment par Maxwell à l'aide de sa méthode pour appliquer à la mensuration les mélanges de couleurs obtenus par les disques rotatifs. Comme nous l'avons vu, on peut, pour l'œil normal, établir une équivalence entre toute couleur donnée et trois couleurs convenablement choisies associées à du blanc et du noir. Pour l'anérythropsie, il ne faut, comme je l'ai constaté moi-même, que deux couleurs, telles que le jaune et le bleu, outre le noir et le blanc, pour établir sur le disque l'équivalence de toute autre couleur. J'ai pris pour couleurs principales le jaune de chrome et l'outremer, dans mes expériences avec M. M..., élève de l'École polytechnique de Carlsruhe, qui était habitué aux expériences de physique et se montrait assez sensible aux différences de couleurs qui subsistaient pour son œil.

Il confondait avec un *rouge* analogue à celui de la cire à cacheter, un mélange de 35° de jaune et de 325° de noir, qui présentait à l'œil normal un vert-olive foncé.

Avec le *vert* correspondant à peu près à la ligne *E*, il confondait un mélange de 327° de jaune et 33° de bleu, ce qui, pour l'œil normal, donne un jaune gris. — Avec le *gris*, 165° de jaune et 195° de bleu, ce qui forme, pour l'œil normal, un gris faiblement rougeâtre.

Comme on peut, avec le rouge, le jaune, le vert et le bleu, composer tous les autres tons, il résulte de ces expériences que, pour M. M..., on pourrait les composer tous avec du jaune et du bleu.

Du reste, si l'on applique les propositions de Grassmann (p. 372), sur les mélanges des couleurs, à un œil qui confond le rouge avec le vert, il en résulte immédiatement que tous les tons que cet œil peut distinguer peuvent s'obtenir au moyen de deux couleurs, le jaune et le bleu. En effet, si le rouge et le vert paraissent identiques, comme les mélanges de couleurs de même aspect, donnent des couleurs de même aspect, il faut, de plus, que les mélanges d'une quantité déterminée de jaune, avec une même quantité quelconque d'une des couleurs composées de rouge et de vert, qui sont équivalentes entre elles pour l'œil atteint d'anérythropsie, forment des couleurs résultantes qui présentent toutes le même aspect pour cet œil. Mais comme on peut composer avec le jaune et le bleu, pour l'œil normal, une des couleurs composées de rouge et de vert, ce mélange peut être substitué, pour l'œil affecté d'anérythropsie, à toutes les couleurs composées de rouge et de vert. Il suit de là que, pour un œil de ce genre, on peut former avec le jaune et le bleu toutes les couleurs provenant du jaune, du rouge et du vert; on peut démontrer pareillement qu'il en est de même pour tous les mélanges de bleu, rouge et vert. Comme enfin le rouge, le jaune, le vert et le bleu permettent de composer tous les tons perceptibles pour l'œil normal, dans l'anérythropsie, il suffit du jaune et du bleu.

Si les couleurs sont disposées dans un plan, d'après les principes de construction du centre de gravité, il faut que toutes les couleurs qui, sous une intensité convenable, paraissent semblables dans l'anérythropsie, soient situées sur une même droite; en effet, toute couleur résultante se trouve sur la droite qui joint les couleurs composantes et elle présente le même ton lorsque les couleurs composantes sont de même aspect. On peut démontrer, de plus, que toutes ces lignes droites sont parallèles ou se coupent toutes en un même point, et que la couleur qui appartient à ce point d'intersection doit être invisible pour l'œil affecté de dyschromatopsie.

Supposons que la quantité r de la couleur située en R (fig. 121) présente à l'œil affecté la même apparence que la quantité g de la couleur située en G. On a :

$$r = nr + (1 - n)\, r.$$

La quantité ng de la couleur G est de même aspect que la quantité nr de la couleur R; ainsi, si n est une fraction véritable, la quantité r de la couleur R présente le même aspect que le mélange de la quantité $(1 - n)\, r$ de la couleur R avec la quantité ng de la couleur G. Ce mélange se trouve, dans le plan des couleurs, au point S de la ligne RG, si

$$RS : SG = ng : (1 - n)\, r \quad . \quad . \quad . \quad . \quad . \quad 1),$$

et la quantité s de la couleur résultante ainsi obtenue est

$$s = ng + (1 - n)\, r.$$

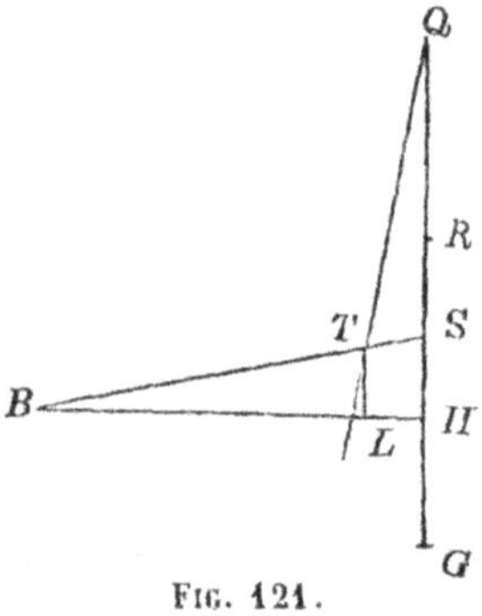

Fig. 121.

L'aspect de cette quantité s de la couleur S pour l'œil en question est indépendant de la valeur de n.

Si, maintenant, nous mélangeons la quantité b de la couleur B avec la quantité s de la couleur S, nous obtenons une couleur dont l'aspect, pour l'œil considéré, est indépendant de la variable n. Soient T la position de cette couleur résultante et t sa quantité, on a

$$t = b + s = b + ng + (1 - n)\, r$$

et

$$TS : BT = b : s = b : [ng + (1 - n)\, r] \quad . \quad . \quad . \quad . \quad . \quad . \quad . \quad . \quad 1a).$$

Abaissons du point B la perpendiculaire BH sur RG, et, du point T, la perpendiculaire TL sur BH et posons

$$LH = x \qquad BH = d$$
$$TL = y \qquad HG = a$$
$$RG = c$$

nous avons, d'après 1a) et la figure 121,

$$\frac{x}{d} = \frac{LH}{BH} = \frac{TS}{BT + TS} = \frac{b}{b + ng + (1 - n)\, r} \quad \ldots\ldots \quad 1b),$$

et

$$\frac{y}{d - x} = \frac{TL}{BL} = \frac{SH}{BH} = \frac{SG - a}{d};$$

or il résulte de 1) et de l'inspection de la figure, que

$$SG = c \;.\; \frac{(1 - n)\, r}{ng + (1 - n)\, r},$$

donc

$$\frac{y}{d - x} = \frac{(c - a)(1 - n)\, r - ang}{d\,[ng + (1 - n)\, r]} \quad \ldots\ldots\ldots\ldots \quad 1c).$$

Si entre 1b) et 1c) on élimine la variable n, on obtient, entre les coordonnées rectangulaires du point T, l'équation

$$0 = ybd\,(g - r) - x\,[crg + br\,(c - a) + abg] + bd\,[(c - a)\, r + ag]. \quad 1d).$$

Comme c'est une équation du premier degré entre les coordonnées rectangulaires x et y, les positions correspondantes T des couleurs résultantes qui sont semblables pour l'œil affecté de dyschromatopsie se trouvent sur une ligne droite. Soit TQ cette droite, Q son point d'intersection avec RG, $QH = y_0$ est la valeur que prend y si l'on pose $x = 0$; elle est

$$y_0 = \frac{(c - a)\, r + ag}{r - g} \quad \ldots\ldots\ldots\ldots \quad 1e).$$

Cette valeur de y est indépendante de la quantité b de la couleur correspondante B, par conséquent toutes les lignes droites qui contiennent des couleurs de même aspect, composées de R, G et B, se coupent au même point Q; ou bien elles sont parallèles lorsque $r = g$, et que, par suite, y_0 est infini.

La distance du point d'intersection Q au point R est

$$y_0 - c + a = \frac{cg}{r - g} = QR \quad \ldots\ldots\ldots\ldots \quad 1f).$$

Si nous mélangeons la quantité q de la couleur Q avec la quantité g de la couleur G, de manière à produire la couleur R, il faut qu'on ait

$$\frac{QR}{RG} = \frac{g}{q}$$

ou bien, d'après 1f), puisque $RG = c$,

$$\frac{g}{r - g} = \frac{g}{q}$$

$$q = r - g.$$

La quantité de la couleur résultante R est alors

$$r = g + q.$$

Mais comme, d'après l'hypothèse, r présente à l'œil en question le même aspect que g, et que la quantité $q = r - g$ n'est en général pas nulle, il suit de là que *l'œil affecté de dyschromatopsie ne peut pas percevoir du tout la couleur* Q.

Le point d'intersection des lignes droites qui contiennent les couleurs de même aspect, occupe donc, sur le plan, la place de la couleur qui n'est pas perçue par l'œil en question.

Dans l'hypothèse de Th. Young, la couleur invisible ne peut évidemment être qu'une des couleurs fondamentales; car si toutes les couleurs fondamentales étaient perçues, toutes les autres couleurs, pouvant se former par le moyen des couleurs fondamentales, existeraient nécessairement. Si l'on recherche donc quelles sont les couleurs qui paraissent semblables au blanc ou au gris, on trouve précisément les tons appartenant, soit à la couleur qui manque, soit à sa complémentaire, avec mélange de différentes quantités de blanc. En effet, toutes ces couleurs qui ont le même aspect que le blanc doivent se trouver sur une même ligne droite; or, toute ligne droite qui, dans le plan des couleurs, passe par le blanc, contient dans chacune de ses deux moitiés des couleurs de même ton, mais à différents degrés de saturation, et les couleurs d'une moitié sont complémentaires de celles de l'autre; de plus, ainsi que nous venons de le démontrer, chacune de ces droites qui contient des couleurs de même aspect doit aussi passer par la position de la couleur fondamentale invisible, elle doit donc contenir, dans une de ses moitiés, des couleurs du même ton que celle qui manque. Dans les expériences que j'ai faites avec M. M....., j'ai trouvé qu'un rouge dont le ton, très-rapproché du rouge extrême du spectre (38° outremer, 322° rouge cinnabre), tirait peut-être un peu sur le pourpre, et qu'un vert-bleu complémentaire de ce rouge (59° outremer, 301° vert de Paris), présentaient l'aspect du gris pur. Maxwell a trouvé de même, un rouge formé de 6° outremer, 94° cinnabre, et un vert composé de 40° outremer, 60° vert de Paris. Comme, de plus, le rouge qui, pour les yeux normaux, présentait la même intensité que le vert, paraissait bien plus foncé au malade que le gris et le vert, il reste hors de doute que c'est le rouge et non le vert qui répond à la couleur absente. On peut donc, d'après l'hypothèse de Th. Young, considérer l'anérythropsie comme une paralysie des nerfs sensibles au rouge.

Si donc l'une des couleurs fondamentales est réellement un rouge voisin du rouge extrême du spectre, les deux autres couleurs fondamentales ne peuvent pas être situées bien loin du vert et du violet choisis par Young.

Il s'ensuivrait que l'anérythropsie ne permettrait de percevoir que le vert, le violet et le bleu qui en résulte. — Le *rouge* spectral, qui ne paraît exciter que faiblement les fibres nerveuses du vert et bien moins encore celles du violet, devrait alors présenter l'aspect d'un vert *saturé*, *peu lumineux*, et plus saturé que ne l'est pour nous le vert véritable du spectre, qui doit déjà contenir des quantités notables d'autres couleurs. Le rouge peu lumineux, qui excite déjà suffisamment les nerfs sensibles au rouge dans l'œil normal, n'excite pas assez chez ces personnes les fibres sensibles au vert, et leur paraît donc noir.

Le *jaune* spectral présentera l'aspect d'un *vert intense et saturé*, et comme il forme précisément le degré le plus intense et le plus saturé de la première de leurs couleurs, on peut comprendre que les sujets affectés d'anérythropsie se règlent sur ce ton pour dénommer cette couleur, et appellent jaunes tous ces tons qui sont réellement verts pour leur œil.

Le *vert*, comparé aux couleurs précédentes, doit déjà présenter un mélange de l'autre couleur fondamentale; c'est donc un degré plus intense, mais aussi plus blanchâtre, de la même couleur que le rouge et le jaune. D'après les observations de Seebeck, la couleur la plus intense du spectre pour ces personnes n'est pas le jaune, comme pour les yeux normaux, mais le bleu-vert; et en effet, comme nous devons admettre que l'excitation des fibres du vert doit être la plus forte dans le vert, le maximum de l'excitation totale doit se rapprocher un peu du bleu, puisqu'alors l'excitation des nerfs du violet augmente. Pour eux, le blanc est évidemment un mélange, en proportions définies, de leurs deux couleurs fondamentales, mélange qui nous paraît d'un bleu verdâtre ; aussi regardent-ils comme grises les couleurs du spectre qui forment la transition du vert au bleu.

En avançant dans le spectre, on voit prédominer la seconde couleur fondamentale, qu'ils appellent bleue, parce que l'indigo, quoique un peu blanchâtre pour eux, leur présente, à cause de son intensité lumineuse, un type plus caractérisé de cette couleur que le violet. Ils reconnaissent la différence d'aspect du bleu et du violet. H..., examiné par Seebeck, sut en indiquer la séparation, mais il déclarait qu'il donnerait plus volontiers au violet le nom de *bleu foncé.* Du reste, les tons bleus doivent leur présenter le même aspect qu'aux yeux normaux parce que, pour ceux-ci, ils ne contiennent non plus qu'une petite quantité de rouge.

Comme toutes ces couleurs du spectre doivent leur présenter des différences déterminées, quoique peu prononcées, on comprend qu'avec une grande attention et de l'exercice, ils puissent apprendre à bien dénommer les couleurs très-saturées ; mais pour des couleurs plus blanchâtres, ces signes distinctifs les laissent nécessairement dans l'embarras, et ils ne peuvent plus éviter la confusion.

Pour ce qui concerne l'autre espèce de dyschromatopsie, celle que Seebeck nomme la première, on n'a pas encore d'observations suffisantes pour la définir complétement. D'après Seebeck, ces sujets se distinguent de ceux de la seconde classe en ce qu'ils reconnaissent avec facilité et certitude les passages du violet au rouge, qui paraissent bleus aux précédents. Par contre, ils commettent des erreurs en cherchant à distinguer le vert, le jaune, le bleu et le rouge. Si les deux classes confondent le même ton avec le vert, les individus qui nous occupent choisissent cependant un vert plus jaune que ceux de la seconde classe. Ils ne montrent pas d'insensibilité au rouge extrême et placent la plus grande intensité du spectre dans le jaune. Eux aussi ne distinguent dans le spectre que deux tons qu'ils appellent, probablement avec assez de raison, bleu et rouge. On peut donc présumer que leur affection consiste dans l'insensibilité des fibres nerveuses du vert, mais des recherches plus complètes sur cette question nous font encore défaut.

Outre l'insensibilité totale, il peut naturellement se présenter une diminution, à tous les degrés possibles, de la sensibilité de tel ou tel nerf, ce qui produit différents degrés d'incapacité pour distinguer les couleurs. Wilson et Tyndall ont rapporté des cas où l'affection n'était pas congénitale, mais produite subitement par suite de blessures graves de la tête ou de fatigue de la vue.

Dans l'examen des sujets affectés de dyschromatopsie, il est clair qu'on ne peut pas arriver à grand'chose tant qu'on se borne à leur demander comment ils nomment telle ou telle couleur ; car leur état les oblige à appliquer à leurs propres sensations, auxquelles elle ne convient pas, la nomenclature qui a été établie pour les yeux normaux. Pour eux, non-seulement cette nomenclature contient trop de noms de tons différents, mais aussi nous distinguons, dans la série spectrale, des différences de ton où ces sujets ne perçoivent que des différences de saturation ou d'intensité lumineuse. Il est plus que douteux que ce qu'ils appellent bleu et jaune réponde à notre bleu et à notre jaune. Aussi leurs réponses à nos questions sur les couleurs sont-elles lentes et embarrassées, et nous paraissent-elles confuses et contradictoires.

La méthode de Seebeck, qui consiste à demander aux sujets en expérience d'assortir suivant leurs analogies des échantillons de papiers ou de laines de différentes couleurs est bien préférable, quoique encore bien insuffisante : il faudrait que le nombre des échantillons fût immense pour que les tons dont la confusion est caractéristique s'y trouvassent avec les proportions exactes de leur mélange au blanc et avec les intensités nécessaires pour présenter à l'œil examiné des équivalences parfaites. Tant qu'on n'atteint que des ressemblances, il est difficile de s'assurer si la différence porte sur la nuance, sur la saturation ou sur l'intensité. Ce n'est donc guère que le hasard qui permet d'obtenir ainsi quelques résultats certains.

Le disque rotatif de Maxwell permet, au contraire, d'obtenir rapidement et avec une grande exactitude les données nécessaires, parce qu'on peut facilement produire, par mélange, une série de couleurs qui paraissent parfaitement égales. On peut ainsi obtenir le point essentiel qui détermine le caractère fondamental de l'affection, et qui est de savoir quelles sont les deux couleurs confondues avec le gris tel qu'on l'obtient par le mélange du blanc et du noir sur le disque. L'une d'elles, qui paraît relativement bien plus foncée que pour l'œil normal, est la couleur fondamentale absente. On peut facilement voir aussi, par ce moyen, s'il reste ou non une certaine sensibilité pour la couleur fondamentale en question.

Si l'on veut vérifier la théorie que nous venons d'exposer, il faut déterminer, de plus, si pour le sujet en expérience, toute couleur donnée, et en particulier chaque couleur principale du spectre, peut être obtenue par le mélange de deux couleurs convenablement choisies.

G. Wilson a notamment fait remarquer combien la dyschromatopsie peut devenir une cause d'accidents pour la navigation et les chemins de fer, où l'on fait usage de signaux colorés. Il trouva, en moyenne, un cas de cette affection sur 17,7 personnes.

Il a été constaté par un grand nombre d'observateurs que, pour les yeux affectés de dyschromatopsie, il est possible de reproduire toutes les couleurs par le mélange de deux couleurs fondamentales, mais les expériences, même postérieures à la publication de ce qui précède, n'ont pas encore amené à déterminer exactement la couleur fondamentale qui manque; en effet, les expériences avec les disques colorés, étant pratiquées à des moments différents et sur des individus différents, donnent des résultats assez variables. D'une part, ainsi que E. Rose l'a observé indépendamment de Maxwell, la modification de l'éclairage extérieur exerce une très-grande influence ainsi que la lumière réfléchie par les murs de la chambre ou par les objets colorés extérieurs. De plus, il est clair que la pigmentation de la tache jaune amène, chez les personnes affectées de dyschromatopsie, des différences analogues à celles que Maxwell a observées chez les individus sains. Dans les expériences avec les disques, où l'on se sert de matières colorantes, cette absorption de couleurs par le pigment jaune ne modifie pas seulement leur intensité, mais encore leur composition; par conséquent, lorsqu'on a déterminé les deux vraies couleurs fondamentales et la position du noir dans le triangle, les autres couleurs y affectent des positions qui varient avec l'intensité de la pigmation de l'œil. Si l'on donne à trois de ces couleurs pigmentaires, considérées comme fondamentales, des positions constantes dans le triangle, ce sont, au contraire, les vraies couleurs fondamentales et le noir qui prennent des positions différentes pour des individus différents. E. Rose a observé ces différences de position du noir chez les différents sujets, même lorsqu'il les examinait en même temps et dans les mêmes conditions, et il s'est basé sur ces faits pour contester l'exactitude de la théorie de Th. Young. Cependant les prétendues contradictions me paraissent trouver simplement leur explication dans ce qui précède, et l'on peut appuyer cette opinion sur la remarque faite par Rose lui-même, d'après laquelle on ne parvient à des équivalences constantes qu'en faisant fixer toujours le même point du disque; chaque changement du point de fixation amenait, chez beaucoup de ses observés, une modification de l'équivalence des couleurs, ce qui témoigne de l'influence qu'exerce la pigmentation sur la sensation colorée de différentes parties de la même rétine. — On peut également se laisser induire en erreur par des cas de dyschromatopsie incomplète, analogues à celui que M. Gladstone a décrit sur lui-même ou à celui que le docteur Hirschmann a trouvé chez un étudiant de mon laboratoire. Dans ces cas, on laisse passer inaperçues des quantités assez considérables de rouge qui entrent dans la composition d'une couleur, tant qu'elles ne dépassent pas une certaine limite. Si l'on ne s'aperçoit pas de cette circonstance et si l'on croit avoir affaire à une anérythropsie complète, les équivalences de couleurs obtenues ne peuvent évidemment pas s'accorder avec les exigences de la théorie.

Celles des observations de Rose qui ont été faites à la lumière du jour sont d'accord avec celles de Maxwell et avec les miennes pour fixer la place du noir près du rouge écarlate, un peu vers le bleu. Mais, ce qui paraît n'être pas sans inconvénient, E. Rose a fait la plupart de ses expériences à la lumière artificielle du photogène, qui est relativement pauvre en bleu, et où c'est précisément la quantité de bleu qui varie le plus avec les changements de température de la flamme produits par les variations du courant d'air. Aussi ne devons-nous pas nous étonner si, dans ces conditions, les équivalences de couleurs obtenues par les différents observateurs concordent mal, même pour une même séance. En effet, la sensation du rouge manque à ces sujets, et le bleu en particulier, surtout le bleu le plus réfrangible, qui subit la plus forte absorption dans le pigment de la tache jaune, est contenu en proportion faible et variable dans la lumière employée : il doit donc se produire une prédominance considérable du vert dans toutes les couleurs. Dans les sujets observés par Rose, les positions *du noir dans le triangle des couleurs se trouvent* toujours entre le bleu et le rouge : mais, à cause de la faible intensité du bleu, le noir prend une position plus rapprochée du bleu qu'il ne ferait à la clarté du jour.

Ainsi, les observations de E. Rose sont loin d'être suffisantes pour ébranler l'exactitude de la théorie de Th. Young.

En ce qui concerne les moyens employés par Rose dans ses expériences sur la dyschromatopsie, il faut mentionner en premier lieu l'usage qu'il a fait de spectres d'interférences formés par des lames de verre à fines lignes parallèles et à travers lesquelles l'observateur regardait une fente éclairée. On sait que, dans ces conditions, on voit, de part et d'autre de la fente, une série de spectres dont le premier seul est complétement isolé; le rouge du second recouvre déjà le violet du troisième. Les personnes pour lesquelles l'extrémité rouge du spectre présente moins d'étendue voient aussi le second spectre isolé du troisième. L'intensité d'éclairage de la fente exerce évidemment une grande influence; cependant ce mode d'observation paraît très-utilisable pour se former une première idée de la nature de l'œil à examiner.

Au lieu d'employer le disque, dont la manœuvre demande toujours beaucoup de temps et de patience, E. Rose a eu recours avec beaucoup d'à-propos aux couleurs que présentent les lames de quartz vues dans la lumière polarisée. Le tube de son instrument, auquel il a donné le nom de chromatomètre (*Farbenmesser*), contient à la file :

Un prisme de Nicol	*A*,
Un diaphragme rectangulaire.....	*B*,
Un prisme biréfringent	*C*,
Une lame de quartz............	*D*, de 5^{mm} d'épaisseur,
Un second prisme de Nicol......	*E*,

contre lequel vient s'appliquer l'œil de l'observateur. Celui-ci voit deux images contiguës du diaphragme *B*, formées par le prisme biréfringent *C*. Leurs couleurs, exactement complémentaires à cause de la rotation du plan de polarisation dans la lame de quartz, peuvent être modifiées par la rotation du prisme de Nicol *E*. La rotation du prisme de Nicol *A* modifie seulement l'intensité des couleurs sans altérer leur composition, et l'on s'en sert pour leur donner des intensités égales. Avec une lame de quartz de l'épaisseur indiquée, un œil sain ne peut obtenir l'équivalence des deux couleurs, qui peut être produite s'il y a de la dyschromatopsie. Les couleurs considérées comme équivalentes dans l'anérythropsie sont le rouge et le vert-bleu; ici encore, il existe des différences d'un sujet à l'autre : tous n'amènent pas le prisme de Nicol dans la même position. Si l'on prend une lame de quartz plus épaisse, ou qu'on superpose plusieurs lames qui font tourner le plan de polarisation dans le même sens, et qu'on y ajoute une lame d'épaisseur variable composée de deux prismes, comme celle employée dans le saccharimètre de Soleil, on peut également produire des équivalences de couleurs pour l'œil normal, en formant un blanc avec le rouge, le vert et le violet, et un autre avec le bleu et le jaune. Cependant entre mes yeux et les yeux également sains du docteur Hirschmann, il se présenta encore ici une différence telle que la faisaient présumer les recherches de Maxwell.

On a du reste trouvé, dans la santonine, un moyen d'affecter momentanément les yeux normaux de dyschromatopsie relativement au violet. — Afin de produire rapidement une action qui ne dure pas longtemps, on prend de 10 à 12 grains (0^{gr},55 à 0^{gr},65) de *santonate de soude*. La modification commence après 10 ou 15 minutes et dure quelques heures; elle est accompagnée d'envies de vomir, d'une grande fatigue et d'hallucinations de la vue, de sorte que l'expérience n'est pas sans désagrément. Avec des doses plus fortes, on peut tuer des animaux. Les personnes soumises à l'action de la santonine voient en jaune verdâtre les objets éclairés, et en violet les surfaces obscures; l'extrémité violette du spectre disparaît. Leur système de couleurs est dichromatique, ou peu s'en faut. Les expériences avec la lame de quartz ont démontré qu'avec une intensité lumineuse modérée on peut obtenir des équivalences de couleurs pendant l'ivresse de la santonine, tandis que cela n'est pas possible pour un fort éclairage. Ces équivalences de couleurs ne restent pas constantes pendant longtemps : l'état se modifie continuellement d'une manière assez sensible. C'étaient des mélanges jaunes et violets qui paraissaient pareils.

La papille du nerf optique, examinée à l'ophthalmoscope, ne présenta pas de coloration jaune : il n'y avait pas de coloration jaune des milieux de l'œil, ou du moins aucune coloration sensible. D'un autre côté, les vaisseaux de la rétine étaient fort remplis. Si nous interprétons ces phénomènes d'après la théorie de Th. Young, il faut en conclure que la sensibilité des fibres nerveuses sensibles au violet n'avait pas été abolie, mais que les organes terminaux (cônes de la rétine) étaient devenus insensibles ou moins sensibles à l'action de la lumière violette. Ainsi, la lumière violette ou bleue n'affectait plus l'œil, bien que tous les objets obscurs apparussent colorés en violet, évidemment par suite de causes d'excitation internes. Ce phénomène rappelle le vert dont se recouvrent toutes les surfaces obscures lorsqu'on tient un verre rouge appliqué devant les yeux. Il n'est pas facile de décider si, sous l'action de la santonine, on remarque l'excitation interne de la rétine à son degré d'intensité ordinaire, ou bien s'il se manifeste une excitation plus forte. On peut même se demander s'il ne s'agit pas simplement ici d'une excitation produite par la santonine sur les fibres sensibles au violet ; la sensibilité pour la lumière violette objective serait ainsi affaiblie par un effet d'épuisement et donnerait lieu à une dyschromatopsie incomplète, relative au violet.

La modification des couleurs objectives produites par l'action de la santonine peut être attribuée, dans son ensemble, à la suppression du violet. On ne peut pas encore décider si les variations dans les réponses, que E. Rose a observées aussi bien avec les disques chromatiques qu'avec la lumière polarisée du quartz, proviennent d'une variation dans l'état de pléthore des vaisseaux de la rétine, qui pourraient agir, jusqu'à un certain point, comme un milieu coloré absorbant.

On peut assurément se figurer ici, comme dans la dyschromatopsie naturelle, qu'il n'y ait pas paralysie des fibres nerveuses, mais que la forme des courbes d'intensité de la figure 119 (page 382), soit modifiée pour les trois espèces d'éléments sensibles à la lumière, ce qui permettrait une bien plus grande variabilité dans l'épuisement de l'œil par rapport aux couleurs objectives. On pourrait dire en faveur de cette hypothèse que E. Rose a observé à plusieurs reprises que, sous l'action de la santonine, de la lumière rouge ou jaune avait été vue, mais prise pour de la lumière violette, ce qui s'expliquerait en admettant que les cônes des fibres sensibles au violet sont devenus plus semblables à ceux des fibres du rouge, dans leur réaction sur la lumière. Cependant, ce phénomène paraît s'expliquer suffisamment par la propagation de lumière subjective violette qui se répand sur tout champ visuel, sous l'effet de la santonine.

Enfin, il faut encore noter que l'œil ne peut reconnaître les couleurs que lorsqu'elles recouvrent un champ d'une certaine étendue, et qu'elles lui envoient une certaine quantité de lumière. Plus le champ coloré est voisin des limites du champ visuel et de la rétine, plus il doit être étendu pour qu'on puisse encore en reconnaître la couleur. Si le champ coloré est trop petit, il paraît gris ou noir sur un fond clair, gris ou blanc sur un fond obscur. Cependant, on peut encore reconnaître la couleur de champs infiniment petits, lorsqu'ils émettent une quantité finie de lumière, comme par exemple les étoiles fixes dont nous distinguons les couleurs. D'après les expériences d'Aubert (1), un carré bleu d'un millimètre de côté sur fond blanc paraissait noir à 10 pieds de distance; la même chose avait lieu pour un carré rouge, à 20 pieds de distance; un carré jaune ou vert, se confondait déjà complétement avec le fond blanc, à 12 pieds de distance. Sur fond noir, au contraire, le millimètre carré jaune ou vert paraissait comme un point gris à une distance de 16 pieds, et le rouge, à la distance de 12 pieds; le bleu conservait sa couleur, tant qu'il restait visible sur ce fond.

D'après le même observateur, on cesse d'apercevoir la couleur des carrés colorés, à une distance moyenne de 200^{mm}, quand leur position forme avec la ligne visuelle les angles qui sont indiqués dans ce tableau :

	ROUGE.				BLEU.				JAUNE.				VERT.			
Côte du carré. .	1.	2.	4.	8.	1.	2.	4.	8.	1.	2.	4.	8.	1.	2.	4.	8.
Fond blanc. . . .	16°	19°	26°	37°	13°	22°	37°	49°	21°	31°	44°		20°	36°	44°	50°
Fond noir. . . .	30	32	42	53	36	48	54	72	30	32	40	47°	24	27	35	45
Moyenne. . .	23	26	34	45	25	35	45	61	26	32	42		22	32	40	47

Il faut remarquer ici que la nuance disparaît d'autant plus vite qu'il y a une plus grande différence entre son intensité et celle du fond ; c'est de là que proviennent les différences des résultats sur le fond blanc et le fond noir. Le bleu était la plus foncée des couleurs employées par Aubert.

(1) *Archiv für Ophthalm.*, III, 2, p. 60. — Physiologie der Netzhaut, p. 116.

Avant la disparition des couleurs, leurs tons subissent la même modification que lorsque les intensités augmentent. En effet, le rouge et le vert deviennent très-nettement jaunes, le bleu paraît passer directement au blanc grisâtre, et dans le pourpre résultant du mélange du bleu et du rouge, c'est le bleu qui prédomine aux limites du champ visuel. C'est ainsi que Purkinje a déjà remarqué que le pourpre parait bleu à l'extrême limite, devient violet lorsqu'il s'avance plus vers le milieu du champ visuel et reprend enfin sa couleur véritable. Pour moi-même, vers les limites, le rose prend l'aspect d'un blanc bleuâtre ou violacé.

Ce phénomène saute surtout aux yeux pour les mélanges de deux couleurs simples. Si l'on éclaire, par exemple, suivant la méthode que nous décrirons plus loin, un petit champ coloré avec du rouge et du bleu-vert simples, de telle manière qu'il paraisse blanc à la vision directe, il paraît bleu verdâtre à la vision indirecte, même à une faible distance du point de fixation. Il semble, d'après ces expériences, que, sur le bord, la rétine est plus sensible pour le bleu et le vert que pour le rouge. Ces parties se rapprochent en quelque sorte de l'état d'anérythropsie.

Récemment, Schelske a examiné de plus près cette absence de rouge, en établissant pour les parties périphériques de la rétine, des équivalences de couleurs entre le jaune et le bleu d'une part et le rouge, le gris ou le vert d'autre part. Les couleurs spectrales situées près de la ligne *F* paraissaient presque blanches, les couleurs les plus réfrangibles paraissaient bleues, le violet devenait bleu foncé, les couleurs moins réfrangibles paraissaient vertes, le rouge extrême était très-faible et d'un gris incolore.

Il faut encore mentionner ici l'expérience d'Oppel (1) d'après laquelle une tache jaune-orangé sur fond bleu paraissait plus éclairée que le fond lorsqu'on regardait de loin et moins éclairée lorsqu'on regardait de près, le bleu étant alors plus rapproché des limites du champ visuel.

A côté de la théorie des couleurs, proposée par Young, mentionnons les théories du mélange des couleurs qu'on a cherché à déduire directement de la théorie des ondulations ; c'est ce qu'ont fait Challis et Grailich. Ce dernier, en particulier a exécuté, à cet effet, un travail très-laborieux. Il examine le mouvement d'oscillation composé que prend l'éther lorsqu'il est sollicité par deux rayons de durée d'oscillation différente, et calcule les temps pendant lesquels les particules d'éther sont éloignées de part ou d'autre de leur position d'équilibre. Dans un mouvement composé de cette nature, les temps sont, en général, différents, tandis qu'ils sont égaux pour une couleur simple. Grailich admet que lorsque les particules d'éther sont éloignées d'un côté de leur position d'équilibre, elles produisent la

(1) *Jahresbericht des Frankfurter Vereins*, 1853-1854. p. 44-49.

même sensation de couleur que la couleur simple pour laquelle l'écartement de la position d'équilibre dure exactement aussi longtemps. Ainsi, d'après son hypothèse, le mouvement ondulatoire composé produit dans l'œil une succession rapide de sensations colorées qui se combinent en une seule, laquelle correspond, en général, à une couleur d'autant plus blanchâtre que les sensations qui se suivent présentent plus de différences. La sensation du blanc elle-même serait composée de la succession rapide des tons moyens du spectre, depuis le vert jaunâtre jusqu'à l'orangé. Comme les ondes composées présentent aussi des périodes qui sont en dehors des limites du spectre visible, Grailich admet, pour celles-ci, qu'elles produisent la sensation du pourpre.

Les calculs de Grailich ont été faits pour les rapports d'intensité que les couleurs présentent dans le spectre des flintglass, d'après les mensurations de Fraunhofer, et, si l'on admet les deux dernières hypothèses de Grailich, ces calculs s'accordent avec les expériences sur le mélange des couleurs spectrales que j'ai exécutées avec la fente en forme de V. Mais il faut remarquer que, dans ces expériences, je n'ai pas maintenu la même intensité du spectre : j'ai cherché, en général, à produire les couleurs résultantes qui sont à égale distance de leurs deux couleurs primaires.

Dans les cas où les amplitudes des deux couleurs sont différentes, on ne peut pas prévoir le résultat d'après une théorie générale ; on peut seulement, comme l'a fait Grailich, le calculer pour des exemples numériques particuliers. Dans chaque exemple on obtient, par le calcul, une série de sensations colorées différentes qui doivent se succéder ; on peut alors en déduire, d'une manière assez indéterminée, la nature de l'impression totale, en suivant les principes de Grailich. Malheureusement, ainsi que Grailich l'a remarqué lui-même, quand on admet des amplitudes égales pour les deux ondes, cas où l'on peut réellement appliquer la théorie mathématique, l'accord avec l'expérience est très-défectueux. Soient $\lambda_{\prime}$ et $\lambda_{\prime\prime}$ les longueurs d'onde des deux sortes de lumière, x la distance d'un point quelconque d'un rayon, mesurée le long de ce rayon, on a, pour la distance s des particules d'éther à la position d'équilibre, dans un moment déterminé quelconque,

$$s = A \sin\left(\frac{2\pi}{\lambda_{\prime}} x + c_{\prime}\right) + A \sin\left(\frac{2\pi}{\lambda_{\prime\prime}} x + c_{\prime\prime}\right)$$
$$= 2A \cos\left[\pi x\left(\frac{1}{\lambda_{\prime}} - \frac{1}{\lambda_{\prime\prime}}\right) + \frac{c_{\prime} - c_{\prime\prime}}{2}\right] \sin\left[\pi x\left(\frac{1}{\lambda_{\prime}} + \frac{1}{\lambda_{\prime\prime}}\right) + \frac{c_{\prime} + c_{\prime\prime}}{2}\right]$$

ou bien, si nous posons

$$\frac{2}{l_{\prime}} = \frac{1}{\lambda_{\prime}} - \frac{1}{\lambda_{\prime\prime}}, \qquad 2\gamma_{\prime} = c_{\prime} - c_{\prime\prime},$$
$$\frac{2}{l_{\prime\prime}} = \frac{1}{\lambda_{\prime}} + \frac{1}{\lambda_{\prime\prime}}, \qquad 2\gamma_{\prime\prime} = c_{\prime} + c_{\prime\prime},$$

nous obtenons

$$s = 2A \cos\left(\frac{2\pi x}{l_{\prime}} + \gamma_{\prime}\right) \sin\left(\frac{2\pi x}{l_{\prime\prime}} + \gamma_{\prime\prime}\right).$$

Dans ce cas, on peut facilement déterminer la distance des points pour lesquels $s = 0$. En effet, les points de nullité du facteur $\sin\left(\frac{2\pi x}{l_{\prime\prime}} + \gamma_{\prime\prime}\right)$ sont distants entre eux de $\frac{1}{2}\, l_{\prime\prime}$, ceux du facteur $\cos\left(\frac{2\pi x}{l_{\prime}} + \gamma_{\prime}\right)$ diffèrent de la quantité bien plus grande $l_{\prime}$, et ils peuvent s'intercaler entre les premiers ou se confondre avec eux. Dans ce dernier cas en particulier, d'après les principes de Grailich, le mouvement composé ne contiendrait que des longueurs d'onde égales entre elles qui donneraient toutes la même sensation colorée, et lors même que les points de nullité des deux facteurs ne coïncideraient pas, ceux du cosinus, qui sont plus rares, ne pourraient pas modifier essentiellement la sensation que donnent ceux plus fréquents du sinus. Mais il suit de là que, d'après le calcul de Grailich luimême, le violet et le rouge devraient donner du vert, tandis qu'ils donnent en réalité du pourpre, et, en général, les résultats obtenus avec de petites différences des longueurs d'onde s'accordent avec l'expérience, tandis qu'avec de grandes différences ils s'en éloignent considérablement; or, l'accord pour les petites différences ne décide pas la question, puisque la valeur de $l_{\prime\prime}$ doit toujours être intermédiaire à $\lambda_{\prime}$ et $\lambda_{\prime\prime}$, et correspondre à l'un des tons moyens du spectre. Je crois donc qu'il faudra faire subir aux hypothèses de la théorie de Grailich d'importantes modifications pour faire accorder convenablement les résultats avec l'expérience, si l'on veut toutefois chercher dans cette direction une explication des faits.

La méthode la plus simple pour mélanger des couleurs simples prismatiques et pour obtenir en même temps toutes leurs combinaisons deux à deux, consiste à pratiquer dans un écran obscur une fente en forme de V dont les branches fassent avec l'horizon un angle de 45°, comme *ab* et *bc* dans la figure 122 *A*, et à regarder

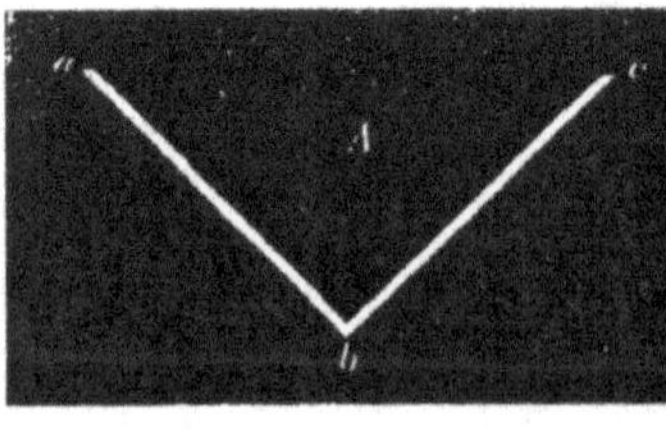

FIG. 122.

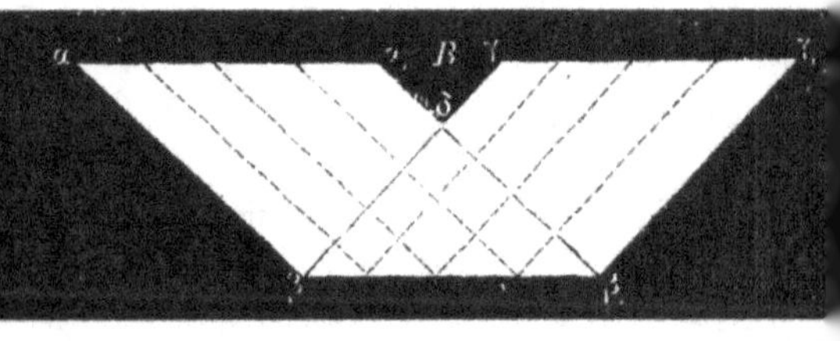

FIG. 123.

cette fente placée devant un fond clair, à travers un prisme dont l'arête réfringente est tenue verticalement. Les spectres ont, dans ce cas, la forme représentée fig. 123, où $\alpha\beta\beta_{\prime}\alpha_{\prime}$ est le spectre de la branche *ab* et $\gamma\beta\beta_{\prime}\gamma_{\prime}$, celui de la branche *bc*. Les bandes colorées, représentées par les lignes ponctuées, sont parallèles à *ab* et $\alpha\beta$ dans le premier spectre, à *bc* et $\beta\gamma$ dans le second. Dans le champ triangulaire $\beta\delta\beta_{\prime\prime}$ situé au milieu et commun aux deux spectres, toutes les bandes de l'un coupent toutes celles de l'autre; cette surface comprend donc toutes les combinaisons des couleurs simples prises deux à deux. Si la largeur des fentes est invariable, il est cependant possible de modifier les proportions de la lumière mélangée en amenant le prisme dans une position inclinée, ce qui donne aux spectres la

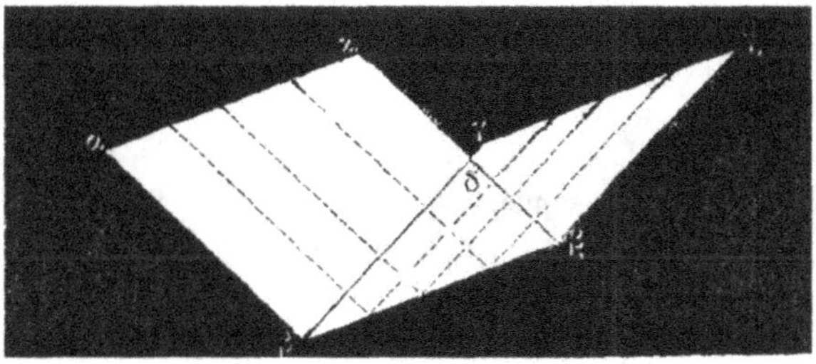

FIG. 124.

forme indiquée fig. 124, où l'un d'eux, $\beta\gamma\beta_{,}\gamma_{,}$, dans lequel la même quantité de lumière est répartie sur une surface plus petite, devient plus lumineux, tandis que l'autre, $\alpha\beta\beta_{,}\alpha_{,}$, augmente de surface et perd de l'intensité.

Par cette méthode on peut obtenir la plupart des résultats mentionnés plus haut. Cependant, l'appréciation exacte des couleurs résultantes est rendue difficile, surtout pour celles qui sont blanchâtres, par cette double circonstance que chaque couleur occupe un espace trop petit, même si l'on fait usage d'une lunette, et que le champ visuel contient, en outre, d'autres couleurs très-vives dont le contraste modifie considérablement l'aspect des couleurs moins saturées.

Une autre méthode, qui exige un appareil plus compliqué représenté en projection horizontale par la figure 125, permet d'éviter ces inconvénients. — On fait pénétrer à travers une fente verticale, dans une chambre obscure, de la lumière solaire réfléchie par un héliostat, et à laquelle on fait traverser un

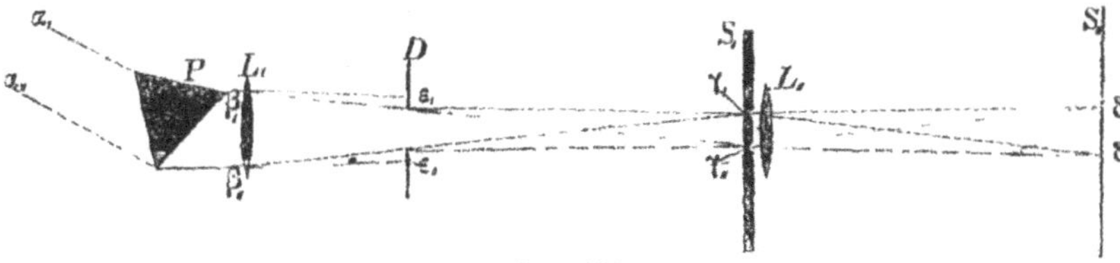

FIG. 125.

prisme P (fig. 125) et une lentille achromatique $L_{,}$. La surface antérieure d'un écran $S_{,}$, situé au foyer de cette lentille, reçoit un spectre objectif. Entre la lentille et l'écran se trouve un diaphragme D à ouverture rectangulaire. L'écran $S_{,}$ présente deux fentes verticales, en $\gamma_{,}$ et $\gamma_{,,}$, qui laissent passer deux bandes colorées de la lumière qui forme le spectre, tandis que l'écran arrête toutes les autres couleurs. Derrière cet écran se trouve une seconde lentille achromatique $L_{,,}$, à foyer plus court, et qui projette sur le second écran $S_{,,}$ une image $\delta_{,}\delta_{,,}$ du diaphragme D. La largeur du faisceau de la lumière blanche incidente est $\alpha_{,}\alpha_{,,}$; derrière la lentille $L_{,}$, les rayons marginaux des deux faisceaux de couleurs différentes dont les foyers coïncident avec les deux fentes $\gamma_{,}$ et $\gamma_{,,}$ se reconnaissent sur la figure en ce que les plus réfrangibles sont représentés par des lignes interrompues et les moins réfrangibles par des lignes ponctuées. L'ouverture du diaphragme *D* doit être assez étroite pour être occupée entièrement par chacun des faisceaux, de telle sorte que chaque point de cette ouverture envoie à chaque point des fentes $\gamma_{,}$ et $\gamma_{,,}$ des rayons de la couleur correspondante. Si l'on blanchit la surface antérieure du diaphragme, on voit le faisceau lumineux s'y peindre sous forme d'une tache blanche à bords colorés (bleu-violet en $\varepsilon_{,}$, rouge en $\varepsilon_{,,}$). Pour remplir la condition sus-mentionnée, il faut que l'ouverture soit précisément au milieu blanc de la portion éclairée. Dans ces conditions, l'ouverture du diaphragme peut être considérée comme étant l'objet lumineux qui envoie deux sortes de lumière à la lentille $L_{,,}$ à travers les fentes de l'écran $S_{,}$. Dans l'image $\delta_{,}\delta_{,,}$ que la lentille donne du diaphragme *D*, les deux sortes de lumière sont étendues également, aussi la surface présente-t-elle la couleur résultante, tandis qu'elle est éclairée de l'une des couleurs simples, si l'on bouche l'une des fentes.

Pour pouvoir changer à volonté et très progressivement le ton et l'intensité des lumières résultantes, il faut donner à l'écran $S_{,}$ une disposition particulière qui est représentée pl. IV, fig. 2. — L'écran se compose de la lame rectangulaire de laiton *AABB*, portée en *c* par une colonne cylindrique, mobile dans un cylindre creux et fendu *D*, lequel s'élève au milieu d'une planchette, qui n'est pas figurée sur le dessin, et qui est portée par trois vis calantes. On peut donc fixer l'écran à telle hauteur qu'on veut, en serrant la vis de la bague *E*.

Sur le plateau de laiton *AABB*, on peut faire mouvoir obliquement deux chariots portés par les lames de laiton *aa* et $\alpha\alpha$, mobiles entre les glissières *bb*, $\beta\beta$, *c* et *c*. Ces mouvements sont commandés par les vis *d* et δ dont les écrous sont taraudés dans les blocs de laiton *e* et ε, et dont les extrémités peuvent tourner dans les blocs *g* et γ, de manière à faire glisser les plaques *aa* et $\alpha\alpha$ parallèlement aux rainures qui les comprennent.

Par un mécanisme analogue, les vis *m* et μ permettent de faire glisser les plaques *f* et φ entre deux paires de rainures horizontales. Entre les bords internes des plaques *f* et φ on voit deux lames triangulaires de même épaisseur *l* et λ, fixées sur *aa* et sur $\alpha\alpha$. Les bords tranchants et opposés de *f* et de *l* ainsi que ceux de φ et de λ forment deux paires de tranchants de S'Gravesande.

En arrière de ces tranchants, la plaque *AABB* est évidée de manière à laisser passer la lumière qui traverse les deux fentes. Les faces antérieures des plaques *f*, *l*, φ et λ sont recouvertes d'une couche d'argent mat, pour qu'on puisse distinguer le spectre qui vient s'y former. La position du spectre est marquée par le petit rectangle ponctué.

Si l'on déplace les planchettes *aa* et $\alpha\alpha$, au moyen des vis *d* et δ, les fentes viennent se placer sous d'autres parties du spectre et laissent passer d'autres tons. Quant aux vis *m* et μ, elles font varier la largeur des fentes et par suite la quantité de lumière transmise.

Il faut, avant tout, que le point de convergence des rayons de même couleur qui ont traversé la lentille *L*, soit situé exactement dans le plan de l'écran $S_{,}$, sinon le champ lumineux en $S_{\prime\prime}$ ne présente pas la même coloration sur toute son étendue. Les fentes doivent être parallèles aux lignes obscures du spectre, ce qu'on peut obtenir au moyen des vis calantes du pied de l'écran $S_{\prime}$. Il faut aussi veiller à la propreté parfaite de la lentille et du prisme; toute malpropreté de leur surface pourrait donner, dans le champ chromatique, des taches colorées. Entre les deux lentilles de la lentille achromatique $L_{\prime}$, il se formerait facilement des anneaux de Newton qui viendraient se peindre dans le champ chromatique, si l'on n'avait soin de réunir ces lentilles avec du baume de Canada. Du reste, plus on écarte le diaphragme D de la lentille $L_{\prime}$, plus l'image de ces taches dans le verre est confuse et moins elle est préjudiciable. Aussi la disposition figurée ici est-elle préférable à celle que j'avais décrite précédemment.

Par cette méthode on obtient un champ coloré plus étendu que par la première et l'on supprime toutes les autres couleurs dont le contraste pourrait être nuisible. —Cependant, dans un grand nombre de cas, il reste encore quelques inconvénients qui rendent difficile l'appréciation tranquille et exacte de la couleur résultante. D'abord, la dispersion des couleurs dans l'œil est bien plus sensible pour la lumière composée seulement de deux couleurs de réfrangibilité très-différente que pour la lumière blanche (voy. plus haut p. 175). Il arrive donc facilement que le bord du champ coloré affecte l'une des deux couleurs tandis que l'autre prédomine dans le milieu. Ensuite, pour certaines lumières résultantes blanches, notamment pour le blanc obtenu par le mélange de rouge et de bleu-vert, l'œil est excessivement sensible aux moindres additions de l'une des couleurs primitives, de sorte que, surtout par un éclairage intense, les moindres irrégularités de l'appareil ou les images accidentelles qui peuvent exister dans l'œil, apportent une gêne considérable. Enfin, les différences entre les impressions pour le milieu et pour le bord de la rétine sont très-évidentes. Le blanc qui s'obtient avec la plus grande facilité relative, est celui formé de jaune et d'indigo; puis vient celui composé de vert-jaune et de violet et celui de bleu d'eau et de jaune d'or; enfin, le plus difficile à produire est celui que donnent le rouge et le bleu-vert.

Pour déterminer les longueurs d'onde des couleurs simples complémentaires, j'ai ôté de l'appareil la lentille $L_{\prime\prime}$ et l'écran $S_{\prime\prime}$ et j'ai regardé à distance la fente de l'écran $S_{\prime}$ à travers une lunette devant l'objectif de laquelle était adaptée une lame de verre marquée de minces lignes verticales équidistantes. On voit alors des spectres de diffraction des fentes, et la distance apparente de chacun de ces spectres à la fente qui le fournit, est proportionnelle à la longueur d'onde. Il suffit donc de mesurer de la même manière la distance des spectres de diffraction pour l'une des lignes obscures du spectre dont Fraunhofer a déterminé la longueur d'onde, pour en déduire facilement les longueurs d'onde des couleurs employées dans le mélange.

Pour mélanger la lumière chromatique des matières colorantes et des objets qui nous entourent, le procédé le plus simple est le suivant. — A une certaine distance (1 pied) au-dessus d'une table noire on place verticalement une petite lame de verre a, à surfaces planes et parallèles; soit d le point où le prolongement de cette lame rencontrerait la table. L'œil de l'observateur regarde obliquement vers la lame *a*; tandis qu'à travers la lame il voit la partie *db* de la table, il voit par réflexion la partie *dc*, qui paraît coïncider avec *db*. Si l'on place en *c* et en *b*, à égale distance de *d*, des pains à cacheter ou d'autres objets colorés, l'observateur voit coïncider avec *b*, l'image réfléchie de *c*. La lumière colorée de *c* suit, en avant de la lame *a*, exactement le même chemin que celle provenant de *c*; elles arrivent donc mélangées à l'œil *o*, et l'image commune de *b* et de *c* affecte par conséquent la couleur résultante. On règle le rapport des intensités en déplaçant les deux pains à cacheter; plus ils sont rapprochés de *d*, plus la lumière réfléchie de *c* est intense et plus la lumière transmise de *b* est faible.

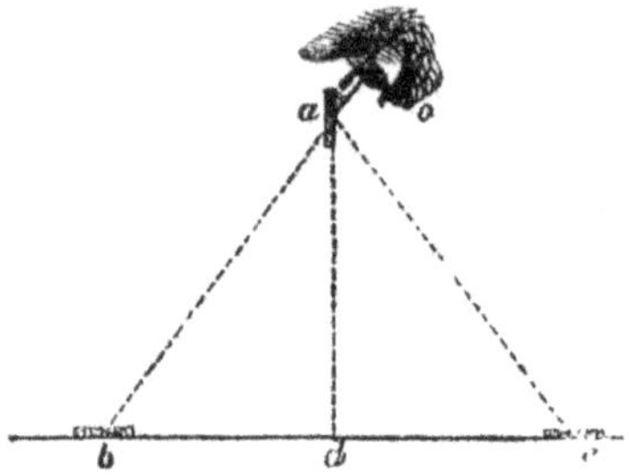

FIG. 126.

Ce procédé permet de mélanger aussi de la lumière qui a traversé des liquides ou des verres colorés. A cet effet, on fait dans la lame *bc* des ouvertures qui livrent passage à la lumière. C'est ainsi qu'on peut mélanger la lumière du ciel bleu, réfléchie par un miroir, avec celle du jaune de chrome, et s'assurer que ces deux lumières donnent, comme l'outremer avec le jaune de chrome, un blanc rougeâtre, que le bleu du ciel est donc un indigo blanchâtre et ne correspond point au bleu le moins réfrangible du spectre, et que nous avons nommé bleu cyanique.

La méthode que nous venons de décrire présente, sur les mélanges de couleurs au moyen de disques, cet avantage que les mélanges blanchâtres paraissent blancs, et non pas gris. Nous décrirons plus en détail au § 22 (p. *346* de l'éd. all.) la disposition des disques. — Parmi les autres moyens pour mélanger de la lumière colorée, nous avons encore à mentionner l'expérience de Volkmann, qui regardait des surfaces colorées à travers des tissus colorés tenus tout près de l'œil. Mais le mélange des deux couleurs est difficilement bien uniforme par cette méthode, et la transparence des fils peut aussi présenter des inconvénients, ces fils agissant en partie comme un verre de couleur à travers lequel on regarde une surface colorée. — Czermak a utilisé, à cet effet, l'expérience de Scheiner, en regardant à travers un écran qui présentait deux ouvertures étroites recouvertes de verres de couleurs différentes. Tant que les objets paraissent simples, ils affectent la couleur résultante. — Holtzmann fait tomber sur du papier blanc la lumière diffusée par deux papiers colorés. — Challis mentionne des expériences, analogues à d'autres que Mile avait déjà faites, du reste, et où l'on regardait des papiers recouverts de lignes de différentes couleurs, à une distance suffisante pour que les lignes ne parussent plus isolées. — Enfin Dove a décrit des méthodes pour mélanger des couleurs d'interférence et d'absorption. Il se sert, à cet effet, de miroirs de verres de couleur, étamés à l'argent. La surface antérieure de ces miroirs donne de la lumière blanche polarisée, la surface postérieure donne de la lumière non polarisée colorée par absorption. Si l'on fait traverser, à la lumière ainsi mélangée, une lame de mica et un prisme de Nicol, la lumière non polarisée reste invariable; la lumière blanche polarisée, au contraire, affecte, par l'interférence des rayons ordinaire et extraordinaire dans le cristal, une couleur qui correspond à l'un des degrés du système des anneaux de Newton. Les deux sortes de lumière arrivent mélangées à l'œil de l'observateur.

L'étude du mélange des couleurs a eu son point de départ dans l'expérience que les peintres ont faite du résultat de mélanges obtenus sur leur palette. — On trouve dans PLINE la mention que les anciens peintres grecs savaient représenter tout avec quatre matières colorantes, tandis qu'à son époque, où l'on possédait bien plus de couleurs, on n'arrivait pas à rivaliser avec eux. Cependant, d'après les recherches chimiques de DAVY (1), on sait que les couleurs employées dans le célèbre tableau romain de la noce aldobrandine sont très-peu nombreuses. LÉONARD DE VINCI indique, outre le blanc et le noir, qui ne sont pas, à proprement parler, des couleurs, quatre couleurs simples : le jaune, le vert, le bleu et le rouge; dans un autre passage, il demande, de plus, pour la peinture, l'orangé (*lionato*) et le violet (*morello, cioè pavonazzo*). LÉONARD DE VINCI compte toujours le vert au nombre des couleurs simples, bien qu'il sache qu'il peut être obtenu par mélange. Faut-il attribuer cette contradiction avec sa définition des couleurs simples, qu'il définit comme ne pouvant pas s'obtenir par mélange, à ce qu'il aurait remarqué que le vert simple est bien plus vif que le vert composé? — Dans un essai de classification des couleurs et des matières colorantes, par WALLER, antérieur aux recherches de NEWTON, on trouve les trois couleurs fondamentales, si généralement admises depuis, le rouge, le jaune et le bleu, citées comme un fait scientifique universellement admis. En reconnaissant qu'il suffit de trois couleurs fondamentales, on reconnaissait implicitement ce fait que l'aspect de la lumière colorée est une fonction de trois variables seulement. Quant au choix des couleurs fondamentales, que WÜNSCH et THOMAS YOUNG n'ont cherché à modifier que bien plus tard, les expériences sur les mélanges des matières colorantes l'avaient influencé de la manière la plus évidente. On croyait pouvoir faire du vert avec du jaune et du bleu, ce qui est vrai pour les matières colorantes, mais non pour la lumière colorée.

NEWTON a fait le premier la synthèse de la lumière chromatique, et cela au moyen du spectre prismatique, mais pour établir la règle des mélanges, il se servit aussi des mélanges de poudres colorées, sans attribuer une grande influence aux différences de ces procédés, différences qui ne paraissent pas lui avoir échappé complétement : les moyens expérimentaux nécessaires pour examiner la chose de plus près manquaient encore à cette époque. Il dit que le *subflavum* et le *cyaneum* (c'est-à-dire le jaune verdâtre et le bleu cyanique) ne peuvent former qu'un vert blanchâtre. NEWTON fut aussi le premier à établir une expression un peu exacte de la loi du mélange des couleurs en la ramenant à une représentation graphique et à la construction des centres de gravité, dont nous avons parlé plus haut. La loi s'accordait bien avec les expériences alors connues, et il n'en a pas fait de vérification plus exacte. La représentation du système des couleurs sur un cercle était une extension du système de trois couleurs fondamentales objectives ; il ne parle pas de ce qu'il y a d'insuffisant dans ce dernier système.

Dans leurs expériences relatives à la classification des couleurs, les physiciens postérieurs retournèrent au contraire, pour la plupart, au système des trois couleurs fondamentales : citons LE BLOND (1735), DU FAY (1737), TOBIAS MAYER (1758), J. H. LAMBERT (1772), D. R. HAY, J. D. FORBES. La plupart d'entre eux procédaient en mélangeant des pigments déterminés, d'après des proportions de poids déterminées. MAYER s'est servi du cinnabre, du jaune royal (chromate de plomb) et du bleu minéral (verre de cobalt) ; LAMBERT a pris le carmin, la gomme-gutte et le bleu de Prusse (cyanoferrure de fer). Ce dernier a aussi déterminé les rapports de saturation de ces matières colorantes, en déterminant les poids suivant lesquels il faut les mélanger deux à deux pour produire une couleur composée qui diffère également de ses deux composantes. Il trouva ainsi : une partie de carmin, trois de bleu de Prusse et dix de gomme-gutte, et il prenait les poids ainsi obtenus pour unités dans la formation de ses mélanges de couleurs. Du reste, les mélanges de matières colorantes qui présentent une si grande différence ont un aspect assez désagréable et gris.

PLATEAU a fait en 1829, avec les disques, et Volkmann en 1838 avec les images de diffusion, des expériences qui ont fourni des résultats qui s'éloignaient de la règle admise jusqu'alors, dans les conditions où l'on pouvait attendre des mélanges colorés, mais ils n'ont pas été amenés à rechercher de plus près les motifs de ces contradictions. Par des expériences sur le mélange des couleurs spectrales, j'ai été amené à reconnaître que le mélange de lumière donne

---

(1) *Gilbert's Annalen*, LII, 1.

des résultats différents du mélange des couleurs pulvérulentes et à trouver l'explication de cette différence. Je m'étais servi, à cet effet, du mélange des couleurs spectrales à l'aide de la fente en V, et je n'avais obtenu le blanc avec aucun autre couple de couleurs qu'avec le jaune et l'indigo. Le désaccord de ces faits avec la loi des mélanges de NEWTON conduisit GRASSMANN à rechercher de plus près les principes de cette loi. Les recherches sur le mélange des couleurs spectrales, que je fis ultérieurement à l'aide d'une meilleure méthode, levèrent les contradictions apparentes de l'expérience et de la loi de NEWTON, pour ce qui concerne son application aux constructions de centre de gravité; cependant contrairement à l'opinion de GRASSMANN, je dus reconnaître comme non démontrée la forme circulaire du champ des couleurs. MAXWELL, enfin, a vérifié expérimentalement en 1857 les principes de la loi des mélanges de NEWTON.

La théorie des sensations colorées de TH. YOUNG était restée inaperçue comme tant d'autres choses que ce merveilleux chercheur a trouvées, en devançant son époque, jusqu'à ce que mes recherches et celles de MAXWELL attirassent l'attention sur cette théorie. On se contentait d'admettre que le nerf optique peut recevoir différentes sortes de sensations, sans rechercher pourquoi le système de ces sensations est tel que l'œil nous le présente en réalité.

1519. LEONARDO DA VINCI, Trattato della pittura, Paris, 1651.

1686. R. WALLER, A catalogue of simple and mixte colours, in *Philos. Trans.*, 1686.

1704. NEWTON, Optice, lib. 1, p. II, prop. IV-VI.

1735. LE BLOND, Il Colorito, London.

1737. DU FAY, in *Mém. de l'Acad. roy. de Paris*, 1737.

1758. T. MAYER, in *Gottinger gelehrte Anz.*, 1758, St. 147.

1772. J. H. LAMBERT, Beschreibung einer Farbenpyramide, Berlin.

1792. WÜNSCH, Versuche und Beobachtungen uber die Farben des Lichts, in *Gilbert's Ann.*, XXXIV, 10.

1807. TH. YOUNG, Lectures on natural philosophy, London.

1829. PLATEAU, Dissert. sur quelques propriétés des impressions produites par la lumière sur l'organe de la vue, Liége.

1836. CHALLIS, in *Pogg. Ann.*, XXXVII, 528.

1838. VOLKMANN, in *J. Muller's Archiv fur Anat. und Physiol.*, 1838, p. 373.

1839. MILE, *ibid.*, 1839, p. 64.

— D. R. HAY, Nomenclature of colours.

1843. J. MÜLLER, Zusammensetzung des weissen Lichts aus den verschiedenen Farben, in *Pogg. Ann.*, LVIII, 358; 518.

1847. DOVE, Ueber die Methoden aus Complementärfarben Weiss darzustellen, und über die Erscheinungen, welche polarisirtes Licht zeigt, dessen Polarisationsebene gedreht wird, in *Berliner Monatsber.*, 1846, p 70.— *Pogg. Ann.*, LXXI, 97. — *Philos. Mag.*, XXX, 465. — *Inst.*, n° 712, p. 176. — *Arch. des sc. phys. et natur.*, V, 276.

— CHEVREUL, Exposé d'un moyen de définir et nommer les couleurs d'après une méthode rationnelle et expérimentale, in *Revue scient. de Quesneville*, XXIX, 382. — *Comptes rendus*, XXXII, 693. — *Inst.*, n° 906, p. 155. — *Dingl. polyt. Journ.*, CXXI, 367. — *Athen.*, 1851, p. 272.

1848. BRÜCKE, Ueber das Wesen der braunen Farbe, in *Pogg. Ann.*, LXXIV, 461. — *Philos. Mag.*, XXXIII, 281. — *Inst.*, n° 785, p. 21.

— HARLESS, Physiologische Beobachtung und Experiment, Nürnberg, 1848, p. 45. (Une couleur vue à travers une autre.)

— CHR. DOPPLER, Versuch einer systematischen Classification der Farben, Prag, 1848. — *Abhandl. der böhm. Ges.*, V, 401.

1849. J. D. FORBES, Hints towards a classification of colours, in *Philos. Magaz.*, XXXIV, 161.

1852. H. HELMHOLTZ, Ueber die Theorie der zusammengesetzten Farben, in *Müller's Archiv fur Anat. und Physiol.*, 1852, p. 461-482. — *Pogg. Ann.*, LXXXVII, 45-66. — *Philos. Magaz.*, 4, IV, 519-534. — *Cosmos*, II, 112-120. — *Ann. de chim.*, 3, XXXVI, 500-508. — *Fechner's Centralblatt*, 1853, p. 3-9.

1853. L. FOUCAULT, Sur la recomposition des couleurs du spectre en teintes plates, in *Cosmos.*, II, 232. — *Pogg. Ann.*, LXXXVIII, 385-387.
— H. GRASSMANN, Zur Theorie der Farbenmischung, in *Pogg. Ann.*, LXXXIX, 69-84. — *Philos. Magaz.*, 4, VII, 254-264.
— HOLTZMANN, Apparat zur Darstellung von Farbenmischungen, in *Tagblatt der deutschen Naturforscherversammlung*, 1853.
— J. PLATEAU, Reclamation, in *Pogg. Ann.*, LXXXVIII, 172-173. — *Cosmos*, II, 241. — *Fechner's Centralblatt*, 1853, p. 365.
— H. HELMHOLTZ, On the mixture of homogeneous colours, in *Athen*, 1853, p. 1197-1198. — *Cosmos*, III, 573-575. — *Rep. of Brit. Assoc.*, 1853, 2, p. 5. — *Pogg. Ann.*, XCIV, 1-28. — *Ann. de chim.*, 3, XLIV, 70-74. — *Archiv. des sc. phys.*, XXIX, 242.
1854. J. GRAILICH, Beitrag zur Theorie der gemischten Farben, in *Wiener Ber.*, XII, 783-847 ; XIII, 201-284.
— J. CZERMAK, Physiologische Studien, in *Wiener Ber.*, XII, 322, § 6 ; XVII, 565.
1855. J. C. MAXWELL, Experiments on colour, perceived by the eye, with remarks on colour blindness, in *Edinb. Trans.*, XXI, 275-297. — *Edinb. Journ.*, 2, I, 359-360. — *Proc. of Edinb. Soc.*, III, 299-301. — *Philos. Magaz.*, 4, XIV, 40.
— G. WILSON, Observations on Mr. Maxwell's paper, in *Edinb. Journ*, 2, I, 361.
— J. D. FORBES, Observations on Mr. Maxwell's paper, in *Edinb. Journ.*, 2, I, 362.
1856. J. C. MAXWELL, On the theory of compound colours with reference to mixtures of blue and yellow light, in *Athen.*, 1856, p. 1093. — *Edinb. Journ.*, 2, IV, 335-337. — *Inst.*, 1856, p. 444. — *Rep. of British Assoc*, 1856, 2, p. 12-13.
— CHALLIS, On theory of the composition of colours in the hypothesis of undulations, in *Philos. Magaz.*, 4, XII, 329-338; 521.
— G. G. STOKES, Remarks on Challis's paper, in *Philos. Magaz.*, 4, XII, 421.
1857. DOVE, Eine Methode Interferenz-und Absorptionsfarben zu mischen, in *Berl. Monatsber.*, 11 März 1857. — *Pogg. Ann.*, CII.
1860. J C. MAXWELL, On the theory of compound colours and the relations of the colours in the spectrum, in *Proc. Roy. Soc.*, X, 404-409 ; 484-486. — *Phil. Trans.*, CL, 57-84. — *Phil. Mag.*, 4, XXI, 141-146. — *Cimento*, XII, 33-37. — *Rep. of British Assoc.*, 1860, 2, p. 16.
1864. AUBERT, Physiologie der Netzhaut, Breslau, p. 154-186.
1865. C. BOHN, Ueber das Farbensehen und die Theorie der Mischfarben, in *Poggd. Ann.*, CXXV, 87-118. (Essai d'une théorie analogue à celle de GRAILICH.)
1866. E. BRÜCKE, Die Physiologie der Farben für die Zwecke der Kunstgewerbe, Leipzig, 1866.

Dyschromatopsie.

1777. HUDDART, in *Philos. Trans.*, LXVII, I, 14.
COLLARDO, in *Journ. de physique*, XII, 86.
WHISSON, in *Philos. Trans.*, LXVIII, II, 611. — *Journ. de phys.*, XII.
GIROS v. GENTILLY, Theorie der Farben (paru en anglais et en français sous le pseudonyme de G. PALMER), in *Lichtenberg Magazin*, I, 2, 57.
HARVEY, in *Edinb. Philos. Trans.*, X, 253. — *Edinb. Journ. of sc.*, VII, 85.
J. BUTTERS, in *Edinb. Philos. Journ.*, XI, 135. — *Archiv für Physiol. v. Meckel*, V, 260.
NICHOLL, in *Medico chir. Trans.*, VII, 477; IX, 359. — *Ann. of Phil.*, N. S., III, 128.
1798. J. DALTON, in *Mémoirs of Lit. and Phil. Soc. of Manchester*, V. — *Edinb. Journ. of sc.*, IX, 97.
1818. v. GŒTHE, Zur Naturwiss. und Morphologie, 1. Heft, 297 ; Zur Farbenlehre, 1, § 103.
— WARDROP, Essais on the morbid anatomy of the human eye, London, 1818, II, 196. — *Meckel's Archiv fur Physiol.*, V.
1822. BREWSTER, in *Edinb. Journ. of sc.*, VII, 86 ; XIX, 153. — *Edinb. phil. Journ.*, VI. — *Pogg. Ann.*, XXIII, 441.
— MECKEL, in *Archiv fur Physiol.*, I, 188. — *Ann. of philos.*, 1822, Febr., p. 128.

1828. J. HERSCHEL, Article *Light*, in *Encyclop. metrop.*, p. 434, § 507.
COLQHOUN, in *Glasgow Med. Journ.-Froriep's Notizen*, XXIV, 305.
SOMMER, in *Graefe und Walther's Journal für Chirurgie*, V.—*Salzburger medic. chirurg. Zeitung.*, IV.
GALL, Anat. et Physiologie du système nerveux, IV, 98.
ROZIER, Observ. sur la physique, XIII.
BREWSTER, Briefe über natürl. Magie, Uebers., p. 44.
HELLING, Prakt. Handbuch der Augenkrankheiten, I, p. 1.
1837. A. SEEBECK, Ueber den bei manchen Personen vorkommenden Mangel an Farbensinn, in *Pogg. Ann.*, XLII, 177-233.
1849. WARTMANN, in *Bulletin de Bruxelles*, XVI, I, 137. — *Inst.*, XVII, n° 799, p. 131.
— D'HOMBRE FIRMAS, in *Comptes rendus*, XXIX, 175 ; XXX, 60, 376. — *Inst.*, n° 815, p. 259.
1852. SCHNETZLER, in *Archiv. des sciences phys.*, XXI, 251-252.
— BURCKHARDT, in *Verh. der naturf. Gesellsch. in Basel*, X, 90-93.
1854. WILSON, in *Proc. of Edinb. Soc.*, III, 226-227.
— EICHMANN, in *Fechner's Centrablatt*, 1854, p. 294-295. — *Med. Z. S. des Ver. f. Heilkunde in Preussen*, 1853, p. 224.
1853-55. G. WILSON, in *Monthly Journ. of med. science*, nov. 1853 - déc. 1854. — *Edinb. Journ.*, 2, IV, 322-327.
— LE MÊME, Researches on colour-blindness, in *Edinb. Journ.*, 1855.
— MAXWELL, On the Theory of Colours in relation to colour-blindness, *ibid.*, p. 153.
1858. W. POLE, in *Proc. of Roy. Soc.*, VIII, 172-177. — *Phil. Magaz.*, 4, XIII, 282-286.
— J. TYNDALL, in *Phil. Magaz.*, 4, XI, 329-333. — *Silliman Journ.*, 2, XXII, 143-146. — *Arch. des sc. phys.*, XXXIII, 221-225.
— DE MARTINI, Effets produits sur la vision par la santonine, in *Comptes rendus*, XLVII, 259-260.
— A. V. BAUMGARTNER, Ein Fall ungleichzeitiger Wiederkehr für verschiedene Farben, in *Wiener Ber.*, XXIV, 257-258.
— G. WILSON, A note on the statistics of colour-blindness, in *Yearbook of facts*, 1858, p. 138-139.
1859. J. F. W. HERSCHEL, Remarks on colour-blindness, in *Proc. of Roy. Soc.*, X, 72-84. — *Phil. Mag.*, 4, XIX, 148-158.
— W. POLE, On colour-blindness, in *Phil. Trans.*, CXLIX, 323-334. — *Ann. de chimie*, 3, LXIII, 243-256.
— T. L. PHIPSON, Action de la santonine sur la vue, in *Comptes rendus*, XLVIII, 593-594.
— LEFEVRE, Action de la santonine, *ibid.*, 448.
— E. ROSE, Ueber die Wirkung der wesentlichen Bestandtheile der Wurmblüthen, in *Virchow's Archiv*, XVI, 233-253.
1860. J. J. OPPEL, Einige Beobachtungen und Versuche über partielle Farbenblindheit, in *Jahresber. des Frankfurter Vereins*, 1859-1860, p. 70-114.
— GLADSTONE, On his own perception of colour, in *Athen.*, 1860, II, 24. — *Rep. of British Assoc.*, 1860, 2, p. 12-13.
— E. ROSE, Ueber die Farbenblindheit durch Genuss der Santonsäure, in *Virchow's Archiv*, XIX, 522-536 ; XX, 245-290.
— A. DE MARTINI, Sur la coloration de la vue et de l'urine produite par la santonine, in *Comptes rendus*, L, 544-545. — *Inst.*, 1860, p. 108-109.
— GUÉPIN, Note sur l'action de la santonine sur la vue et son action thérapeutique, in *Comptes rendus*, LI, 794-795.
1861 J. J. OPPEL, Nachträgliche Bemerkungen zu dem vorjährigen Aufsatze über Farbenblindheit, in *Jahresber. des Frankfurter Vereins*, 1860-1861, p. 42-47.
— J. Z. LAURENCE, Some observations on the sensibility of the eye to colour, in *Phil. Mag.*, 4, XXII, 220-226.
— E. ROSE, Ueber stehende Farbentäuschungen, in *Arch. für Ophth.*, VII, 2, p. 72-108.
1862. J. J. OPPEL, Zur Veranschaulichung der Achromatopsie für nicht damit behaftete, in *Jahresber. des Frankf. Vereins*, 1861-1862, p. 48-55.

1863. R. SCHELSKE, Ueber Farbenempfindungen, in *Archiv für Ophth.*, IX, 3, p. 39-62.
— E. ROSE, Ueber die Hallucinationen im Santonrausch, in *Virchow's Archiv*, XXVIII.
1865. R. SCHELSKE, Ueber Rothblindheit in Folge pathologischen Processes, in *Arch. für Ophth.*, XI, 1, p. 171-178.

§ 21. — De l'intensité de la sensation lumineuse.

On doit égaler l'intensité de la lumière objective à la force vive du mouvement de l'éther, et pour la lumière monochromatique, polarisée en ligne droite, cette force vive est proportionnelle au carré de la plus grande vitesse des particules d'éther. Dans un mélange de lumière provenant de différentes sources ou présentant des polarisations différentes, l'intensité totale est égale à la somme des intensités partielles.

Nous allons rechercher d'abord comment se comporte l'intensité de la sensation lumineuse lorsque l'intensité de la lumière objective varie sans que la couleur soit modifiée. Nous pouvons faire cette étude sur la lumière blanche : les résultats sont les mêmes pour la lumière monochromatique.

Il s'agit, en premier lieu, de démontrer que les plus petites dégradations perceptibles de la sensation lumineuse ne correspondent pas à des différences égales de la clarté objective. — Éclairons un tableau blanc avec une lumière faible qui donne l'intensité h et disposons un corps dont l'ombre se projette sur le tableau, de manière que le tableau ne reçoive pas de lumière en dedans des limites de l'ombre. Qu'on ajoute ensuite une seconde lumière dont on peut faire varier l'intensité H, en faisant varier la distance de cette seconde lumière au tableau. L'intensité objective est alors H dans l'ombre, et $H + h$ en dehors de l'ombre.

Si la clarté H est très-faible, l'œil aperçoit l'ombre, c'est-à-dire qu'il distingue l'intensité H de l'intensité $H + h$. Mais il semble que, quelle que soit la grandeur de h, il existe toujours une intensité plus grande de H, pour laquelle l'ombre devient insensible et pour laquelle, par conséquent, la différence h de l'intensité objective ne produit plus une augmentation sensible de la sensation.

Une lumière de l'intensité de la lune projette une ombre sensible sur le papier blanc. Si l'on rapproche du papier une lampe qui brûle bien, l'ombre disparaît. L'ombre projetée par la lampe disparaît à son tour, si l'on fait tomber la lumière solaire sur le papier. Bien plus, c'est à peine si l'œil peut distinguer l'intensité d'une bonne lampe à double courant d'air d'avec une intensité double. On reconnaît facilement que de semblables flammes sont assez transparentes, lorsqu'on examine l'image affaiblie qu'en donne une lame de verre non étamée et qu'on fait passer ensuite une seconde flamme derrière la première : dans ces conditions, on distingue facilement les contours de la seconde flamme. Mais si l'on regarde directement les deux flammes, on ne distingue plus la seconde, du moins à travers la partie la plus éclairée de la première : c'est tout au plus si on la distingue lorsqu'en regardant pendant longtemps on a émoussé l'intensité de la sensation. De même, il est difficile de reconnaître à l'œil nu, lorsqu'on regarde une flamme de ce genre, que le bord, où la couche de gaz incandescente est vue de profil, est bien plus intense que le milieu, où la couche est vue sous la moindre épaisseur, tandis qu'on s'en aperçoit facilement lorsqu'on regarde l'image de la flamme dans une lame de verre non étamée. Rappelons encore ici l'invisibilité des étoiles pendant le jour, la disparition des images derrière une lame de verre réfléchissante, etc.

Au lieu de maintenir constante la différence d'intensité en ne modifiant que la valeur absolue de l'intensité totale, comme nous l'avons fait jusqu'ici, nous pouvons aussi faire varier cette différence dans la même proportion que l'intensité elle-même. Sur une lame de verre transparente, représentons un dessin avec de l'encre de Chine très-délayée, ou traçons-y un dessin après l'avoir légèrement enfumée, ou, mieux encore, prenons une image photographique sur verre qui présente des ombres très-délicates et d'autres plus foncées, et tenons un semblable dessin devant un fond clair dont nous faisons augmenter successivement l'intensité : pour une faible intensité du fond, on ne remarque pas les ombres les plus délicates, elles deviennent visibles pour une intensité plus grande, puis, l'intensité augmentant toujours, elles conservent assez longtemps le même degré de netteté, pour disparaître enfin de nouveau. Plus l'ombre est prononcée sur le dessin, moins il faut d'intensité pour la rendre visible, et plus il en faut aussi pour la faire disparaître de nouveau. Or l'intensité lumineuse de l'ombre est moindre que celle des parties claires, d'une fraction déterminée de l'intensité totale. Désignons par H l'intensité des portions claires, nous pouvons désigner par $(1 - \alpha)\, H$ celle de l'ombre, α étant une fraction constante pour la même portion de dessin, de sorte que la différence αH entre l'intensité de la portion considérée et celle du fond clair augmente et diminue en même temps que H. Ainsi, bien que les différences d'intensité absolue entre les parties différemment ombrées du dessin augmentent avec l'éclairage, ces différences ne répondent cependant pas à des différences plus perceptibles de la sensation. Il suit de là qu'il doit exister certains degrés moyens de l'intensité lumineuse où l'œil est le plus sensible pour reconnaître si l'intensité a varié d'une petite fraction de sa valeur. Ce sont les degrés d'intensité que nous employons ordinairement pour lire, écrire, travailler, degrés agréables et commodes pour notre œil, et qui s'étendent depuis la clarté à laquelle nous pouvons lire sans difficulté jusqu'à celle d'une surface blanche frappée directement par les rayons solaires. Dans l'intervalle de ces limites, où l'œil atteint son maximum de sensibilité pour les rapports, la grandeur de la sensibilité est à peu près constante, de même qu'en général la valeur des fonctions variables d'une manière continue varie relativement peu aux environs du maximum.

Ce fait est déjà prouvé par l'observation journalière, d'après laquelle on reconnaît assez bien, à la lumière d'une bougie et à la lumière du jour le plus clair, des peintures et des dessins qui présentent les dégradations d'ombres les plus variées et qu'ordinairement un éclairage intense n'y fait découvrir aucun objet nouveau ni aucune dégradation d'ombre qu'on n'ait pas déjà remarqués par un faible éclairage. Fechner fait remarquer de même que si l'on regarde, à travers des verres gris foncés, des objets éclairés, comme par exemple un ciel parsemé de nuages blancs, on ne voit ni disparaître ni apparaître aucune dégradation nouvelle dans les ombres. Les mensurations photométriques donnent le même résultat avec plus d'exactitude. Ces mensurations ont fait voir, en général, que pour des degrés d'intensité très-divers, la différence qu'on pouvait encore distinguer, formait à peu près la même fraction de l'intensité totale. Bouguer et Fechner ont cherché à évaluer cette différence de la manière suivante : on éclaire un tableau blanc avec deux bougies égales et l'on dispose en avant du tableau une baguette qui y projette deux ombres. On éloigne l'une des bougies jusqu'à ce que l'ombre correspondante cesse d'être visible. Soit a la distance du tableau à la lumière la plus rapprochée, b celle où se trouve la lumière la plus éloignée, les intensités avec lesquelles ces deux lumières éclairent le tableau sont entre elles comme $a^2 : b^2$. Bouguer a trouvé que l'une des lumières devait être environ 8 fois plus éloignée que l'autre; Fechner, assisté de Volkmann et d'autres observateurs, qu'elle devait être environ 10 fois plus éloignée, pour que l'ombre disparût, de sorte que Bouguer pouvait encore distinguer $^1/_{64}$, et les amis de Fechner $^1/_{100}$ de l'intensité lumineuse. Arago a remarqué que, dans le mouvement, on peut remarquer des différences encore plus petites, et, sous les conditions les plus favorables, il est arrivé à $^1/_{131}$. Masson employa, dans le même but, des disques rotatifs blancs avec de petits secteurs noirs. Il trouva que des yeux faibles ne pouvaient reconnaître parfois que des différences de $^1/_{50}$, tandis qu'avec une bonne vue, on peut quelquefois reconnaître des différences plus petites que $^1/_{120}$. Il a trouvé, en outre, que la limite de sensibilité reste assez indépendante de l'intensité lumineuse, même pour l'éclairage instantané de l'étincelle électrique. Lorsque cet éclairage est assez intense, les secteurs blancs et noirs apparaissent distincts pour un instant. Si l'on éclaire le disque, d'une manière continue, avec une lampe d'intensité L, et qu'on ajoute une étincelle électrique d'intensité l, on obtient, pour un instant, l'intensité $L + l$ sur les secteurs blancs et l'intensité L seulement, pour la place occupée par les secteurs noirs; on ne peut donc reconnaître les secteurs que si l'on peut distinguer $L + l$ de L. Si l'on venait à modifier la distance des deux sources lumineuses au disque, il fallait modifier L et l d'une quantité proportionnelle pour rester à la limite de sensibilité de l'œil : donc la loi établie pour la lumière constante est encore vraie pour la perception des différences instantanées de l'intensité lumineuse.

Ce fait que, dans des limites fort étendues, les plus petites différences perceptibles de la sensation lumineuse sont des fractions (à peu près) constantes de l'intensité, a servi à Fechner pour proposer, sous le nom de *loi psychophysique*, une loi générale, qui s'applique aussi à d'autres genres de sensations. C'est ainsi que des différences dans la hauteur des sons nous paraissent égales, lorsque les différences des durées de vibration sont exprimées par une même fraction de la durée de vibration totale. En d'autres termes, deux intervalles musicaux nous paraissent égaux quand les rapports des nombres de vibrations des deux sons constituants sont les mêmes pour ces deux intervalles. D'après les recherches de E. H. Weber, il en est de même de notre faculté de reconnaître des différences de poids et de grandeurs linéaires. Comme nous mesurons la hauteur du son par le logarithme du nombre de vibrations, il paraît convenable de mesurer de même l'intensité, la sensation, puisque, dans un cas comme dans l'autre, nous considérons comme égales des différences dS du degré de l'intensité de la sensation S qui sont perçues avec la même netteté. Nous avons donc approximativement, quand l'intensité H ne sort pas de certaines limites fort étendues,

$$dS = A \frac{dH}{H}$$

A étant une constante. Intégrant, il vient

$$S = A \log H + C,$$

C étant une seconde constante. Si, pour l'intensité *h*, nous posons le degré de sensation égal à *s*, nous avons enfin :

$$S - s = \log \frac{H}{h}.$$

Fechner a montré que cette manière dont l'œil mesure les intensités a exercé une influence déterminante sur la classification des étoiles par grandeurs. On a déterminé les classes de grandeurs des étoiles d'après l'impression qu'elles produisent sur l'œil, sans employer d'abord les mensurations photométriques de la quantité de lumière objective. C'est seulement dans ces derniers temps qu'on a fait ces mensurations, qui permettent à présent de comparer l'intensité véritable avec la classe de grandeur admise. Fechner a fait une semblable comparaison d'après les déterminations photométriques de J. Herschel et de Steinheil et il trouve que, pour les mensurations de Herschel, la grandeur *G* qui détermine la classe est exprimée par la formule

$$G = 1 - 2,8540 \log H,$$

et pour les mensurations de Steinheil, par

$$G = 2,3114 - 2,3168 \log H,$$

formules qui sont d'accord avec les précédentes, si l'on remarque que les numéros des classes sont d'autant plus forts que les grandeurs des étoiles diminuent; on trouve une concordance très-satisfaisante entre les formules et les observations. Fechner a également trouvé que les mensurations de Struve s'accordent suffisamment avec la loi qu'il a établie. La même loi a, du reste, aussi été exprimée par Babinet (1) qui, d'après des observations de Johnson et de Pogson, évalue à 2,5 le nombre qui correspond dans la formule de Fechner au coefficient de log. *H*.

Si la loi du degré de sensibilité n'est pas valable pour des intensités très-petites ou très-grandes, c'est ce que Fechner explique par les perturbations qu'apportent certaines circonstances accessoires. En effet, lorsque l'éclairage est très-faible, l'influence de la lumière subjective de l'œil doit se faire sentir. A côté de l'excitation produite par la lumière extérieure, il y a toujours une excitation par des causes internes, dont nous pouvons représenter la valeur par une lumière

(1) *Comptes rendus*, 1857, p. 358.

d'une intensité H_0. On obtient alors, comme expression plus exacte pour les plus petits degrés perceptibles de la sensation,

$$dS = A \frac{dH}{H + H_0},$$

ou bien

$$dH = \frac{1}{A} (H + H_0)\, dS.$$

d'où il résulte que l'augmentation de l'intensité doit être un peu plus forte pour être perçue que si H_0 était nul, et la différence doit se faire sentir surtout pour de petites valeurs de H. Fechner a fondé là-dessus une méthode de comparaison entre l'intensité H_0 de la lumière propre et celle de la lumière objective, méthode qui admet implicitement qu'à la limite inférieure de l'intensité l'exactitude de la loi citée n'est altérée que par l'influence de la lumière propre. Quand un œil capable de reconnaître une différence de $1/_{100}$ d'intensité lumineuse regarde une surface dont une partie ne reçoit absolument pas de lumière extérieure, et dont une autre partie possède l'intensité h, on a H_0 et $H_0 + h$ pour les intensités apparentes de ces deux parties, en tenant compte de la lumière propre de l'œil. Si h est la plus faible intensité perceptible, on doit avoir, d'après la manière de voir de Fechner, $h = 1/_{100}\, H_0$, et de cette manière l'intensité H_0 de la lumière propre serait mesurée par une lumière objective. Volkmann a fait des expériences dont il déduit que l'intensité H_0 de la lumière propre est égale à celle d'une surface de velours noir éclairée par une bougie stéarique à 9 pieds de distance.

Quant à l'inexactitude de la loi vers la limite supérieure de l'intensité, on peut l'attribuer avec Fechner à la fatigue de l'organe. Les modifications internes du nerf qui doivent transmettre l'excitation au cerveau ne peuvent pas dépasser une certaine mesure sans détruire l'organe, chaque effet d'excitation a donc une limite supérieure à laquelle doit nécessairement correspondre un maximum dans le degré de sensibilité.

D'ailleurs il est encore à remarquer que ces circonstances, quelles qu'elles soient, qui altèrent l'exactitude de la loi de Fechner vers les limites supérieure et inférieure de l'intensité, exercent aussi leur influence pour les degrés moyens d'intensité, lorsque l'observation est exacte, ce qui n'empêche naturellement pas de conserver cette loi comme donnant une première approximation. Assurément la plupart des peintures, dessins et photographies des objets ordinaires, se distinguent avec une égale facilité pour des degrés d'intensité très-différents. Cependant j'ai trouvé aussi dans des photographies certaines dégradations d'ombres qui ne se présentent tout à fait nettement que sous un éclairage déterminé et compris dans des limites étroites. Parmi ces images, je citerai particulièrement des paysages qui représentent des chaînes de montagnes à moitié perdues dans les brumes de l'horizon : cet effet m'a surtout frappé en examinant quelques photographies stéréoscopiques sur verre de paysages alpestres, où l'on voyait des parties de glaciers ou des sommets de montagnes recouverts par la neige. Ces surfaces neigeuses paraissaient d'un blanc uniforme à la clarté d'une lampe ou à la lumière modérée du jour, tandis que, tournées vers le ciel éclairé, elles présentaient encore des ombres délicates qui modelaient la forme des surfaces recouvertes de neige et qui disparaissaient de nouveau sous un éclairage plus intense. Il est clair que le hasard seul peut faire rencontrer, dans des photographies, des ombres aussi délicates et qu'on ne doit pas en demander de pareilles à la peinture et au dessin ; les disques rotatifs, au contraire, nous offrent un moyen facile d'obtenir des ombres très-peu accusées dont l'intensité présente le rapport qu'on veut avec celle du fond blanc, et telles que Masson les a déjà employées pour ses expériences photométriques. Ces ombres sont faciles à obtenir en donnant au disque le dessin représenté fig. 127. On trace suivant un ou deux rayons, avec un tire-ligne, un trait interrompu dont toutes les parties possèdent la même épaisseur. Pendant la rotation, ces raies noires forment des cercles gris sur le disque. Soient d la largeur des raies, r la distance d'un point d'une de ces raies au centre du disque ; si nous posons l'intensité du disque égale à 1, on a, pour l'intensité h de la ligne grise qui se forme pendant la rotation,

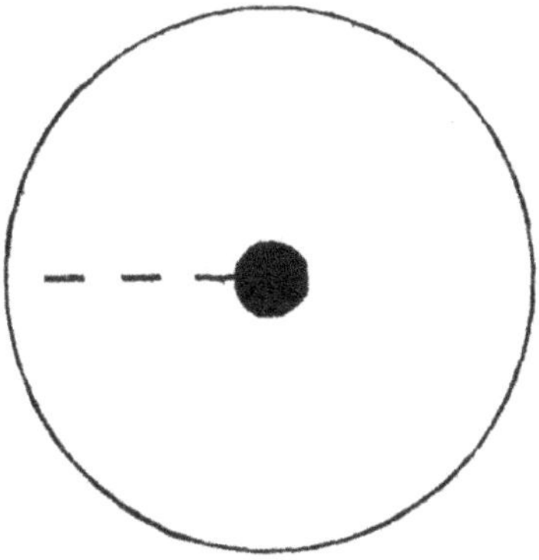

FIG. 127.

$$h = 1 - \frac{d}{2\pi r},$$

si l'on considère le trait de tire-ligne comme absolumen t noir. Ainsi l'intensité des bandes grises diffère d'autant moins de celle du disque que r est plus grand ; les bandes internes sont plus foncées, les périphériques plus claires, et l'on obtient une suite de transitions très-ménagées. L'expérience consiste à déterminer jusqu'à quel point on peut encore distinguer les bords des bandes grises. On les distingue mieux lorsqu'on fait errer le regard le long d'un de ces cercles, que lorsqu'on fixe continuellement le même endroit ; dans ce dernier cas, les cercles les moins prononcés disparaissent rapidement même lorsqu'on les a déjà vus. Cependant on ne les remarque ordinairement pas aussitôt qu'on porte le regard sur le disque : il est nécessaire de le considérer attentivement pendant quelque temps. Il faut du reste veiller à ce que le disque tourne assez rapidement pour que les cercles gris apparaissent sans interruptions et ne papillotent pas, ce qui permettrait de distinguer aussi les cercles les plus pâles, parce qu'alors, à chaque passage d'une raie noire, l'impression lumineuse a le temps de s'affaiblir assez pour permettre de remarquer l'obscurcissement. Par des jours bien clairs, près d'une fenêtre, j'ai pu distinguer nettement, en laissant errer le regard sur le disque, un bord répondant à une différence d'intensité de $^1/_{133}$; j'ai pu voir, d'une manière moins bien délimitée, un bord répondant à $^1/_{150}$, et, par moments, un bord correspondant à une différence d'intensité de $^1/_{167}$. En éclairant le disque par la lumière directe du soleil, il fallait plus de peine et plus d'efforts pour reconnaître jusqu'à $^1/_{150}$ de différence. En même temps, je ne pouvais distinguer, au milieu de la chambre, que des bords de $^1/_{117}$, très-rarement et d'une manière indéterminée celui relatif à une différence de $^1/_{133}$.

On voit donc, ici encore, que ce n'est qu'entre certaines limites étroites de l'intensité d'éclairage, qu'on rencontre la plus grande sensibilité de la perception. Par conséquent, dans l'équation

$$dS = A \frac{dH}{H}$$

établie plus haut, nous ne pouvons pas considérer A comme tout à fait invariable, même dans les limites ordinaires de l'intensité d'éclairage. Cette valeur doit au contraire dépendre de H, bien qu'elle soit à peu près constante pour des intensités moyennes, et de même la formule intégrale

$$S = A \log H + C,$$

qui est déduite de la précédente, n'est qu'approximativement exacte pour des valeurs moyennes de l'éclairage. Une semblable formule n'est pas suffisante, comme nous le verrons plus loin dans la comparaison des intensités de sensation pour les différentes couleurs.

Même en tenant compte de la lumière propre de l'œil, et posant

$$dS = A \frac{dH}{H + H_0},$$

d'où

$$S = A \log (H + H_0) + C,$$

la formule ne répond pas complétement aux faits, car elle suppose une augmentation indéfinie de la sensibilité quand l'intensité augmente. D'après les faits cités plus haut, on voit, au contraire, que pour de très-grandes valeurs de H, la sensibilité doit atteindre un maximum qu'elle ne peut plus dépasser, même si H continue à augmenter. Il faut qu'on ait alors $\frac{dS}{dH} = 0$. Il nous faudrait donc, dans la dernière équation différentielle, considérer A comme une fonction de H, à peu près constante pour des valeurs moyennes, mais qui devient nulle pour des valeurs infinies de H. La fonction la plus simple de ce genre serait

$$A = \frac{a}{b + H},$$

b étant considéré comme très-grand. Si nous posons donc

$$dS = \frac{a dH}{(b + H)(H_0 + H)},$$

il vient

$$S = \frac{a}{b - H_0} \log \left[\frac{H_0 + H}{b + H}\right] + C.$$

Ce n'est que par une formule de ce genre que nous pouvons espérer d'exprimer complétement les faits. C représenterait le maximum de l'intensité de sensation, qui a lieu pour des valeurs infiniment grandes de H, et le maximum de la sensibilité se présenterait pour $H = \sqrt{bH_0}$.

Le rapport que nous venons de démontrer entre l'intensité de la sensation et celle de la lumière explique un fait qui m'a souvent frappé : c'est que, dans les nuits obscures, les objets clairs paraissent, par rapport aux objets voisins, bien plus clairs que pendant le jour, de sorte qu'on ne peut souvent pas s'empêcher de leur attribuer une lumière propre. En effet, lorsque l'éclairage est très-faible, nous pouvons considérer l'intensité de la sensation comme proportionnelle à celle de la lumière, tandis que sous un éclairage intense, la sensibilité pour les objets lumineux est relativement plus faible. Comme c'est avec un fort éclairage que nous avons l'habitude de comparer les intensités des objets, quand l'éclairage est faible, les objets clairs nous paraissent relativement trop clairs, et les objets obscurs, relativement trop obscurs. Les peintres utilisent cette circonstance dans les effets de clair de lune, pour nous donner la sensation d'un faible éclairage : ils font ressortir les parties claires d'une manière bien plus heurtée que quand ils représentent des effets de jour.

II. — Nous allons nous occuper maintenant d'établir une comparaison entre les intensités des lumières de différentes couleurs. — Si nous admettons que l'intensité de la lumière objective, simple ou composée, est mesurée par la force vive du mouvement de l'éther, il faut, d'après la loi générale de conservation des forces, la considérer comme proportionnelle à la quantité de chaleur qui se développe par l'absorption de la lumière considérée. C'est là, jusqu à présent, le seul moyen physique dont nous disposions pour rendre comparables entre elles les intensités des ondulations d'éther dont la durée de vibration est différente. Si l'on compare à l'œil la force lumineuse des ondes d'éther de durée d'oscillation différente, on trouve, comme il a été expliqué au § 19, que l'intensité de la sensation lumineuse n'est aucunement proportionnelle à la force vive de ces vibrations d'éther, mesurée par le développement de chaleur. Si nous formons un spectre au moyen d'un prisme de sel gemme, substance qui laisse passer de la manière la plus uniforme les rayons de toutes les espèces, on trouve, d'après Melloni, que le maximum de chaleur est au delà du rouge extrême, en un point où l'œil ne perçoit plus de lumière, et que la chaleur augmente d'une manière continue du violet vers le rouge, tandis que le maximum de la lumière se trouve dans le jaune. De même, j'ai déjà fait remarquer plus haut que le pouvoir éclairant des rayons ultraviolets augmente énormément quand, au moyen de la fluorescence, on les transforme en rayons de réfrangibilité moyenne ; or on ne peut pas admettre que cette transformation soit accompagnée d'une augmentation de la force vive des vibrations de ces rayons. Par conséquent, l'*intensité de la sensation lumineuse ne dépend pas seulement de la force vive des oscillations de l'éther, mais aussi de la durée de ces ondulations*. Il suit de là que de toutes les comparaisons effectuées à l'aide de l'œil entre les intensités de différentes sortes de lumière composée, il n'en est aucune qui possède une valeur objective, indépendante de la nature de l'œil.

Nous avons trouvé tout à l'heure que, pour de la lumière de même espèce, la sensation ne croît pas proportionnellement à l'intensité objective de la lumière, mais que l'intensité de la sensation est une fonction plus compliquée de l'intensité lumineuse. Il ressort de la comparaison entre différentes sortes de lumière chromatique que *l'intensité de sensation est une fonction de l'intensité lumineuse qui diffère suivant l'espèce de lumière*. Purkinje (1) a déjà remarqué que c'est le bleu qu'on peut voir à la lumière la plus faible, et que le rouge exige une lumière plus forte. Dove a fait remarquer plus tard que si l'on compare sous des éclairages différents les intensités lumineuses de surfaces recouvertes de couleurs différentes, c'est tantôt l'une et tantôt l'autre de ces

(1) Zur Physiologie der Sinne, II, 109.

couleurs, qui paraît plus claire. En général, les couleurs qui prédominent sont, pour une grande intensité d'éclairage, les moins réfrangibles, telles que le rouge et le jaune, et pour un éclairage peu intense, les plus réfrangibles, telles que le bleu et le violet. Si un papier rouge et un papier bleu paraissent également clairs à la lumière du jour, à la tombée de la nuit le papier bleu paraît plus clair et le papier rouge paraît souvent tout à fait noir. De même, quand on est surpris par la nuit dans une galerie de tableaux, si le ciel ne présente pas de ces colorations qui accompagnent souvent le crépuscule, on remarque que les couleurs rouges disparaissent les premières et que les couleurs bleues restent le plus longtemps visibles. De même, dans la nuit la plus obscure, lorsqu'on ne voit plus aucune couleur, on distingue encore le bleu du ciel.

J'ai trouvé que ces phénomènes deviennent encore plus frappants lorsqu'on se sert des couleurs prismatiques. Si l'on emploie l'appareil décrit dans le paragraphe précédent et représenté par la figure 125, et qu'on tienne verticalement une baguette en avant du champ éclairé par les deux couleurs, il s'y projette deux ombres différemment colorées; en effet, comme les deux couleurs provenant des deux fentes de l'écran S_i tombent sur le champ éclairé suivant deux directions différentes, elles projettent deux ombres séparées. Si l'on avait, par exemple, un mélange de violet et de jaune, on obtiendrait deux ombres éclairées, l'une par le violet seulement et l'autre par le jaune seulement, tandis que le fond resterait blanc ou blanchâtre. Si l'on vient à élargir la fente qui laisse passer le violet, l'ombre violette devient plus intense, et en réglant convenablement les deux fentes, on peut facilement faire en sorte que l'ombre violette présente à l'œil autant d'intensité que la jaune. Si l'on élargit ou qu'on rétrécit alors la fente unique du premier écran, qui laisse parvenir au prisme la lumière réfléchie par l'héliostat, on augmente ou l'on affaiblit toute la masse lumineuse qui pénètre dans l'appareil, e toutes les couleurs simples variant alors dans la même proportion, il en est de même pour les intensités objectives des ombres jaune et violette. L'expérience montre qu'il suffit d'une faible augmentation de l'intensité d'éclairage pour faire paraître le jaune plus fort que le violet, et d'une faible diminution pour produire le résultat inverse. Cette différence est bien moindre lorsqu'on prend deux couleurs de la moitié la moins réfrangible du spectre, elle est plus grande lorsque les deux appartiennent à la moitié la plus réfrangible; elle atteint sa plus grande valeur lorsqu'on prend les deux couleurs aux extrémités du spectre.

Prenons, dans la figure 128 (p. 422), les abscisses, mesurées le long de la ligne ad, proportionnelles aux intensités lumineuses objectives, et les ordonnées proportionnelles à l'intensité de la sensation. Représentons par la courbe $aebg$ l'intensité de la sensation jaune, et choisissons les unités de la lumière jaune et de la lumière violette de telle sorte que pour la quantité de lumière ac la sensibilité soit égale pour les deux sortes de lumière ; il suit des observations précédentes que la courbe qui représente l'intensité de sensation pour la lumière violette doit prendre, par rapport à la précédente, la position $a\varepsilon b\gamma$. Si l'on diminue les deux quantités de lumière dans le rapport $af : ac$, on trouve que l'intensité de sensation de la lumière jaune, exprimée par la ligne fe, est plus faible que l'intensité $f\varepsilon$ de la sensation violette. Inversement, si l'on amène les deux quantités de lumière à prendre la valeur ad, on trouve l'intensité de sensation dg correspondante au jaune, plus grande que celle $d\gamma$ du violet.

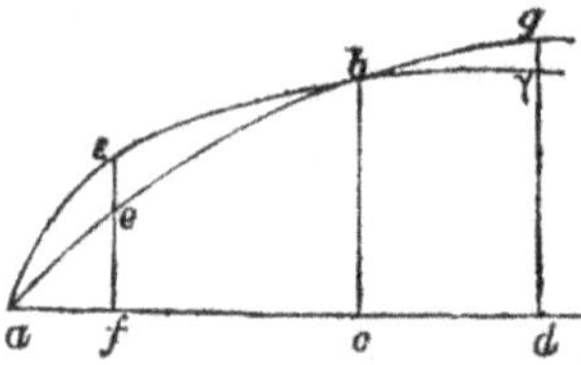

Fig. 128.

Il résulte de là qu'il est impossible d'établir, pour différentes sortes de lumière chromatique, des unités telles que des quantités de deux lumières qui sont égales par rapport à ces unités soient aussi toujours senties avec la même intensité. Loin de là, les fonctions qui expriment le rapport entre l'intensité de la sensation et celle de la lumière objective sont différentes pour des intensités diverses des lumières de différentes couleurs.

Si l'on compose du blanc avec deux couleurs spectrales et qu'on augmente ou diminue, dans le même rapport, les intensités des deux lumières chromatiques, de telle sorte que les proportions du mélange restent les mêmes, la couleur résultante reste invariablement blanche, bien que le rapport de l'intensité de sensation pour les deux couleurs composantes puisse changer notablement. C'est ainsi qu'après avoir, à l'aide de l'appareil précédemment décrit, formé du blanc avec du violet et du jaune-vert, on peut, en rétrécissant la fente, diminuer la quantité de lumière jaune-vert, jusqu'à ce qu'elle présente la même intensité lumineuse que le violet, et en mesurant cette fente, on peut déterminer la proportion suivant laquelle la quantité de lumière verte a diminué. J'ai trouvé, de cette manière, que l'intensité lumineuse apparente du violet qui donne du blanc avec le jaune-vert est $1/10$ de celle de ce jaune pour un éclairage intense, tandis qu'elle en est $1/5$ pour un éclairage plus faible ; et cependant, dans les deux cas, le rapport des quantités objectives de lumière reste le même. Dans le mélange de l'indigo et du jaune, le bleu indigo présentait, sous un éclairage intense, le $^1/_4$ de l'intensité apparente du jaune, tandis que, sous un éclairage plus faible, le rapport devenait $^1/_3$. Pour les couleurs complémentaires moins réfrangibles, les différences étaient trop petites pour pouvoir être mesurées. Si donc nous composons du blanc de différentes intensités, c'est au moyen de quantités de couleurs complémentaires dont l'intensité objective présente un rapport constant, tandis que le rapport des intensités subjectives est très-variable. Il suit de là que si, comme dans le paragraphe précédent, nous fixons les unités des différentes lumières chromatiques d'après les couleurs résultantes, ces unités ne dépendent que peu ou point de l'intensité lumineuse.

Comment expliquer ce fait que les couleurs résultantes présentent à l'œil des aspects assez invariables pour les différentes intensités lumineuses, bien que le rapport des intensités avec lesquelles les couleurs composantes agissent sur l'appareil nerveux visuel changent très-notablement? Il me semble que cela tient à ce que la lumière solaire, que nous considérons comme étant le blanc normal pendant le jour, subit elle-même, lorsque l'intensité lumineuse varie, des modifications de sa nuance pareilles à celles des mélanges blancs ou blanchâtres avec lesquels nous la comparons. Ainsi, une couleur composée nous paraît blanche lorsqu'elle présente le même aspect que la lumière solaire de même intensité. Si donc, sous une faible intensité, l'impression du bleu domine, dans le mélange en question, plus que pour un éclairage intense, ce blanc ne nous paraît cependant pas tirer sur le bleu, parce que dans la lumière solaire affaiblie au même degré, le bleu doit présenter une prédominance analogue. Il suffit, d'ailleurs, de quelque attention pour s'assurer que, dans la lumière solaire faible, c'est l'impression du bleu qui domine, tandis que dans la lumière solaire intense, c'est l'impression complémentaire du jaune. Dans la peinture, nous voyons toujours employer les tons jaunes pour produire l'effet des objets éclairés par un beau soleil, et les tons bleuâtres, pour rappeler la lueur de la lune ou des étoiles. Le peintre, qui n'a pas à sa disposition l'échelle des intensités lumineuses comme la nature qu'il veut imiter, cherche à combler cette lacune en reproduisant, autant que possible, les altérations que les différences d'intensité font subir à la gamme des couleurs. Ajoutons, dans ce même ordre d'idées, qu'en regardant la campagne à travers un verre jaune, par un temps couvert, le paysage prend l'aspect que lui donnerait un beau soleil, et qu'en revanche, un paysage éclairé par le soleil affecte ce qu'on appelle un ton froid, lorsqu'on le regarde à travers un verre bleu.

Nous avons déjà dit plus haut que lorsque l'intensité lumineuse augmente, la sensation des couleurs simples elle-même se modifie comme elle le ferait par un supplément de jaune. Le rouge et le vert passent directement au jaune, le bleu devient blanchâtre, comme il le ferait par une addition de jaune.

Il résulte de là que la distinction des tons est plus difficile sous un éclairage intense qu'avec une clarté moyenne. De même, cette distinction est incomplète sous un éclairage très-faible. On comprend aussi qu'elle est plus incomplète pour des couleurs qui n'occupent que de petites portions du champ visuel que pour celles qui occupent des champs un peu étendus. En effet, si l'image rétinienne d'un champ coloré est plus petite que les éléments sensibles de la rétine, l'élément frappé n'éprouve plus l'excitation avec toute son intensité, et cette excitation est d'autant plus faible, que la portion d'élément qui reçoit l'image de la surface colorée est plus petite.

Les modifications que nous venons de voir survenir dans les sensations colorées par suite des variations de l'intensité lumineuse, s'expliquent par l'hypothèse de Th. Young, qui admet trois sortes de nerfs dans la rétine : ceux du vert, du rouge et du violet; il suffit d'admettre, comme nous l'avons fait, que ces trois sortes de nerfs sont excitées par toute lumière, même par la lumière homogène, mais avec des intensités très-différentes, et que dans les trois sortes de nerfs l'intensité de la sensation dépend d'une manière différente de l'intensité lumineuse, la sensibilité augmentant d'abord plus rapidement et ensuite plus lentement dans les nerfs du violet que dans ceux du vert — dans ceux du vert que dans ceux du rouge — quand l'intensité lumineuse augmente.

Si la lumière violette du spectre excite fortement les nerfs du violet, faiblement ceux du vert, plus faiblement encore ceux du rouge, pour cette lumière, la sensation du violet prédomine sous un éclairage faible; sous un éclairage intense, où la sensation du violet s'approche de son maximum, la sensation du vert atteint, par rapport à celle-ci, une valeur plus sensible, et l'intensité augmentant encore, il finit par en être de même pour le rouge; de sorte que la sensation du violet doit passer d'abord au bleu par addition de vert, et, plus tard, au blanc, par addition de vert et de rouge.

Si nous admettons également que les rayons verts du spectre excitent fortement les nerfs sensibles au vert, modérément ceux du rouge et ceux du violet, la sensation du vert doit passer d'abord au jaune, parce que la sensation du rouge augmente plus rapidement avec l'intensité lumineuse que ne fait celle du violet; enfin elle doit passer au blanc lorsque les trois sensations se rapprochent de leur maximum.

Enfin, nous avons admis, pour les rayons rouges, qu'ils excitent fortement les nerfs du rouge, faiblement ceux du vert, plus faiblement encore ou pas du tout ceux du violet : on comprendrait donc pourquoi la sensation d'une lumière rouge intense passe au jaune.

La faculté de distinguer les couleurs résiderait donc dans la possibilité de reconnaître, par comparaison des intensités des sensations reçues par les trois espèces de nerfs, les proportions suivant lesquelles ces nerfs sont affectés. Or nous avons vu que c'est sous une certaine intensité moyenne qu'il est le plus facile de comparer les intensités de deux quantités de lumière : c'est donc pour une intensité de ce genre que la distinction des couleurs doit se faire le plus exactement. Nous en avons déjà dit assez pour faire comprendre l'application de cette manière de voir, aux couleurs très-intenses. Lorsque, pour des couleurs composées, les trois sortes de nerfs sont près de leur maximum d'excitation, ces couleurs doivent nécessairement se rapprocher de plus en plus du blanc. Admettons, au contraire, que les nerfs du violet subissent la plus faible excitation perceptible, on ne peut pas distinguer s'il existe, en même temps, un degré d'excitation un peu plus faible des deux autres nerfs; si, par conséquent, la couleur de la lumière est du violet pur, de l'indigo, du pourpre ou du blanc bleuâtre, et, par suite, par un éclairage très-faible, la faculté de distinguer les couleurs doit être très-imparfaite.

III. — Une série de faits, qu'on a réunis jusqu'à présent sous le nom d'*irradiation*, et qui présentent ceci de commun que les surfaces fortement éclairées paraissent plus grandes qu'elles ne sont en réalité, et que les surfaces obscures qui les entourent paraissent diminuées d'une quantité correspondante, s'expliquent tous par cette circonstance que la sensation lumineuse n'est pas proportionnelle à l'intensité de la lumière objective.

Ces phénomènes affectent les apparences les plus diverses, suivant la forme des figures considérées; on les voit, en général, le plus facilement et avec le plus d'intensité, lorsque l'œil n'est pas exactement accommodé pour l'objet examiné, et cela, soit que l'œil soit trop rapproché ou trop éloigné, soit qu'on l'arme d'une lentille concave ou convexe qui ne permette pas de voir nettement l'objet. L'irradiation ne fait pas complétement défaut alors même que l'accommodation est exacte, et on la remarque nettement alors pour des objets très-lumineux, surtout quand ils sont très-petits : les petits cercles de diffusion augmentent relativement bien plus les dimensions des petits objets que celles des objets plus grands, par rapport auxquels les dimensions des cercles de diffusion si peu considérables que fournit l'œil bien accommodé, deviennent insensibles.

1) — *Les surfaces lumineuses paraissent plus grandes.* — Nous ne jugeons jamais exactement les dimensions des fentes ou des trous étroits qui laissent échapper une vive lumière : ils nous paraissent toujours plus larges qu'ils ne sont réellement, et cela même avec l'accommodation la plus exacte. De même, les étoiles fixes apparaissent sous forme de petites surfaces lumineuses, même quand nous mettons devant notre œil, si cela est nécessaire, un verre qui permette l'accommodation la plus exacte. Dans un gril de barreaux fins et dont les vides sont exactement égaux aux pleins (grils en fils métalliques tels qu'on les emploie dans les expériences sur l'interférence), les vides nous paraissent toujours plus larges que les barreaux, si nous tenons le gril devant un fond éclairé. Avec une accommodation inexacte, ces phénomènes sont bien plus remarquables et se présentent aussi pour des objets plus grands. La figure 129 nous offre un carré blanc sur fond noir et un carré noir sur fond blanc. Bien que les deux carrés aient exactement les mêmes dimensions, le blanc paraît plus grand que le noir, sous un éclairage intense et avec une accommodation inexacte.

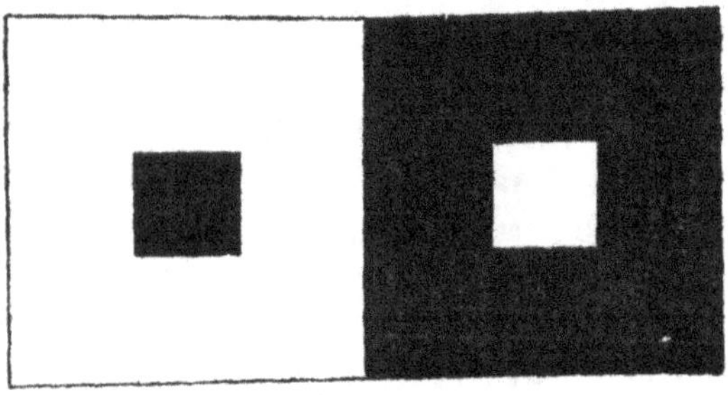
FIG. 129.

2) — *Les surfaces lumineuses très-voisines se confondent.* — Si l'on tient un fil métallique mince entre l'œil et le disque solaire ou la lumière d'une forte lampe, on cesse de le voir : les deux surfaces éclairées situées de part et d'autre du fil dans le champ visuel, débordent l'une et l'autre et se confondent. Pour des dessins formés de carrés blancs et noirs, comme ceux d'un damier (fig. 130), les angles des carrés blancs se joignent par irradiation et séparent les carrés noirs. Plateau s'est servi de dispositions analogues à la figure 130 pour évaluer l'étendue de l'irradiation. Les champs blancs étaient découpés dans un écran obscur, et éclairés par derrière; l'un des deux champs noirs pouvait être déplacé horizontalement au moyen d'une vis, et l'ex-

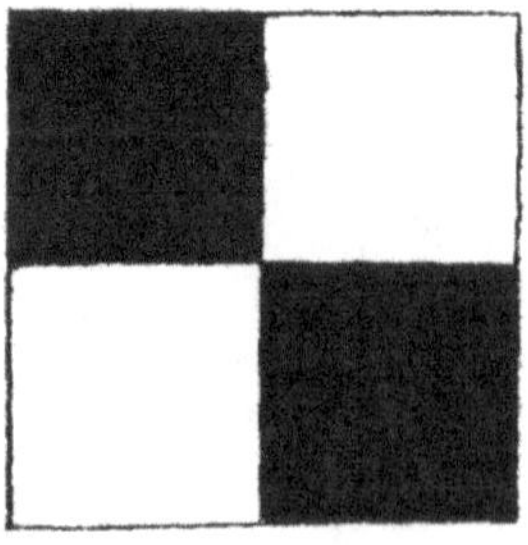
FIG. 130.

périence consistait à l'amener dans une position telle que les deux lignes de séparation verticales, situées au milieu, pussent se confondre en une seule. Pour les distances un peu considérables, les champs noirs étaient formés de planchettes; pour de faibles distances, on avait employé de petites lames d'acier. L'erreur commise dans l'expérience désignait l'étendue de l'irradiation.

3) — *Les lignes droites paraissent interrompues.* — Si l'on tient l'arête d'une règle entre l'œil et la lumière d'une lampe bien claire ou celle du soleil, on voit, sur le bord de cette règle, à la partie correspondante à la lumière, une échancrure analogue à celle représentée par la figure 131. Je ferai remarquer, dès maintenant, que lorsque le corps éclairant est la flamme d'une lampe à mèche cylindrique, l'échancrure paraît plus profonde aux bords de la flamme, qui, nous l'avons dit plus haut, possèdent une intensité absolue plus considérable que le milieu, et cette différence se produit sans que la différence d'intensité ait besoin d'être ressentie par l'œil.

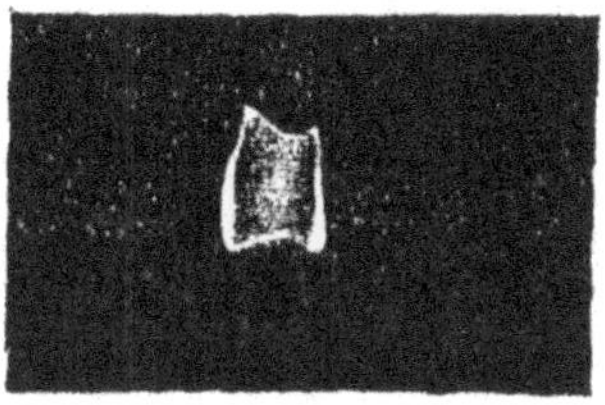

Fig. 131.

Tous ces phénomènes se réduisent à ce fait que les bords des surfaces éclairées paraissent s'avancer dans le champ visuel, et empiéter sur les surfaces obscures qui les avoisinent. Ils empiètent d'autant plus que l'accommodation est moins exacte, et que, par conséquent, les cercles de diffusion formés dans l'œil par chaque point éclairé de la surface ont des dimensions plus considérables. Or nous savons que l'accommodation la plus exacte n'empêche pas complétement la production des cercles de diffusion à cause de la dispersion des couleurs et des autres aberrations que nous avons réunies (§ 14) sous le nom d'aberrations monochromatiques de l'œil. Ces cercles de diffusion ont pour effet qu'au bord de l'image rétinienne d'une surface éclairée, la lumière s'étend au delà des limites de l'image géométrique de la surface, et que l'obscurité empiète aussi sur le bord de l'image, c'est-à-dire que la lumière commence déjà à diminuer en deçà du bord où elle devrait posséder encore toute son intensité. Soient (fig. 132) c un point du bord d'une surface éclairée, bg une ligne droite perpendiculaire à ce bord. Perpendiculairement à cette ligne, menons des ordonnées proportionnelles à la clarté objective des divers points de bg. Si l'image de la surface était complétement exacte, la ligne brisée $adcg$ exprimerait la valeur de l'intensité. En effet, la surface aurait, de b en c, l'intensité constante H, et depuis c jusqu'en g, l'intensité 0. Lorsqu'au contraire le défaut d'accommodation produit des cercles de diffusion, l'intensité décroît comme la courbe *afg*, ainsi qu'on l'a vu, page 184. Le clair empiète sur le foncé, en *cg*, comme le foncé sur le clair, en *ad*, et il est évident qu'autant il se répand de lumière au delà du bord *c* de la surface éclairée, autant il en disparaît dans le périmètre de ce bord. Tant qu'on ne tient compte que de l'intensité objective, les surfaces lumineuses ne peuvent donc point paraître agrandies par les cercles de diffusion : au contraire, la surface dont l'intensité est entière, est diminuée par les cercles de diffusion, bien que la lumière s'étende, en somme, sur une surface plus grande. Mais si l'on considère que la sensation lumineuse ne varie que peu ou point, pour les degrés très-élevés de l'intensité objective, il s'ensuit qu'on doit remarquer bien moins la diminution de lumière dans la surface même que l'éclairement des parties précédemment obscures au delà de ses bords ; de sorte qu'on ne doit remarquer d'augmentation de surface que pour l'impression des parties claires, et nullement pour celle des parties sombres. Le phénomène est le plus remarquable lorsque la surface est assez éclairée pour que la sensation lumineuse soit déjà au maximum dans certaines parties des cercles de diffusion. Supposons que ce cas se présente en *h* (fig. 132), on ne pourrait plus distinguer l'intensité apparente du point *h* de l'intensité entière de l'intérieur de la surface. L'intensité complète de la surface paraîtrait atteindre jusqu'en *h* et ne diminuer que très-lentement, et à partir de *h* seulement, pour disparaître complétement en *g*. On comprend aussi de cette manière, pourquoi il est utile d'employer une grande intensité pour observer l'irradiation. En effet, la portion qui présente le maximum de la sensation lumineuse est d'autant plus rapprochée de *g* que l'intensité de la surface est plus considérable. On comprend enfin pourquoi l'augmentation de l'intensité fait augmenter l'irradiation, même lorsque la sensation de cette intensité ne peut plus en être augmentée. En effet, toutes les ordonnées de la courbe *ag* augmentent proportionnellement à l'ordonnée *H*, lorsque l'intensité de la lumière objective augmente, et l'on voit, par suite, se rapprocher de *g*, l'ordonnée qui correspond à l'intensité suffisante pour produire le maximum de sensation. Plateau a fait des expériences pour mesurer l'influence de l'intensité, et il a trouvé que l'irradiation n'augmente pas proportionnellement à l'intensité, mais

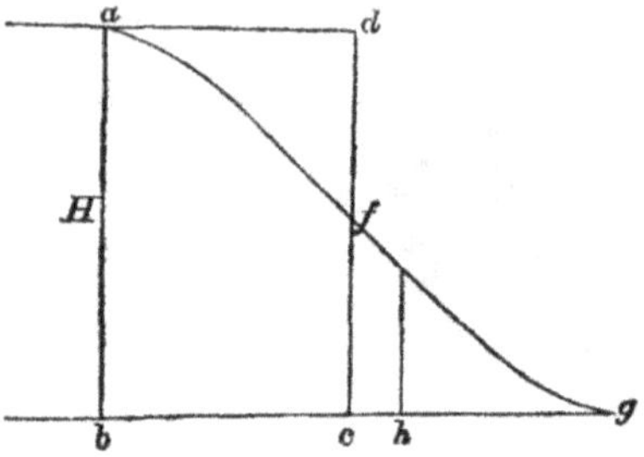

FIG. 132.

d'une quantité plus faible, et que, lorsque l'intensité augmente, elle se rapproche d'un maximum qu'elle n'atteint jamais, comme il résulte de notre explication.

Cette théorie explique aussi pourquoi l'irradiation augmente d'étendue avec la grandeur des cercles de diffusion.

Pour les personnes, assez nombreuses, chez qui les cercles de diffusion d'un point éloigné sont plus étendus en hauteur qu'en largeur, vus à distance, les carrés clairs sur fond sombre paraissent allongés verticalement, les carrés noirs sur fond blanc, allongés horizontalement. L'allongement vertical des carrés blancs se présente chez la plupart des personnes, même pour une accommodation exacte, parce que l'accommodation paraît se faire exclusivement pour les lignes verticales. Par contre, des rectangles blancs, un peu plus larges que longs, paraissent carrés. D'après les expériences de A. Fick (1), un œil exercé, non myope, placé à une distance de 4m,50, voyait carré un rectangle dont le côté horizontal avait 22mm et le côté vertical 20mm, tandis qu'un rectangle haut de 20mm et large de 21mm paraissait rectangulaire verticalement. Pour d'autres yeux qui voient avec trois rayons un point lumineux éloigné, l'irradiation présente aussi trois directions principales dans lesquelles, d'après la description de Joslin (2), elle présente la valeur la plus grande.

Dans ce qui précède, je n'ai appliqué le nom d'irradiation qu'aux cas où les cercles de diffusion ne sont pas perçus par eux-mêmes et où la surface qui présente l'éclairage complet éprouve une augmentation apparente. Cependant on a appliqué, dans ces derniers temps, le nom d'irradiation à la formation des cercles de diffusion en général, même lorsqu'on les reconnaît comme des parties moins éclairées de l'image. Il ne me paraît pas bien nécessaire d'appliquer à ces cas un nom nouveau. Du reste, les cercles de diffusion peuvent donner lieu à des contours qui font paraître l'objet avec des dimensions modifiées, sans que cela résulte d'une action spéciale de l'intensité lumineuse. C'est ainsi que Volkmann (3) a trouvé qu'on attribue une épaisseur supérieure à celle qu'ils ont réellement, à des fils noirs très-fins sur fond blanc, tout aussi bien qu'à des fils blancs sur fond noir, tandis que le genre d'irradiation que nous avons examiné jusqu'ici n'augmente jamais que les parties claires. Volkmann se servait de fils de 0mm,0445 d'épaisseur, tenus à 333mm de l'œil, et qui, par conséquent, devaient présenter à

(1) *Henle und Pfeuffer's Zeitschrift für rationnelle Medicin*, neue Folge, II, 83.—Tenez compte également de ce qui est dit § 28, p. 542 de l'édit. allemande.
(2) *Pogg. Ann.*, LI, Ergänzbd., p. 107.
(3) *Berichte der sächsischen Ges. d. Wiss.*, 1857, p. 129-148.

l'œil une épaisseur bien plus petite que les plus petites distances perceptibles. Il avait fait disposer une vis micrométrique de telle sorte qu'on pouvait rapprocher lentement les fils ; l'expérience consistait à déplacer les fils jusqu'à ce que leur intervalle parût aussi large que les fils eux-mêmes. Tous les individus s'arrêtèrent à un intervalle trop large, même lorsque cet intervalle était clair et que les fils étaient sombres. Volkmann allègue, pour expliquer ce fait, qu'au lieu de voir les lignes noires, on voit des images de diffusion grises, plus larges, auxquelles on égale l'espace clair intermédiaire. Aussi se sert-il de ces mensurations pour déterminer la largeur des images de diffusion qui se présentent pour une bonne accommodation. Lui-même rendait l'espace égal, en moyenne, à $0^{mm},207$, tandis que l'épaisseur des fils employés n'était que de $0^{mm},0445$; il en déduit que la largeur de l'image de diffusion sur la rétine est de $0^{mm},0035$; pour d'autres personnes, également avec un fond clair, cette valeur varie entre 0,0006 et 0,0025. Ces valeurs sont moindres que les plus petites distances perceptibles ($0^{mm},0044$) et que les cônes de la tache jaune (de 0,0045 à 0,0054) ; il est donc possible que ces derniers déterminent la largeur de l'image noire. On ne doit pas s'étonner si, dans une détermination aussi délicate, il se présentait de si grandes différences dans les observations.

De même, les bandes noires d'une largeur perceptible paraissent aussi plus larges qu'elles ne sont en réalité, lorsqu'on les examine avec une accommodation assez insuffisante pour que les cercles de diffusion soient beaucoup plus larges que les bandes. — Cela me paraît tenir à la distribution de la lumière dans les cercles de diffusion. Soit *ab* (fig. 133), la coupe d'une feuille de papier sur laquelle on a tracé une ligne noire, représentée en coupe par le point *c*. Supposons qu'une accommodation inexacte donne lieu à des cercles de diffusion de rayon *fc*, la ligne $\alpha\varphi\gamma\delta\beta$ représente la courbe de l'intensité lumineuse avec laquelle apparaissent tous les points de la ligne *ab* dans l'image rétinienne, d'après les principes développés au § 13, et indépendamment des aberrations causées par l'asymétrie de l'œil. L'intensité lumineuse éprouve ici une diminution subite en φ et en δ ; aussi ces parties représentent-elles des lignes de délimitation. Si la ligne *c* était blanche sur fond noir, il faudrait prendre $\alpha\beta$ comme ligne des abscisses, et les

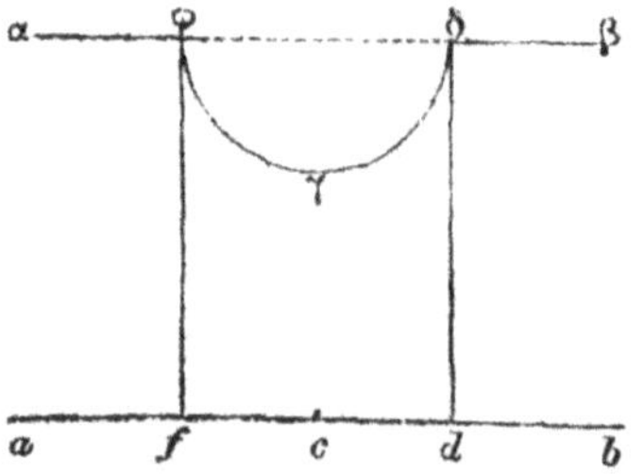

Fig. 133.

ordonnées négatives de la courbe $\varphi\gamma\delta$ exprimeraient l'intensité lumineuse ; alors encore, on rencontre en f et en d une diminution subite de l'intensité lumineuse. On peut, du reste, s'assurer, au moyen du disque rotatif, que les lignes où la dérivée de l'intensité lumineuse devient infiniment grande, se présentent comme des lignes de délimitation. Si l'on fait tourner un disque blanc qui porte une tache circulaire (fig. 134), si la rotation est rapide, la tache prend l'aspect d'un cercle gris dont on pourrait représenter l'intensité par une courbe tout à fait semblable à $\alpha\varphi\gamma\delta\beta$ (fig. 133), ainsi que cela résulte des lois que nous développerons dans le paragraphe suivant. L'anneau gris paraît nettement limité des deux côtés, et l'on remarque à peine les différences d'intensité dans son intérieur ; la bande paraît presque uniformément colorée en gris. — Ajoutons que dans les images de diffusion de bandes noires étroites, on voit s'interposer plus ou moins les images doubles provenant de l'asymétrie du cristallin (fig. 66, p. 190), ce qui modifie bien la distribution de la lumière dans l'image de diffusion, mais sans altérer l'élargissement de l'image.

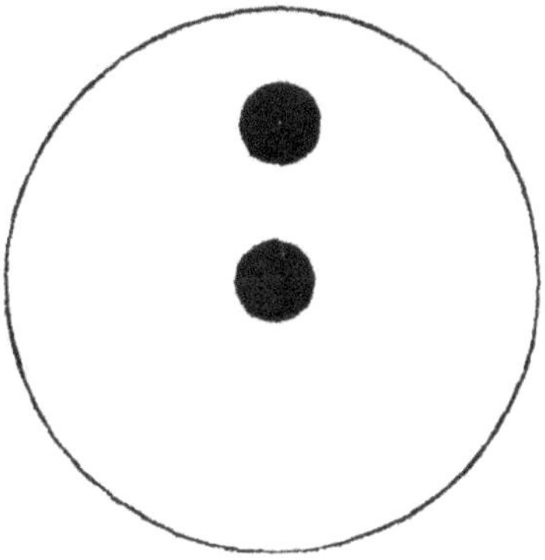
FIG. 134.

Du moment que la bande noire n'est plus très-étroite par rapport à la largeur des images de diffusion, l'intensité diminue peu à peu sur le bord, comme dans la figure 132, et ces bords paraissent alors gris et confus, tandis que le milieu est noir. On reconnaît aussitôt la présence des cercles de diffusion et l'erreur disparaît. La différence se présente d'une manière très-frappante dans une expérience indiquée par Volkmann. Qu'on examine la fig. 135 à une distance telle que l'accommodation soit très-défectueuse ; on trouvera alors que la bande blanche du milieu, dont la largeur est la même tout du long, présente la forme d'une massue ; la partie comprise entre les deux larges surfaces noires devient large, tandis que la partie située entre les deux bandes noires devient plus étroite et représente comme le manche de la massue. La portion blanche située entre les deux surfaces noires s'élargit par le mode ordinaire de l'irradiation ; les deux bandes noires, au contraire, se changent en bandes grises plus larges et empiètent ainsi sur la lar-

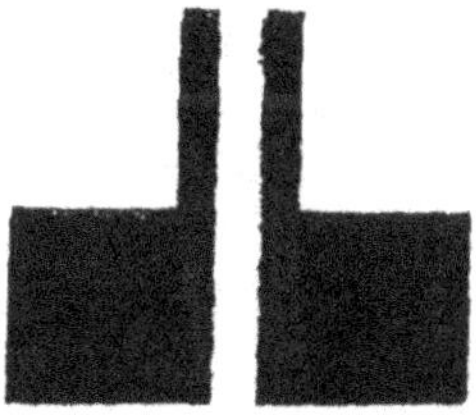
FIG. 135.

geur du blanc qui leur est intermédiaire. Plateau a décrit des phénomènes semblables, mais il en a conclu que deux bords blancs voisins restreignent réciproquement leur irradiation.

Ces phénomènes d'extension des bandes obscures sont donc de simples cas d'images de diffusion, indépendants de l'intensité d'éclairage et de la loi de l'intensité de la sensation ; aussi aimerais-je mieux ne pas leur appliquer le nom d'irradiation et le réserver aux cas où le phénomène dépend de l'intensité lumineuse.

Un très-grand nombre de physiciens et de physiologistes ont admis pour les phénomènes d'irradiation une autre explication, que Plateau surtout a défendue et exposée en détail. Ils admettent que chaque fibre nerveuse de la rétine peut, lorsqu'elle est excitée, provoquer l'état d'excitation dans les fibres voisines, de telle sorte que celles-ci donnent lieu à une sensation lumineuse sans recevoir de lumière objective. Ce serait là un exemple de *sensation sympathique*. D'autres nerfs sensitifs peuvent présenter aussi des sensations sympathiques de ce genre. C'est ainsi que bien des personnes éprouvent, par exemple, une sensation de chatouillement dans le nez lorsque leur œil reçoit une vive lumière, ou bien elles sentent un frisson dans le dos lorsqu'elles entendent des sons aigres ou stridents. Dans ces cas et dans quelques autres, l'excitation ne peut se transmettre du nerf primitivement excité aux nerfs excités sympathiquement, que par l'entremise des organes centraux, puisqu'il n'existe aucune autre communication anatomique entre le nerf optique et les nerfs sensibles du nez (trijumeau), entre le nerf auditif et les nerfs de la peau du tronc. D'ailleurs, ces sensations sympathiques ne se présentent que dans quelques cas assez particuliers, et l'explication qu'on en donne ne doit pas être considérée comme solidement établie, puisqu'on peut concevoir que de semblables sensations puissent être produites médiatement par des décharges réflexes vers les glandes sécrétoires du nez ou les vaso-moteurs des vaisseaux de la peau. Dans la grande majorité des cas, l'excitation d'une fibre sensible ne se transmet pas à d'autres fibres sensibles : c'est ce que nous apprend l'expérience journalière, d'après laquelle nous pouvons percevoir d'une manière isolée les excitations que subissent les différents organes des sens : lorsqu'on excite les nerfs d'une partie de la peau en piquant cette partie, on sentirait de la douleur en beaucoup de points si la transmission sympathique de l'excitation était un fait régulier et constant, et nous ne pourrions pas alors distinguer les parties excitées directement de celles qui le sont d'une façon secondaire. En général, nous ne sentons l'excitation de la peau qu'aux points où elle a lieu, et non ailleurs; il n'y a donc pas là de sensation sympathique. Mais si la douleur locale est très-vive et très-persistante, on sent aussi de la douleur dans les parties voisines, ce qu'on attribue ordinairement à une sensation sympathique, mais ce qui peut provenir aussi de la propagation de la lésion douloureuse ou de l'inflammation. Plateau rappelle encore un fait qu'il rapporte à la propagation de l'excitation sur l'entrée du nerf optique; c'est que lorsque l'image d'une tache noire faite sur un papier blanc se peint sur l'entrée du nerf optique, on ne voit que du blanc dans la partie correspondante du champ visuel : il admet encore ici une *extension* de la sensation; mais nous ferons voir plus loin que ce phénomène tient à une autre cause. Pour expliquer l'irradiation par une sensation sympathique, on ne peut donc se fonder que sur des analogies avec des phénomènes dont l'existence dans les autres parties du système nerveux n'est elle-même pas bien démontrée. D'un autre côté, dans les phénomènes de l'irradiation, la présence de lumière objective sur les parties de la rétine où l'on suppose qu'il y a sensation sympathique est toujours prouvée, ou tout au moins possible. La grandeur de l'irradiation est toujours proportionnelle aux dimensions des cercles de diffusion, et le phénomène peut s'expliquer avec toutes ses particularités, en partant d'autres principes parfaitement établis; je ne pense donc pas qu'on soit justifié à recourir à des principes nouveaux et qui ne sont pas établis eux-mêmes d'une manière certaine.

C'est ici le lieu d'exposer les méthodes de photométrie, en tant qu'elles se rapportent aux propriétés physiologiques de l'œil. — Nous laisserons de côté toutes les méthodes où la comparaison des intensités ne se fait pas par l'œil, mais au moyen des actions photochimiques ou par la chaleur absorbée. Il faut remarquer tout d'abord que l'œil peut très-bien servir à établir une comparaison entre deux quantités de lumière de même qualité, telles que deux quantités de lumière blanche, ou bien deux quantités de la même couleur simple. Car si deux quantités de lumière de même qualité exercent sur l'œil des actions égales, toutes les conditions étant égales d'ailleurs, il est permis de conclure que leur intensité objective est la même. Dans des cas de ce genre, nous pouvons employer l'œil comme un réactif commode et sensible, et, nous affranchissant ainsi des propriétés particulières de ce réactif, nous pouvons obtenir des résultats vrais objectivement. Cette partie de la photométrie n'appartient donc pas essentiellement à l'optique physiologique, comme il résulte de la définition que nous avons donnée de cette science (page 43); aussi ne nous en occuperons nous ici qu'en tant que les propriétés physiologiques de l'œil viennent influer sur la sensibilité des mensurations photométriques.

Il faut bien se rappeler, comme cela résulte clairement des faits mentionnés plus haut, que toute comparaison faite, au moyen de l'œil, entre des lumières de différentes couleurs, n'a qu'une valeur physiologique et n'indique rien sur l'intensité objective des lumières comparées ; de sorte que les mensurations photométriques de ce genre restent complétement dans les limites de l'optique physiologique.

On procède, en général, de la manière suivante : Lorsqu'il s'agit de déterminer le rapport de deux intensités A et B, on diminue la plus grande, soit B, d'après une méthode qui permette de déterminer dans quelle proportion il faut la diminuer pour la rendre égale à A. Supposons qu'étant diminuée, l'intensité B devienne nB, n étant une fraction véritable, de valeur connue, on a

$$A = nB,$$

et le rapport entre A et B se trouve ainsi déterminé. — Ce qui distingue d'abord les différentes méthodes photométriques, c'est qu'elles emploient des moyens différents pour affaiblir dans un rapport connu la plus forte des deux lumières ; sous ce rapport, le choix de la méthode à employer dépendra surtout de la nature de la question. — En second lieu, elles se distinguent par le mode suivant lequel les deux intensités à comparer sont présentées à l'œil de l'observateur, et, sous ce rapport, il faut remarquer que l'œil compare avec le plus de précision les intensités de deux surfaces, lorsque celles-ci sont en contact immédiat et que leur ligne de séparation n'est marquée que par la différence des intensités. La sensibilité paraît encore augmenter lorsque les deux surfaces ne sont pas séparées par une simple ligne droite, mais que l'une forme dans l'autre un dessin un peu compliqué (anneaux, lettres, etc.) avec plusieurs alternatives de clair et d'obscur. Enfin les deux surfaces à comparer doivent avoir une certaine étendue qui ne soit pas trop petite.

Il est naturellement beaucoup plus désavantageux de se servir d'une méthode d'après laquelle on mesure l'intensité en question en affaiblissant, par n'importe quel moyen, son action sur l'œil, jusqu'à ce qu'elle devienne nulle ; les limites de la sensibilité de l'œil ne sont évidemment ni assez déterminées ni assez constantes pour qu'on puisse les faire servir à des mensurations. Le même œil distingue, suivant les circonstances (intensité d'éclairage, mouvement, etc.), tantôt une différence de $^1/_{60}$, tantôt une différence de $^1/_{120}$ dans l'intensité lumineuse. En prenant pour mesure la sensibilité de l'œil, on s'exposerait donc, dans des cas semblables, à regarder comme égales des quantités de lumière qui diffèrent du simple au double, ou peut-être davantage encore.

Bouguer (1) éclairait deux surfaces blanches avec les deux lumières qu'il voulait comparer, et se plaçait de manière à voir en perspective l'une à côté de l'autre ; puis il changeait la distance qui séparait l'une des surfaces de la lumière correspondante, jusqu'à ce que l'éclairage fût égal. Lambert, qui, dans sa célèbre *Photometria* (2), a exposé, avec une perspicacité et un talent d'invention admirables, le premier système complet de photométrie théorique, a suivi, entre autres procédés appropriés à des buts spéciaux, celui qui consiste à éclairer par deux

(1) Essai d'optique, 1729, in-12. — Traité d'optique sur la gradation de la lumière. Paris, 1760. — Trad. latine, Vienne, 1762.

(2) Photometria sive de mensura et gradibus luminis, colorum et umbræ. Augustæ Vindelicorum, 1760.

lumières une surface blanche précédée d'une baguette opaque qui y projette deux ombres, et à faire varier la distance de l'une des lumières jusqu'à ce que les deux ombres soient également éclairées. Rumford (1) a suivi le même procédé, et c'est sous le nom de photomètre de Rumford que l'on connaît l'appareil nécessaire à cet effet. Pour rendre plus commode la position de l'observateur, Potter (2) remplaça les deux surfaces blanches opaques par des surfaces transparentes, et Ritchie (3) ajouta deux miroirs inclinés à 45° qui envoient la lumière sur ces deux surfaces, ce qui permet de placer les deux sources lumineuses de part et d'autre de l'instrument. J. Herschel (4) fit ressortir que le photomètre de Ritchie remplit la condition de contact immédiat entre les deux surfaces à comparer, ce qui augmente l'exactitude. Du reste, il y a, dans ces dispositions, deux obstacles à l'application de la loi d'après laquelle l'éclairage est inversement proportionnel au carré des distances. D'abord, cette loi suppose la source lumineuse infiniment petite par rapport à la distance qui la sépare de la surface éclairée, ce qui n'est pas réalisé lorsqu'on a besoin de grandes intensités et qu'il faut beaucoup rapprocher la lumière. En second lieu, et surtout lorsque la lumière est très-éloignée, il ne doit y avoir au fond de la pièce aucun objet sensiblement éclairé, condition toujours difficile à remplir lorsqu'on fait l'expérience dans une chambre. Pernot (5) a modifié le procédé de Potter en éclairant les deux surfaces transparentes par une troisième lumière, placée du côté opposé, et qu'il rapproche peu à peu. Si ces deux surfaces sont de même intensité, leur éclairage par transparence disparaît en même temps. Dans le photomètre de Bunsen on éclaire, en avant et en arrière, une feuille de papier dont une partie est imbibée de stéarine. Si la lumière vue par transparence est faible, la tache de stéarine paraît foncée; elle est claire si cette lumière est trop intense.

De Maistre (6) s'est servi de l'absorption pour affaiblir les rayons lumineux : il juxtaposait un prisme de verre bleu et un prisme de verre blanc de telle sorte que les surfaces extérieures étaient parallèles et que la lumière les traversait sans réfraction, mais avec différents degrés d'absorption dans les différentes parties du prisme double. Quetelet (7) se servit de même de deux prismes de verre bleu, qui, déplacés mutuellement, formaient une lame à plans parallèles, d'épaisseur variable. Mais les lames de verre bleu employées dans ces procédés modifient la couleur de la lumière transmise, et nous avons déjà mentionné plus haut qu'on ne peut pas établir une comparaison exacte entre des lumières de différentes couleurs. — Citons enfin deux instruments encore plus inexacts, au moyen desquels on doit, non pas comparer deux lumières différentes, mais déterminer des intensités lumineuses absolues par ce fait qu'elles disparaissent complétement pour une grandeur déterminée de l'absorption. L'un de ces instruments a été

---

(1) *Philosoph. Trans.*, LXXXIV, 67.
(2) *Edinb. Journ. of Science*, new ser., III, 284.
(3) *Annals of Philosophy*, ser. III, vol. I, 174.
(4) On Light, p. 29.
(5) *Dingler's polyt. Journ.*, CXIX, 155. — *Moniteur industr.*, 1850, n° 1509.
(6) *Bibl. univers. de Genève*, LI, 323. — *Pogg. Ann.*, XXIX, 187.
(7) *Bibl. univers. de Genève*, LII, 212. — *Pogg. Ann.*, XXIX, 187-189.

proposé par Lampadius (1). On regarde l'objet éclairé à travers des lamelles de corne dont on augmente successivement le nombre jusqu'à ce que l'objet disparaisse. De Limencey et Secrétan (2) remplacèrent les lamelles de corne par des disques de papier. L'autre instrument est le lamprotomètre, proposé par un anonyme (3) pour mesurer la clarté du jour. On détermine le degré de saturation qu'il faut donner à de la teinture de tournesol dont on remplit un verre, pour qu'un fil de platine éclairé par la lumière du jour cesse d'être visible. La sensibilité de l'œil pour la lumière est trop indéterminée pour que ces mensurations n'entraînent pas des erreurs du triple au moins de la grandeur à mesurer. Le même principe a donné lieu à un photomètre d'Albert (4), et à un autre, de Pitter (5).

C'est suivant deux autres voies que se développèrent peu à peu les méthodes plus complètes qui sont usitées aujourd'hui.—L'un de ces procédés a pour but de déterminer l'intensité des étoiles. J. Herschel affaiblit la lumière de l'étoile la plus brillante en diminuant par un diaphragme l'ouverture de la lunette dirigée vers cette étoile. Le même principe sert de base à l'astromètre de A. de Humboldt. Cet instrument est un sextant à miroir, qui ne présente rien de particulier. La lunette de l'instrument est dirigée, comme on sait, vers un miroir dont l'une des moitiés est étamée, et l'on voit l'une des étoiles par la portion non étamée, et l'autre au moyen de la partie étamée et d'un second miroir. En déplaçant la lunette perpendiculairement à la ligne de séparation entre la partie étamée et la partie non étamée, on peut recevoir plus de rayons de l'une ou de l'autre étoile, et l'on peut ainsi à volonté rendre égales ou différentes les images de deux étoiles, ou les deux images d'une même étoile et comparer leurs intensités lumineuses. Le procédé de Humboldt présente cet avantage que les deux étoiles qu'on veut comparer apparaissent tout près l'une de l'autre dans le champ de la même lunette, mais la comparaison de petits points lumineux aussi intenses est plus difficile que celle de surfaces éclairées. L'objectif photomètre de Steinheil (6) ne présente pas cet inconvénient. C'est une lunette astronomique dont l'objectif est scié en deux. Devant chaque moitié de l'objectif se trouve, au lieu de miroir, un prisme rectangulaire de verre. Le tout est disposé de telle sorte que chaque moitié de l'objectif fait voir l'une des étoiles qu'on veut comparer. Puis on éloigne, indépendamment l'une de l'autre, les deux moitiés de l'objectif, de sorte qu'il ne se produit plus d'images nettes, mais des images de diffusion des deux étoiles, lesquelles deviennent d'autant moins intenses, qu'on les rend plus grandes, c'est-à-dire qu'on écarte davantage la moitié correspondante de l'objectif. Chacune de ces moitiés est pourvue d'un diaphragme rectangulaire qu'on peut remplacer par

(1) *Gehler's Wörterbuch*, 2 Auflage, VII, 482.
(2) *Cosmos*, VIII, 174. — *Polyt. Centralblatt*, 1856, p. 570. — *Dingler's polyt. Journ.*, CXLI, 73.
(3) *Pogg. Ann.*, XXIX, 490.
(4) *Dingler's polyt. Journ.*, C, 20 ; CI, 342.
(5) *Mechanics Magazine*, XLVI, 291.
(6) *Pogg. Ann.*, XXXIV, 646. — *Denkschriften der Münchner Akad. Math.-phys. Klasse*, II, 1836. — Méthode analogue de Johnson, *Cosmos*, III, 301-305.

d'autres de grandeurs différentes. Quand l'appareil est mis au point convenable, les deux images des étoiles présentent la forme de deux rectangles à peu près de même grandeur et d'égale intensité, très-voisins l'un de l'autre, c'est-à-dire dans les conditions les plus favorables pour distinguer de petites différences d'intensité. Cet instrument a permis d'exécuter les premières mensurations exactes de la lumière des étoiles fixes et des planètes. — Schwerd (1) a appliqué, au contraire, la diffraction qui se produit dans un étroit diaphragme circulaire, pour donner lieu à des surfaces éclairées.

— Pour les recherches physiques où il s'agit de déterminer la quantité de lumière qui se perd par réfraction, réflexion et autres circonstances, on a obtenu de bons résultats en affaiblissant la lumière la plus forte par réfraction et par réflexion sur des lames de verre non étamées. Brewster (2) et Quetelet (3) ont appliqué des réflexions multiples, à peu près normales, pour comparer de la lumière intense avec de la lumière faible; c'est ainsi que 28 ou 29 de ces réflexions éteignent la lumière solaire. Duwe (4) a employé de même la réflexion sur des lames de verre noir analogues à celles des appareils de polarisation. Potter (5) a fait usage de la variation de la réflexion avec l'angle d'incidence. Il prend pour source lumineuse un écran blanc de forme demi-cylindrique, qu'il faut supposer éclairé uniformément, condition qui paraît difficile à réaliser. C'est dans le photomètre d'Arago que ce principe a reçu sa plus habile application, et c'est ainsi qu'on a pu l'utiliser pour mesurer très-exactement les intensités lumineuses (6). La source lumineuse de ce photomètre est un écran de papier blanc et transparent qui est placé verticalement devant la fenêtre; il doit être éclairé uniformément dans toutes ses parties, ce qu'on peut vérifier, du reste, par l'instrument lui-même. On dispose, de plus, perpendiculairement à l'écran et à l'horizon, une lame de verre à plans parallèles, munie à son milieu inférieur d'un axe autour duquel peut tourner un tube mobile dans un plan horizontal. Le tube est dirigé vers le milieu de la lame, et l'observateur qui regarde par ce tube voit une partie de l'écran à travers la lame, et une autre partie par réflexion. A droite et à gauche de la lame, entre elle et l'écran, se trouvent, à des hauteurs un peu différentes, des bâtons noirs horizontaux, dans des positions convenables pour que ceux vus à travers la lame viennent se peindre au contact de ceux vus par réflexion. A l'endroit où apparaît le bâton noir réfléchi, l'observateur ne voit que la lumière transmise par l'écran blanc; là où se voit le bâton par transparence, l'observateur reçoit la lumière réfléchie de l'écran blanc. On dispose le tube de manière que les deux bandes noires paraissent également éclairées, et l'on mesure, au moyen d'une graduation disposée à cet effet, l'angle que fait le tube avec la lame de verre. On peut soumettre la lumière incidente ou réfléchie à toutes sortes d'autres influences, et l'on obtient, en général, à chaque fois, un autre angle sous lequel les deux images présentent la même

(1) *Bericht uber die Naturforscherversammlung*, 1858.
(2) *Edinburgh Transactions*, 1815.
(3) *Bibl. univers. de Genève*, LII, 212. — *Pogg. Ann.*, XXIX, 187-189.
(4) *Pogg. Ann.*, XXIX, 190, Anmerk.
(5) *Edinburgh Journal of Science*, new ser., IV, 50, 320. — *Pogg. Ann.*, XXIX, 487.
(6) *Œuvres de* Fr. Arago, X, 184-221.

intensité. Pour pouvoir déduire de cet angle l'affaiblissement que subit la lumière, il faut d'abord déterminer, d'une manière empirique, le rapport des quantités de lumière réfléchie et transmise, sous les différents angles d'incidence; à cet effet, Arago a proposé un procédé spécial qui repose sur ce fait que les deux faisceaux lumineux transmis par un cristal biréfringent ont ensemble la même intensité que le rayon non divisé, et sont égaux entre eux. En divisant en deux ou en quatre, par double réfraction, l'un des deux faisceaux, il peut déterminer les positions où la lumière transmise est le quart, la moitié, le double, le quadruple de la lumière réfléchie, et enfin déterminer par interpolation les rapports relatifs aux angles intermédiaires.

Arago avait encore proposé, pour affaiblir la lumière, d'utiliser la polarisation dans les cristaux biréfringents. Si l'on fait pénétrer de la lumière complétement polarisée et de l'intensité I dans un semblable cristal, et que le plan de polarisation de la lumière forme un angle φ avec la section principale correspondante du cristal, on obtient, par la double réfraction, deux faisceaux dont les intensités respectives sont $I \cos^2 \varphi$ et $I \sin^2 \varphi$. Si l'on peut mesurer l'angle φ, on en déduit immédiatement le rapport des intensités des faisceaux réfractés. — Les prismes de Nicol éliminent tout à fait l'un des faisceaux et ne laissent persister que le second. C'est sur cette propriété que repose le photomètre de F. Bernard (1). Les deux rayons que l'on veut comparer sont dirigés parallèlement, chacun par deux prismes de Nicol qui peuvent tourner; puis, par réflexion totale dans un prisme à 45°, on les fait arriver en contact immédiat dans l'œil de l'observateur qui cherche à les rendre égaux en faisant varier l'angle que forment les sections principales des deux prismes de Nicol qui donnent passage au rayon le plus intense. Si la lumière qu'on veut comparer provient de la même source, on peut laisser de côté les deux premiers prismes de Nicol et les remplacer par un prisme biréfringent qui divise la lumière de la source en deux moitiés égales, différemment polarisées. — Le photomètre de Beer (2) est à peu près le même en principe. Les deux faisceaux lumineux viennent horizontalement, de droite et de gauche, dans l'instrument, traversent chacun un prisme de Nicol, sont rendus verticaux par un double miroir d'acier dont les deux surfaces réfléchissantes sont inclinées de 45° sur l'horizon et arrivent à l'œil de l'observateur en traversant un troisième Nicol. L'observateur voit devant lui un champ circulaire dont les deux moitiés droite et gauche répondent aux deux surfaces réfléchissantes du double miroir, et il peut, par la rotation du Nicol, rendre les deux champs également éclairés. — Le photomètre de Zollner (3) est analogue aux précédents.

Babinet (4) a employé, pour comparer les intensités de deux faisceaux de lumière polarisée, un moyen qui facilite considérablement cette opération. — Son photomètre a été construit pour la comparaison des flammes de gaz. Un tube se divise en deux branches : l'une est droite et l'autre forme un angle de 70°

(1) *Annales de chimie*, 3, XXXV, 385-438. — *Cosmos*, II, 496-497, 636-639. — *Comptes rendus*, XXXVI, 728-731.
(2) *Pogg. Ann.*, LXXXVI, 78-88.
(3) Photometrische Untersuchungen (*Dissertat.*). Basel, 1859.
(4) *Comptes rendus*, XXXVII, 774.

avec la première. Toutes deux sont fermées par des morceaux de verre dépoli. Le tube contient, au sommet de l'angle, une pile de glaces située suivant la bissectrice de cet angle. Si l'on place des sources lumineuses devant les deux extrémités du tube, la lumière de l'une des sources arrive dans la partie commune du tube, après avoir traversé la pile de glaces et s'être polarisée perpendiculairement au plan d'incidence, et celle de l'autre source, après réflexion et polarisation dans le plan d'incidence. La partie commune du tube est fermée par un polariscope de Soleil. Tant que les deux quantités de lumière polarisées à angles droits ont des intensités différentes, on voit quatre demi-cercles teintés de couleurs complémentaires. Les couleurs disparaissent lorsqu'on a rendu égales les deux quantités de lumière en modifiant la distance des flammes. Ainsi, dans cet instrument, la comparaison des intensités lumineuses est *réduite*, pour l'œil, à la comparaison des couleurs de deux surfaces voisines.

En principe, le photomètre de Wild (1), fondé sur une idée de Neumann, est peu différent; mais cet appareil paraît atteindre le plus haut degré de sensibilité, grâce à une modification de la partie physiologique. — Les deux rayons à comparer tombent parallèlement dans l'instrument et sont amenés finalement à coïncider; le premier est d'abord réfléchi par une lame de verre *A*, sous l'angle de polarisation, puis par une pile de glaces *B*, parallèle à la première, ce qui le polarise complétement; l'autre traverse la pile *B*. Cependant, avant d'arriver, sous l'angle de polarisation, à cette pile *B*, le second rayon a déjà traversé une pile semblable *C*. La pile *C* peut tourner autour d'un axe, de sorte que le rayon peut la traverser sous des angles différents, qu'on peut exactement mesurer, ce qui modifie la quantité de lumière transmise, ainsi que sa polarisation. Du reste, la pile *C* est disposée de telle sorte que la polarisation qu'y éprouve le rayon est opposée à celle que lui donnerait la pile *B*. Si l'on fait passer le second rayon normalement à travers *C*, il arrive sans polarisation en *B*, où il est polarisé en sens opposé du premier rayon réfléchi, avec lequel il se réunit pour continuer son trajet. Si l'on incline de plus en plus la pile *C*, la quantité de lumière polarisée diminue de plus en plus dans le second rayon, et cela dans un rapport qu'on peut calculer après avoir mesuré l'angle d'incidence. Ainsi, au premier rayon, qui est complétement polarisé, vient se mêler une quantité variable de lumière du second rayon, qui est en partie polarisée en sens contraire, et en partie naturelle. Cette lumière mélangée traverse enfin une lame de spath d'Islande, taillée perpendiculairement à l'axe, et une tourmaline. Si la quantité de lumière polarisée est la même dans les deux rayons, l'observateur ne voit pas trace de la croix et des anneaux dans la lame de spath, mais cette croix apparaît aussitôt que les quantités de lumière polarisée cessent d'être égales dans les deux rayons. La sensibilité de l'œil pour reconnaître la figure de polarisation dans le cristal se trouve être extrêmement grande, de telle sorte qu'en répétant l'expérience à plusieurs reprises, on ne trouva qu'une différence de $^1/_{100}$ dans le rapport des intensités. Wild (2) a atteint une exactitude encore plus grande dans son nouveau

(1) *Pogg. Ann.*, XCIX, 235.
(2) *Mitth. der bernischen naturf. Ges.*, 1859, n° 427-429.

photomètre, où il a remplacé les lames de verre polarisantes par des cristaux biréfringents et le polariscope par deux lames croisées de quartz, taillées sous un angle de 45° avec l'axe. Les rayons à comparer sont rendus parallèles par des lentilles. Ces lames produisent un système de franges rectilignes, et, pour une mise au point convenable de l'appareil, une seule bande est effacée, tandis que, des deux côtés, les couleurs sont complémentaires. L'observateur peut placer très-exactement le réticule au milieu de la frange effacée. D'après Wild, l'erreur commise dans chaque observation n'atteint que de 0,001 à 0,002 de l'intensité lumineuse.

Talbot (1) a employé, pour affaiblir la lumière, un disque rotatif, avec des secteurs alternativement noirs et transparents; ce moyen a aussi été appliqué par Babinet et Secchi (2) à la mesure de l'intensité des étoiles.

Pouillet (3) a proposé l'emploi d'images daguerriennes pour faciliter la partie physiologique des méthodes photométriques. Pour voir une semblable image positivement, il faut l'éclairer latéralement; l'observateur doit se placer de manière que la plaque lui envoie le reflet d'un corps sombre, et non pas la lumière incidente. S'il voit, au contraire, sur la plaque, le reflet d'un corps très-éclairé, l'image apparaît négative, les parties éclairées paraissent obscures et réciproquement. Mais il existe une intensité intermédiaire de la surface éclairante pour laquelle l'image disparaît totalement, tandis qu'on la voit apparaître positive ou négative pour la moindre augmentation ou diminution de l'intensité.

Schafhäutl (4) a appliqué à la photométrie un principe physiologique tout à fait différent des précédents, mais dont l'exactitude serait à démontrer. Il prétend que le temps qui peut s'écouler entre deux sensations lumineuses de même espèce sans que l'œil remarque l'interruption, est proportionnel à la racine carrée de l'intensité lumineuse. Son appareil consiste en un ressort d'acier qui est fixé à son extrémité inférieure, de manière à être vertical dans sa position d'équilibre. A son extrémité supérieure il porte un écran rectangulaire de cuivre mince et noirci, percé en son milieu d'une ouverture rectangulaire. L'observateur regarde l'écran à travers un tube horizontal fermé par deux pinnules. La source lumineuse est en arrière de l'écran, et disposée de telle sorte que sa lumière ne peut parvenir à l'œil observateur que lorsque l'ouverture se trouve dans l'axe du tube. On raccourcit le ressort jusqu'à ce que l'image de la source lumineuse ne paraisse plus vaciller. Les intensités lumineuses seraient (inversement?) proportionnelles aux carrés des durées d'oscillation ou aux quatrièmes puissances des longueurs du ressort. Même en admettant la première proportionnalité, la seconde ne se vérifierait pas pour les oscillations d'un ressort chargé.

---

(1) *Pogg. Ann.*, XXXV, 457, 464. — *Phil. Magaz.*, nov. 1834, p. 327. — PLATEAU, (compte rendu), in *Bullet. de l'Acad. de Bruxelles*, 1835, p. 52.

(2) *Arch. des sc. phys. de Genève*, XX, 121-122. — *Memorie dell' osservatorio di Roma.* — *Cosmos*, I, 43.

(3) *Comptes rendus*, XXXV, 373-379. — *Pogg. Ann.*, LXXXVII, 490-498. — *Inst.*, 1852, p. 301. — *Cosmos*, I, 546-549.

(4) Abbildung und Beschreibung des Universal-Vibrations-Photometer, in *Münch. Abh.*, VII, 465-497.

Nous avons enfin à mentionner encore la méthode suivie par Fraunhofer (1) pour comparer entre elles les intensités des différentes couleurs du spectre des prismes de verre. — On regardait, comme à l'ordinaire, le spectre à travers une lunette devant l'objectif *A* (fig. 136) de laquelle se trouve un prisme *P*. *B* est l'oculaire. Dans le tube oculaire est fixé un petit miroir *s* d'acier, incliné de 45° sur l'axe de la lunette et dont un bord tranchant se trouve dans le plan focal de l'oculaire et coupe l'axe de la lunette. Sur la moitié du diaphragme oculaire qui n'est pas recouverte par le miroir, on voit une partie du spectre prismatique. Le miroir, au contraire, reflète la flamme d'une petite lampe à huile *L*, mobile dans un tube fendu par deux fenêtres longitudinales et qui est adapté latéralement au tube oculaire. En avant de cette flamme, un petit diaphragme *b* limite la surface lumineuse visible. L'observateur ne voit cette lumière que sous forme d'un grand cercle de diffusion dont l'intensité est inversement proportionnelle au carré de la distance *sb*. On déplace la lampe jusqu'à ce que l'intensité des deux demi-cercles qui remplissent le diaphragme oculaire soit la même, c'est-à-dire jusqu'à ce que leur séparation soit aussi peu visible qu'on puisse l'obtenir. Les expériences de Fraunhofer ont donné des nombres très-peu concordants pour l'intensité des différentes parties du spectre ; le motif principal en est sans doute qu'il ne connaissait pas l'influence de l'intensité absolue sur l'intensité relative des couleurs.

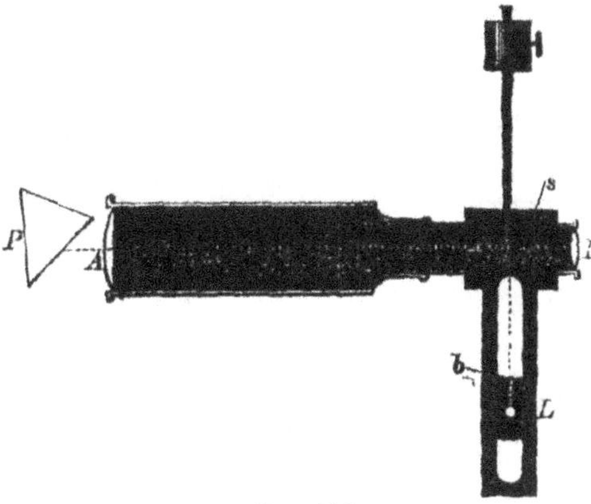

FIG. 136.

C'est BOUGUER qui a fait les premières mensurations sur la sensibilité de l'œil pour les différences de lumière, et il a trouvé que la différence perceptible est une fraction à peu près constante de l'intensité totale. La même loi a été retrouvée plus tard par STEINHEIL, MASSON, ARAGO, VOLKMANN, dans leurs mensurations photométriques, et elle a reçu des développements par FECHNER.

Les observations sur les différences d'intensité relative des couleurs ont été exécutées en partie par PURKINJE, puis, plus complétement, par DOVE, et sur les couleurs spectrales, par HELMHOLTZ.

Parmi les sujets traités dans ce paragraphe, c'est sur l'irradiation qu'on rencontre le plus de recherches et de discussions. Le fait que, dans certaines circonstances, les objets éclairés paraissent agrandis, a nécessairement attiré l'attention depuis longtemps. PLATEAU cite la lettre d'ÉPICURE à PYTHOCLÈS dans laquelle il est dit qu'une flamme éloignée paraît plus petite le jour que la nuit, et que, de même, il est probable que les étoiles paraissent trop grandes ; il cite aussi le commencement de la troisième satire de PERSE : — *Jam clarum mane fenestras Intrat et angustas extendit lumine rimas.*

(1) *Gilbert's Ann.*, 1817, LVI, 297.

Plus tard, ce furent principalement les astronomes qui examinèrent les phénomènes de l'irradiation, parce qu'ils y virent une cause d'erreur dans leurs observations sur la grandeur des corps célestes. KEPPLER (1) les attribua principalement au défaut d'accommodation, et son explication s'applique au point essentiel de la plupart des phénomènes dont il s'agit. GALILÉE (2) les étudia assez exactement ; il dit que l'irradiation est d'autant plus vive, qu'il y a une plus grande différence entre l'objet éclairé et le fond obscur ; que les objets lumineux sont toujours grossis, tandis que les objets foncés sur fond clair (Mercure et Vénus devant le soleil) sont diminués ; enfin que le grossissement est surtout prononcé pour les très-petits objets. D'abord, il crut pouvoir admettre, comme GASSENDI (3), que les objets lumineux enflamment l'air environnant, mais plus tard il rechercha, avec plus de raison, la cause de l'irradiation dans une réfringence irrégulière de l'œil. GASSENDI aussi pensa plus tard que les étoiles paraissent plus grandes la nuit, parce que la pupille est plus dilatée. Pour son œil, le diamètre de la lune variait, suivant la clarté du fond, entre 33′ et 38′. La diminution des petits objets sur fond clair a été expliquée en particulier par SCHICKARD (4), qui prétendit en même temps que, sur le bord des objets obscurs, la lumière se répand en partie dans l'ombre ; de même, plus récemment, LE GENTIL (5) chercha à expliquer l'irradiation par la diffraction. HORROCKES (6) chercha, au contraire, à défendre l'idée de GALILÉE en soutenant que l'irradiation a son siége dans l'œil. DESCARTES croyait qu'en regardant des objets éclairés, la pupille se rétrécit et que l'œil se dispose comme pour voir de près, d'où résulteraient des modifications dans l'appréciation de la distance et de la grandeur des objets ; il admettait en outre que le mouvement des éléments rétiniens, lorsqu'il est très-vif, peut se communiquer aux éléments voisins, de manière à agrandir l'image perçue. C'est ainsi que DESCARTES est devenu le promoteur de cette théorie de l'irradiation qui est fondée sur la transmission de l'excitation nerveuse. Lorsque plus tard les astronomes commencèrent à se servir de lunettes bien faites et à fort grossissement, l'irradiation devint à peine sensible pour les astres de grande dimension, et l'on commença à la mettre en doute et à la nier (7), tandis que d'autres astronomes en admettaient l'existence (8). Dans les observations astronomiques, il y a, en général, confusion entre les effets des aberrations chromatique et sphérique de la lunette et ceux des imperfections de l'œil, et les opinions des astronomes, qui se servaient de lunettes, devaient naturellement différer suivant la construction de la lunette. BESSEL (1832), entre autres, a fait voir, dans le passage de Mercure devant le soleil, qu'avec les meilleures lunettes, l'irradiation ne se fait plus sentir dans les mensurations.

Tandis que les astronomes n'agitaient, pour la plupart, que la question de savoir si l'irradiation existe ou non, en laissant de côté la question des causes, d'autres savants commencèrent à chercher la solution de cette dernière question. J. MÜLLER (9) considéra d'abord l'irradiation, ainsi que nous l'avons fait plus haut, comme une propagation de lumière objective ; plus tard, comme la plupart des autres physiologistes de cette époque, qui vit se développer la théorie des sensations sympathiques, il fut entraîné par le travail très-complet de PLATEAU (10) sur l'irradiation, à l'attribuer à la propagation de l'excitation d'un élément rétinien aux éléments voisins. Les phénomènes que PLATEAU décrit sous le nom d'irradiation sont de l'espèce de ceux que voit un œil faiblement myope sur des objets éloignés ; ce sont donc, pour la plupart, des

---

(1) Paralipomena, p. 217, 220, 285.

(2) Opere di Galilei, II, 18, 255-257, 396, 467-469. — Systema cosmicum. Lyon, 1641. Dial. III, p. 248.

(3) Opera omnia. Florence, 1727, III, 385, 567, 583-585 ; I, 499-508.

(4) Pars responsi ad epistolas P. GASSENDI de Mercurio sub sole viso. Tubingæ, 1632.

(5) *Mém. de l'Acad. des sc. de Paris*, 1784, p. 469 (lu en 1743).

(6) Venus in sole visa, cap. XVI. Reproduit à la suite de Mercurius in sole visus, d'HÉVÉLIUS.

(7) BIOT, Traité élémentaire d'astronomie physique, 2ᵉ éd., p. 534, 536. — DELAMBRE, Astronomie théorique et pratique, t. II, chap. 26, § 197 ; t. III, chap. 29, § 12. — BESSEL, *Astronom. Nachrichten*, 1832, nº 228.

(8) HASSENFRATZ, Cours de physique céleste, 1810, p. 23. — J. HERSCHEL, On Light, t. I, § 697. — QUETELET, Positions de physique, 1829, t. III, p. 81. — BRANDES, in *Gehler's physikal. Wörterbuch, neu bearbeitet*, V, 796. — ROBISON, in *Mem. of the Royal Astron. Soc. of London*, V, p. 1.

(9) Zur vergleichenden Physiologie des Gesichtssinnes, 1826, p. 400.

(10) *Mém. de l'Acad. de Bruxelles*, t. XI. — *Pogg. Ann.*, Ergänzungsb., I, p. 79, 193, 405.

phénomènes d'accommodation inexacte ; cependant il rejette cette explication, parce qu'il a aussi observé la faible irradiation que présentent des objets très-éclairés, à la distance de la vision distincte, et qu'il ne connaissait pas encore les autres causes de la diffusion dans l'œil, qui exercent ici leur influence. Il s'appuie de plus sur ce que, d'après ses expériences, l'irradiation présentait toujours le même angle pour des objets placés à des distances différentes ; cependant ses mensurations ne se rapportent qu'à des distances de plus de $0^m,6$, c'est-à-dire à des distances dans l'intervalle desquelles l'erreur d'accommodation ne subissait pas de modification sensible. Il est étonnant qu'il n'ait pas été amené à l'explication véritable par ses expériences à l'aide de lentilles qui rétablissaient la vision distincte et faisaient en même temps cesser l'irradiation. De même il serait difficile de faire concorder avec n'importe quelle hypothèse sur la production des sensations sympathiques, sa proposition d'après laquelle deux irradiations voisines s'affaiblissent mutuellement. En effet, si les parties de la rétine qui se trouvent dans l'image de la bande noire étaient excitées des deux côtés, leur excitation devrait nécessairement être plus vive que s'il n'y a de champ éclairé que d'un seul côté. PLATEAU est forcé d'avoir recours à cette proposition pour expliquer pourquoi on peut encore apercevoir un trait noir sur un champ éclairé, lorsque le trait est plus étroit que la largeur de l'irradiation, tout s'explique au contraire d'une manière simple si l'on admet que l'irradiation provient des images de diffusion.

FLEISCHER et plus tard H. WELCKER (1), dont le travail est plus complet, ont donné une critique du travail de PLATEAU, et ils ont rétabli l'explication de KEPPLER, qui comprend, en réalité, le plus grand nombre des cas d'irradiation. Il suffirait d'ajouter au travail de WELCKER que les objets très-petits et très éclairés présentent l'irradiation, même à la distance de la vision la plus distincte, à cause des autres sortes d'aberrations des rayons dans l'œil. WELCKER fut suivi par d'autres, qui expliquèrent l'irradiation par les différentes sortes de diffusion de la lumière dans l'œil, en particulier FLIEDNER (2), H. MEYER (3) (de Leipzig) et CRAMER appelèrent l'attention sur les aberrations *monochromatiques*, et FICK, sur l'aberration chromatique. Cependant toutes ces explications objectives de l'irradiation ne montraient pas encore pourquoi on perçoit seulement l'augmentation d'intensité du fond obscur, et non pas en même temps la diminution de l'intensité sur le bord de la surface éclairée. L'auteur croit en avoir donné plus haut l'explication.

Mesure de la sensibilité :

1760. BOUGUER, Traité d'optique sur la gradation de la lumière, publié par Lacaille, Paris, 81.
1837. STEINHEIL, in *Abhandl. der math.-phys. Klasse der bayr. Akademie*, 1837, p. 14.
1845. MASSON, in *Ann. de chim. et de phys.*, XIV, 150.
1854. J. J. OPPEL, Ueber den Einfluss der Beleuchtung auf die relative Lichtstärke verschiedener Farben, in *Jahresber. des Frankfurt. Vereins*, 1853-54, p. 44-49.
1858. ARAGO, Œuvres complètes, X, 255.
— G. TH. FECHNER, Ueber ein wichtiges psychophysisches Gesetz. Leipzig. — *Abhandl. der sächs. Gesellschaft der Wissensch., Math.-phys. Klasse*, IV, 457. — Nachtrag dazu, im *Berichte der sächsischen Gesellschaft*, 1859, p. 58.
— A. C. TWINING, The relation of illumination to magnifying power, when visibility is maintained.
1861. H. AUBERT, Beiträge zur Physiologie der Netzhaut, in *Abhandl. der Schles. Gesellschaft*, 1861, p 49-103.
— VOLKMANN, Ueber den Einfluss eines Lichtreizes auf dessen Erkennbarkeit, in *Göttinger Nachrichten*, 1861, p. 170-176.
1862. AUBERT, Ueber subjective Lichterscheinungen, in *Pogg. Ann.*, CXVII, 638-641.
1863. VOLKMANN, Physiologische Untersuchungen im Gebiete der Optik, Heft 1. Leipzig, 1863.

---

(1) Ueber Irradiation und einige andere Erscheinungen des Sehens, Giessen, 1852.
(2) *Pogg. Ann.*, LXXXV, 348.
(3) *Pogg. Ann.*, LXXXIX, 540.

1864. G. Th. Fechner, Ueber die Frage der psychophysischen Grundgesetze, mit Rücksicht auf Aubert's Versuche, in *Leipziger Ber.*, 1864.
— Aubert, Physiologie der Netzhaut. Breslau, p. 23-153.

Comparaison de l'intensité des différentes couleurs :

1814. J. Fraunhofer, in *Denkschr. der bayr. Akad.*, V, 211.
1825. Purkinje, Zur Physiologie der Sinne, II, 109.
1852. Dove, Ueber den Einfluss der Helligkeit einer weissen Beleuchtung auf die relative Intensität verschiedener Farben, in *Berl. Monatsber.*, 1852, 69-78. — *Pogg. Ann.*, LXXXV, 397-408. — *Inst.*, 1852, p. 193. — *Phil. Magaz.*, 4, IV, 246-249. — *Arch. des sc. phys.*, XXI, 215-219. — *Cosmos*, I, 208-211.
— Pouillet, in *Comptes rendus*, XXXV, 373-379. — *Pogg. Ann.*, LXXXVII, 490-498. — *Inst.*, 1852, p. 301. — *Cosmos*, I, 546-549.
1855. H. Helmholtz, in *Pogg. Ann.*, XCIV, 18-21.
1863. v. Wittich, Ueber die geringsten Ausdehnungen, welche man farbigen Objecten geben kann, um sie noch in ihrer specifischen Farbe wahrzunehmen, in *Königsberger Med. Jahrbücher*, IV, p. 23-55.

Irradiation :

1604. Keppler, Ad Vitellionem Paralipomena. Frankfurt, 1604, p. 217.
1619. Galilei, Discorso delle comete di Mario Guiducci, Opere, II, 256 ; II, 18, 396, 467-469. — Systema cosmicum. Lyon, 1641, Dial. III, p. 248.
1632. Schickard, Pars responsi ad epistolas P. Gassendi de Mercurio sub sole viso. Tubingæ, 1632. (La planète est diminuée par irradiation.)
1637. Descartes, Dioptrique. Leyde, 1637, discours VI, p. 67, 68.
1642. Gassendi, Epistola III, de proportione qua gravia decidentia accelerantur, in Opera omnia, III, 585.
1738. Jurin, On distinct and indistinct vision, § 53, in *Smith's Optics*.
1743. Le Gentil, in *Mém. de l'Acad. des sc. de Paris*, 1784, p. 469.
1810. Hassenfratz, Cours de physique céleste, 1810, p. 23.
1811. Biot, Traité élémentaire d'astronomie physique, 2e édit., p. 534, 536.
1814. Delambre, Astronomie théorique et pratique, t. II, chap. 26, § 197 ; t. III, chap. 29, § 12.
1826. J. Müller, Zur vergleichenden Physiologie des Gesichtssinns, p. 400.
1828. Brandes, in *Gehler's neuem physik. Wörterbuch*, V, 796.
— J. Herschel, On Light, I, § 697.
1829. Quetelet, Positions de physique, III, 81.
1832. Bessel, in *Astronom. Nachrichten*, 1832, n° 228.
1838. Plateau, Mémoire sur l'irradiation, in *Nouv. Mém. de l'Acad. de Bruxelles*, t. XI. — *Pogg. Ann.*, Ergänzungsbd., I, p. 79, 193, 405.
1840. Fechner, Von der sogenannten Irradiation, in *Pogg. Ann.*, L, 195.
1849. Baden Powell, Sur l'irradiation, in *Inst.*, 1849, n° 818, p. 288. — *Memoirs of the London astron. Society*, XVIII, p. 69. — *Inst.*, n° 840, p. 47. — *Report of British Assoc.*, 1849, 2, p. 21.
1850. Haidinger, Das Interferenzschachbrettmuster, in *Wiener Ber.*, VII, 389. — *Pogg. Ann.*, LXXXV, 350. — *Cosmos*, I, 252, 454. (Cas d'irradiation avec aberrations monochromatiques.)
1851. Dove, Ueber die Ursache des Glanzes und der Irradiation, in *Pogg. Ann.*, LXXXVIII, 169. — *Berl. Monatsber.*, 1851, p. 252. — *Phil. Mag.*, 4, IV, 241. — *Arch. des sc. phys. et nat.*, XXI, 209. — *Inst.*, n° 991, p. 421.
1852. H. Welcker, Ueber Irradiation und einige andere Erscheinungen des Sehens. Giessen, 1852.
— Fliedner, Beobachtungen über Zerstreuungsbilder im Auge, so wie über die Theorie des Sehens, in *Pogg. Ann.*, LXXXV, 348.
— Trouessart, Note concernant ses recherches sur la théorie de la vision, in *Comptes rendus*, XXXV, 134-136. — *Arch. des sc. phys.*, XX, 305-306.
— L. L. Vallée, Mémoire XIII, De la vision considérée dans les influences en quelque sorte moléculaires, exercées dans les réfractions, et du phénomène de l'irradiation, in *Comptes rendus*, XXXV, 679-681.

1853. H. MEYER, Ueber die sphärische Abweichung des menschlichen Auges, in *Pogg. Ann.*, LXXXIX, 540-568. — *Fechner's Centralblatt*, 1853, p. 864.
1854. F. BURCKHARDT, Zur Irradiation, in *Verh. der naturforsch. Gesellschaft zu Basel*, I, 154-157.
1855. A. CRAMER, Beitrag zur Erklärung der sogenannten Irradiationserscheinungen, in *Prager Vierteljahrsschrift*, 1855, IV, 50-70.
1856. A. FICK, Einige Versuche über die chromatische Aberration des menschlichen Auges, in *Archiv für Ophthalmol.*, II, 2, p. 70-76.
1857. A. W. VOLKMANN, Ueber Irradiation, in *Bericht der sächs. Gesellschaft*, 1857, p. 129.
1861. A. W. VOLKMANN, Ueber die Irradiation welche auch bei vollständiger Accommodation des Auges Statt hat, in *Münchener Ber.*, 1861, 2, 75-78.

§ 22. — Durée de la sensation lumineuse.

Lorsqu'un nerf moteur est excité par un courant électrique de peu de durée, il se passe un espace de temps très-court (environ $^1/_{60}$ de seconde) jusqu'à ce que l'action de l'excitation se manifeste par la contraction du muscle, et un espace de temps bien plus long (environ $^1/_6$ de seconde) jusqu'à ce que l'effet de l'excitation du muscle ait disparu. La modification produite dans les parties organiques par l'excitation disparaît donc bien plus lentement que la décharge électrique qui a produit l'excitation. La même chose a lieu dans l'œil. Nous ne sommes pas en état de démontrer, il est vrai, que la sensation se produit quelque temps après le moment où la lumière a commencé à agir, mais on constate aisément qu'elle persiste encore lorsque l'action de la lumière a cessé.

La durée de l'effet persistant est d'autant plus grande, que la lumière regardée a été plus forte et que l'œil était moins fatigué. Lorsque après avoir regardé un instant le soleil ou une flamme brillante, on ferme brusquement les yeux en les couvrant de la main, ou qu'on porte le regard sur un fond entièrement noir, on voit encore, pendant un court espace de temps, sur le fond noir, une image brillante du corps lumineux qu'on vient de regarder; cette image pâlit peu à peu et change successivement de couleur. Les images persistantes d'objets très-brillants sont les plus faciles à voir parce qu'elles durent le plus longtemps. Du reste, on peut aussi obtenir avec des objets moins brillants des images du même genre, à condition d'avoir reposé préalablement l'œil dans l'obscurité, puis de regarder l'objet pendant un instant. Une semblable image accidentelle ou persistante d'un corps brillant sur un fond noir, conserve au premier moment la couleur de l'objet et en dessine souvent très-exactement les diverses parties avec leur forme et leurs ombres. Si l'on éteint, par exemple, une lampe dans une chambre où il n'y a pas d'autre lumière, en portant le regard sur la flamme au moment de tourner le bouton, on continue à voir dans l'obscurité l'image brillante de la flamme entourée de celle un peu plus faible du globe, etc. Si l'on change la direction de l'œil, l'image persistante se meut dans le même sens, de manière à conserver constamment dans le champ visuel la position qui correspond à la partie de la rétine qui a été primitivement impressionnée par la lumière. Pour que l'image soit bien nettement dessinée, il est nécessaire de fixer attentivement un point déterminé de l'objet. Si l'œil a vacillé, l'image persistante est estompée, ou l'on voit même deux ou trois images de l'objet, qui se recouvrent en partie. L'image est-elle bien nettement dessinée, on peut, dans des circonstances favorables, y remarquer des détails sur lesquels on n'avait pas fixé l'attention pendant l'observation directe de l'objet, et qui, par ce motif, avaient passé inaperçus.

De semblables images accidentelles *positives* d'objets lumineux, où les parties claires de l'objet apparaissent claires et les parties sombres restent sombres, se mêlent du reste ordinairement, pendant qu'elles disparaissent peu à peu, à d'autres images, dites *négatives*, où les parties claires de l'objet sont représentées en sombre et les parties sombres en clair, et qui semblent principalement provoquées par cette raison que la sensibilité de la rétine a été modifiée par l'action préalable de la lumière. Il n'est guère possible de séparer rigoureusement la description de ces deux sortes d'images ; je réserverai donc pour le paragraphe suivant la description plus précise des images positives, qui s'y trouvera réunie à celle des images accidentelles négatives, et je me bornerai ici à décrire les actions d'impressions lumineuses rapidement répétées, où l'effet consécutif de l'impression lumineuse apparaît seul, sans être troublé notablement par la sensibilité modifiée de l'œil.

Le principal fait de ce ressort est que *des impressions lumineuses répétées avec une rapidité suffisante produisent le même effet sur l'œil qu'un éclairage continu.* Pour arriver à cet effet, la répétition de l'impression doit être assez rapide pour que l'effet consécutif à chaque impression n'ait pas sensiblement diminué lorsque l'impression suivante se produit.

Le moyen le plus facile de prouver ce fait est fourni par les disques rotatifs. — S'il se trouve sur un disque noir un point blanc brillant et que ce disque tourne avec une rapidité suffisante, on voit au lieu du point tournant, un cercle gris, semblable à lui-même en tous ses points et où l'on ne peut plus découvrir aucun signe de mouvement. En effet, tandis que l'œil fixe une partie quelconque du cercle qui paraît immobile, les points de la rétine sur lesquels se peint le cercle sont impressionnés par la répétition rapide de l'image du point blanc qui le parcourt. Ils éprouvent donc une impression lumineuse qui paraît continue, à cause de la rapidité de la répétition, et comme elle ne peut naturellement pas être aussi forte que si de la lumière blanche tombait d'une manière continue sur la rétine, l'anneau paraît gris et non pas blanc. Mais si l'œil lui-même se meut de manière que son point de fixation se déplace dans le même sens que le point brillant, ce point peut devenir visible et la continuité apparente du cercle gris peut en être interrompue. Il est facile de voir que si le point de fixation de l'œil se déplaçait pendant un certain temps avec une rapidité exactement égale à celle du point brillant, et dans le même sens, le regard restant toujours fixé sur le point brillant, l'image de ce point se trouverait continuellement sur la tache jaune, et sur les autres points du fond de l'œil il n'y aurait que l'image du disque obscur. Dans ces conditions, l'œil reconnaît la présence d'une tache blanche à la place du cercle gris; il en est encore de même si le mouvement du point de fixation et celui de la tache blanche ne sont pas exactement d'accord, pourvu que leur mouvement relatif soit comparativement faible (1).

S'il se trouve sur le disque un second point brillant à la même distance du centre que le premier, le second paraîtra aussi s'étendre en un cercle clair, qui se confondra avec celui du premier point. Les impressions des deux points sur la rétine s'ajoutent. Il en est de même s'il y a un plus grand nombre de points blancs sur le même cercle. Si l'on suppose donc des cercles tracés sur un tel disque de manière que leurs centres soient sur l'axe de rotation, tous les points d'un semblable cercle, pris isolément, donneront dans la rotation l'image d'un cercle uniformément éclairé, et toutes les images de chacun de ces points, tombant sur la même partie de la rétine, s'y réunissent en une image commune. On peut donc établir relativement à ce phénomène la loi suivante : *Chaque cercle du disque dont le centre est sur l'axe de rotation apparaît comme si toute la lumière qu'émet chacun de ses points se distribuait uniformément sur la circonférence entière de ce cercle*, et cette loi paraît s'appliquer aussi bien pour une lumière monochromatique que pour une lumière composée. Si nous appliquons cette loi à l'action de la rétine elle-même, nous pouvons l'énoncer ainsi : *Quand un point de la rétine est impressionné par une lumière qui subit des variations périodiques et régulières, et que la durée de la période est suffisamment courte, il se produit une impression con-*

(1) Voy. Dove, in *Pogg. Ann.*, LXXI, 112. — Stevelly, in *Sillim J.*, 2, X, 401. — Montigny, in *Bull. de Bruxelles*, XVIII, 2, p. 4. — *Institut*, 1847, n° 928, p. 332.

tinue, pareille à celle qui se produirait si la lumière émise pendant chaque période était distribuée d'une manière égale dans toute la durée de la période.

Pour vérifier l'exactitude de cette loi, on peut disposer des disques tels que celui représenté dans la figure 137. Le cercle interne est mi-parti blanc et noir, le cercle moyen est blanc sur les deux quarts, c'est-à-dire encore sur la moitié de sa périphérie, enfin le cercle extérieur présente quatre huitièmes blancs, le reste étant noir. Si l'on fait tourner un semblable disque, il paraît uniformément gris sur toute sa surface. Seulement il faut faire en sorte que le disque tourne assez vite pour produire un effet complétement continu, même sur le cercle interne. On peut aussi distribuer le blanc sur d'autres arcs de longueur arbitraire; pourvu que, sur tous les cercles du disque, la somme des angles occupés par le blanc soit la même, ils donnent toujours tous le même gris. Au lieu de noir et de blanc, on peut aussi prendre différentes couleurs et l'on obtient la même couleur résultante sur tous les cercles, quand la somme des angles occupés par chacune des couleurs dans les différents cercles est la même.

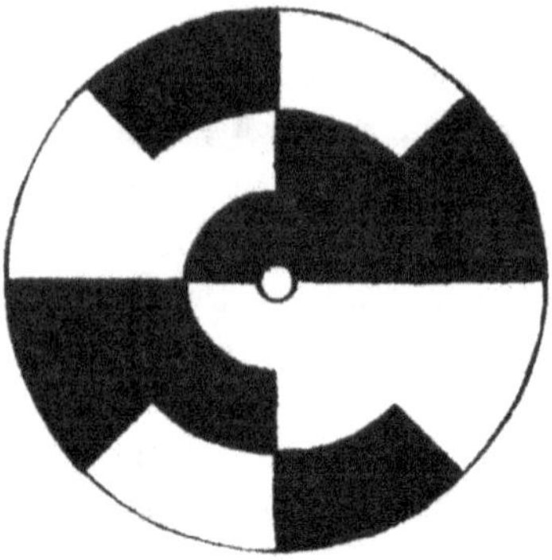

Fig. 137.

De cette manière, on peut facilement faire un grand nombre de vérifications de cette loi, mais cela revient toujours à comparer de la lumière intermittente avec de la lumière intermittente et seulement dans les circonstances où l'intensité des deux impressions qui se succèdent est la même dans les différents cas soumis à la comparaison.

Pour vérifier aussi l'exactitude de la loi pour les cas où il faut comparer de la lumière intermittente avec de la lumière continue, j'ai employé le disque représenté par la fig. 137, où le blanc et le noir occupent des angles égaux. La rotation produit un gris dont l'intensité est moitié de celle du blanc, si le noir n'émet pas de lumière du tout. D'autre part, on peut obtenir un tel gris si l'on pose sur un tableau noir une bande blanche et qu'on la regarde à travers un prisme biréfringent. On voit alors deux images de la bande, présentant chacune une intensité de moitié. On obtient une surface plus grande d'un semblable gris si l'on dispose des bandes alternativement blanches et noires d'égale largeur et qu'on se place avec le prisme biréfringent à une distance telle que les images doubles des raies blanches et noires se recouvrent réciproquement ; alors toute la surface paraît d'un gris moitié moins intense que le blanc. Ce gris est rigoureusement le même que celui qui se produit dans la rotation du disque de la figure 137. Naturellement il faut mettre sur le disque le même blanc et le même noir qui ont servi à former les bandes parallèles, il faut éclairer également les deux surfaces, et regarder aussi le disque à travers le prisme biréfringent, mais de manière que les deux images ne se séparent pas : cette précaution a pour effet de soumettre la lumière du disque aux mêmes pertes que celle des bandes, par réflexion et par absorption dans le prisme.

Plateau a démontré la même loi de la manière suivante. Il plaçait un disque rotatif à secteurs blancs et noirs, et un autre disque entièrement blanc, à des distances différentes d'une lumière, jusqu'à ce qu'ils parussent également clairs. Soient n le nombre des secteurs blancs, w la largeur de chacun en degrés ; la largeur totale des secteurs est nw. Si le blanc, à la distance 1 de la source lumineuse, présente l'intensité H, et que nous supposons la lumière qu'il émet, également répartie sur tout ce disque, l'intensité est affaiblie dans le rapport de la surface du disque entier à celle des secteurs blancs : elle est donc $\frac{nw}{360} H$.

Si le disque rotatif, situé à une distance r de la source lumineuse, présente la même intensité qu'un disque entièrement blanc, à la distance R, on a

$$\frac{nw}{360}\frac{H}{r^2} = \frac{H}{R^2} \quad \text{ou} \quad \frac{r^2}{R^2} = \frac{nw}{360}.$$

Les résultats de Plateau s'accordent d'une manière satisfaisante avec cette loi.

J'ai encore employé le procédé suivant. — Si l'on a un disque couvert de secteurs étroits noirs et blancs, on peut obtenir une distribution sensiblement égale de la lumière des secteurs blancs sur tout le disque en interposant entre le disque et l'œil une lentille convexe qui empêche de le voir nettement. Si la pupille se trouve au foyer postérieur de la lentille, de manière que l'image que la lentille forme du disque vienne se placer dans le plan de la pupille et présente des dimensions plus grandes que cette ouverture, la lumière des secteurs clairs paraît également répandue sur tout le champ visuel ; mais si l'on rapproche la lentille du disque, l'œil distingue plus ou moins nettement les secteurs noirs et blancs tant que le disque reste en repos. Or, si l'on fait tourner le disque, l'intensité reste la même quand on fait varier la distance de la lentille au disque, d'où il résulte que l'œil est affecté par la lumière intermittente avec la même intensité que par une égale quantité de lumière continue.

Récemment, A. Fick a répété les expériences de Plateau, et il croit avoir trouvé des résultats un peu différents de la loi d'après laquelle la sensation produite par un disque rotatif est la même que si la lumière de chaque point était uniformément distribuée sur le cercle parcouru par ce point.

Pour la lumière colorée, l'exactitude de notre loi trouve sa vérification dans les expériences de Dove sur les phénomènes produits par la rotation des appareils de polarisation. — Si l'on interpose, entre deux prismes de Nicol, des lames de cristaux biréfringents, on sait que, dans beaucoup de cas, pour certaines positions des prismes, il se produit des couleurs qui sont en partie répandues uniformément sur tout le champ visuel, et qui forment, en partie, des figures colorées. On peut démontrer théoriquement, dans l'étude de la polarisation de la lumière, que si l'on fait tourner l'un des nicols d'un angle droit, chaque point de la figure prend la couleur complémentaire de celle qu'il possédait d'abord. Or l'expérience montre que l'œil reçoit de la lumière blanche quand on fait tourner rapidement l'un des prismes de Nicol. Si l'on interpose un verre coloré, on obtient, dans deux positions du prisme qui diffèrent entre elles de 90°, des couleurs qui, réunies, doivent reproduire celle du verre de couleur, et c'est effectivement ce que l'expérience confirme, quand on fait tourner rapidement ce prisme.

Du reste, la validité de notre loi est également confirmée pour la lumière colorée intermittente, par la concordance des résultats du mélange des couleurs sur le disque rotatif avec ceux obtenus par la réunion des lumières colorées, concordance que nous avons signalée au § 20, au sujet de la théorie du mélange des couleurs. Si l'on veut voir tout le disque recouvert également par la couleur résultante, on le divise en secteurs auxquels on donne des couleurs différentes qui doivent être bien uniformes sur toute la surface de chaque secteur. Alors la rotation fait apparaître la couleur résultante sur toute la surface du disque, et, d'après la loi énoncée plus haut, l'intensité de cette couleur résultante est toujours la moyenne des intensités des couleurs composantes. Comme, pour un même éclairage, toutes les couleurs paraissent plus sombres que le blanc, car elles ne réfléchissent que certaines parties de la lumière blanche, la couleur résultante est toujours moins intense que le blanc et paraît grise quand elle est peu saturée.

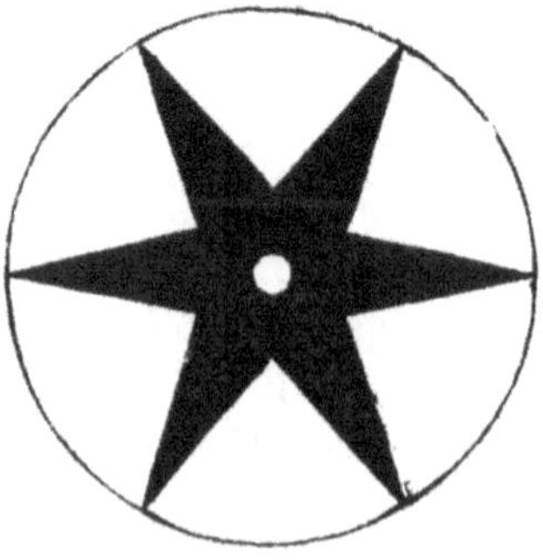

Fig. 138.

Si, sur un disque, on dispose une étoile colorée qui se détache sur un fond d'une autre couleur (fig. 138), pendant la rotation rapide du disque, le centre affecte la couleur de l'étoile, le pourtour prend celle du fond, et les parties intermédiaires du disque présentent la série continue des couleurs résultantes des deux couleurs employées. En général, on peut, sur les disques rotatifs, faire varier l'intensité ou le mélange des couleurs suivant la loi qu'on veut, en choisissant convenablement les courbes qui limitent les secteurs, procédé dont nous avons déjà fait usage (fig. 134, p. 431), pour produire une distribution déterminée de la pénombre.

Sur les disques rotatifs, les points isolés nous ont tracé des cercles : il est clair que la même continuité de sensation se produit quand un point éclairé se meut sur toute autre courbe fermée. — Si l'on enduit de couleur noire une corde métallique tendue, à l'exception d'un seul point, et si l'on fait vibrer la corde en l'éclairant convenablement, le point mis à nu apparaît sous forme d'une ligne lumineuse continue, souvent très-sinueuse. Si le point décrit une trajectoire qui ne revient pas exactement sur elle-même, mais que, pour chaque oscillation, le chemin diffère très-peu de celui de l'oscillation précédente, l'œil aperçoit une ligne lumineuse qui se déforme et se déplace d'une manière continue. De même que, par ce procédé, on peut étudier la forme des vibrations d'une corde, on a fait, en physique, un grand nombre d'autres applications utiles du même principe.

Si l'intensité lumineuse du point mobile est constante, mais que sa vitesse varie sur sa trajectoire, la ligne lumineuse paraît le plus brillante aux points où la rapidité est la moindre. En effet, dans ces endroits, le point lumineux s'arrête relativement plus longtemps ; il s'ensuit que l'action de sa lumière sur les points correspondants de la rétine dure plus longtemps que dans les endroits où la rapidité est plus grande. C'est ainsi que, si l'on examine une corde vibrante, elle paraît le plus éclairée dans les points les plus éloignés de sa position d'équilibre et où sa vitesse s'annule pour un moment.

C'est ici le lieu de parler de certains effets particuliers de l'éclairage intermittent, effets qui se produisent avec le plus de netteté pour les étincelles régulièrement répétées des appareils d'induction électro-magnétiques, soit à contact tournant, soit à ressort vibrant (appareil de Neef). Chaque étincelle de ces appareils dure un temps inappréciable, qui paraît infiniment petit par rapport à la durée du mouvement matériel le plus rapide, et cependant la lumière de ces étincelles est assez intense pour produire, dans ce temps si court, une impression appréciable sur la rétine. Éclairés par une seule étincelle électrique, tous les corps en mouvement semblent immobiles. L'œil ne peut naturellement se les représenter que tels qu'ils étaient au moment de l'éclairage : il ne sait rien de leur situation avant et après ce moment. Si donc la durée de l'éclairage est assez courte pour qu'il ne puisse pas, dans cet intervalle, se produire un déplacement sensible du corps mobile, ses contours apparaissent aussi nettement dessinés que s'il était en repos absolu. Ainsi, quand une série d'étincelles électriques se succèdent à des intervalles très-courts, par cet éclairage, les corps immobiles conservent le même aspect que pour un éclairage continu, tandis que les corps mobiles paraissent multiples. En effet, les étincelles successives font voir le corps dans les positions qui correspondent aux différentes décharges, et comme toutes ces impressions durent un instant, elles existent simultanément et font voir le corps mobile comme s'il était multiple. Plus la vitesse du corps examiné est grande, plus ses images sont éloignées les unes des autres, parce que le chemin parcouru pendant chaque interruption de lumière est plus considérable.

On voit de même des images multiples quand ce n'est plus l'objet mais l'œil qui se déplace. — Qu'il se trouve, dans le champ visuel, un point constamment lumineux : lorsque nous déplaçons notre œil, l'image du point lumineux se déplace sur la rétine ; pendant ce mouvement, cette image occupe successivement tous les points d'une ligne qui réunit sa première et sa dernière position ; tous ces points étant impressionnés, il doit se produire sur la rétine la sensation que produirait une ligne lumineuse dans un œil en repos. Ordinairement nous ne remarquons pas cette sensation, par cela même qu'elle accompagne nécessairement tout mouvement fait par l'œil en présence d'objets lumineux ; mais nous la remarquons lorsque la continuité de cette ligne est interrompue d'une manière insolite par l'intermittence de la lumière employée. Si nous prenons pour objet lumineux la partie de l'appareil d'induction où passent les étincelles, le point paraît multiple dès que l'œil se meut. Dessinons, en effet, sur la rétine, la ligne qu'y décrit l'image de l'endroit en question, certains points de cette ligne sont seuls excités par les étincelles intermittentes et nous projetons en conséquence des images de ces points dans le champ visuel.

Un corps, examiné à la lumière intermittente, qui décrit périodiquement la même trajectoire et qui, à chaque éclair, se retrouve exactement à la même place, paraît unique et immobile. C'est ainsi que dans l'appareil d'induction le contact tournant ou le ressort vibrant, observés à la lumière de leurs propres étincelles, paraissent en repos.

La même chose arrive pour un objet quelconque, de forme périodiquement variable, quand il est éclairé par la lumière intermittente et que l'éclairage correspond toujours à la même phase de déformation, par exemple lorsqu'un filet d'eau qui tombe en gouttes est éclairé de manière qu'à chaque apparition de lumière, une nouvelle goutte se trouve exactement à la même place : l'observateur voit le filet décomposé en gouttes immobiles. Cet effet se produit soit que la période de l'éclairage soit exactement égale à celle de la formation des gouttes, soit qu'elle en soit multiple. Si ces deux périodes ne se correspondent pas exactement, et si la première, au lieu d'être multiple de la seconde, présente une durée un peu plus longue, il se produit un mouvement apparent et lent des gouttes, qui imite le mouvement réel, mais avec une vitesse bien moindre : alors les étincelles successives n'éclairent plus exactement les mêmes phases de la formation des gouttes, mais, à chaque fois, un état plus avancé de la modification. Si, au contraire, la période de l'éclairage est un peu plus courte que celle de la formation des gouttes, ou qu'un multiple de cette période, on voit le phénomène se présenter à rebours; les gouttes paraissent se déplacer de bas en haut. Ces circonstances permettent de rendre visibles dans leurs périodes successives et d'analyser ces phénomènes, et d'autres du même genre, qui se succèdent trop vite pour que l'observateur puisse les reconnaître directement. Nous décrirons plus loin, avec les appareils, des phénomènes de ce genre, qu'on peut produire artificiellement.

Le moyen le plus facile de déterminer la durée de l'impression lumineuse consiste à employer des disques chromatiques auxquels on peut imprimer un mouvement de rotation variable et mesurable. — On ne peut déterminer avec certitude que la vitesse de rotation nécessaire pour donner au disque un aspect complétement uniforme, et l'on trouve qu'il faut rendre cette vitesse d'autant plus grande, que la lumière est plus intense. Les diverses couleurs semblent aussi présenter des différences. Plateau fit tourner, à la lumière ordinaire du jour, un disque qui portait douze secteurs blancs ou colorés et douze secteurs noirs, de même largeur. La durée du passage d'un secteur noir était donc la vingt-quatrième partie de la durée de rotation du disque. La durée du passage était, pour que le disque produisît un effet uniforme :

	Plateau.	Emsmann (1).
Pour le blanc....	0,191 secondes.	0,25 secondes.
— le jaune...	0,199 —	0,27 —
— le rouge....	0,232 —	0,24 —
— le bleu.....	0,295 —	de 0,22 à 0,29

(1) *Pogg. Ann.*, XCI, 611.

On ne peut guère assigner une grande importance à la comparaison ainsi établie entre les différentes couleurs, puisqu'on n'avait pas le moyen de rendre égale leur intensité apparente, et que l'intensité exerce une très-grande influence sur la durée de l'effet persistant, comme il est facile de s'en assurer : si l'on fait tourner un disque chromatique, à quelques pieds de distance d'une lampe, avec une vitesse précisément suffisante pour produire un effet uniforme, pour peu qu'on rapproche la lampe, la surface tournante recommence à papilloter. A la lumière directe du soleil, il faut employer des vitesses de rotation encore plus considérables. Du reste, les nombres de Plateau me paraissent relativement bien grands; quant à moi, je trouve qu'à la lumière d'une très-forte lampe, pour un disque couvert de secteurs noirs et blancs d'égale largeur, le passage d'un secteur noir ne doit pas durer plus de $^1/_{48}$ de seconde, et qu'il ne doit pas dépasser $^1/_{20}$ de seconde pour l'éclairage si faible que donne la pleine lune, quand on veut qu'il ne reste aucun papillotage. — Du reste, Plateau a déjà remarqué que, si l'on change le rapport de largeur des secteurs blancs et noirs sans changer leur nombre, la vitesse nécessaire pour rendre l'impression uniforme reste la même. On peut s'en assurer facilement en employant un disque semblable à celui de la figure 139, où les secteurs noirs sont plus larges au centre, les blancs à la périphérie. Quand on augmente peu à peu la vitesse de rotation, le papillotage disparaît à peu près simultanément sur toutes les parties du disque; dans les parties où les secteurs blancs sont plus larges, l'impression produite est plus forte, et diminue par conséquent plus vite dès que l'excitation cesse; aussi la pause, c'est-à-dire la largeur des secteurs noirs, doit-elle être moindre qu'entre les secteurs blancs plus étroits. Il vaut donc mieux, dans les mensurations, s'occuper d'une période entière de variation, c'est-à-dire du temps que mettent à passer un secteur blanc et un secteur noir. Ainsi, dans mes expériences, ce temps a été de $^1/_{24}$ de seconde pour une forte lampe et de $^1/_{10}$ de seconde pour une lumière faible. Lissajous, en observant le parcours d'un point très-lumineux qui partageait les oscillations de diapasons, a trouvé $^1/_{30}$ de seconde pour le temps nécessaire pour que la trajectoire parût continue, et l'intensité plus grande de l'éclairage dans cette expérience rend bien compte de la longueur moindre du temps nécessaire.

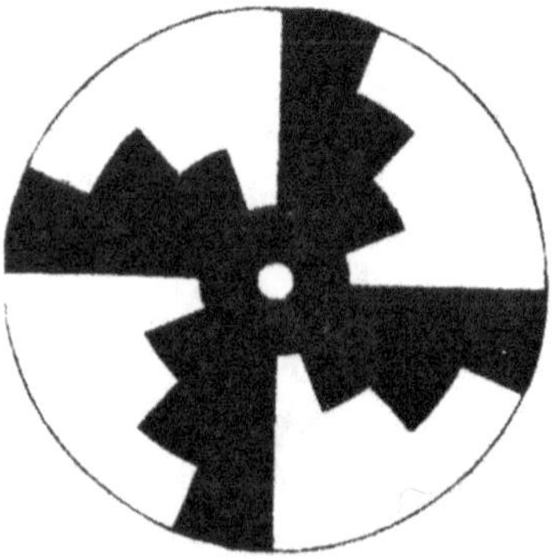

Fig. 139.

Ainsi, pour qu'un disque tournant produise une impression tout à fait uniforme, il faut lui faire exécuter de vingt-quatre à trente révolutions par seconde. — On peut aussi atteindre ce but avec des vitesses moindres, en répétant régulièrement le dessin, sous des angles égaux. Par exemple, sur le disque de la figure 137 (p. 448), le blanc et le noir des huit secteurs du cercle extérieur composent déjà un gris uniforme pour six révolutions, tandis qu'il en faut douze pour les secteurs de la partie intermédiaire, et vingt-quatre pour ceux du cercle interne.

Il est plus difficile de déterminer le temps pendant lequel l'effet consécutif continue à s'affaiblir avant de disparaître complétement. Cette durée aussi dépend de l'intensité de la lumière, comme on le reconnaît par ce qui précède. L'effet consécutif du disque solaire peut atteindre une durée de quelques minutes. Ainsi, bien que l'action d'une lumière brillante présente d'abord la décroissance la plus rapide, elle présente cependant, en somme, la durée la plus longue, de même qu'un corps chaud, dans un milieu froid, perd d'autant plus de degrés de chaleur, à temps égal, qu'il est plus chaud, mais demande aussi d'autant plus longtemps pour perdre entièrement son excès de température. Plateau a fait aussi, sous ce rapport, avec ses disques chromatiques, des expériences qui donnaient le temps du passage d'un secteur noir, lorsque la couleur des secteurs clairs s'était répandue de manière que le noir en fût uniformément altéré. Il trouva :

Pour le blanc.......	0,35	de seconde.
— le jaune.......	0,35	—
— le rouge.......	0,34	—
— le bleu........	0,32	—

Dans les changements de couleurs que subit, sur un fond noir, l'image accidentelle d'une lumière blanche avant de disparaître, on remarque encore une durée différente de l'effet consécutif pour les différentes couleurs. Mais comme ces variations se rattachent, pour beaucoup de points, aux phénomènes qui seront décrits dans le paragraphe suivant, nous renvoyons à plus loin leur étude détaillée.

E. Brücke a fait remarquer récemment que quand des disques analogues à celui de la figure 137 (page 448) tournent avec une certaine rapidité, les anneaux intermédiaires paraissent plus clairs que les anneaux intérieurs ou extérieurs. Ainsi, il existe une certaine rapidité d'alternance entre le blanc et le noir, pour laquelle la somme des sensations lumineuses est plus grande, non-seulement que pour des alternances moins rapides — pour lesquelles chaque couleur est perçue à son tour, indépendamment de l'autre — mais aussi que pour des alternances plus rapides, où le noir et le blanc se mélangent pour former un gris uniforme. Brücke a trouvé que la sensation est la plus forte pour 17 ½ impressions par seconde, et qu'il en faut à peu près deux fois autant pour voir un gris tout à fait uniforme.

En regardant un disque où les secteurs blancs étaient remplacés par des ouvertures recouvertes par une lame de verre rouge, le rouge devenait plus blanchâtre pour la vitesse de la plus forte sensation, ce que Brücke croit pouvoir expliquer par un mélange de l'image accidentelle et complémentaire positive du rouge,(voy. page 377 de l'édition allemande). Dans les mêmes conditions, le vert spectral devient plus jaune, le bleu spectral ne change pas.

Il s'agit évidemment ici d'une alternative compliquée entre l'état d'excitation et l'état de fatigue de la rétine. Toutes les fois que commence la sensation du blanc, l'excitation commence à augmenter, pendant un certain temps très-court, jusqu'à un maximum, à partir duquel elle diminue progressivement, par suite de la fatigue qui augmente peu à peu. Je ferai remarquer que j'ai obtenu des images accidentelles de semblables disques papillotants noirs et blancs, avec ou sans interposition d'un verre rouge, et que l'état de fatigue définitif est exactement le même pour toutes les parties du disque ; dans l'image accidentelle je n'ai pas pu voir la moindre différence entre les anneaux papillotants et les autres, bien que l'image accidentelle fût assez nette pour me permettre d'y distinguer très-bien le bord du disque et le petit bouton formé par l'extrémité de l'axe.

Si nous admettons maintenant que le passage de chaque secteur noir ramène l'état de fatigue moyen, tel qu'il persiste dans l'image accidentelle, c'est chaque fois le premier moment d'apparition du blanc qui produit la sensation la plus énergique ; cette sensation est-elle interrompue au moment où elle a atteint son maximum, tous les secteurs de la même couronne produisent ce maximum de sensation, tandis que, pour des impressions moins nombreuses et d'une plus grande durée, le nombre de ces maximums est plus faible, et la durée plus grande des sensations, qui s'affaiblissent de plus en plus, ne peut pas en compenser le moins grand nombre. Je crois que ce serait donner une idée inexacte de l'impression faite sur mon œil par la couronne papillotante, de dire que l'anneau tout entier présente une intensité plus grande, car il présente toujours des parties obscures ; je dirais plutôt que le blanc, partout où il est visible, présente sur l'anneau papillotant une intensité et une pureté relativement plus grandes, et il me semble que c'est pour ce motif qu'il produit sur l'œil une impression relativement plus forte : l'obscurité qui suit immédiatement la sensation d'une lumière brillante ne détruit pas cette sensation.

Si l'on regarde le disque à travers un verre rouge, on voit apparaître très-nettement sur les secteurs noirs, le vert-bleu complémentaire de la lumière propre de la rétine (voy. plus loin page 368), tel qu'il persiste dans l'image accidentelle obtenue après avoir regardé longtemps le disque. Il est remarquable assurément que c'est sur les secteurs papillotants, où le rouge présente le maximum d'intensité et de pureté, qu'on voit aussi, par contre, le vert-bleu complémentaire attirer le plus fortement l'attention; de telle sorte que, notamment dans la vision indirecte, ces couronnes paraissent franchement bleuâtres. Je dois encore m'écarter ici de la description de Brücke, et dire qu'en y portant mon attention, le rouge de la couronne papillotante, vu au milieu du vert-bleu, me paraît plus saturé et plus brillant que sur les autres couronnes. C'est là un des cas où l'on voit deux couleurs différentes qui paraissent se superposer sans mélange, et je crois que le bleu-vert attire plus vivement l'attention, quoique moins lumineux, parce qu'il diffère plus des couleurs environnantes. — Je conviens cependant que toute cette théorie des phases colorées de la lumière chromatique présente encore un trop grand nombre de phénomènes compliqués et qui ne s'expliquent pas, pour qu'on puisse admettre comme complétement établies les explications de faits particuliers.

Des faits exposés dans ce paragraphe, il résulte que la lumière, en impressionnant la rétine, laisse dans l'appareil nerveux visuel une action primaire qui ne se transforme en sensation que dans les instants suivants. La grandeur de la modification primaire produite par une impression lumineuse momentanée ne dépend que de la quantité de lumière qui est tombée sur la partie considérée de la rétine ; elle est donc la même pour une lumière très-intense qui agit pendant un temps très-court que pour une lumière faible qui agit pendant plus longtemps, à cette seule condition que la durée de l'action n'atteigne pas $^1/_{30}$ de seconde. L'action primaire instantanée d'une lumière très-intense ne produit donc pas une impression relativement plus faible que celle d'une lumière modérée, au contraire de ce qui a lieu dans la sensation durable de lumières d'intensités différentes.

Il n'y a pas ici de contradiction, comme on pourrait le croire, car nous n'avons constaté le manque de proportionnalité qu'entre l'intensité objective de la lumière et la sensation à son état parfait, tandis que nous ne nous occupons ici que de l'action primitive instantanée, qui ne passera que plus tard à l'état de sensation; or rien n'empêche d'admettre que la valeur de l'*impression primaire instantanée* de la masse nerveuse suive une autre loi que la sensation, cette action secondaire. On se rendra peut-être mieux compte de ces circonstances en les comparant avec ce qui se passe dans l'aiguille aimantée d'un multiplicateur galvanique, qui est déviée par un courant intermittent à interruptions suffisamment rapides. Dans ce cas aussi, la déviation ne dépend que de la quantité totale d'électricité qui traverse le fil dans l'unité de temps, mais sans être proportionnelle à cette quantité; mais ici aussi il existe une action proportionnelle à la quantité d'électricité de chaque courant instantané : c'est la petite vitesse de déviation que chacun de ces courants imprime à l'aiguille, et qui doit être compensée par l'effet de l'électricité terrestre dans l'intervalle de deux courants successifs, si la déviation de l'aiguille doit être constante. L'aiguille paraît être en repos, et déviée d'une quantité constante quand les oscillations que les courants successifs provoquent dans sa position sont trop faibles pour être appréciables, et, de même, une lumière intermittente donne une sensation continue quand les *oscillations de l'intensité de cette sensation* sont plus faibles que les plus petits degrés appréciables de la sensation.

En ce qui concerne la disposition des disques rotatifs, dont la première mention se trouve chez Musschenbroek (1), la plus simple est celle que donnent les toupies. — Je me sers ordinairement, pour la plupart des expériences, d'une toupie tournée, de laiton, dont la figure 140 représente l'élévation à 1/3 de grandeur naturelle. On la met en mouvement avec la main. On peut, de cette manière, la faire tourner facilement à tout moment sans préparatif aucun, et augmenter ou modérer à volonté sa vitesse; mais en tout cas, le maximum de vitesse qu'on peut lui imprimer avec les doigts n'est que d'environ six tours à la seconde, et ce mouvement se conserve pendant trois ou quatre minutes. Cette faible vitesse de rotation fait qu'on ne peut obtenir une impression lumineuse tout à fait uniforme qu'en divisant le disque en quatre ou six secteurs, sur chacun desquels on répète la même répartition de couleurs, de lumière et d'ombre. Si le nombre de répétitions du dessin est moindre, on obtient, du moins par un fort éclairage, un

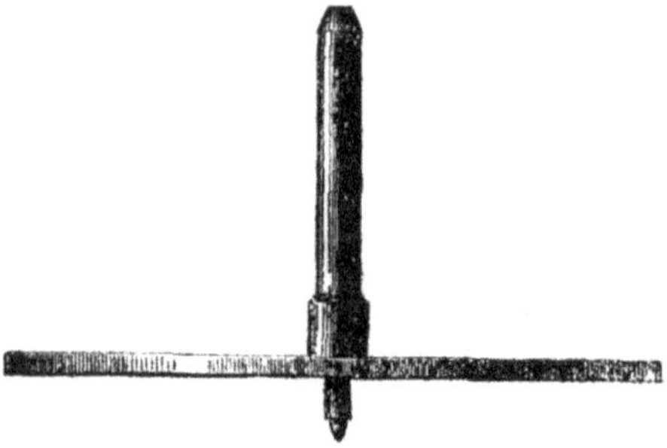

Fig. 140.

(1) Introductio, § 1820.

aspect plus ou moins chatoyant du disque. Il est facile de jeter les dessins sur le disque, même pendant qu'il est en mouvement ; il est facile aussi d'y faire des modifications en jetant sur un disque plein un autre disque à secteurs découpés, dont on peut faire varier la position relative en l'effleurant avec les doigts ou en soufflant dessus ; on arrive ainsi à produire, pendant la rotation du disque, des modifications très-variées.

Si l'on ajoute, par exemple, sur un disque couvert de secteurs bleus et rouges d'égale largeur, un disque noir dont les secteurs sont alternativement pleins et vides, le disque tournant paraît entièrement bleu, si les secteurs noirs du disque supérieur recouvrent exactement les secteurs rouges du disque inférieur ; il paraît rouge, au contraire, si les secteurs bleus sont recouverts par les noirs ; dans les positions intermédiaires, on obtient différents mélanges de rouge et de blanc, et l'on peut, pendant le mouvement du disque, faire varier insensiblement sa coloration en modifiant la position du disque supérieur, au moyen du frôlement du doigt ou du souffle de la bouche. En délimitant les différents secteurs par des lignes courbes ou brisées au lieu de lignes droites, on produit facilement des systèmes d'anneaux colorés d'une grande variété et d'une grande richesse.

Pour donner à la toupie une plus grande vitesse, on la met en mouvement en tirant une ficelle enroulée autour de sa tige. — La disposition la plus simple à cet effet, représentée par la figure 141, consiste à employer un manche analogue à celui de la *toupie d'Allemagne*. Un cylindre creux de bois c, fixé à un manche d, présente en b et en e deux trous circulaires, et, à angles droits avec ces trous, une entaille destinée au passage d'une ficelle. On engage la tige de la toupie

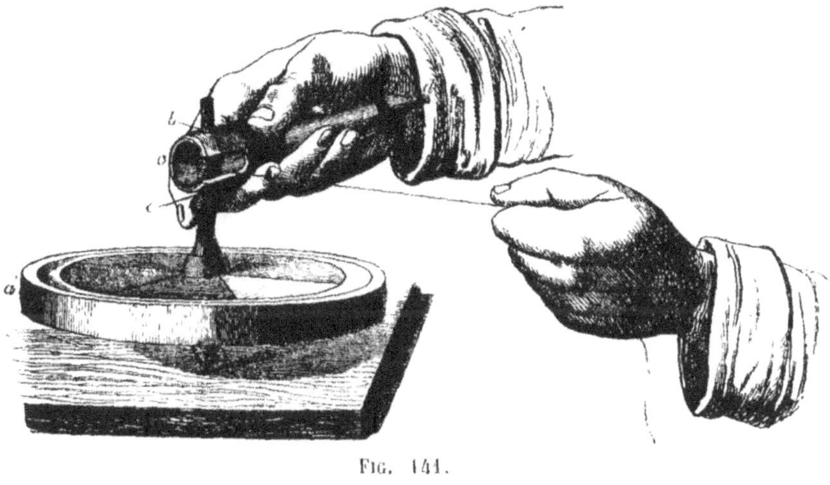

FIG. 141.

dans les trous du cylindre, on fixe l'extrémité de la ficelle dans un petit trou que présente cette tige, et on l'enroule en faisant tourner la toupie à la main. La partie de la tige sur laquelle le fil est enroulé devient assez épaisse pour que l'instrument reste suspendu au manche : en tenant le tout un peu au-dessus d'une table et tirant fortement sur la ficelle, on imprime à la toupie un mouvement de rotation rapide, et dès que le fil est déroulé, elle tombe sur la table où elle continue longtemps son mouvement. La toupie, que la figure 142 représente démontée, est arrangée de manière qu'on puisse serrer fortement les disques au moyen de la

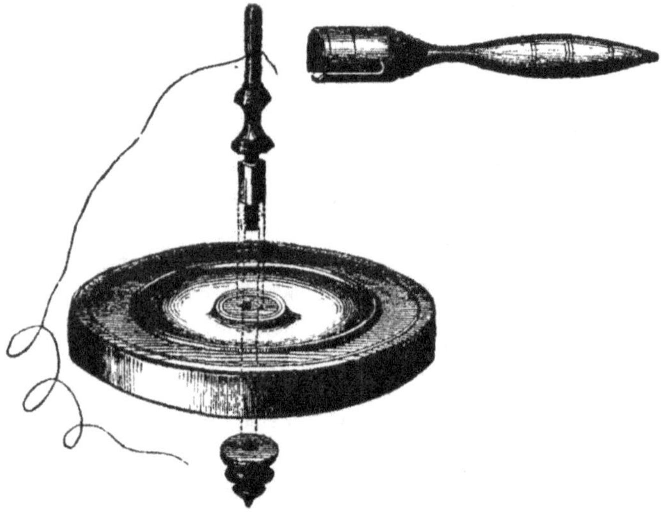

FIG. 142.

tige, ce qui est nécessaire dans les expériences de Maxwell, pour la démonstration de la loi de Newton, sur le mélange des couleurs. On se sert, à cet effet, d'une série de disques de papier fort, de différentes grandeurs, qui portent une ouverture au centre, et une fente suivant l'un des rayons (fig. 143). Chacun de ces disques est recouvert uniformément d'une seule couleur; si l'on en superpose deux ou plusieurs, en les engageant les uns dans les autres par leurs fentes, on obtient des secteurs dont on peut faire varier à volonté la largeur, ce qui permet de modifier d'une manière continue les proportions des couleurs qui entrent dans le mélange.

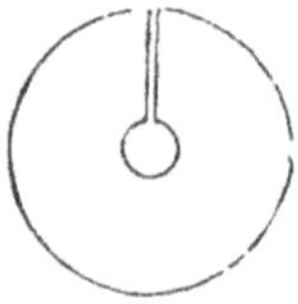

FIG. 143.

La construction la plus parfaite, et qui ne doit être employée que pour des rotations très-rapides, est celle de la toupie chromatique de Busold (fig. 144). — Le disque, d'un poids de cinq livres, est formé d'un alliage de zinc et de plomb, et mesure un décimètre de diamètre. L'axe, de laiton, se termine en bas par une pointe mousse d'acier non trempé. La partie cylindrique de l'axe est rugueuse, pour favoriser l'adhérence du fil. Pour mettre la toupie en mouvement, après avoir enroulé la ficelle, on engage son axe dans les entailles d'un étrier de fer *dd*, on place une assiette au-dessous, et l'on tire fortement le fil avec la main droite, tandis que la gauche s'appuie sur le levier *e*. Avant la mise en train, la toupie doit être le plus près possible du bord de l'assiette ; la ficelle mesure un demi-pied de moins qu'une brasse ; son extrémité porte une poignée. Lorsque la toupie est en marche, on dégage l'assiette avec la toupie d'entre les bras du levier *e*. Ce levier, qui peut tourner autour d'un axe en *c*, peut se soulever par ce moyen. En tirant fortement sur la ficelle, on peut obtenir une vitesse de soixante tours à la seconde, et le mouvement se conserve pendant trois quarts d'heure.

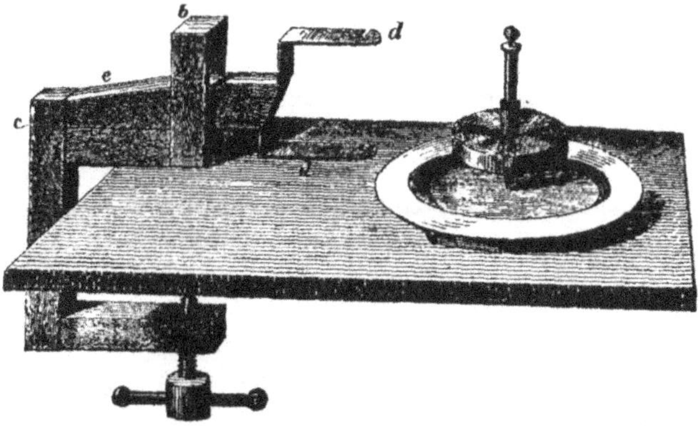

FIG. 144.

Outre les toupies, on s'est servi de différentes sortes de disques dont l'axe tourne entre deux colliers, et qui sont mus, soit par un mouvement d'horlogerie, soit par une corde sans fin, soit par le déroulement d'une ficelle, comme les toupies. En général, ces appareils présentent l'inconvénient de ne pas permettre de changer les disques sans tout arrêter et sans démonter en partie l'instrument. En revanche, on a l'avantage de pouvoir les faire tourner dans un plan vertical, de manière à répéter commodément les expériences devant un nombreux auditoire, ce qui est plus difficile à réaliser avec les toupies. Moutigny a obtenu le mélange des couleurs au moyen d'un *prisme* tournant dont il faisait mouvoir le spectre sur un écran blanc.

Le *thaumatrope* est un petit rectangle de carton qu'on fait tourner autour d'un axe passant par les milieux des côtés les plus longs. Sur une face est peint un oiseau, sur l'autre la cage. Si l'on imprime un mouvement de rotation rapide, l'oiseau paraît être dans la cage. Cet instrument, de l'invention du docteur Paris (1), est un jouet assez généralement connu.

Sur le même principe, on a construit des appareils plus compliqués, où l'on aperçoit un disque tournant, à travers des fentes qui tournent en même temps. Il convient de décrire d'abord les *disques stroboscopiques* de Stampfer, que Plateau inventa de son côté, et en même temps, sous le nom de *phénakisticope* (2).

---

(1) *Edinb. Journal of science*, VII, 87. — *Pogg. Ann.*, X, 480.

(2) PLATEAU en envoya, dès novembre 1832, un exemplaire à FARADAY, par l'entremise de QUÉTELET ; STAMPFER fit son premier instrument en décembre 1832. PLATEAU décrivit son invention dans un écrit daté du 20 janvier 1833, dans la *Correspondance math. et phys. de l'observ. de Bruxelles*, VII, 365 ; STAMPFER, dans un opuscule spécial : « Die stroboskopischen Scheiben oder optischen Zauberscheiben, deren Theorie und wissenschaftliche Anwendung », dont la préface est datée de juillet 1833.

Les disques stroboscopiques sont des disques de carton de 6 à 10 pouces de diamètre (fig. 145), sur lesquels sont disposées un certain nombre (8 à 12) de figures en cercle et à égale distance les unes des autres, et présentant les phases successives d'un mouvement périodique quelconque. On place un tel disque sur un autre disque opaque d'un diamètre un peu plus considérable, et qui présente sur son bord autant d'ouvertures que le premier disque porte de figures. On applique les deux disques l'un sur l'autre, et on les fixe par leurs centres, au moyen d'un écrou, à l'extrémité antérieure d'un petit axe de fer dont l'autre extrémité est portée par un manche. Pour se servir de l'appareil, on se met en face d'une glace vers laquelle on tourne le disque avec les figures, et l'on place l'œil de manière à y voir l'image des figures à travers un des trous du grand disque. Dès qu'on fait tourner l'appareil, les figures qu'on voit dans la glace semblent exécuter sur place

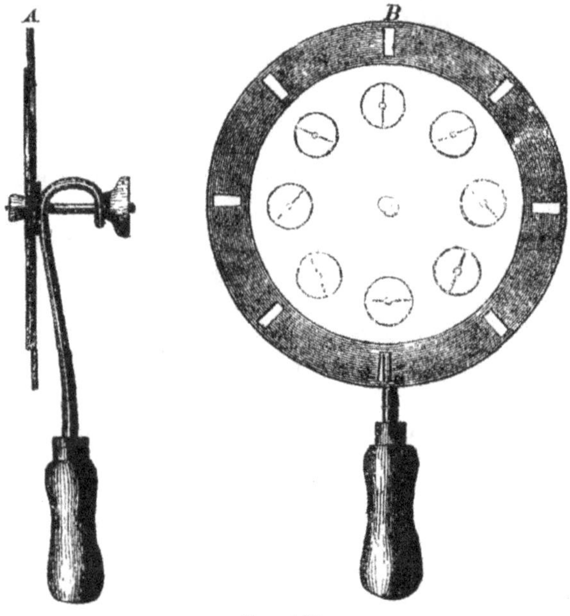

FIG. 145.

les mouvements dont elles représentent les différentes positions. Désignons par les chiffres 1, 2, 3... les ouvertures à travers lesquelles l'œil regarde successivement, et désignons par les mêmes chiffres les figures qui se trouvent sur les rayons ainsi numérotés. L'observateur, en regardant dans la glace par l'ouverture 1, voit d'abord la figure 1 sur le rayon qui, dans la glace, paraît passer par son œil; aussitôt la rotation du disque déplace l'ouverture 1, et le carton ne lui laisse rien voir jusqu'au moment où l'ouverture 2 se présente devant son œil; alors la figure 2 se trouve à la place où était la figure 1; puis tout disparaît de nouveau, jusqu'à ce que l'ouverture 3 vienne se présenter et que la figure 3 apparaisse à l'endroit où se trouvaient précédemment les figures 1 et 2. Si ces figures étaient pareilles entre elles, l'observateur aurait une série d'impressions visuelles séparées mais pareilles, qui, pour une rotation suffisamment rapide, se confondraient en une impression durable, telle que la donnerait un objet immobile. Si, au contraire, les figures diffèrent un peu entre elles, les sensations lumineuses se confondront aussi en un seul objet, mais qui paraît se modifier d'une manière continue, conformément aux différences des images successives.

Si le nombre des figures n'est pas égal à celui des trous, les objets paraissent avancer ou reculer. — Soient n ouvertures et m figures, les nombres m et n étant peu différents, et plaçons d'abord l'une des figures sur le rayon qui, dans la glace, paraît se diriger vers l'œil de l'observateur. Si l'on fait tourner le disque de l'arc $\frac{2\pi}{n}$, un nouveau trou vient se placer devant l'œil de l'observateur. Mais alors la seconde figure est éloignée du rayon considéré d'un arc $\left(\frac{2\pi}{n} - \frac{2\pi}{m}\right)$. Si cet arc est assez petit pour que la deuxième figure soit plus rapprochée qu'aucune des autres, de la position primitive de la première figure, on est amené à identifier cette figure avec la précédente, et l'objet paraît s'être déplacé de l'arc correspondant. Ordinairement on fait m égal à $n + 1$ ou à $n - 1$. Dans le premier cas, les objets paraissent se mouvoir dans le même sens que le disque ; dans le second cas, ils paraissent marcher en sens inverse.

Plus les ouvertures du grand disque sont étroites, plus les contours des images sont nets, mais aussi plus elles pâlissent. — Uchatius (1) a construit un appareil pour projeter ces effets sur le mur. — J. Müller (2) s'en est servi très-utilement pour représenter les particularités des mouvements ondulatoires.

Le *dedaleum* de W. G. Horner est un appareil du même genre, seulement les ouvertures sont pratiquées dans la surface d'un cylindre creux, et les images sont en partie sur la surface intérieure du cylindre et en partie sur la base ; le mieux est de les éclairer par transparence.

Dans les appareils décrits jusqu'ici, les figures et les ouvertures tournent avec la même vitesse angulaire ; on obtient une nouvelle série de phénomènes quand les vitesses sont différentes.

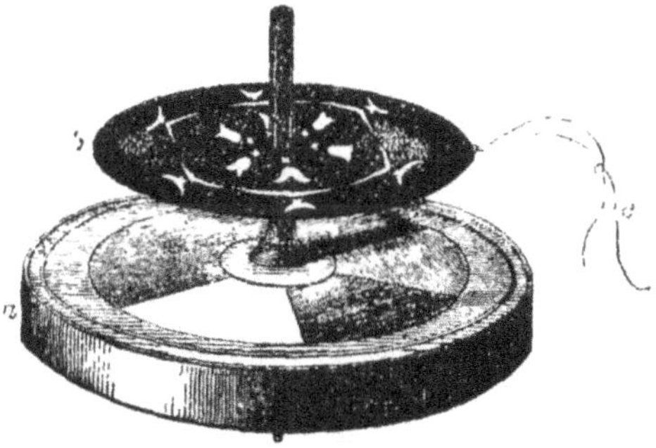

FIG. 146.

Dans cet ordre d'idées, l'un des appareils les plus simples est la toupie de J. B. Dancer, de Manchester (fig. 146), qui rappelle celle représentée par la figure 141. On voit que l'axe porte un second disque percé d'ouvertures de différentes formes, et au bord duquel est attaché un fil. Ce second disque est entraîné par son frottement sur l'axe, mais sa rotation est moins rapide, à cause de la grande

(1) *Sitzungsberichte der k. k. Akad. zu Wien*, X, 482.
(2) *Pogg. Ann.*, LXVII, 271.

résistance qu'oppose l'air au fil qui participe à son mouvement. Si le disque inférieur porte plusieurs secteurs différemment colorés, on voit se multiplier les ouvertures du disque supérieur, et il se produit, avec les différentes couleurs du disque inférieur, une figure très-bariolée qui semble se mouvoir tantôt par sauts, tantôt d'un mouvement continu.

Considérons l'une des ouvertures du disque supérieur, et comptons les angles de rotation à partir de la position de cette ouverture au commencement du temps considéré. L'œil placé sur le prolongement de l'axe de la toupie voit, à travers l'ouverture, l'une des couleurs du disque inférieur; prenons la position de cette couleur comme origine des angles mesurés sur le disque inférieur. Supposons que le disque supérieur fasse m tours et le disque inférieur n tours par seconde, tous les deux dans le même sens; l'arc dont se déplace chaque point du disque supérieur pendant le temps t est $2\pi mt$, et pour les points du disque inférieur il est $2\pi nt$. De deux points qui se correspondaient au commencement sur les deux disques, l'inférieur prend donc, dans le temps t, une avance de $2\pi(m-n)t$; donc, après le temps t, on voit, à travers l'ouverture du disque supérieur, une partie du disque inférieur éloignée de l'origine de l'arc $2\pi(m-n)t$, si l'on compte les arcs positifs dans le sens du mouvement, et les négatifs dans le sens opposé. On voit qu'après un temps $t=\frac{1}{n-m}$, toutes les couleurs du disque inférieur ont été vues une fois à travers l'ouverture, et que leur série ne fera plus que se reproduire indéfiniment. Mais pendant ce temps, l'ouverture elle-même a avancé de l'arc $2\pi mt = 2\pi\frac{m}{n-m}$, et la série des couleurs, telles qu'elles se sont suivies sous l'ouverture, doit paraître étendue sur cet arc, et cela dans un ordre inverse de leur position sur le disque, si, comme dans l'appareil décrit, on a $n > m$. La même série de couleurs va se reproduire pendant que l'ouverture avancera d'un second, troisième, etc., arc de la longueur $2\pi\frac{m}{n-m}$. — Si l'on a

$$\frac{m}{n-m}=\frac{1}{p},\quad \text{d'où}\quad n=(p+1)m,$$

et si p est un nombre entier, la série des couleurs se sera répétée précisément p fois dans l'ouverture pendant un tour entier du disque supérieur, et reparaîtra, pour chaque nouveau tour, précisément au même endroit que pour le premier. On voit alors, sur le disque supérieur, un cercle coloré immobile, avec p répétitions des couleurs du disque inférieur. Pour peu que p diffère d'un nombre entier, la position des couleurs au second tour cesse de coïncider exactement avec celle du premier tour, et le cercle coloré paraît se déplacer.

Si l'on a

$$\frac{m}{n-m}=\frac{2}{2p+1},\quad \text{d'où}\quad n=\left(p+\frac{3}{2}\right)m,$$

p étant un nombre entier, les couleurs prennent de nouvelles positions au second tour, mais au troisième elles reprennent les mêmes qu'au premier; au quatrième, les mêmes qu'au second, de manière qu il peut encore se produire un anneau coloré immobile, pourvu que la toupie tourne assez vite pour que l'impression produite sur l'œil persiste pendant plus de deux tours. On obtient alors une répétition de $(2p+1)$ fois la même série de couleurs, mais celle-ci ne reproduit plus la suite des couleurs du disque inférieur, mais bien les combinaisons deux à deux des couleurs diamétralement opposées. Si l'on a, par exemple, $p=1$, d'où $\frac{m}{n-m}=\frac{2}{3}$, la première couleur reparaîtra à

0°		
240		
480	c'est-à-dire	120°
720	—	0
960	—	240
	etc.;	

ainsi ce sera toujours à 0°, 120°, 240°. La couleur, au contraire, qui lui est diamétralement opposée, reparaîtra au milieu de ces arcs, à

120°		
360	c'est-à-dire	0°
600	—	240
	etc.,	

c'est-à-dire aux trois mêmes endroits : elle se combinera donc avec la première.

En général, on voit facilement que si la fraction $\frac{m}{n-m}$, réduite à sa plus simple expression, devient $\frac{q}{p}$, et que la durée de l'impression sur l'œil est supérieure à celle de q tours du disque supérieur, on perçoit p répétitions d'une série de couleurs qui proviennent des combinaisons de q couleurs équidistantes du disque inférieur. Si la durée de l'impression est moindre que celle de q révolutions, les couleurs paraissent sauter.

Si l'on vient à faire varier la forme, le nombre et la grandeur des ouvertures du disque supérieur, on obtient naturellement des images caléidoscopiques très-bariolées. La bigarrure et la délicatesse des images augmente encore à cause d'oscillations particulières du disque supérieur. On entend, en effet, un ronflement de la toupie dès qu'on y a placé le disque supérieur, et, si l'on a pris un disque inférieur d'un blanc uniforme, la figure du disque supérieur ne se transforme pas en un système de cercles concentriques, comme cela devrait être, si ce disque était animé d'une vitesse uniforme ; on voit, au contraire, un grand nombre de répétitions de la figure découpée. On peut conclure de là que la rotation du disque supérieur subit des accélérations et des ralentissements alternatifs, qui proviennent sans doute du frottement de ce disque sur l'axe. Il se produit, de plus, un second système d'oscillations : le centre du disque supérieur va et vient dans une direction horizontale, ce qu'on peut reconnaître à certaines particularités de la figure observée au-dessus d'un disque blanc.

L'*anorthoscope* de Plateau produit les mêmes effets d'une façon plus régulière.

— Deux poulies de diamètre différent, mobiles indépendamment l'une de l'autre sur le même axe, sont mises en mouvement par deux cordons sans fin qui passent tous deux sur la périphérie d'un plateau circulaire commandé par une manivelle. L'une des poulies porte un disque transparent couvert d'un dessin déformé ; l'autre, un disque noir percé d'une ou de plusieurs fentes. Si l'on fait mouvoir les disques, on voit le dessin apparaître sous sa forme exacte.

Nous avons vu que, si m représente le nombre des tours de l'écran par seconde, et n celui des tours du dessin, tous les points du dessin qui sont à la même distance du centre qu'un certain point de la fente apparaissent successivement derrière la fente sur un arc de $2\pi \frac{m}{n-m}$ parcouru par cette fente. Or, sur l'image déformée que porte le disque transparent, ces points occupent toute la périphérie. Si l'on suppose donc que les points de l'original et ceux de son image déformée soient définis par des coordonnées polaires, c'est-à-dire par leur distance au centre, ρ, et par l'angle ω que fait le rayon vecteur avec un rayon fixe, désignant par ρ_0 et ω_0 les valeurs pour la véritable image, par ρ_1 et ω_1 celles pour l'image déformée, on a

$$\rho_0 = \rho_1$$
$$\omega_0 : \omega_1 = m : (m-n).$$

A l'aide de ces équations, on peut construire l'image déformée en changeant l'angle ω suivant le rapport indiqué. Pour que les mêmes figures reparaissent à chaque tour des disques, il faut, comme précédemment, que l'arc $2\pi \frac{m}{n-m}$ soit une partie aliquote de la périphérie, et, par conséquent, que $\frac{m}{m-n}$ soit un nombre entier, positif ou négatif.

Si les deux disques se meuvent dans le même sens, m et n étant alors positifs et $n > m$, ω_0 et ω_1 prennent des signes contraires et doivent être portés en sens contraire. La quantité $\frac{m-n}{m} = 1 - \frac{n}{m}$ est un nombre entier négatif, si $\frac{n}{m}$ est un nombre entier, p, c'est-à-dire si le disque transparent fait exactement p tours pendant que le disque noir en fait un. L'image se reproduit $(p-1)$ fois sur le pourtour du disque. On peut, dans ce cas, faire p fentes équidistantes sur les rayons du disque noir.

Si les deux disques tournent en sens contraire, posant $m = -\mu$, on a

$$\omega_0 : \omega_1 = \mu : (n+\mu),$$

et il faut compter les angles dans le même sens Si $\frac{n}{\mu} = p$, p étant un nombre entier, le nombre des images devient $p+1$, et l'on peut encore pratiquer p fentes dans le disque noir.

Quand enfin les rotations sont de même sens, m et n étant positifs, si $m > n$, ω_0 et ω_1 affectent encore le même signe, mais tandis que, jusqu'ici, ω_1 était égal ou supérieur à ω_0, il devient moindre. Dans les cas précédents, l'image déformée pouvait occuper toute la périphérie du cercle, et chaque image exacte n'en occupait qu'une partie aliquote. Dans le cas actuel, au contraire, la plus grande valeur de ω_0 est évidemment 2π, et, par suite, la plus grande valeur de ω_1 est $\left(1-\frac{n}{m}\right)2\pi$. L'image déformée peut donc aussi être répétée plusieurs fois sur le disque transparent, et il est même avantageux de le faire pour avoir plus de lumière. Afin que, dans ce cas, on revoie toujours la même image, il faut que le maximum indiqué pour ω_1 soit une partie aliquote de la périphérie, c'est-à-dire que $\frac{m}{m-n}$ soit un nombre entier, p, d'où :

$$\frac{n}{m}=\frac{p-1}{p}.$$

Dans ces conditions, le nombre de répétitions possibles de l'image déformée est p, et l'image exacte est simple. On peut faire le nombre des fentes égal à $p-1$.

Mais on peut aussi, dans ce cas, ne faire qu'une seule fente et modifier un peu l'image déformée dans ses répétitions, de manière à lui faire représenter différentes phases d'un même mouvement : on obtient alors une image exacte qui paraît exécuter ce mouvement.

Si l'on veut conserver exactement les rapports des nombres de tours m et n, il est nécessaire de faire tourner les axes au moyen d'engrenages. Avec les poulies, les rapports des diamètres et la structure des fils présentent inévitablement des irrégularités qui ont pour effet de faire tourner peu à peu les images exactes autour du centre du disque. Cette inévitable inexactitude du mouvement par les fils a servi à Plateau pour produire un changement de couleur très-lent : sur deux poulies aussi égales que possible, il fixait respectivement un disque transparent avec des secteurs colorés d'égale largeur, et un disque noir dans lequel étaient découpés un ou deux secteurs égaux. Si, au commencement, l'ouverture se trouve exactement devant un des secteurs colorés du disque postérieur, la rotation fait apparaître cette couleur sur tout le champ, mais peu à peu la position relative des disques se modifie, il vient s'ajouter successivement une partie de plus en plus grande de la couleur du secteur voisin, la quantité de la couleur du premier secteur diminue d'autant. On obtient ainsi un changement de couleur très-lent et très-insensible.

Il convient de parler encore ici de certaines courbes qui apparaissent lorsque deux séries de tiges droites ou courbes se meuvent l'une derrière l'autre. — Le premier exemple qui attira l'attention sur ces courbes fut celui des figures que donnent les roues d'une voiture en passant derrière une grille (1). Le cas le plus simple de ce genre est celui observé par Faraday. Deux roues dentées pareilles tournent rapidement, en sens contraire, sur le même axe. Les dents de chaque roue disparaissent par la rapidité de la rotation ; mais en se plaçant de manière à voir l'un

(1) Roget, in *Phil. Transact.*, 1825, I, 131. — *Pogg. Ann.*, V, 93. — Plateau, *ibid.*, XX, 319. — Faraday, *ibid.*, XXII, 601. — Emsmann, *ibid.*, LXIX, 326.

des engrenages à travers l'autre, on aperçoit une roue immobile, à dents deux fois plus nombreuses que celles des roues employées. Supposons que les dents soient claires sur fond obscur; dans leur rotation rapide, les dents claires de chaque roue répandent uniformément une certaine quantité de lumière sur le fond, et les deux séries de dents réunies amènent une quantité double de lumière sur les parties du fond où se projettent alternativement les dents de chaque rangée. Dans les parties, au contraire, où une dent de la rangée antérieure en cache une de la rangée postérieure, la lumière de cette dernière est éclipsée un instant, et, par suite, ces endroits paraissent moitié moins éclairés que ceux où les deux dents envoient successivement leur lumière à l'œil sans aucun obstacle. Ainsi, dans la figure éclairée que forment les rangées de dents, les endroits où, dans le mouvement, les dents sont amenées à coïncider, paraissent plus sombres. Soit ω l'angle d'écartement des dents, et partons d'une position où les dents se recouvrent, il se produit une *seconde coïncidence* quand les roues ont tourné chacune de $^1/_2\ \omega$, l'une dans un sens, l'autre en sens contraire. Les parties obscures ne sont donc écartées que de $^1/_2\ \omega$; leur nombre est par conséquent double de celui des dents. On peut employer une seule roue, d'après la remarque de Billet Sélis, en plaçant derrière cette roue un miroir concave qui forme, à la place même de la roue, une *image identique avec l'objet, mais renversée*. Cette méthode s'applique très-heureusement pour montrer comment un filet d'eau se résout en gouttes.

Emsmann a remarqué un phénomène du même genre qui se produit quand on fait fonctionner l'appareil à force centrifuge, destiné à démontrer l'aplatissement de la terre. On sait que cet appareil est formé de deux cercles élastiques d'acier qui représentent deux méridiens terrestres perpendiculaires entre eux : quand on les fait tourner rapidement autour de la ligne qui représente l'axe de la terre, la force centrifuge leur fait prendre une forme elliptique. Comme ils réfléchissent fortement la lumière, ils étalent une clarté sur la sphère qu'ils décrivent, et l'on voit apparaître des lignes obscures, sur cette surface, aux endroits où les deux arcs sont vus l'un derrière l'autre. Le principe général de ces phénomènes a été énoncé par Plateau : Lorsque deux courbes lumineuses tournent dans le champ visuel avec une vitesse suffisante pour produire une illumination constante de la surface qu'elles décrivent, on voit, dans ce champ lumineux, une ligne obscure qui joint les points d'intersection successifs des courbes, si toutefois la lumière de l'une ne peut pas traverser l'autre.

La durée de la sensation lumineuse, évaluée par NEWTON (1), à une seconde a été mesurée plus exactement depuis par SEGNER (2), D'ARCY (3), CAVALLO (4), qui trouvèrent respectivement 30, 8 et 6 tierces pour la plus grande durée de la sensation produite par un charbon ardent qu'on fait tourner en cercle. PARROT (5) trouva que la sensation persiste moins longtemps dans une chambre éclairée que dans l'obscurité. Citons encore les mesures plus

(1) Optice, quæstio XVI.
(2) De raritate luminis. Gott., 1740.
(3) *Mem. de Paris*, 1765, p. 450.
(4) Hist. nat., ubers. v. TROMMSDORF, III, 132.
(5) Entretiens sur la physique. Dorpat, 1819-24, III, 235.

récentes de Plateau (1) sur les différentes durées de sensation des différentes couleurs, ainsi que celles d'Emsmann (2).

Musschenbroek (3) parle des disques chromatiques, sans nommer aucun observateur plus ancien. Des formes particulières de ces disques ont été décrites par E. G. Fischer (4), Lüdicke (5), Busolt (6).

Nous avons mentionné plus haut la découverte presque simultanée des *disques stroboscopiques* par Plateau et par Stampfer, à la fin de l'année 1832. La construction de l'anorthoscope par Plateau (7) date de janvier 1836. Ce dernier a aussi fait des travaux nombreux et complets sur la théorie des phénomènes en question.

1704. I. Newton, Optice, quæstio xvi.

1740. Segner, De raritate luminis. Gottingæ, 1740.

1760. Musschenbroek, Introductio ad philos. natur., § 1820.

1765. d'Arcy, Sur la durée de la sensation de la vue, in *Mém. de l'Acad. des sc.*, 1765, p. 450.

1795. T. Cavallo, Hist. naturelle, übers. von Trommsdorf, III, 132.

1800. A. F. Lüdicke, Beschreibung eines Schwungrades, die Verwandlung der Regenbogenfarben darzustellen, in *Gilb. Ann.*, V, 272.

1810. A. F. Lüdicke, Versuche über die Mischung prismatischer Farben, *ibid.*, XXXIV, 4. — Beschreibung eines Chromaskops, *ibid.*, XXXVI ; LII.

1819. Parrot, Entretiens sur la physique, Dorpat, 1819-24, III, 235.

1825. Roget, in *Philosophical Transact.*, 1825, I, 131. — *Pogg. Ann.*, V, 93. (Courbes des rais de voitures.)

1827. E. G. Fischer, Lehrbuch der mechanischen Naturlehre. Berlin, II, 267. (Disque chromatique.)

— Paris, Thaumatrop, in *Pogg. Ann.*, X, 480. — *Edinb. Journ. of Sc.*, VII, 87.

— Th. Young, Optische Erscheinung bei einer schwingenden Saite, in *Pogg. Ann.*, X, 470-480.

1829. Plateau, in *Pogg. Ann.*, XX, 304-324 ; 543. (Durée différente des impressions colorées ; courbes des rais de voitures.) — Dissert. sur quelques propriétés des impressions produites par la lumière sur l'organe de vue. Liége, 1829.

1831. Faraday, On a peculiar Class of Optical Deceptions, in *Journ. of the Roy. Inst.*, I. — *Pogg. Ann.*, XXII, 601. (Roues dentées vues l'une à travers l'autre ; mouvement de vis.)

1833. Plateau, in *Correspond. math. et phys. de l'observat. de Bruxelles*, VII, 365. — *Pogg. Ann.*, XXII, 647. (Phénakisticope.) — *Ann. de chim. et de phys.*, LIII, 304.

— Stampfer, Die stroboskopischen Scheiben oder optische Zauberscheiben, deren Theorie und wissensch. Anwendung. Wien. — *Pogg. Ann.*, XXIX, 189 ; XXXII, 636. — *Jahrbuch. d. polytechn. Inst. zu Wien*, XVIII.

— Busolt, Farbenkreisel, in *Pogg. Ann.*, XXXII, 656.

1834. Horner, Dädaleum, in *Pogg. Ann.*, XXXII, 650. — *Phil. Mag.*, 3, IV, 36.

— Talbot, in *Phil. Mag.*, nov. 1834, p. 327 ; IV, 113. (Application des disques rotatifs à la photométrie.)

1835. Plateau, in *Bullet. de l'Acad. de Bruxelles*, 1835, p. 52. — *Pogg. Ann.*, XXXV, 457-464. (Mensurations sur l'intensité de la lumière intermittente.)

— Dove, Ueber Discontinuität des Leuchtens der Blitze.

---

(1) *Pogg. Ann.*, XX, 304-324.
(2) *Pogg. Ann.*, XCI, 611.
(3) Introd. ad philos. natur., § 1820.
(4) Lehrbuch der mechanischen Naturl. Berlin, 1827, II, 267.
(5) *Gilbert's Annalen*, V, 272 ; XXXIV, 4.
(6) *Pogg. Ann.*, XXXII, 656.
(7) *Bull. de Bruxelles*, 1836, III, 7. — *Pogg. Ann.*, XX, 319-543 ; XXXII, 646 ; XXXVII, 464 ; LXXVIII, 563 ; LXXIX, 269 ; LXXX, 150, 287.

1835. ADDAMS, Optische Täuschung bei Betrachtung eines in Bewegung begriffenen Körpers, in *Pogg. Ann.*, XXXIV, 384. — *Phil. Mag.*, V, 373.

1836. PLATEAU, Anorthoscope, in *Bullet. de l'Acad. de Bruxelles*, III, 7, 364. — *Pogg. Ann.*, XXXVII, 464.

1845. EMSMANN, Optische Täuschung, welche sich an dem Abplattungsmodelle zeigt, in *Pogg. Ann.*, LXIV, 326.

DOPPLER, in *Abhandl. der böhmischen Ges. der Wiss.*, V. Folge, III.

1846. DOVE, Ueber die Methoden aus Complementärfarben Weiss darzustellen, und über die Erscheinungen, welche polarisirtes Licht zeigt, dessen Polarisationsebene gedreht wird, in *Berl. Monatsber.*, 1846, p. 70. — *Pogg. Ann.*, LXXI, 97. — *Phil. Mag.*, XXX, 465. — *Inst.*, n° 712, p. 176. — *Archiv. des sciences phys. et nat.*, V, 276.

— DOVE, Ueber ein optisches Verfahren die Umdrehungsgeschwindigkeit einer rotirenden Scheibe zu messen, in *Berl. Monatsber.*, 1847, p. 77. — *Pogg. Ann.*, LXXI, 112. — *Inst.*, n° 712, p. 177.

— MÜLLER, Anwendung der strobosk. Scheiben zur Versinnlichung der Wellenlehre, in *Pogg. Ann.*, LXVII, 271.

1849. PLATEAU, Sur de nouvelles applications curieuses de la persistance des impressions de la rétine, in *Bullet. de Bruxelles*, XVI, I, 424, 588 ; II, 30, 254. — *Inst.*, XVII, n° 818, p. 277 ; n° 830, p. 378 ; XVIII, n° 835, p. 5. — *Phil. Mag.*, XXXVI, p. 434, 436. — *Pogg. Ann.*, LXXVIII, 563 ; LXXIX, 269 ; LXXX, 150, 287. — *Froriep's Notizen*, X, 221, 325.

1850. J. TYNDALL, Phenomena of Water Jet (Éclairage par des étincelles électriques), in *Philos. Mag.*, 4, I, 105. — *Pogg. Ann.*, LXXXII, 294. — *Edinb. Journ.*, L, 370. — *Inst.*, n° 924, p. 303.

— H. BUFF, Einige Bemerkungen über die Erscheinung der Auflösung des flüssigen Strahls in Tropfen, in *Liebig und Wohler*, LXXVIII, 162. (Éclairage par de la lumière intermittente.)

— BILLET SÉLIS, Sur les moyens d'observer la constitution des veines liquides, in *Ann. de chim. et de phys.*, 3, XXXI, 326. — *Pogg. Ann.*, LXXXIII, 597.

— W. SWAN, On the gradual Production of Luminous Impressions on the Eye and other Phenomena of Vision, in *Sillimann Journ.*, 2, IX, 443. — *Proc. Edinb. Roy. Soc.*, 1849, p. 230.

— STEVELLY, Attempt to explain the occasional Distinct Vision of rapidly revolving Coloured Sectors, in *Sillimann Journ.*, 2, X, 401. — *Rep. of British Assoc.*, 1850, 2, p. 21.

— SINSTEDEN, Eine optische Stelle aus den Alten, in *Pogg. Ann.*, LXXXIV, 448. — *Cosmos*, I, 116.

1852. MONTIGNY, Procédé pour rendre perceptibles et pour compter les vibrations d'une tige élastique, in *Bullet. de Bruxelles*, XIX, 1, p. 227-250. — *Inst.*, 1852, p. 216-220 ; 268. — *Pogg. Ann.*, LXXXIX, 102-121.

1853. A. POPPE, Das verbesserte Interferenzoskop, in *Pogg. Ann.*, LXXXVIII, 223-230. (Observation d'ondes liquides au moyen de disques stroboscopiques.)

— F. UCHATIUS, Apparat zur Darstellung beweglicher Bilder an der Wand, in *Wiener Ber.*, X, 482-485.

— W. ROLLMANN, Ueber eine neue Anwendung der stroboskopischen Scheiben, in *Pogg. Ann.*, LXXXIX, 246-250.

— J. PLATEAU, Sur le passage de LUCRÈCE, où l'on a vu une description du fantascope, in *Arch. des sc. phys.*, XX, 300-302. — *Cosmos*, I, 307-309. (Contre SINSTEDEN.)

1854. EMSMANN, Ueber die Dauer des Lichteindrucks, in *Pogg. Ann.*, XCI, 611-618. — *Inst.*, 1854, p. 276.

1855. LISSAJOUS, Note sur un moyen nouveau de mettre en évidence le mouvement vibratoire des corps, in *Comptes rendus*, XLI, 93-94. — *Inst.*, 1855, p. 245. — *Cosmos*, VII, 81-83. — *Arch. des sc. phys.*, XXX, 159-161.

— LISSAJOUS, Note sur une méthode nouvelle applicable à l'étude des mouvements vibratoires, in *Comptes rendus*, XLI, 814-817. — *Cosmos*, VII, 608-609. — *Inst.*, 1855, p. 402-403.

1856. LISSAJOUS, Mémoire sur l'étude optique des mouvements vibratoires, in *Comptes rendus*, XLIII, 973-976 ; XLIV, 727 ; XLV, 48-52. — *Inst.*, 1856, p. 411 ; 1857, p. 237. — *Cosmos*, IX, 626-629 ; XI, 80-83 ; 110-112 ; 431-432. — *Ann. de chim. et de phys.*, 3, LI, 147-231.

1858. D. Brewster, On the Duration of Luminous Impressions of certain points of the Retina, in *Ath.*, 1858, II, 521.

1860. W. Dove, Ueber einen besonderen Farbenkreisel des Herrn Lohmeier in Hamburg, in *Berliner Monatsber.*, 1860, p. 491. (C'est la même chose que le dédaléum décrit p. 463.)

— Goodchild, Trocheidoscope, in *Dingler's Journ.*, CLVII, 181-184.—*Pract. mechan. J.*, 1860, april 4. (Application des disques chromatiques à des phénomènes de contraste.)

1862. F. Zöllner, Ueber eine neue Art Anorthoskopischer Zerrbilder, in *Pogg. Ann.*, CXVII, 477-484.

— J. J. Oppel, Vorläufige Notiz über eine eigenthümliche Augentäuschung in Bezug auf Rotationsrichtungen, in *Jahresber. des Frankf. Vereins*, 1861-1862, p. 56-57.

— D. Brewster, On the Compensation of Impressions moving over the Retina, in *Rep. of Brit. Assoc.*, 1861, 2, p. 29-29.

1863. A. Fick, Ueber den zeitlichen Verlauf der Erregung in der Netzhaut, in *Reichert und du Bois, Archiv*, 1863, p. 739-764.

1864. E. Brücke, Ueber den Nutzeffect intermittirender Netzhautreizungen, in *Wiener Ber.*, XLIX, 21 jan. 1864.

— Aubert, Physiologie der Netzhaut. Breslau, p. 96-103.

§ 23. — Des modifications de l'excitabilité.

Nous avons vu qu'après l'action de la lumière sur la rétine, l'état d'excitation de l'appareil nerveux visuel persiste pendant quelque temps, et que cette persistance de l'impression est surtout facile à remarquer lorsque après avoir regardé des objets éclairés, on dirige l'œil sur un champ visuel tout à fait obscur. On trouve, en outre, qu'après l'action d'une lumière sur une portion quelconque de la rétine, cette portion modifiée perçoit la lumière incidente d'une autre manière que les parties de la rétine qui n'ont pas été affectées préalablement. Il s'agit donc aussi d'une modification apportée, par l'action de la lumière, dans la manière dont l'appareil nerveux visuel est sensible aux excitants extérieurs.

Nous rechercherons donc principalement, dans ce paragraphe, quelles sont les sensations qui se produisent par l'action de la lumière extérieure sur une portion de la rétine qui a été préalablement affectée par une lumière brillante. Ajoutons cependant tout d'abord qu'il nous faudra étudier, en même temps, une partie des phénomènes qui se présentent dans le champ visuel obscur en apparence, car, en réalité, il n'y a pas de champ visuel complétement obscur : même lorsqu'on exclut toute lumière extérieure, il reste toujours une certaine excitation faible de la rétine par des causes internes, et qui produit le *chaos lumineux* ou *lumière propre du champ visuel obscur* déjà mentionné au § 17. Or l'excitabilité de la rétine paraît modifiée à l'égard de ces excitations internes comme pour la lumière objective ; aussi les phénomènes qui se présentent dans le champ visuel obscur, après que l'excitation de la rétine a complétement cessé, appartiennent-ils à notre sujet.

Je ferai encore remarquer que, dans des lieux éclairés, l'occlusion des paupières ne suffit pas pour débarrasser le champ visuel de toute lumière objective, comme on le constate à l'obscurité plus grande qui se produit en serrant plus fortement les paupières ou en ajoutant la main. A l'éclairage direct du soleil, il ne suffit même plus d'appliquer la main sur les yeux : elle laisse passer encore une quantité très-perceptible de lumière rouge. Aussi lorsque nous parlerons, par la suite, d'un champ visuel complétement obscur, il faut entendre par là le champ visuel tel qu'il se présente dans une chambre complétement obscure, débarrassée de toute lumière objective, ou bien comme on le voit dans une chambre claire lorsqu'on ferme les yeux en y appliquant hermétiquement, mais sans pression, la main ou un linge opaque et foncé.

Dans ce qui suit, je désignerai sous le nom de lumière *primaire*, celle qui agit d'abord sur la rétine et en modifie l'excitabilité, et sous celui de lumière *réagissante*, celle qui agit sur la rétine modifiée, parce qu'elle nous représente, pour ainsi dire, le réactif au moyen duquel nous examinons l'excitabilité de la rétine.

Ce sujet nous présente des phénomènes d'une variété considérable, et bien qu'un assez grand nombre d'observateurs distingués s'en soient occupés, il reste encore, sur bien des points, des incertitudes et des lacunes. La difficulté provient de ce que chaque observateur qui entreprend cette étude a besoin d'un certain temps pour s'exercer suffisamment à saisir et à interpréter avec exactitude les phénomènes en question, et, d'un autre côté, la plupart des expériences fatiguent les yeux à un tel point, que, si on les continue trop longtemps, il peut s'ensuivre, pour les yeux et les nerfs, des maladies graves et dangereuses. Aussi la plupart des observateurs n'ont-ils pu constater et découvrir, jusqu'à présent, qu'un nombre de faits relativement restreint, et il est prudent d'engager les personnes qui voudront faire de semblables expériences, à n'en faire qu'un petit nombre chaque jour, et à les abandonner pour longtemps dès qu'elles sentiront de légères douleurs se manifester dans les yeux ou dans la tête, soit après les expériences, soit en regardant une lumière brillante ou des couleurs vives; il faut s'arrêter également dès que les couleurs accidentelles commencent à devenir plus vives et plus durables que dans l'œil normal.

Nous distinguons les *images accidentelles* ou *consécutives* en *positives* et *négatives*, de la même manière qu'on distingue les images photographiques en positives et en négatives. Les images *positives*, auxquelles on peut appliquer plus spécialement le nom d'*images persistantes*, sont celles où les parties claires et obscures de l'objet paraissent également claires et obscures ; les images *négatives* sont celles où les parties claires de l'objet se dessinent en sombre, et réciproquement.

I. — Je décrirai d'abord la marche des phénomènes en ne tenant compte que de l'intensité lumineuse, et non de la permutation des couleurs, qui accompagne, dans la plupart des cas, la variation de l'intensité, et qu'on peut probablement expliquer par une durée différente des diverses périodes du phénomène pour les diverses couleurs. — Pour bien pouvoir observer la marche normale des images consécutives, il est nécessaire d'écarter d'abord de la rétine les images accidentelles des sensations lumineuses précédentes ; à cet effet, il est ordinairement nécessaire et suffisant de maintenir pendant quelques minutes les yeux soigneusement couverts, jusqu'à ce qu'on ne voie plus, dans le champ visuel obscur, que le chaos lumineux dont on apprend facilement à reconnaître les figures particulières (le plus souvent ce sont des sortes de flocons lumineux séparés par des lignes foncées arborescentes et réticulées). Lorsqu'on ne voit plus aucun fragment de dessins d'objets extérieurs, et qu'il n'en apparaît plus lorsqu'on laisse pénétrer de la lumière très-faible à travers les paupières fermées, l'œil est préparé pour recevoir l'impression.

Si l'on dirige les yeux pendant quelques instants vers un objet lumineux tel que la surface d'une fenêtre, ou si, mieux encore, on laisse les yeux immobiles, en se bornant à les découvrir pour un moment, on voit apparaître aussitôt l'image positive dont nous avons parlé au paragraphe précédent. — Cette image est d'autant plus nette et plus distincte, qu'on a moins changé la direction de l'œil, et je trouve qu'elle offre sa plus grande intensité lorsque la lumière primaire n'a agi sur l'œil que pendant un tiers de seconde environ. Les phénomènes mentionnés dans le paragraphe précédent nous ont appris que pendant les premiers moments, l'intensité de l'excitation produite augmente ; mais elle atteint très-rapidement son maximum. Si l'éclairement dure plus d'un tiers de seconde, l'excitation persistante de la substance du nerf optique diminue rapidement d'intensité, ce dont nous donnerons plus loin la cause probable. Du reste, plus la lumière primaire est intense, plus l'image persistante est claire et plus elle dure longtemps. Il faut remarquer ici que, dans cette image, on peut souvent distinguer des dégradations de l'intensité que la plus grande clarté empêchait de distinguer dans l'examen direct. Si l'on éteint, par exemple, brusquement une lampe à mèche cylindrique, en portant le regard sur la flamme au moment de tourner le bouton, on reconnaît dans l'image persistante que les bords sont plus lumineux que le milieu de la flamme, différence qu'on remarque difficilement à l'observation directe (voyez § 21). Aubert a fait une remarque analogue sur les images persistantes de l'étincelle électrique : à la vision directe, l'étincelle présente l'aspect d'une bande lumineuse un peu vague, tandis que, dans l'image consécutive, elle offre celui d'une ligne nettement dessinée. On peut obtenir, d'après la méthode décrite, des images consécutives d'objets modérément éclairés, par exemple, de papier blanc éclairé au degré suffisant pour lire, et qui restent perceptibles pendant environ deux secondes, tandis que la brillante image persistante du soleil se conserve souvent pendant plusieurs minutes.

Pour obtenir les images persistantes positives dans toute leur pureté, il faut se conformer aux indications suivantes. — Pendant leur production et leur observation, il faut éviter avec soin tout mouvement de l'œil, tout mouvement violent du corps, car ces mouvements les font toujours disparaître pour un certain temps. Après être resté assis pendant un temps suffisant, avec les yeux fermés et soigneusement recouverts, on les dirige vers l'objet sans les découvrir, puis on s'efforce de les laisser absolument immobiles, tandis qu'on retire rapidement les mains pour les réappliquer aussitôt devant les yeux. Ce mouvement des mains doit être exécuté avec aisance, sans secousse et sans effort, de manière à ne produire aucun soubresaut du corps. Quand on s'est bien exercé à cette manœuvre, on réussit parfois à voir l'image persistante avec tant de netteté et d'éclat, qu'on croirait continuer à voir l'objet véritable, comme si les mains étaient devenues transparentes. On a assez de temps pour reconnaître, sur ces images persistantes, une quantité de détails qu'on n'avait pas eu le temps de remarquer pendant l'observation directe.

Les surfaces peu éclairées disparaissent les premières, sans que leur couleur se modifie notablement ; les parties claires persistent le plus longtemps, et leur couleur passe par des nuances bleuâtres pour affecter successivement un rose violacé et un rouge jaune. Pendant que les parties les plus claires passent du bleu au violet, le dessin de l'image accidentelle devient souvent assez confus ; cela me paraît tenir à ce que les parties claires ont alors perdu relativement plus de lumière que les parties sombres, que les deux ont atteint à peu près la même intensité ; de plus, comme on le verra plus en détail dans le paragraphe suivant, nous ne pouvons, en général, bien distinguer que des états d'excitation variables de la rétine, tandis que nous perdons rapidement la faculté de distinction pour des états d'excitation constants. Plus tard, les objets peu éclairés deviennent tout à fait obscurs dans l'image accidentelle positive, tandis que les plus clairs restent seuls assez longtemps visibles, mais colorés en rose. Ces circonstances m'ont frappé particulièrement en observant l'image accidentelle d'un tapis clair sur une partie duquel tombait un faisceau de lumière solaire. Il y eut un moment où je voyais complétement le dessin du tapis, mais partout d'une clarté uniforme, la bande de lumière solaire cessant de trancher sur le reste. Puis le dessin du tapis s'effaça, la bande lumineuse apparut de nouveau avec une coloration rose, et persista pendant longtemps. On conçoit donc que, pour certains degrés déterminés de l'éclairage, le dessin de l'image puisse devenir très-confus, en tout ou en partie, pour redevenir plus net ensuite, c'est-à-dire que l'image peut sembler disparaître presque entièrement, puis s'éclaircir de nouveau. Mais en y portant plus d'attention, on remarque que le fond de l'image est sensiblement plus clair pendant que le dessin est confus que lorsque les parties les plus claires reparaissent sur un fond tout à fait noir. Aussi, dans ces cas, la sensation lumineuse n'a-t-elle pas disparu pour reparaître : c'est seulement la différence entre les parties plus ou moins claires qui s'est affaiblie pour un certain temps, et la faculté de la percevoir qui a cessé, jusqu'à ce que l'image accidentelle soit redevenue sensible, grâce à une nouvelle modification de couleur et d'intensité. J'ai toujours observé, du reste, sur des images qui contenaient beaucoup d'objets d'intensité très-diverse, que plus un objet est lumineux, plus sa disparition totale de l'image positive est lente. Cependant Aubert a trouvé sur des images accidentelles faibles, comme l'étaient probablement celles qu'il a obtenues en éclairant les objets par l'étincelle électrique, que les images accidentelles positives duraient plus longtemps après des étincelles faibles qu'après des étincelles fortes.

Si l'on a, au contraire, déplacé violemment, pressé ou ébranlé l'œil en l'ouvrant et le fermant, on voit au premier instant un chaos lumineux confus, où se développe ensuite peu à peu l'image persistante. De même, l'image accidentelle déjà développée disparaît momentanément ou tout à fait, sous l'influence d'un mouvement, d'une secousse, d'une pression ou de la lumière extérieure.

Lorsque la lumière extérieure n'a agi que très-peu de temps, qu'elle n'a pas été éblouissante et que le champ visuel est maintenu à l'abri de toute trace de lumière extérieure, l'image positive disparaît ordinairement sans passer à l'état négatif. Mais si pendant que l'image positive est encore visible, ou même un peu plus tard, on dirige le regard vers une surface uniformément éclairée, ou si on laisse pénétrer de la lumière à travers les paupières fermées, on voit apparaître une image négative. Plus l'image positive est prononcée, plus la lumière réagissante doit être intense pour la transformer en image négative. Il existe toujours une certaine intensité de la lumière réagissante pour laquelle l'image disparaît sans devenir négative. Si la lumière réagissante est plus forte, il se produit une image négative; si elle est plus faible, l'image reste positive et devient seulement plus confuse. Du reste, la netteté de l'image négative augmente avec l'intensité de la lumière réagissante, jusqu'à ce que cette intensité ait atteint le degré le plus favorable pour reconnaître de faibles différences de l'intensité lumineuse ; au delà, elle diminue de nouveau. On peut donc obtenir des images accidentelles même pour une lumière primitive faible, et de la lumière réagissante forte, mais il faut beaucoup d'attention pour les voir, car elles s'évanouissent très-rapidement. Ainsi, quelque temps après la disparition de l'image positive, on peut voir l'image négative sur des surfaces éclairées, puis elle pâlit et disparaît peu à peu ; on peut même l'apercevoir dans un champ visuel tout à fait obscur ; elle y apparaît comme une diminution de la lumière propre de la rétine. Cette lumière propre paraît, en général, un peu plus claire, par contraste, dans le voisinage de l'image accidentelle obscure.

Lorsque la lumière primaire est très-intense, l'image accidentelle négative gagne en netteté et en durée. On distingue aussi, dans l'image accidentelle négative, les parties d'un objet éblouissant, employé comme objet éclairant primaire, qui possèdent des intensités lumineuses objectivement différentes sans que ces différences soient perceptibles à l'examen direct de l'objet. C'est ainsi qu'après avoir regardé le soleil couchant, j'ai souvent remarqué que des objets qui recouvraient une partie du disque solaire, et qui, à cause de l'irradiation, restaient absolument inaperçus lorsque je regardais directement le soleil, apparaissaient nettement dans l'image accidentelle négative. On peut voir de cette manière jusqu'à de petits objets, comme des branches et des feuilles d'arbres. Ainsi l'excitabilité des parties de la rétine qui ont reçu l'image du disque solaire même subit une modification consécutive plus grande que celle des parties de la rétine qui ont reçu les cercles de diffusion et la lumière diffuse, bien qu'il n'ait pas été possible de discerner la sensation primitive de ces deux agents. C'est pour cette même raison que les images accidentelles du soleil sont d'abord plus grandes que le disque solaire lui-même, pour devenir ensuite plus petites ; au commencement, il vient s'associer sur le bord externe du soleil une image consécutive des cercles de diffusion qui devient plus rapidement négative et disparaît plus vite que celle du milieu du disque, où toute l'intensité du soleil a exercé son influence.

La durée de l'éclairement primaire exerce sur l'image accidentelle négative une influence autre que sur l'image positive. En effet, l'intensité de l'image négative augmente avec la durée de l'action lumineuse, et ce n'est que pour une durée assez longue qu'elle paraît tendre peu à peu vers un maximum. Un éclairement très-intense peut même, s'il dure longtemps, amener une modification persistante de la partie correspondante de la rétine : Boyle en cite un exemple, et Ritter (1) l'apprit à ses dépens, après avoir regardé directement le soleil pendant 10 à 20 minutes. Aussi est-il bon, pour la production d'images négatives distinctes, de faire durer assez longtemps (de 5 à 10 secondes environ, pour une lumière modérée) l'éclairement primaire. L'image accidentelle positive est alors faible et disparaît rapidement, tandis que l'image négative est plus prononcée et dure plus longtemps. Ainsi, lorsqu'on a regardé des nuages éclairés, à travers la fenêtre, pendant un tiers de seconde, l'image accidentelle positive disparaît après 12 secondes environ, tandis que l'image négative sur fond clair peut persister environ 24 secondes. En regardant, au contraire, les mêmes nuages pendant 4 ou 5 secondes, j'ai vu l'image négative ne disparaître qu'après 8 minutes. Je maintenais le champ visuel dans une obscurité complète, et je laissais seulement arriver, de temps en temps, un peu de lumière à travers les paupières fermées, pour voir si l'image accidentelle subsistait encore.

Pour obtenir une image négative très-nettement dessinée, il est nécessaire, pendant la durée de l'éclairement, de fixer invariablement un point déterminé de l'objet éclairé. Dans l'image accidentelle négative, on peut mieux encore que dans l'image positive, plus fugace, reconnaître des détails qu'on n'a pas remarqués dans l'observation directe. Si l'on a fixé, l'un après l'autre, deux points différents de l'objet, on reconnaît deux images accidentelles qui se recouvrent en partie. C'est ainsi que si le soleil se trouve dans le champ visuel, après avoir promené rapidement le regard dans ce champ, on peut obtenir, dans l'image accidentelle, la figure du trajet que l'image du soleil a tracé sur la rétine. Si l'on a fixé, par moments, le regard sur différentes parties du champ visuel, on obtient en conséquence des images accidentelles rondes et plus intenses du soleil, qui restent plus longtemps positives, et qui, une fois devenues négatives, deviennent plus obscures et persistent plus longtemps. Ces images sont reliées par des bandes étroites et estompées qui sont également claires au commencement, mais qui se foncent bientôt en devenant négatives, et qui sont d'autant plus faiblement dessinées, que le mouvement de l'œil a été plus rapide

(1) Beiträge zur näheren Kenntniss des Galvanismus, 1805, II, 175-181.

pour la partie correspondante. Ces bandes sont plus étroites que le disque solaire, et elles sont estompées sur les bords, parce que la portion de rétine correspondant à leur bord ne reçoit qu'une corde de l'image arrondie du soleil, tandis qu'au milieu l'image a glissé suivant un diamètre, de sorte qu'en ces points son action s'est exercée pendant plus longtemps.

Les images accidentelles, positives ou négatives, suivent les déplacements de l'œil, de sorte que leur position apparente, dans le champ visuel, correspond toujours à l'endroit où devrait se trouver un objet dont l'image viendrait se former sur la portion de rétine qui a reçu l'impression primaire. Si c'est donc la tache jaune qui a été frappée par une lumière intense, l'image accidentelle, quel que soit le point où l'on regarde, vient constamment se placer au point de fixation de l'œil, et si elle est intense, elle empêche toujours de distinguer des objets un peu délicats. Quand une image accidentelle vigoureusement dessinée se trouve près du point de fixation, l'observateur se laisse facilement entraîner à vouloir la fixer directement, et à mesure que l'œil se tourne à cet effet, l'image paraît s'enfuir, à la manière des *mouches volantes*, vers l'extrémité du champ visuel. Mais si l'observateur regarde un point fixe extérieur, les images accidentelles restent également fixes : leur mouvement ne dépend jamais que de celui de l'œil.

Si maintenant nous voulons déduire, des phénomènes décrits jusqu'ici, des conclusions relatives à l'état des parties de la rétine et de l'appareil nerveux visuel affectées par la lumière primaire, nous trouvons : 1° que l'état d'excitation y persiste encore pendant un certain temps, après la suppression de la lumière primaire, ce qui se manifeste par la présence des images accidentelles positives, et 2° que la substance nerveuse primairement excitée perçoit plus faiblement la lumière réagissante ultérieure que ne font les autres parties de la rétine.—Ainsi, *après l'action de la lumière, il y a d'abord persistance de l'excitation, et, en second lieu, diminution de sensibilité pour de nouvelles excitations.* Cette diminution d'excitabilité, consécutive à l'excitation, est une circonstance que présentent aussi les nerfs moteurs et les autres nerfs sensitifs. Cet état porte le nom de *fatigue*.

Nous avons vu que, pour une intensité croissante de la lumière réagissante, les images accidentelles négatives augmentent de netteté jusqu'à ce que cette intensité ait atteint sensiblement le degré pour lequel les variations de l'intensité lumineuse, comparées à la valeur de cette intensité, sont le mieux perçues. On peut déduire de là que la fatigue de la substance nerveuse en diminue la sensibilité pour une nouvelle lumière, à peu près comme si l'intensité objective de cette lumière était diminuée d'une fraction déterminée de sa valeur. A défaut de mensurations suffisantes, nous ne pouvons prétendre qu'à désigner ainsi d'une manière générale la marche suivie par l'intensité de la sensibilité d'une partie fatiguée de la rétine en fonction de l'intensité de la lumière réagissante. Tant que l'image positive persiste à côté de l'image négative, l'état d'excitation de la rétine est composé de l'excitation persistante produite par la lumière primaire et de la diminution de sensibilité pour la lumière réagissante, attribuable à la fatigue. Dans ce sens, nous pouvons considérer l'intensité de l'image accidentelle comme étant la somme des intensités de l'image positive et de la lumière réagissante, cette dernière étant diminuée par l'état de fatigue. Si donc la diminution d'intensité de la lumière réagissante est plus forte que l'intensité de l'image positive, l'intensité totale de l'image accidentelle est plus faible que celle de la lumière réagissante, telle qu'elle se présente aux parties non fatiguées de la rétine, et l'image accidentelle est négative. C'est ce qui se produit pour une grande intensité de la lumière réagissante. Cette intensité est-elle faible, au contraire, alors celle de l'image positive est plus que suffisante pour compenser la perte produite par la fatigue : l'image est positive.

Soit H l'intensité apparente de la lumière réagissante pour les parties non fatiguées de la rétine, αH celle pour les parties fatiguées, α étant inférieur à 1, soit enfin I l'intensité apparente de l'image positive ; d'après ce que nous avons dit, α doit être assez constant pour les différentes valeurs de H. En admettant cette constance, on a $\alpha H + I$ pour l'intensité de l'image accidentelle et H pour celle du fond. Pour

$$H = \frac{I}{1 - \alpha}$$

on a

$$I + \alpha H = H,$$

et l'image accidentelle a la même intensité que le fond : elle est invisible. Pour

$$H > \frac{I}{1 - \alpha}$$

on a

$$I + \alpha H < H,$$

l'image accidentelle est négative. Enfin, pour

$$H < \frac{I}{1 - \alpha},$$

l'image accidentelle est positive.

Si I est très-petit, l'intensité apparente de la lumière propre de la rétine peut déjà être plus grande que $\frac{I}{1-\alpha}$, et l'image négative apparaît dans le champ complétement obscur. Si enfin l'image positive est tout à fait évanouie, H est l'intensité du fond, et αH celle de l'image accidentelle. Si $1-\alpha$ est devenu très-petit, par suite de cessation de la fatigue, il faut une certaine intensité moyenne de la lumière réagissante pour faire apparaître la différence, qui est invisible dans le champ visuel obscur. Enfin, pour $1-\alpha=0$, l'image accidentelle disparaît complétement.

Quant aux images négatives dans le champ visuel complétement obscur, le coup d'œil apprend qu'elles se produisent par une diminution de la lumière propre de la rétine. Ainsi cette lumière propre, que nous devons rapporter à l'action d'excitants internes sur l'appareil nerveux visuel, est soumise aux influences de la fatigue, tout comme la sensation de la lumière extérieure. On peut d'ailleurs démontrer, pour les excitants électriques et mécaniques de la rétine, que la fatigue de l'œil, par suite d'excitation, diminue sa sensibilité pour d'autres excitations. Si, après avoir développé dans l'œil une image accidentelle négative, on fait traverser l'œil et le nerf optique par un courant électrique ascendant, ce qui produit l'éclairement bleuâtre du champ visuel, l'intensité de l'image accidentelle négative en est augmentée, et quand une image est précisément sur le point de passer de l'état positif à l'état négatif, on peut la rendre négative par un courant ascendant, positive par un courant descendant. Ainsi, l'œil fatigué pour la lumière perçoit aussi plus faiblement l'excitation électrique. Si, par une pression uniforme et continue, on a produit dans l'œil des images colorées, et fait cesser la pression, on peut rendre négatives les images qui persistent dans le champ visuel obscur, en laissant pénétrer de la lumière dans l'œil à travers les paupières fermées, ou en regardant une surface éclairée. La fatigue par pression diminue donc aussi la sensibilité de l'œil pour l'excitation lumineuse.

Dans les cas où l'on a rendu visible pour un instant, sous forme négative, au moyen de la lumière réagissante, une image persistante qui était sur le point de disparaître, on voit quelquefois apparaître, aussitôt après, une faible image accidentelle positive dans le champ visuel obscur. Il faut conclure de là que l'excitation des parties fatiguées de la rétine, au moyen de la lumière réagissante, et qui est plus faible que celle des parties non fatiguées, présente cependant une durée plus longue, circonstance analogue à ce qui se passe pour les nerfs moteurs, puisque la contraction d'un muscle fatigué, moins énergique que celle d'un muscle qui ne l'est pas, présente une durée plus considérable. Ces alternatives entre les images positives et négatives, qui ont quelquefois lieu pour les changements d'éclairage peu sensibles que peuvent entraîner soit une augmentation de pression des paupières, soit des mouvements du globe de l'œil sous les paupières fermées, ou qui, après des phénomènes lumineux subjectifs, peuvent se produire par suite d'une pression subite sur le globe oculaire, ont amené quelques observateurs, et notamment Plateau, à admettre des transformations spontanées dans l'état de l'appareil nerveux pendant la durée de l'effet consécutif. Quant à moi, je ne puis que me ranger à l'avis de Fechner, d'après lequel ces alternatives sont provoquées, dans la plupart des cas, par des changements d'éclairage, des mouvements de l'œil ou du corps, etc. Il est évident que, lorsque deux influences opposées se maintiennent en équilibre, la plus petite circonstance accessoire peut faire pencher la balance d'un côté ou de l'autre : rappelons que les mouvements respiratoires suffisent pour modifier la lumière propre de la rétine. Parfois les images disparaissent sans se transformer : d'après l'heureuse comparaison d'Aubert, elles s'évanouissent à la manière d'une tache d'eau sur une plaque de tôle chauffée. Du reste, des images objectives faibles disparaissent parfois d'une manière analogue, si l'on fixe fortement un point, quand on cherche, par exemple, à distinguer un paysage pendant la nuit. Si je consulte mes impressions, il me semble qu'on cesse de pouvoir comparer les intensités d'excitation des différentes parties de la rétine, si l'excitation ne se modifie pas de temps à autre : or, en changeant le point de fixation, nous produisons constamment des modifications de ce genre pour les images objectives, tandis que rien de pareil ne peut se présenter pour les images subjectives. Nous reviendrons sur ce point dans l'étude du contraste. Je trouve, du reste, que si l'on cherche à fixer attentivement de semblables images en maintenant l'œil aussi immobile que possible, le sentiment d'effort est précisément le plus considérable au moment où les images disparaissent ainsi. Après quelque temps, cet effort faiblit, et les images reviennent. Je ne saurais dire à quelle modification interne cet effet peut correspondre.

Nous avons encore à mentionner les phénomènes suivants qu'on peut expliquer par les mêmes principes.

Si l'on examine sur fond gris un objet clair, par exemple un fragment de papier blanc, et qu'on enlève subitement cet objet, en maintenant le regard immobile, on voit apparaître une image accidentelle du papier blanc qui est plus foncée que dans les cas décrits jusqu'ici. Si l'on contemple, au contraire, sur le fond gris, un morceau de papier noir, et qu'on l'enlève, on voit une image accidentelle claire. La portion de rétine excitée par le papier blanc est plus fatiguée, celle excitée par le papier noir l'est moins que le reste de la rétine, où se peignait le fond gris. Comme toute la rétine reçoit ensuite uniformément la lumière du fond gris, cette lumière agit avec le plus d'intensité sur la portion qui voyait d'abord du noir, plus faiblement sur celle qui voyait du gris, le plus faiblement sur celle qui voyait du blanc. L'expérience du papier noir est importante, parce qu'elle fait voir que la contemplation prolongée du fond gris fait naître de la fatigue dans la portion de rétine où il se peint, et que, pour cette raison, cette lumière produit une impression de moins en moins forte. En effet, lorsque nous enlevons le papier noir, la lumière du fond gris qu'il recouvrait vient frapper une portion de rétine qui n'est pas fatiguée : elle y fait la même impression que faisait, au commencement de l'expérience, le reste du gris qui a déjà fatigué la portion de la rétine où il se peint, et qui paraît maintenant bien plus foncé, par comparaison avec l'impression fraîche sur la partie non fatiguée de la rétine. Cette expérience se distingue des précédentes en ce que la lumière réagissante est la même que la lumière primaire : c'est toujours celle du fond gris. Nous en concluons qu'*une lumière extérieure d'intensité constante, qui exerce sur la rétine une action prolongée et non interrompue, y produit une excitation qui devient de plus en plus faible.*

Bien plus, notamment lorsque la lumière est très-faible, l'impression peut diminuer au point de cesser d'être perçue.—Lorsqu'à la tombée de la nuit, on fixe d'une manière continue et sans changer la direction de l'œil, un objet difficile à distinguer, cet objet disparaît bientôt complétement et ne reparaît au milieu de l'image négative que lorsqu'on change la direction du regard. Ce phénomène est très-frappant, quand, assis au bord de la mer, on parcourt des yeux l'horizon qui s'efface dans le crépuscule : les images consécutives des diverses parties de l'horizon sont congruentes entre elles, et quel que soit le point qu'on fixe, les images accidentelles de la mer et du ciel, qui est plus clair, ne cessent pas de se toucher suivant la ligne d'horizon. Pour peu qu'on vienne à élever le regard, on voit, à la partie inférieure du ciel, une bande claire, limitée inférieurement par la ligne d'horizon qui reparaît aussitôt, et supérieurement par une ligne horizontale, qui passe par le nouveau point de fixation. Cette bande est l'image accidentelle négative de la mer, qui se détache sur le ciel. Si, au contraire, on abaisse un peu le regard, on voit une bande noire, image accidentelle négative du ciel sur la mer, limitée en haut par l'horizon et en bas par une ligne qui lui est parallèle : ainsi l'horizon devient visible dans la vision indirecte et disparaît aussitôt qu'on cherche à le fixer directement.

On peut observer des phénomènes analogues lorsqu'on fixe un carré blanc ou noir sur fond gris et qu'on change un peu le point de fixation. L'image accidentelle du papier cesse de le recouvrir complétement, et les bords changent d'intensité. Le fond gris devient plus foncé aux points où vient se placer l'image consécutive du papier blanc ; le papier blanc, au contraire, paraît plus clair dans les parties où l'image accidentelle du fond gris vient s'y superposer. Le contraire a lieu pour du papier noir. Si, après avoir invariablement maintenu quelque temps le regard sur un point déterminé du papier, on vient à le porter brusquement sur un point très-voisin, les bords de l'image accidentelle se dessinent nettement, et le résultat de l'expérience est bien saisissable. Si l'on a, au contraire, laissé varier constamment le point de fixation, les images accidentelles sont mal délimitées ; dans la proximité du papier blanc, le fond éclairé paraît fortement estompé en sombre, et le bord du papier blanc présente, au contraire, des dégradations de blanc. De même, lorsqu'on a fixé, pendant un certain temps, un carré blanc sur fond sombre, et que, sans changer le point de fixation, on rapproche subitement l'œil de l'objet, de telle sorte que la grandeur apparente de celui-ci augmente, aussitôt le bord du carré apparaît avec un vif éclat sur toute la largeur qui n'est plus recouverte par l'image accidentelle. Si, au contraire, on éloigne l'œil subitement, après avoir fixé longtemps le carré, il paraît entouré d'un cadre plus foncé encore que le fond sombre.

Pour les parties latérales de la rétine, Purkinje et Aubert ont remarqué que l'impression d'objets lumineux y disparaît bien plus facilement qu'au centre. La fatigue paraît s'y produire bien plus rapidement.

Aubert a trouvé que les images accidentelles négatives produites sur les parties périphériques de la rétine sont moins intenses que pour les parties centrales, mais que ces phénomènes ne présentent aucune autre différence essentielle. Je trouve, en outre, que dans ces régions les images accidentelles passent bien plus facilement inaperçues que pour les parties centrales, et cela même sur des surfaces d'une clarté modérée ; on ne les remarque facilement qu'en faisant varier l'intensité d'éclairage, de manière à obtenir des alternatives de positif et de négatif.

II. — Passons maintenant aux phénomènes chromatiques des images accidentelles. — Lorsque après avoir regardé des objets colorés, on observe les images accidentelles sur un fond tout à fait sombre ou d'un blanc plus ou moins intense, suivant les circonstances, ces images sont positives ou négatives. L'image positive, qui présente au commencement sa plus grande clarté, possède alors la même couleur que l'objet ; l'image négative présente la couleur complémentaire, du moins dès qu'elle est complétement et fortement développée. Le passage de l'état positif à l'état négatif se fait ordinairement par interposition d'autres tons, blanchâtres ou gris, et, en général, la succession de ces couleurs est la même, que le passage se fasse par une diminution graduelle de l'excitation ou par une augmentation de clarté du fond.

Les images *positives* se produisent le mieux par l'action momentanée de la lumière primaire. Si l'on a devant soi des objets différemment colorés, l'image persistante positive présente, au commencement, les couleurs naturelles des objets. Avant de s'effacer, elle se recouvre le plus souvent d'un reflet rose, dans lequel disparaissent presque complétement les différences de couleurs précédentes ; puis viennent des nuances ternes, gris jaunâtre, dans lesquelles l'image positive disparaît ou se transforme en une image négative faiblement dessinée.

Les images accidentelles *négatives* s'obtiennent mieux lorsqu'on a fixé longuement l'objet. Mettons un papier coloré sur un fond gris, fixons un point déterminé du papier, et retirons-le subitement : aussitôt apparaît sur le fond gris une image accidentelle négative, nettement dessinée et de couleur complémentaire. C'est ainsi que l'image accidentelle du rouge est vert-bleu ; celle du jaune, bleue ; celle du vert, rose, et réciproquement. Quant à la durée et à l'intensité de ces images accidentelles, on peut leur appliquer, en général, tout ce que nous avons dit précédemment sur les images accidentelles d'objets blancs.

Ainsi, après avoir vu du jaune, l'œil se trouve dans un état où il est plus fortement affecté par les parties bleues de la lumière blanche que par les parties jaunes. On voit que la fatigue de la rétine n'étend pas son action d'une manière uniforme pour toute sorte d'excitation ; c'est surtout pour celles qui sont semblables à l'excitation primaire, que cette fatigue se manifeste. Cette circonstance s'explique très-simplement si l'on admet, avec Th. Young, l'existence de trois espèces de nerfs différemment sensibles pour les différentes couleurs. En effet, comme la lumière colorée n'excite pas d'une manière égale ces trois sortes de nerfs, les degrés d'excitation différents doivent aussi entraîner à leur suite des degrés de fatigue différents. Si l'œil a vu du rouge, les nerfs du rouge ont été fortement excités et sont très-fatigués, ceux du vert et du violet le sont peu : si l'œil reçoit ensuite de la lumière blanche, les nerfs du vert et du violet sont alors relativement plus affectés que ceux du rouge. C'est donc l'impression du vert-bleu, complémentaire du rouge, qui prédomine dans la sensation.

On peut se rendre compte de la même manière de ce qui se passe lorsqu'on examine des images accidentelles négatives d'objets colorés sur fond coloré. — On voit toujours disparaître principalement, dans la couleur du fond, les parties qui prédominent dans la couleur considérée primitivement. C'est ainsi qu'un objet vert laisse, sur un fond jaune, une image accidentelle jaune-rouge, et sur fond bleu, une image violette. Figurons-nous le jaune composé de rouge et de vert, le bleu, de vert et de violet; le vert étant diminué dans ces deux fonds par l'influence de la fatigue, il s'ensuit que l'image accidentelle du vert se rapproche du rouge ou du violet, suivant qu'on regarde un fond jaune ou bleu. En général, la couleur de l'image accidentelle est toujours comprise entre celle du fond et celle de la couleur complémentaire de l'objet, et on peut la considérer comme un mélange de ces deux couleurs, en tant qu'il s'agit seulement du ton et non de l'intensité.

Les cas où la couleur de l'objet est la même que celle du fond, ou en est complémentaire, présentent un intérêt particulier.

1) Pour étudier le premier cas, le mieux est de placer un objet noir sur un fond coloré, et, après avoir fixé quelque temps un point de son bord, de l'enlever subitement. Dans ces conditions, il faut considérer comme objet coloré primaire la partie du fond qui est voisine du noir, et comme lumière réagissante, tout le fond coloré après suppression de l'objet noir. On voit aussitôt une image accidentelle claire de l'objet noir, et, dans cette image, la couleur du fond n'est pas seulement plus intense, mais aussi plus saturée que dans le reste du fond, de telle sorte que, dans ce dernier, elle paraît mélangée de beaucoup de gris. Avec un peu d'attention, on reconnaît que le fond devient obscur et gris, même avant d'enlever l'objet noir. Le phénomène devient plus saisissant quand on enlève l'objet, parce que la couleur se présente, cet endroit, avec l'aspect qu'elle offrait à l'œil non fatigué. Le fond devient gris, non-seulement pour des couleurs mélangées blanchâtres, où ce gris peut devenir assez marqué pour éclipser tout à fait la nuance du fond, mais aussi pour les couleurs homogènes telles que les fournissent le spectre et certains verres colorés, lorsqu'on a éliminé avec le plus grand soin toute lumière blanche étrangère. C'est ainsi que si l'on tient devant les yeux un verre coloré en rouge par l'oxydule de cuivre, qui ne laisse passer que les rayons rouges, et qu'on entoure d'un linge foncé la tête de l'observateur et les bords du verre, de manière à ne laisser pénétrer dans les yeux absolument que de la lumière rouge, si l'on regarde, à travers le verre, une surface blanche devant laquelle on a mis un objet noir, retirant subitement l'objet, on voit très-distinc-

tement le contraste entre le gris rouge du fond et le rouge saturé de l'image accidentelle. Ce phénomène trouve évidemment son explication dans la fatigue qu'éprouvent pour le rouge les parties de la rétine qui ont reçu la couleur rouge du fond ; ces parties le perçoivent donc plus faiblement que ne font les parties non fatiguées qui avaient reçu l'image de l'objet noir. Si le rouge est encore mêlé de blanc, la sensibilité pour le rouge diminue dans une proportion plus grande que pour les autres couleurs contenues dans ce blanc, et, pour cette raison, la fatigue de la rétine rend la couleur relativement blanchâtre ; or, comme elle diminue en même temps d'intensité, elle paraît grise. — Cette teinte grise ne se produit pas seulement pour le rouge blanchâtre, mais aussi pour le rouge complétement pur, et ici l'explication devient plus douteuse. On pourrait d'abord songer au brouillard lumineux du champ visuel obscur. Si pendant que l'image est développée dans l'œil, on ferme l'œil et on l'obscurcit complétement, on voit dans le nuage lumineux une image accidentelle du fond, qui est nettement dessinée et présente la couleur complémentaire (vert-bleu dans le cas actuel). Les excitants internes qui provoquent la sensation du nuage lumineux, agissant comme ferait de la lumière objective blanche, n'apportent que la sensation du vert-bleu dans les parties de la rétine qui sont fatiguées pour le rouge. Si cette sensation est mêlée à celle du rouge objectif, il doit se produire un rouge blanchâtre (ou gris), comme on l'observe dans l'expérience.

Cependant cette explication ne me semble pas suffisante, car l'intensité du nuage lumineux devant les yeux fermés est très-faible. — Il est assurément difficile de lui assigner une mesure déterminée. Mais on peut voir le rouge tirer sur le gris, même pour le rouge si pur et si intense qu'on peut obtenir, par exemple, en regardant, à travers un verre rouge, des nuages blancs éclairés par le soleil. Dans ce cas, l'hypothèse de Th. Young nous fournirait l'explication. J'ai déjà expliqué plus haut qu'il faut admettre, dans cette hypothèse, que les couleurs spectrales, tout en n'affectant fortement qu'une ou deux sortes de nerfs, excitent aussi les autres, mais faiblement. Cette modification de l'hypothèse était nécessaire pour expliquer tant le changement de ton des couleurs spectrales pures sous une grande intensité lumineuse que les résultats des mélanges de couleurs spectrales. Cette hypothèse serait évidemment propre à expliquer aussi le phénomène qui nous occupe actuellement. Si la lumière rouge pure, tout en excitant fortement les nerfs du rouge, excite aussi, à un degré moindre, les autres nerfs, la sensibilité des premiers diminuant bien plus rapidement, à cause de l'intensité de l'excitation, il faut bien que l'impression de couleur se rapproche d'un rouge blanchâtre ou gris.

2) Lorsque la couleur primaire est complémentaire de la couleur réagissante du fond, cette dernière paraît plus saturée dans l'étendue de l'image accidentelle que dans les parties de la rétine qui ne sont pas fatiguées et que dans celles qui l'ont été par la couleur du fond. — Si l'on place un objet vert-bleu sur un fond rouge, et qu'on l'enlève après l'avoir fixé un certain temps, on voit une image accidentelle d'un rouge saturé, comme si l'on avait enlevé un objet noir. Mais on peut s'assurer aisément que dans l'image accidentelle d'un objet complémentaire, la couleur est encore plus saturée que dans celle d'un corps noir. — Le plus simple est de prendre un objet mi-partie noir et coloré; on place cet objet (noir et vert-bleu) sur un fond complémentaire (rouge), et l'on fixe un point du fond qui est en contact immédiat avec la séparation du noir et du vert-bleu. Si l'on enlève ensuite l'objet, la couleur du fond présente une plus grande pureté dans toute l'image accidentelle que dans la partie du fond qui n'était pas recouverte auparavant. L'image accidentelle du vert-bleu est un peu plus foncée que celle du noir, mais ce n'est pas que le rouge y présente moins d'intensité; bien au contraire, dans l'image accidentelle du noir, le rouge est comme recouvert d'un nuage blanchâtre qui n'existe pas dans l'image accidentelle du vert-bleu. Ainsi, sur fond rouge, l'image accidentelle du rouge paraît rouge gris; celle du noir, rouge blanchâtre, et celle du vert-bleu, rouge saturé. On voit très-bien ces différences dans l'expérience disposée pour amener ces trois nuances l'une à côté de l'autre.

Si l'on admet que le rouge du fond contient encore du blanc, le résultat s'explique facilement. — Le noir ne fatigue absolument pas l'œil, et l'on perçoit sans modification, dans l'image accidentelle, le rouge blanchâtre du fond. Le rouge fatigue l'œil pour le rouge : dans l'image accidentelle, on perçoit cette couleur plus faiblement, tandis qu'on voit à peu près avec toute leur intensité les autres parties constituantes du blanc; la sensation est celle d'un rouge blanchâtre peu intense (rouge gris). Le vert-bleu, au contraire, rend l'œil moins sensible pour les parties de la lumière du fond qui sont étrangères au rouge, et laisse par conséquent ressortir, dans l'image accidentelle, le rouge libre de tout mélange.

Mais les mêmes expériences réussissent tout aussi bien avec les couleurs spectrales pures. — J'ai disposé, dans le champ d'une lunette, différentes parties du spectre, avec toutes les précautions nécessaires pour éliminer les dernières traces de lumière blanche. Le fond était d'un noir si complet, qu'on n'y distinguait plus le diaphragme de la lunette et qu'on n'y voyait que les figures nuageuses de la poussière lumineuse interne. L'œil ne recevait aucune lumière autre que celle d'une petite partie du spectre. Sur ce champ coloré, je projetai des images accidentelles de couleurs spectrales complémentaires. A cet effet, était disposé devant l'oculaire, sous une inclinaison de 45°, un petit miroir d'acier dans lequel apparaissait, par réflexion, une partie d'un second spectre très-lumineux, convenablement isolée, et limitée par un diaphragme circulaire. Il est inutile, d'ailleurs, de donner à ce second spectre un bien haut degré de pureté. Les dispositions étaient prises de telle sorte que le cercle entier présentât une coloration uniforme. Dès qu'on enlevait le petit miroir de l'oculaire, l'observateur voyait, à travers la lunette, le spectre pur, au lieu du cercle qu'il voyait auparavant par réflexion. Sur ce spectre apparaissait l'image accidentelle du cercle coloré. Les résultats furent exactement les mêmes que dans les expériences analogues sur les matières colorantes. C'est ainsi que l'image accidentelle des couleurs complémentaires présentait une couleur plus saturée que celle du fond, lequel paraissait encore recouvert d'un nuage lumineux blanchâtre, qui était comme balayé à l'endroit de l'image accidentelle, et laissait ressortir la couleur du fond dans sa plus grande pureté. Ces expériences permettent de tirer cette importante conclusion, que *les couleurs objectives les plus saturées qu'il y ait, les couleurs spectrales pures, ne produisent pas encore, dans l'œil non fatigué, la sensation de couleur la plus saturée qu'on puisse obtenir* : nous ne pouvons obtenir cette sensation qu'en rendant préalablement l'œil insensible pour la couleur complémentaire.

Dans ce cas encore, on pourrait croire que le reflet blanchâtre qui recouvre le fond serait le nuage lumineux interne dont les parties gênantes manqueraient dans l'image accidentelle. — On voit bien, en effet, une image accidentelle de couleur complémentaire, lorsqu'on dirige l'œil sur le fond obscur qui avoisine le spectre. Cependant, dans ce cas aussi, je regarde cette explication comme insuffisante, car le phénomène subsiste pour des couleurs spectrales très-intenses, par rapport auxquelles l'intensité apparente du nuage lumineux paraît infiniment faible. Si nous suivons, au contraire, l'hypothèse de Th. Young, nous devons éprouver, dans ce cas, sans mélange, les sensations colorées des différentes espèces de nerfs, par rapport auxquelles les couleurs spectrales doivent toujours paraître blanchâtres ; car, d'après la modification nécessaire de cette hypothèse, chaque espèce de lumière homogène ne peut pas exciter exclusivement une seule sorte de fibres nerveuses.

Toutes ces expériences sur les images accidentelles d'objets colorés sur fond coloré peuvent se faire aussi en changeant de point de fixation ou en rapprochant d'abord et éloignant ensuite l'œil de l'objet, comme nous l'avons indiqué pour les objets blancs. C'est ainsi qu'après avoir contemplé, pendant un certain temps, un disque bleu sur fond jaune, en tenant constamment l'œil fixé sur un même point, si l'on vient à fixer un autre point du disque, l'image accidentelle du disque tombe en partie sur le fond et en partie sur le disque lui-même ; il en est de même de l'image accidentelle du fond. Là où l'image accidentelle se place sur le fond, le jaune paraît plus saturé ; il en est de même du bleu, aux points où l'image accidentelle du fond tombe sur le disque. On peut facilement prévoir les résultats des autres modifications de ces expériences. — Parfois il s'y mêle aussi des phénomènes de contraste. Si l'on a fixé un fragment de papier blanc sur un fond rouge, et qu'on amène ensuite l'image accidentelle sur du blanc, celle du fond rouge devient vert-bleu, celle du petit champ blanc devient rouge, par contraste avec ce vert, comme on le verra dans le paragraphe suivant. A cet effet, le mieux est de placer le papier coloré sur une feuille blanche, et, sur le papier coloré, le fragment de papier blanc qu'on maintient avec une pince au moment où l'on retire la feuille colorée. Cette coloration par contraste se présente aussi, mais faiblement, autour de l'image accidentelle d'un carré coloré sur fond blanc.

Les objets colorés ne sont pas les seuls qui donnent des images accidentelles colorées : les objets blancs en fournissent aussi, qui présentent ordinairement des modifications de couleurs très-variées. Nous donnerons à ces variations le nom de *phases colorées* des images accidentelles. La succession de couleurs diffère avec la durée et l'intensité de la lumière primaire.

1) Consécutivement à une action primaire de courte durée, je trouve la même suite de couleurs que Fechner (1) et que Seguin (2). — Le blanc primitif passe rapidement par un bleu verdâtre (vert, suivant Seguin) à une belle couleur indigo, puis au violet ou au rose. Ces couleurs sont pures et claires. Puis vient un orangé sale ou gris, qui répond ordinairement au moment où l'image accidentelle passe du positif au négatif, et, dans l'image négative, cet orangé se transforme souvent encore en un vert-jaune sale. Lorsque la lumière primaire n'a agi que très-peu de temps, l'orangé est le plus souvent la dernière couleur, et l'image disparaît avant de devenir négative. Aubert a trouvé

---

(1) *Pogg. Ann.*, L, 220.
(2) *Annales de chimie*, 3, XLI, 415-416.

la même série de couleurs consécutivement à l'étincelle un peu bleuâtre d'une bouteille de Leyde; seulement l'orangé, peu distinct sur fond sombre, se reconnaissait très-nettement sur fond blanc; il en était de même du vert qui vient après. L'image est entourée d'une auréole jaune : sans doute l'image négative de la lumière bleuâtre, dispersée dans l'œil par réfraction irrégulière.

Les phénomènes décrits jusqu'ici ont rapport à l'image accidentelle sur un champ tout à fait obscur. Lorsque dans ces circonstances il se produit des images négatives, celles-ci ne se présentent que dessinées en sombre dans la lumière propre du champ obscur. Si, pendant la présence d'une semblable image accidentelle, on laisse pénétrer peu à peu de la lumière réagissante en écartant doucement les mains ou le linge foncé dont on a recouvert les yeux, on voit, en général, l'image accidentelle passer à des phases plus avancées de son développement chromatique : elle revient, au contraire, à des phases moins avancées, lorsqu'on affaiblit de nouveau la lumière réagissante. C'est ainsi que si on laisse pénétrer de la lumière au moment où l'image est bleue dans l'obscurité complète, on la voit devenir jaune et négative en passant par le rose. Si l'on recouvre alors les yeux avec une rapidité suffisante, on retrouve le bleu. Si l'image est rose dans l'obscurité absolue, elle devient rouge-jaune sous une lumière faible, etc. Lorsque enfin l'image positive a complétement disparu dans le champ visuel obscur, on voit encore longtemps, sur un fond faiblement éclairé, une image négative grise ou gris vert, et le fond plus clair qui l'entoure, qui correspond aux parties non fatiguées de la rétine, présente alors une couleur rosée.

Plateau, pour expliquer ces phénomènes, a émis l'hypothèse que les différentes périodes des images accidentelles auraient des durées différentes pour les différentes couleurs, et il a cherché à le démontrer directement à l'aide des expériences mentionnées dans le paragraphe précédent. Pour donner une explication complète, il nous faudrait connaître complétement, non-seulement la marche de l'excitation persistante, mais aussi celle de la fatigue. On peut cependant arriver à quelques conclusions. En effet, dans le champ visuel tout à fait obscur, les premières périodes du phénomène, qui sont les plus lumineuses, sont assez indépendantes du degré de fatigue ; celle-ci n'entre en ligne de compte que lorsque l'intensité de l'image persistante ne se distingue plus considérablement de celle du brouillard lumineux interne. Nous pouvons donc admettre comme probable que les phases bleu-vert, bleue et rose, ne proviennent que de l'excitation persistante, tandis que le jaune et le vert, qui colorent l'image accidentelle négative, dépendent aussi de la fatigue. Il faut en conclure que l'excitation persistante diminue pour le rouge, le vert et le violet d'une manière analogue à celle représentée par la figure 147. Les abscisses représentent le temps, les ordonnées,

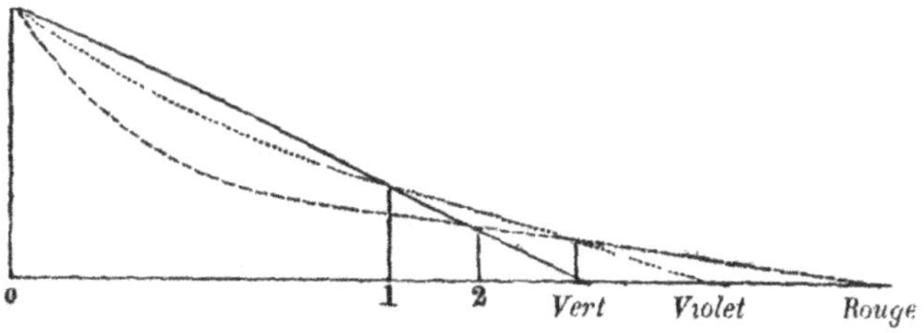

FIG. 147.

l'intensité de l'excitation. La ligne continue correspond au vert ; la ligne ponctuée, au violet ; la ligne discontinue, au rouge. L'action persistante positive diminue d'une manière continue pour toutes les couleurs, mais de telle sorte que la diminution du rouge est d'abord la plus rapide et ensuite la plus lente ; celle du vert, la plus lente en commençant, devient la plus rapide. Pour les valeurs attribuées ici aux intensités des sensations colorées, le vert-bleu prédomine du temps 0 à 1, le bleu pour 1, le violet pour 2, et pour 3 le pourpre, qui tire de plus en plus sur le rouge. Mais il faut encore tenir compte de la fatigue, qui développe une image accidentelle verdâtre sur le fond blanchâtre du nuage lumineux interne, de telle sorte que la fatigue du vert, couleur dont l'effet persistant a disparu le plus rapidement, paraît être finalement la moindre. Cette image négative verte, mêlée à du rouge positif, doit donner un jaune qui, suivant qu'il est plus ou moins intense que le fond, peut se détacher en clair ou en foncé, et passe finalement au vert, quand le rouge aussi s'est éteint. Les expériences de Plateau sur la durée des impressions colorées l'ont amené à la même loi de la diminution que pour une seule couleur : les impressions qui avaient diminué le plus rapidement au commencement, étaient celles dont les dernières traces restaient le plus longtemps sensibles.

La série des apparitions colorées se présente sous une forme toute différente, lorsque la fatigue a été considérable, ainsi que cela a lieu après une action prolongée de la lumière blanche, ou après la contemplation d'une lumière très-intense. — Pour l'action prolongée de la lumière blanche, l'influence de la fatigue se montre déjà, d'après les observations de Fechner, par la coloration que présente le blanc sans qu'on cesse de le contempler. Après avoir fermé les yeux pendant un certain temps, pour éliminer l'effet persistant des sensations antérieures, il les dirigea sur un champ blanc éclairé par le soleil et limité par un papier noir. Dans les premiers moments, une sorte d'éblouissement l'empêcha de juger d'une manière certaine de la présence ou de l'absence d'une couleur : la coloration ne se développe, en effet, qu'après quelque temps. Le papier se colore bientôt franchement en *jaune*, puis en *gris-bleu* ou *bleu*, sans que des essais fréquemment renouvelés aient permis de percevoir un degré de passage par le vert, puis vient le *violet-rouge* ou le *rouge*. La phase jaune est la plus courte; la bleue dure souvent assez longtemps avant de passer à la suivante. Après le rouge ou le violet-rouge, Fechner ne remarqua plus aucun changement, bien qu'il continuât l'expérience jusqu'à ce que l'œil fût considérablement fatigué. Il a souvent aussi remarqué la même série de colorations, à la lumière diffuse du jour, mais avec une netteté très-variable d'un moment à l'autre; il reconnaissait alors mieux, en général, les deux dernières colorations que la première (la jaune). Fechner représente les phénomènes par trois courbes analogues à celles de la figure 148, mais avec

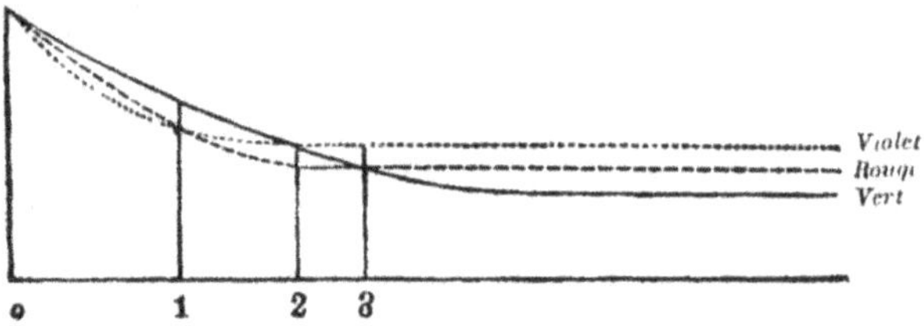

FIG. 148.

d'autres couleurs fondamentales que celles adoptées ici; les abscisses horizontales sont encore proportionnelles au temps, les ordonnées à l'intensité d'excitation de la rétine pour la contemplation prolongée d'une surface blanche. Dans le temps de 0 à 1, la couleur serait vert-jaune; au temps 1, vert-blanchâtre; à 2, bleu-blanchâtre; à 3, violette, et finalement rose.

2) Lorsque la lumière blanche primaire a agi longtemps et avec intensité, l'image accidentelle présente, sur un fond tout à fait obscur, la série *blanc*, *bleu*, *vert*, *rouge*, *bleu*, et, sur fond blanc, il faut ajouter le *vert-bleu* et le *jaune*. C'est pour le rouge que l'image devient négative. Seguin intercale encore quelques degrés intermédiaires. Pour lui, les couleurs de la première série sont : *blanc*, *vert*, *bleu*; celles de la seconde (négative), *jaune*, *rouge*, *violet*, *bleu*, *vert*. Il suffit que l'action de la lumière blanche ait persisté pendant un certain temps déterminé pour que cette série de couleurs soit constante : une action primaire plus prolongée ne lui fait plus subir aucune modification. Pour une action plus courte, mais appréciable, de la lumière primaire, où le blanc primaire s'était manifestement coloré en jaune, la série des cou-

leurs était : *jaune*, *bleu*, *jaune-rouge*, puis l'image devenait négative et *verte*. Brücke indique la succession : *vert*, *bleu*, *violet*, *rouge*, puis image négative sans couleur distincte. La phase du bleu paraît donc être toujours la première modification de l'impression de la lumière primaire, puis vient une phase positive qui s'étend jusqu'au rose, au jaune-rouge, ou au vert, suivant la durée de l'impression primaire.

Ces images accidentelles colorées sont aussi soumises à cette règle, d'après laquelle l'éclairement du fond par de la lumière blanche amène des phases plus avancées de l'image accidentelle, tandis que la diminution de la lumière réagissante ramène de nouveau l'image à des phases précédentes.

Toutes les fois que j'ai observé des images accidentelles de surfaces uniformément éclairées et pour les contours desquelles mon œil était bien accommodé, j'ai vu progresser les modifications de couleur de l'image accidentelle, soit simultanément sur toute la surface, soit moins régulièrement, en commençant d'un côté. Lorsque, au contraire, on a regardé le soleil ou d'autres objets éblouissants, on voit ordinairement les changements de couleur de l'image progresser des bords vers le milieu. Outre les irrégularités de la réfraction, qui répandent toujours d'assez grandes quantités de lumière autour de l'image d'un objet très-lumineux, il faut encore considérer que l'éblouissement douloureux rend à peu près impossible ici de maintenir invariables l'accommodation et la direction de l'œil. Il en résulte que les parties de la rétine qui correspondent au milieu de l'image du soleil sont soumises à la sensation lumineuse d'une manière plus durable et plus intense que celles qui sont plus rapprochées des bords de cette image. De plus, le disque du soleil est entouré du reflet de la lumière diffusée dans l'atmosphère et dans l'œil même. Lorsque après avoir fait reposer l'œil dans l'obscurité on lui laisse voir le soleil subitement, et pendant un instant, c'est à peine si l'on discerne le contour du disque au milieu de la surface lumineuse éblouissante qui l'entoure. On comprend donc qu'il se produit une impression lumineuse qui diminue graduellement du centre à la périphérie, et à laquelle correspond, dans l'image accidentelle, une évolution différente des diverses phases. Plus l'action est intense, et plus le temps que met chaque phase à s'accomplir est considérable ; de sorte que, le plus souvent, les bords de l'image accidentelle présentent des phases moins avancées et dont l'état se propage peu à peu vers le centre. En outre, la succession des couleurs sur les parties périphériques diffère un peu de ce qu'elle est au milieu, parce que la fatigue y est moindre. Conformément à cette explication, l'image accidentelle du soleil possède, dans ses premières périodes, un diamètre supérieur au diamètre apparent réel de cet astre, et l'on commet facilement l'erreur d'attribuer toute l'image accidentelle au soleil seul, et de croire que les différents anneaux colorés qui s'y développent font partie de ce disque même, tandis qu'ils appartiennent, en réalité, aux parties avoisinantes.

Pour développer le plus régulièrement possible l'image accidentelle du soleil, je prends un verre très-foncé (soit un verre enfumé, soit plusieurs verres superposés de couleurs complémentaires) à travers lequel je regarde le soleil, qui ne doit plus paraître que sous forme d'un disque à peine visible. J'enlève alors le verre pendant un instant, et je ferme aussitôt les yeux. En opérant ainsi, le regard n'a guère le temps de changer de direction, les yeux sont relativement peu affectés, et cependant l'image accidentelle se développe avec beaucoup d'éclat. Dans ces conditions, l'image accidentelle me présente encore le plus souvent un noyau qui affecte, dans toute son étendue, une coloration uniforme et possède à peu près les dimensions apparentes du soleil, de sorte qu'on peut attribuer aux défauts de réfraction de l'œil les aberrations qui se présentent sur le bord.

Dans ces conditions, on voit se succéder rapidement, autour de l'image du soleil, les phases de l'image accidentelle que produisent les objets blancs lorsqu'on les a examinés pendant un instant : bleu positif, rose qui passe, par l'intermédiaire du jaune, au vert foncé négatif; l'image du soleil lui-même apparaît dans cette *première phase* comme une tache blanche mal délimitée et irrégulièrement arrondie.

Cette tache entre dans sa *seconde phase* et se colore en bleu clair, à peu près au moment où le fond est devenu rose.

La seconde phase fait ordinairement bientôt place à la *troisième ;* le bleu passe au vert, en commençant par le bord, puis aussi au milieu, tandis qu'à la périphérie il se produit un liséré jaune-rouge, plus foncé que le reste, et au bord extérieur duquel se dessine souvent, dès cette phase, un liséré gris-bleu, encore plus foncé. Si, pendant cette phase, on dirige les yeux sur un champ blanc, le vert positif passe, par le violet, au rouge-sang négatif de la phase suivante.

La *quatrième phase* consiste en ce que le rouge marginal se répand sur le milieu de l'image. Le liséré gris-bleu devient, en revanche, plus large et plus foncé. L'image accidentelle tout entière est alors plus foncée que le fond, qui, par contraste, paraît blanchâtre ou verdâtre. C'est là le dernier vert négatif de l'image de la surface céleste. Les images accidentelles qui peuvent se présenter pour les montants des fenêtres se détachent en clair sur ce fond. Si, dans cette phase, on porte le regard sur un fond blanc, le rouge passe au bleu-vert.

Enfin, dans la *cinquième phase*, toute l'image accidentelle prend la coloration bleue du liséré; elle disparaît le plus souvent sur fond obscur dans cette période du bleu, tandis que, sur fond blanc, elle paraît bleu-vert.

A ces phases, établies par Fechner, j'en ajouterais une *sixième*, dans laquelle on ne reconnaît plus rien de l'image accidentelle sur un fond obscur, mais où, sur un champ blanc, on voit encore un reflet jaune ou brunâtre. Finalement, ce reflet lui-même disparaît aussi, après un temps assez long. Si, pendant ce temps, ou même après la disparition du reflet jaune, on a regardé du blanc et qu'on ferme brusquement les yeux, on voit encore apparaître une image accidentelle positive bleuâtre et faible qui s'évanouit rapidement. Si l'on ouvre alors les yeux en les dirigeant sur du blanc, on revoit, au premier moment, l'image accidentelle jaune. L'explication de ces faits me paraît résider dans la circonstance signalée plus haut, qu'une excitation nouvelle produite sur un nerf fatigué disparaît plus lentement que dans les parties environnantes.

Au reste, la marche de ces images accidentelles des lumières intenses ne me paraît pas varier notablement pour des personnes différentes, lorsque les conditions d'expérience sont les mêmes, du moins les observations que j'ai pu faire s'accordent, sous ce rapport, avec celles de Fechner et celles de Seguin.

Il est à supposer que, dans cette succession de couleurs si compliquées, la fatigue doit modifier le temps que les sensations des diverses couleurs mettent à disparaître, et qu'elle doit modifier aussi la perception du brouillard lumineux interne. Comme nous n'avons pas, sur ces faits, des notions suffisantes, et que nous ne savons pas comment se dissipe la fatigue elle-même, dans ses différents degrés, pour chaque sensation colorée, il est impossible de donner une explication complète des différentes périodes de ces phases colorées. Pour donner cette explication, il faudrait d'abord déterminer et comparer la marche de la fatigue et son influence sur la marche de l'excitation, pour chacune des sensations colorées en particulier.

Si nous observons exactement les phases de l'image accidentelle, après des impressions de couleurs saturées, le phénomène est assurément bien plus simple, mais cependant les changements de couleur ne font encore pas absolument défaut. Nous avons déjà indiqué les traits principaux du phénomène. On voit d'abord une image positive de même couleur que la lumière primaire, puis une image négative de couleur complémentaire. Mais après des impressions lumineuses un peu vives, le passage de l'état positif à l'état négatif ne consiste pas, en général, simplement en ce que l'une des images pâlit pour faire place à l'autre : dans cette période de transition, la couleur se modifie en passant par des tons blanchâtres. Si l'on n'a eu, dans le champ visuel, qu'une seule couleur primaire, les couleurs des phases paraissent encore assez saturées ; plusieurs observateurs les ont même désignées comme étant saturées, parce qu'on n'a pas de point de comparaison dans le champ visuel obscur. Mais si, dans le voisinage de l'objet primaire, qu'on n'a vu qu'un moment, on avait d'autres couleurs d'intensité à peu près égale, on voit que les variations de couleur que présentent les images accidentelles en passant de l'état positif à l'état négatif, sont bien moins marquées que les couleurs primitives : ces couleurs de transition sont toutes fortement lavées de blanc rosé ou jaunâtre, tel que le présentent aussi les images accidentelles d'objets blancs qu'on a vus pendant un instant.

1) Sous ce rapport, l'image accidentelle d'un spectre prismatique, vu pendant un instant, est particulièrement intéressante. — Après les quelques secondes pendant lesquelles les couleurs primaires ont encore été visibles dans l'image accidentelle et où les couleurs extrêmes, qui sont peu intenses, se sont complétement obscurcies, toute l'image accidentelle prend la forme d'une tache blanche, rougeâtre, de la forme du spectre, et dans laquelle on distingue à peine des différences de coloration ; seulement le jaune et l'orangé tirent un peu sur le bleuâtre, et l'on voit s'y ajouter, à la place du rouge, l'image accidentelle de cette partie, qui est déjà devenue négative et bleu-vert. Pour m'orienter dans l'image accidentelle, relativement aux positions des couleurs primaires, je traçai sur l'écran blanc où se projetait le spectre, un trait noir qui coupait le spectre parallèlement aux bandes colorées, et qui restait visible dans l'image accidentelle. J'ai reconnu ainsi que l'image accidentelle blanc-rougeâtre répond à toute l'étendue du spectre, comprise entre l'orangé et l'indigo. On obtient le même résultat en exposant au soleil des papiers colorés, d'intensité à peu près égale, et dont on développe une image accidentelle en les regardant un instant.

Il résulte de là que, dans l'image accidentelle positive d'objets colorés qu'on a regardés un instant, c'est la couleur prédominante qui disparaît la première ; l'image accidentelle devient alors semblable à celle d'un objet blanc, et c'est en général la phase de rose d'un pareil objet qui se présente à l'observation. Puis on voit se développer peu à peu la couleur complémentaire qui appartient à l'image accidentelle négative, mais elle peut déjà devenir visible avant que l'image ait passé au négatif : cette couleur complémentaire peut donc paraître plus éclairée que le fond obscur. Je crois pouvoir ramener cette apparition de la couleur complémentaire à ce fait que, dans ce moment, l'image positive devenue faible et blanche coïncide avec l'image négative et complémentaire produite dans le brouillard lumineux interne, par suite de fatigue de l'œil. Il est évident que, par une semblable superposition, lorsqu'on a regardé du rouge, par exemple, le blanc positif et le vert-bleu *négatif* peuvent se combiner en une image positive d'un blanc verdâtre. Ces images positives complémentaires ont été signalées par plusieurs observateurs (1). Si elles sont seules dans le champ visuel, la couleur complémentaire paraît assez saturée; mais quand la comparaison avec des images accidentelles d'autres couleurs était possible, j'ai toujours trouvé que la couleur complémentaire paraissait fortement mêlée de blanc ou de gris, tant qu'elle était plus intense que le fond : c'est seulement dans l'image accidentelle négative qu'elle se développe avec plus de saturation.

Dans le sens de la théorie de Th. Young, pour expliquer ces phénomènes, il faut dire que la couleur objective, même la plus saturée, est mélangée subjectivement avec du blanc, et que l'excitation puissante qui répond à la couleur prédominante diminue plus rapidement que les excitations faibles qui répondent aux autres couleurs contenues dans le blanc, de sorte que la sensation résultante se rapproche du blanc à mesure qu'elle s'affaiblit. Puis, dans les périodes les moins intenses de l'image positive, l'image négative produite par la fatigue peut enfin exercer une influence sensible par sa coloration.

Pour les différentes couleurs, les phases consécutives à une observation instantanée se présentent d'une manière un peu différente, suivant leur relation avec les nuances des phases colorées du blanc. — C'est, en général, pour le *vert* que le phénomène est le plus simple, parce que le rose, sa couleur complémentaire, est semblable au rose de l'une des phases positives du blanc; aussi cette couleur se développe-t-elle avec le plus bel éclat. Le *bleu verdâtre* devient rose en passant par le bleu et le violet; le *bleu*, en passant par le violet seulement; alors la phase suivante, celle du jaune, se développe avec plus de pureté et d'intensité, parce qu'elle coïncide avec la couleur complémentaire du bleu. La phase bleu-vert et bleue du blanc, qui précède le rose, ne se remarque pas bien pour les couleurs indiquées jusqu'ici, à cause de sa ressemblance avec ces couleurs mêmes; elle paraît plus sensible pour le *jaune* qui devient violet en passant par un blanc verdâtre, et pour le *rouge*. Pour cette dernière couleur, le rose est remplacé par un violet qui

(1) PURKINJE, Zur Physiologie der Sinne, II, 110. — FECHNER, in *Pogg. Ann.*, L, 213. — BRÜCKE, Untersuchungen uber subjective Farben, aus den *Denkschr. der Acad. zu Wien*, III, 12.

devient vert-gris; d'ailleurs les phases s'écoulent relativement plus vite pour cette couleur que pour les autres. Nous avons déjà dit que le vert paraît très-souvent saturé, lorsqu'on n'a pas dans le champ visuel d'autres couleurs servant de point de comparaison. Les observations qu'Aubert a faites en regardant l'étincelle électrique à travers des verres colorés, s'accordent avec ce qui précède, à cela près que le jaune très-mélangé lui donne encore, après le violet, la phase jaune du blanc avant d'arriver au bleu négatif. Le plus souvent aussi il se formait une auréole lumineuse qui passait par les différentes phases avec plus de rapidité.

2) Après l'action prolongée ou intense d'une lumière chromatique primaire, on remarque également, dans la période de transition du positif au négatif de couleur complémentaire, quelques-unes des phases que présente la lumière blanche dans cette même période. C'est ainsi qu'on voit bien souvent le liséré rouge et le second liséré gris-bleu. Fechner a fait des expériences de ce genre en regardant le soleil à travers des combinaisons de plusieurs milieux colorés, lesquelles ne laissaient passer qu'une ou deux des couleurs spectrales; je joindrai quelques observations que j'ai faites avec des couleurs prismatiques, en regardant une ouverture ronde qui donnait passage à des rayons solaires transmis par un prisme. Lorsque la lumière chromatique est assez intense pour paraître jaune ou blanche, elle conserve d'abord cette coloration dans l'image accidentelle; puis la couleur véritable apparaît peu à peu.

Fechner produisit de la lumière *rouge* homogène en regardant le soleil soit à travers un verre rouge, soit à travers une couche épaisse de teinture de tournesol. A l'observation directe, cette lumière paraissait jaune à cause de sa grande intensité. Au premier abord, l'image accidentelle était également jaune, avec liséré rouge; puis, son intensité ayant diminué, elle devenait entièrement rouge avec apparition d'un liséré vert-bleu sombre. Dans cette expérience, le champ visuel obscur ne donne ordinairement pas lieu à une image négative bien nette. Sur le champ blanc, au contraire, la couleur bleu-vert du liséré vient au milieu. — J'ai constaté les mêmes résultats sur le rouge prismatique; dans ces expériences, le passage du rouge au bleu-vert se faisait par le violet. Si c'est une lumière artificielle qu'on a regardée pendant un certain temps à travers un verre rouge, la transition se fait par un vert-jaune positif, auquel succède le bleu-vert négatif.

Fechner obtint le *jaune* homogène par la combinaison de quatre verres : deux jaune pâle, un vert et un rouge pâle, ce qui ne laissait passer que peu de vert avec le jaune. L'image accidentelle parut jaune avec un bord rouge, autour duquel se forma un anneau vert-bleu sombre. Avec un simple verre jaune, qui laissait passer du rouge, du jaune, du vert et des traces de bleu, on obtenait successivement du jaune, du vert, puis du gris-bleu avec un contour rouge sombre. — Avec le jaune prismatique pur, j'ai vu également le passage au vert et le contour rouge sombre. Le vert et le rouge se présentent sous les mêmes conditions dans l'image accidentelle du blanc. Purkinje (1), au contraire, après avoir regardé pendant 12 à 60 secondes la flamme d'une bougie, observa la série : blanc éblouissant, jaune, rouge, bleu, blanc modéré, noir.

Fechner obtint un *vert* assez pur, mélangé de jaune, par l'association d'un verre vert avec un bleu clair et deux jaune clair. Le soleil, regardé à travers le tout, paraissait d'un blanc verdâtre ; l'image accidentelle présentait la même coloration, avec un contour rouge sombre. En regardant à travers trois verres verts et un jaune, il obtenait du *vert* mélangé de très-peu de bleu et de jaune. Le soleil paraissait presque blanc et l'image accidentelle de même, mais un peu verdâtre avec un liséré blanc bleuâtre : puis, l'image devenait blanc bleuâtre avec un contour rouge sombre autour duquel on voyait pendant quelque temps un faible reflet couleur lilas. — Pour ma part, j'ai obtenu avec du vert prismatique une image accidentelle verte, bordée de bleu, et, sur fond blanc, un pourpre foncé, bordé de jaune.

Un *bleu* mêlé de vert fut produit par Fechner au moyen d'une solution de cuivre. Le soleil paraissait blanc à travers cette solution. L'image accidentelle, blanche au premier abord, devenait bleue. Il se développait ensuite un contour vert positif bordé d'un rouge négatif. — Le bleu prismatique m'a également présenté le liséré pourpre, tandis que le fond paraissait teinté de la couleur jaune d'or complémentaire.

Quant au *violet* homogène, Fechner l'obtint au moyen d'une couche épaisse de sulfate de cuivre décomposé par l'ammoniac (bleu céleste) et d'un verre violet. Le soleil paraissait blanc bleuâtre. Il en fut de même, au commencement, de l'image accidentelle ; elle s'entourait ensuite d'un contour violet foncé qui se bordait de rouge sombre ; le fond était verdâtre. Le phénomène disparaissait avant que la couleur du contour se fût propagée jusqu'au centre.

Dans tous les cas, lorsque le bord de l'image accidentelle commence à devenir négatif, on voit le liséré rouge, tel qu'il se présente aussi dans les images accidentelles du blanc, comme si la couleur homogène était

(1) Beobachtungen und Versuche, I, 100.

mélangée avec du blanc dont les phases deviennent sensibles au moment où l'effet persistant positif de la couleur principale se trouve en équilibre avec l'effet négatif de la couleur complémentaire.

Si la lumière primaire, blanche ou chromatique, est de faible intensité, ou si, tout en présentant une intensité modérée, elle ne dure que fort peu de temps, il reste des images positives, dont les phases passent par des tons blanchâtres faiblement colorés, dont la nuance est difficile à dénommer et peut se modifier de la manière la plus remarquable par des effets de contraste; aussi trouve-t-on, dans les résultats, les contradictions apparentes les plus singulières. Si l'on a dans le champ visuel un grand nombre d'objets de différentes couleurs, les différences de couleur de l'image accidentelle baissent de ton. Les images accidentelles obtenues par Aubert en éclairant des objets colorés avec l'étincelle électrique paraissent avoir été du genre de celles que je viens de signaler. Ainsi, des carrés rouges sur fond blanc lui présentent des images accidentelles rouges, tandis qu'il voyait en vert l'image accidentelle d'une bande rouge un peu large, du même rouge que les carrés précédents, posée sur fond blanc, et sur laquelle il avait collé des carrés blancs. Il voyait toujours en jaune l'image accidentelle de bandes bleues et jaunes parsemées de carrés noirs et placées sur fond noir; placées sur fond blanc, les deux bandes bleue et jaune lui donnaient des images accidentelles bleues. La cause de ces particularités est encore à trouver.

On observe d'autres phénomènes de phases colorées sur les disques rotatifs à secteurs noirs et blancs et qui ne tournent pas assez rapidement pour produire une sensation tout à fait continue dans l'œil. — Si l'on fait tourner un semblable disque, lentement d'abord, puis, graduellement, de plus en plus vite, et qu'on le regarde fixement. en évitant de de suivre du regard l'image en mouvement, on remarque que le blanc se colore en rougeâtre sur le bord qui se présente le premier, et en bleuâtre sur le bord postérieur. Pour un faible éclairage, le ton rougeâtre tire plus sur le jaune-rouge, le bleuâtre sur le violet; pour un éclairage intense, le premier tire sur le rose, le second sur le bleu-vert. Si la rotation est lente, le ton bleuâtre s'étend d'abord sur une plus grande partie du blanc que le ton rougeâtre. Si, au contraire, la rotation est rapide, le rouge s'étend en rose sur tout le blanc, tandis que le bleu-vert s'avance sur les secteurs noirs; en somme, le violet paraît alors prédominer sur tout le disque. Pour une rotation encore plus rapide, on ne distingue plus l'un de l'autre les différents secteurs; on voit alors le champ finement jaspé de taches qui papillotent entre le rose violet et le gris-vert. Enfin, si la rapidité de la rotation augmente encore, le papillotage diminue, la couleur grise résultant du blanc et du noir ressort de mieux en mieux et n'est plus recouverte que par de grandes taches variables, d'un rose violet, qui présentent l'aspect des taches et des bandes qu'on voit sur un tissu de soie mouillé.

On voit très-bien l'une à côté de l'autre ces différentes périodes du phénomène lorsqu'on divise un disque en trois couronnes concentriques, comme dans la figure 149 : la couronne intérieure porte un secteur noir et un blanc, la couronne intermédiaire en porte deux de chaque sorte, et la couronne extérieure en porte quatre. Lorsque le disque tourne avec une certaine rapidité, on a sur le champ intérieur la coloration verdâtre prédominante du blanc, sur le champ moyen, la coloration rose, et sur le champ externe, le papillotage finement jaspé. Pour une rotation plus rapide, le champ intérieur présente la coloration rose; le champ médian, le jaspé papillotant; l'externe, le gris

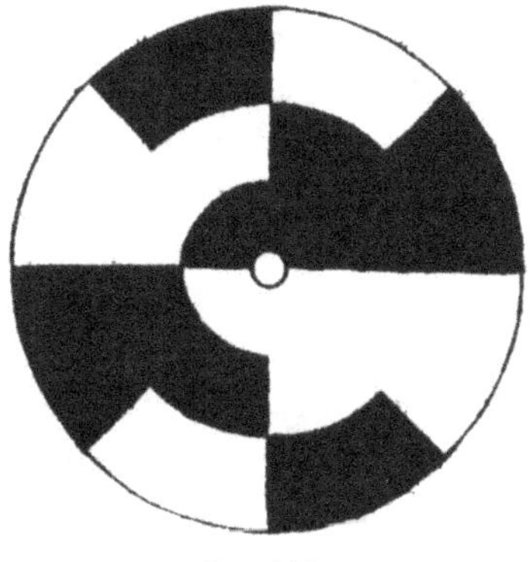

FIG. 149.

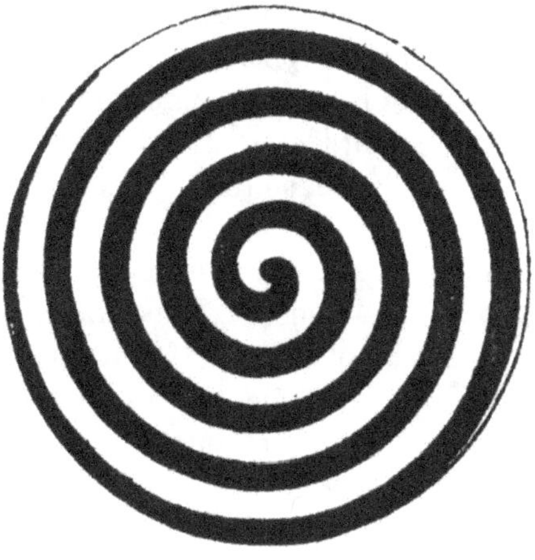

FIG. 150.

ondoyé de violet. Je ferai encore remarquer que la bande sur laquelle le rose est développé avec le plus de pureté paraît toujours plus foncée que les bandes voisines dans lesquelles la rapidité des alternances est, soit plus, soit moins considérable (Cf. plus haut, p. 455). Sur un disque divisé en secteurs, on ne reconnaît qu'après un peu d'exercice la disposition des couleurs qui se présentent d'abord sur les bandes blanches ; on la reconnaît plus facilement sur un disque (fig. 150) recouvert de deux spirales, noire et blanche, d'égale largeur. Il résulte de ces observations que lorsqu'un point de la rétine reçoit des alternances rapides de lumière blanche et d'obscurité, ce qui met la rétine dans des états successifs d'excitation croissante et décroissante, *le moment des maximums d'excitation n'est pas le même pour toutes les couleurs:* l'excitation a lieu plus tôt pour le rouge et pour le violet que pour le vert.

Ces phénomènes de coloration ne se présentent pas ordinairement au premier aspect ; il faut prolonger l'observation pendant quelque temps, et alors les couleurs deviennent graduellement de plus en plus brillantes. Il paraît donc nécessaire que l'œil soit amené à un certain degré de fatigue par la lumière papillotante. Il vient s'ajouter, en outre, d'autres phénomènes qui paraissent provenir de ce que les différentes parties de la rétine sont différemment accessibles à cette sorte d'excitation. On voit apparaître, en effet, dans la lumière papillotante, certains dessins qui se rapportent en partie à des portions déterminées de la rétine : c'est l'*image d'ombres et de lumières* de Purkinje (1). Si la vitesse de la rotation est assez grande pour qu'on ne puisse plus distinguer les différents secteurs, leur nombre paraît augmenté, et ils forment comme un treillis de bâtons recourbés et mal délimités, dont les mailles ont leur plus grande longueur suivant le rayon du disque. Si la rapidité de la rotation augmente, le dessin devient plus fin, analogue à celui d'une broderie, et, à la partie du champ papillotant qui répond à la tache jaune, on remarque une figure arrondie ou ovale transversalement, d'un aspect particulier, qui présente des contrastes bien tranchés de lumière et d'obscurité, et qu'on peut comparer à une rose dont les pétales très-nombreux affecteraient une forme à peu près hexagonale. Au centre, on voit un point obscur entouré d'un cercle noir. On peut reproduire les mêmes figures en se tournant avec les paupières fermées vers une lumière brillante, et en faisant mouvoir devant l'œil les doigts écartés, de telle sorte que l'œil éprouve des alternatives rapides de lumière et d'obscurité. Il suffit, en somme, de produire de rapides successions d'ombre et de lumière. Purkinje distingue dans ces figures des formes primaires et des formes secondaires. Dans son œil droit, les formes primaires sont des carrés grands et petits, clairs et sombres comme sur un damier, et qui recouvrent la plus grande partie du champ visuel. Ce n'est que pour une certaine région située au-dessous du centre qu'il voit de grands hexagones. Il paraît n'avoir vu que quelques traits de la rosette assez régulière qui se forme sur la tache jaune de mon œil ; par contre, chez moi, les taches éloignées du centre ne forment ni des carrés, ni des hexagones réguliers : elles sont irrégulières et augmentent de dimensions vers la périphérie. Purkinje les voyait

(1) Beobachtungen und Versuche, I, Prag, 1823, p. 10 (*Lichtschattenfigur*).

comme moi avec son œil gauche dont la vision était faible. Il décrit comme figures secondaires, qui apparaissent particulièrement lorsqu'il dirige les yeux fermés vers le soleil, des étoiles à huit branches et des spirales brisées d'un aspect remarquable, qui se développent par déplacement des carrés clairs et obscurs des images primaires; elles sont, du reste, très-variables. Dans l'œil gauche, les figures secondaires lui présentaient le même aspect que dans l'œil droit, à cela près que la disposition était symétrique de celle de l'autre œil.

Quand on observe ces phénomènes sur les disques rotatifs, on les voit s'effacer de plus en plus à mesure que la vitesse augmente, et il ne reste plus, comme dernières traces, que les taches ondoyées que nous avons décrites plus haut. Si l'on regarde bien fixement la figure au moment où le papillotage est le plus intense, elle disparaît parfois tout à fait, et l'on voit plus en arrière un fond rouge foncé dans lequel il semble se présenter un grand nombre de courants enlacés les uns dans les autres, phénomène où Vierordt (1) croit reconnaître la circulation du sang dans les vaisseaux rétiniens. Dans mes yeux, ce mouvement présente plutôt l'aspect de courants sans bords qui se déplacent et changent continuellement de lit. On peut fort bien concevoir que l'éclairage intermittent rende visible le mouvement des globules sanguins, de même qu'on rend visible par ce moyen le mouvement et la forme des gouttes d'un filet liquide (voy. p. 221 et p. 424).

Si l'on produit sur les disques papillotants des alternatives de lumière chromatique et de noir, soit en faisant usage de secteurs colorés, soit en regardant les disques noir et blanc à travers des verres de couleur, les couleurs homogènes même présentent aussi des traces de phases colorées. Si l'on regarde par exemple à travers un verre rouge qui ne transmette aucune autre couleur que le rouge, le bord antérieur des champs clairs paraît orangé, et le postérieur, rose, ce qui répond au jaune et au bleu qu'offrait la lumière blanche. Le fond noir se recouvre en même temps du vert complémentaire. La couleur complémentaire (2) devient encore plus nette si l'on emploie une spirale colorée et une spirale grise, et qu'on arrête brusquement le disque, après l'avoir fait tourner pendant un certain temps. On peut procéder de même avec un disque à secteurs alternativement colorés et blancs (ou gris). Sinsteden (3) employait, à cet effet, un disque rouge orangé à secteurs découpés, qui tournait en avant d'un disque blanc ombragé. Lorsqu'on arrêtait le disque antérieur, l'autre présentait une vive coloration bleue.

---

(1) *Archiv fur physiolog. Heilkunde*, 1856, Heft 2.
(2) Dove, in *Pogg. Ann.*, LXXV, 526.
(3) *Ibid.*, LXXXIV, 45.

E. Brücke a obtenu des phénomènes analogues en faisant osciller un petit disque noir devant une lame de verre coloré. Le phénomène était surtout remarquable devant une lame verte : les parties qui subissaient des alternatives de clair et d'obscur offraient une coloration rose ; celles qui étaient constamment recouvertes ou découvertes, paraissaient en vert.

L'expérience curieuse des *cœurs agités* doit peut-être trouver sa place ici. — Sur des feuilles colorées, de papier fort, on applique des figures d'une couleur vive, différente de celle du fond ; le rouge et le bleu paraissent produire les meilleurs effets ; les couleurs doivent être très-vives et saturées. Si l'on regarde les feuilles en leur donnant un mouvement de va-et-vient d'une certaine vitesse, les figures paraissent se déplacer sur le papier et osciller de côté et d'autre. Il semble que la cause de ce phénomène soit que la sensation lumineuse ne se produit et ne disparaît pas également vite pour les différentes couleurs, et que, pour cette raison, le bleu paraît retarder un peu sur le rouge, dans le mouvement imprimé à la feuille. On voit quelque chose d'analogue lorsqu'on fait mouvoir l'œil au lieu de l'objet. C'est ainsi que Wheatstone (1), Brücke et E. du Bois-Reymond (2) ont vu un mouvement apparent du dessin à l'éclairage du gaz, en faisant errer le regard sur des tentures rouges et vertes. D'après Brewster, ces mouvements se présentent aussi lorsque la lumière du jour pénètre, par une petite ouverture, dans une chambre complétement obscure.

Dans l'exposé qui précède, je me suis attaché à l'opinion émise notamment par Fechner, et d'après laquelle tous les phénomènes des images accidentelles trouvent leur explication en partie dans une excitation persistante de la rétine, et en partie dans une diminution de l'excitabilité. Par le fait, si nous maintenons pour les mots *excitation* et *excitabilité* la signification que nous leur avons attribuée jusqu'ici, nous devons parler d'excitation persistante, lorsque l'œil voit une image accidentelle positive dans l'obscurité absolue, et nous devons considérer l'excitabilité comme diminuée, si l'œil perçoit plus faiblement la lumière extérieure à l'endroit d'une image accidentelle négative qu'avec les parties non fatiguées de la rétine. La persistance de l'excitation et la diminution de l'excitabilité ne sont donc pas des hypothèses, mais résultent immédiatement des faits. Ces deux circonstances suffisent aussi pour expliquer, parmi les phénomènes qui nous occupent, ceux qui sont les plus constants, les plus frappants et de beaucoup les plus nombreux, à savoir ceux des changements d'intensité lumineuse et ceux des images

(1) *Inst.*, n° 582, p. 75.
(2) *Die Fortschritte der Physik* im Jahre 1845, redig. von KARSTEN, I, 223.

accidentelles positives et homonymes, négatives et complémentaires. Ce serait assurément une tâche difficile et qui nécessiterait toutes sortes d'hypothèses arbitraires, que de vouloir rapporter complétement à un type simple les phénomènes si complexes des phases colorées qui suivent les impressions lumineuses intenses ou prolongées. Cependant on concoit pourquoi ces phénomènes doivent être variables. Nous ne connaissons ni la loi d'après laquelle la fatigue plus ou moins forte de l'œil disparaît pour les différentes couleurs, ni le rapport suivant lequel l'intensité de la sensation persistante dépend de la fatigue. D'après l'opinion de Fechner, il faut considérer les images complémentaires négatives sur champ obscur comme des altérations dans la perception des excitations internes de la rétine. Beaucoup de physiciens ont, au contraire, considéré ces images comme des effets d'une nouvelle action de la rétine, qui serait opposée à la première; Plateau (1), en particulier, a érigé cette opinion en un corps de théorie. Il a démontré qu'on peut encore voir de ces images complémentaires même sans aucune lumière extérieure, et comme l'attention n'avait pas été portée encore sur la lumière propre de l'œil, il ne put expliquer le phénomène que par une activité nouvelle et opposée de la rétine. Comme il remarqua encore des modifications ultérieures des images positive et négative, il émit la proposition qu'après chaque sensation vive de lumière, la rétine ne parvient au repos que par une série d'oscillations qui la feraient passer alternativement par des états opposés. Ces états opposés correspondraient à la sensation des couleurs complémentaires. Il rattacha à cette théorie certains effets de contraste dont nous parlerons plus en détail dans le paragraphe suivant, et il admit aussi une série d'oscillations analogues pour la localisation de l'impression dans l'espace. Mais il faut rappeler que les images accidentelles complémentaires négatives ne consistent pas en une activité de la rétine, mais qu'elles apparaissent, au contraire, comme des diminutions de la sensation lumineuse interne qui existait préalablement; que de plus ces alternatives entre les images positives et négatives dépendent — ainsi qu'une observation attentive permet presque toujours de s'en assurer — de circonstances extérieures et notamment de faibles changements dans l'éclairage du fond de l'œil. Il me semble très-hasardé de prendre pour base d'une théorie, ces images délicates, excessivement mobiles, que présentent, dans le champ visuel obscur, les images accidentelles au moment de leur passage de l'état positif à l'état négatif, surtout si l'on songe que la sensibilité de l'organe est augmentée, par suite d'un long repos dans l'obscurité, à un tel point que des influences extérieures à peine sensibles suffisent à produire des modifications de l'image. Il n'y a rien d'étonnant si, dans ces circonstances, nous ne pouvons pas toujours désigner la cause des modifications qui se produisent. Fechner a déjà, du reste, appelé l'attention sur une autre difficulté de la théorie de Plateau. En effet, suivant cette théorie, dans les images accidentelles, les couleurs complémentaires devraient se détruire comme étant des activités contraires de la rétine, et produire de l'obscurité. C'est ainsi que la présence d'une image accidentelle de couleur complémentaire nuit à la perception de la couleur primaire, et que si l'on a fatigué l'œil successivement par du rouge

(1) *Ann. de chim. et de phys.*, LIII, 386. — *Pogg. Ann.*, XXXII, 543.

et du vert, l'image accidentelle est noire. Mais comment mettre cette supposition d'accord aved e fait que les sensations provoquées simultanément par des lumières objectives complémentaires se réunissent pour former le blanc, qui est plus clair que chacune des deux couleurs employées ?

Brücke considère les images accidentelles positives complémentaires comme incompatibles avec la théorie de Fechner. — J'ai déjà fait remarquer plus haut que la coloration de ces images est, en réalité, très-blanchâtre, et que la couleur complémentaire ne ressort si nettement que par contraste avec la couleur primaire et à cause de l'absence d'autres couleurs qui serviraient de point de comparaison. Si l'on a vu en même temps, et à côté l'une de l'autre, deux couleurs primaires, on constate facilement que leurs images accidentelles ne présentent, dans les derniers moments de leur apparition positive, qu'un pâle reflet des couleurs complémentaires ; je crois donc pouvoir considérer ces images comme des mélanges d'une image positive blanchâtre et d'une image négative complémentaire, ce qui permet de les rattacher à l'explication de Fechner. Il reste encore à mentionner le phénomène bizarre qu'Aubert décrit pour les images accidentelles d'objets éclairés par l'étincelle électrique. Des carrés noirs et rouges, entourés d'un fond blanc, lui apparaissent accompagnés de leurs images négatives au moment du passage de l'étincelle. Ces images faisaient défaut dans les carrés blancs sur fond noir ; elles paraissaient parfois ne pas coïncider exactement avec l'image primitive. Ce n'est qu'un peu plus tard qu'apparaissaient les images positives de même couleur. Les bandes colorées sur fond blanc ou noir paraissent lui avoir toujours donné des images accidentelles complémentaires et plus claires que le fond.

En résumé, je crois qu'il est sage de conserver pour fil conducteur, dans ce dédale de phénomènes si divers, un point de vue théorique qui, comme celui de Fechner, explique facilement la grande majorité des phénomènes, et qui rend surtout facilement compte de ceux qui se distinguent par leur énergie, leur netteté et leur constance. Il se rencontre assurément quelques phénomènes assez fugaces dont on ne peut pas encore donner d'explication complétement satisfaisante : les changements de couleurs qui se produisent au moment où l'image passe du positif au négatif, et où les influences opposées de l'excitation persistante et de la fatigue se trouvent dans un équilibre peu stable, sont encore dans ce cas. Cependant je n'ai pas encore pu trouver de phénomène qui soit manifestement incompatible avec les principes sur lesquels se fondent les explications de Fechner.

Les images accidentelles positives et négatives des fenêtres ont été décrites en 1634 par Peiresc (1). Puis on trouve l'expérience présentée comme une sorte de tour d'adresse. Bonacursius prétendit, contrairement au jésuite Athan. Kircher (2), qu'il pouvait faire en sorte qu'on vît aussi bien dans l'obscurité qu'à la lumière du jour, et il eut raison en faisant regarder fixement à Kircher un dessin fixé dans une ouverture du volet d'une chambre obscure. On rendit l'obscurité complète, et Kircher vit de nouveau distinctement le dessin en regardant (ce qui était inutile) un papier blanc qu'il tenait à la main. Kircher, pour expli-

(1) Vita, p. 175, 296.
(2) Ars magna, p. 162.

quer le fait, dit que l'œil renvoie la lumière qu'il a reçue et éclaire le papier. MARIOTTE (1) répéta des expériences analogues. NEWTON connaissait les images par éblouissement, et il paraît les avoir considérées comme étant de nature psychique (2), parce qu'en y portant son attention, il lui avait été possible de faire reparaître après plusieurs semaines une image accidentelle produite par la fixation du soleil. Il fut conduit à faire ces expériences par une question de LOCKE, qui les avait trouvées mentionnées dans le livre de ROB. BOYLE sur les couleurs. JURIN (3) donna en 1738 une théorie assez complète de ces phénomènes, qu'il fonda en partie sur la persistance de l'excitation, et en partie sur l'hypothèse d'après laquelle la cessation d'une très-forte sensation serait suivie d'une sensation opposée. BUFFON (4) donna de ces phénomènes une description plus complète, qui servit plus tard au père SCHERFFER (5) pour en établir une théorie. Contrairement à JURIN, ce dernier émit l'opinion que les images accidentelles — dont il ne connaît guère que les négatives — sont attribuables à une diminution de sensibilité de la rétine, par suite de fatigue. Il applique le même principe à l'explication des couleurs complémentaires, en s'appuyant sur la règle de NEWTON pour le mélange des couleurs. GODART (6) donna une autre théorie de ce phénomène ; cette théorie, fruit d'une imagination un peu trop vive, se rapproche cependant déjà des oscillations de PLATEAU. Un grand nombre d'observations furent faites par DARWIN (7), relativement surtout aux images accidentelles colorées ; par AEPINUS (8) et par DE LA HIRE (9), sur les phases colorées de l'image du soleil ; par GERGONNE (10) ; par BROCKEDON (11), qui chercha à les employer pour constituer une théorie de l'harmonie esthétique des couleurs ; par LEHOT (12), qui appela surtout l'attention sur les phénomènes résultant du changement brusque de distance d'un champ coloré ; par GŒTHE (13) ; par BEER (14), sur la disparition des couleurs par suite de fixation chez les opérés de cataracte ; par HIMLY et TROXLER (15), PURKINJE (16), OSANN (17), SPLITTGERBER (18), KNOCHENHAUER (19), DOVE (20), sur les couleurs subjectives des objets en mouvement ; SINSTEDEN (21), SCORESBY (22), GROVE (23), sur la révivification des images accidentelles par les alternatives d'éclairement et d'obscurcissement du champ visuel ; par SEGUIN (24) (observations nombreuses et exactes sur les phases colorées) ; BRUCKE (25) ; AUBERT (26), sur les images accidentelles produites par l'étincelle électrique.

Quant aux essais qui ont été faits pour établir une théorie et une explication des phéno-

---

(1) MARIOTTE, Œuvres, p. 318.

(2) D. BREWSTER, NEWTON'S Leben, übers. von GOLDBERG. Leipzig, 1833, 263. — *Lettre de* NEWTON *à* LOCKE, in : Vie de LOCKE par lord KING. Londres, 1830.

(3) Essay on distinct and ind. vis., p. 170, in *Smith's Optics*, Cambridge, 1738.

(4) *Mém. de Paris*, 1743, p. 215.

(5) Abhandlung von den zufälligen Farben. Wien, 1765. — Paru en latin en 1761. — *Journal de physique de Rozier*, XXVI, 175, 273 (1785).

(6) *Journal de physique*, 1776, VIII, 1, 269.

(7) *Philos. Transact.*, 1786, LXXVI, 313. — Zoonomie, übers. von BRANDIS. Hannover, 1795, II, 387.

(8) *Journ. de phys.*, XXVI, 291. — *Novi Comment. Petrop.*, X, 286.

(9) Cité par PORTERFIELD, On the eye, I, 343.

(10) *Journ. de mathém.*, XXI, 291.

(11) *Quart. Journ. of Sc.*, N° XIV, 399. — *Wiener Zeitschr.*, VIII, 471.

(12) *Fechner's Repertorium*, 1832, p. 229.

(13) Farbenlehre, I, 13, 20.

(14) Das Auge oder Versuch das edelste Geschenk des Schöpfers zu erhalten, p. 1-8.

(15) HIMLY, Ophthalmol. Bibl., I, 2, p. 1-20 ; II, 2, p. 40.

(16) Beiträge, I, 72, 96.

(17) *Pogg. Ann.*, XXXVII, 288.

(18) *Pogg. Ann.*, IL, 587.

(19) *Pogg. Ann.*, LIII, 346.

(20) *Pogg. Ann.*, LXXI, 112 ; LXXV, 524, 526.

(21) *Pogg. Ann.*, LXXXIV, 45.

(22) *Philos. Mag.*, 4, VIII, 544 (1854).

(23) *Philos. Mag.*, 4, III, 435-436.

(24) *Ann. de chimie et de phys.*, 3, XLI, 413-431. — *Comptes rendus*, XXXIII, 642 ; XXXIV, 767 ; XXXV, 476.

(25) *Denkschr. der k. k. Akad. zu Wien*, III. — *Pogg. Ann.*, LXXXIV, 418.

(26) *Moleschott's Untersuchungen zur Naturl.*, V, 279.

mènes dont nous nous occupons ici, il faut encore mentionner PRIEUR (de la Côte-d'Or) (1), qui chercha à les ramener au principe du contraste, et l'opinion de BREWSTER (2), d'après laquelle la couleur complémentaire se développerait en même temps que celle de l'objet et la ternirait. Les opinions en présence finirent par se résumer dans les deux travaux d'ensemble de PLATEAU (3) et de FECHNER (4). Le premier représente, sous une forme conséquente, l'opinion qui admet des activités opposées de la rétine. FECHNER, au contraire, qui, avec une extrême abnégation, avait fait une grande série d'expériences exactes, et même des mensurations, fut le premier à déduire d'une manière satisfaisante les images négatives du principe de la fatigue. Ces deux travaux représentent encore, pour les points essentiels, l'état actuel de la science. Cependant il était nécessaire de définir d'une manière plus exacte l'idée de la fatigue de l'œil pour les différentes couleurs. Une définition de ce genre était comprise implicitement dans la théorie des couleurs de TH. YOUNG ; pour la vérifier, j'ai fait les expériences sur les images accidentelles de couleurs spectrales (5), et je remarquai à cette occasion la grande netteté des images positives après une action momentanée de la lumière.

1634. PEIRESCII Vita, p. 175, 296.
1646. ATHAN. KIRCHER, Ars magna, p. 162.
1668. MARIOTTE, Œuvres, p. 318.
1689. DE LA HIRE, in PORTERFIELD, On the eye, I, 343.
— I. NEWTON, Experiments on ocular spectra produced by the action of the sun's light on the retina, in *Edinb. Journ. of sc.*, IV, 75.—NEWTON's Leben, von BREWSTER, übers. von GOLDBERG, Leipzig, 1833, p. 263. — Lettre de NEWTON à LOCKE, in Vie de LOCKE par lord KING, Londres, 1830.
1738. JURIN, Essay on distinct and indistinct vision, p. 176, in *Smith's Optics*, Cambridge, 1738.
1743. BUFFON, Dissertation sur les couleurs accidentelles, in *Mém. de Paris*, 1743, p. 147.
1765. SCHERFFER, Abhandlung von den zufälligen Farben, Wien, 1765 ; paru en lat., 1761. — *Journ. de physique de Rozier*, XXVI, 175, 273.
— AEPINUS, De coloribus accidentalibus, in *Nov. Comm. Acad. Petr.*, X, 282. — *Journal de physique*, 1776, XXVI, 291.
1776. GODART, in *Journ. de physique*, VIII, 1, 269.
1786. DARWIN, On the ocular spectra of light and colours, in *Phil. Trans.*, 1786, p. 313. — Zoonomie, ubers. von BRANDIS. Hannover, 1795, II, 387.
1798. COMPARETTI, Observationes dioptricæ et anatomicæ de coloribus apparentibus. Patav., 1798.
1804. PRIEUR (de la Côte-d'Or), Observations sur les couleurs et certaines de leurs manifestations, in *Ann. de chimie*, LIV, p. 1. — *Gilb. Ann.*, XXXI, 315.
1810. v. GOETHE, Zur Farbenlehre, I, 13, 20.
1817. SCHULZ, Ueber physiologische Farbenerscheinungen, insbesondere das phosphorische Augenlicht als Quelle derselben betrachtet, in GOETHE für Naturwiss., II, 20, 38.
1819. PURKINJE, Beitrage zur Physiologie der Sinne, I, 92.
1826. J. MÜLLER, Zur vergl. Physiol. des Gesichtsinnes. Coblenz, p. 401.
1830. LEHOT, in *Annales des sciences d'observ. par Saigey et Raspail*, III, 3. — *Froriep's Notizen*, XXVIII, p. 177. — *Fechner's Repertorium*, 1832, p 229.
— GERGONNE, in *Journ. de mathém. de Gergonne*, XXI, 291.
1833. BREWSTER, in *Philos. Mag.*, II, 89 ; IV, 354. — *Pogg. Ann.*, XXIX

---

(1) *Ann. de chimie*, LIV, p. 1.

(2) *Philos. Mag.*, II, 89 ; IV, 354. — *Pogg. Ann.*, XXIX ; LXI, 118.

(3) *Ann. de chimie et de phys.*, 1833, LIII, 386 ; 1835, LVIII, 337. — *Pogg. Ann.*, XXXII, 543.—Le plus complétement, dans : Essai d'une théorie génér. comprenant l'ensemble des apparences visuelles, qui succèdent à la contemplation des objets colorés. Bruxelles, 1834.

(4) *Pogg. Ann.*, XLIV, 221, 513 ; XLV, 227 ; L, 193, 427.

(5) Lu publiquement, *in Sitzung der niederrheinischen Gesellschaft fur Natur- und Heilkunde in Bonn*, am 3 Juli 1858. — *Naturforscherversammlung zu Carlsruhe*, September 1858.

1833. PLATEAU, in *Ann. de chim. et de phys.*, LIII, 386; LVIII, 337. — *Pogg. Ann.*, XXXII, 543. — Avec le plus de détails dans : Essai d'une Théorie génér. comprenant l'ensemble des apparences visuelles qui succèdent à la contemplation des objets colorés et de celles qui accompagnent cette contemplation, c'est-à-dire la persistance des impressions de la rétine, les couleurs accidentelles, l'irradiation, les effets de la juxtaposition des couleurs, les ombres colorées. Bruxelles, 1834.

1836. OSANN, Ueber Ergänzungsfarben, in *Pogg. Ann.*, XXXVII, 287.

1838. G. TH. FECHNER, Ueber die subjectiven Complementärfarben, in *Pogg. Ann.*, XLIV, 221-245; 513-530.

— G. TH. FECHNER, Scheibe zur Ergänzung subjectiver Complementärfarben, in *Pogg. Ann.*, XLV, 227.

1840. G. TH. FECHNER, Ueber die subjectiven Nachbilder und Nebenbilder, in *Pogg. Ann.*, L, 193-221, 427-465.

— SPLITTGERBER, in *Pogg. Ann.*, XL, 587.

— D. BREWSTER, in *Phil. Mag.*, XXIII, 354. — *Pogg. Ann.*, LXI, 138. (Combinaison des impressions qui s'effacent et des impressions complémentaires.)

1841. KNOCHENHAUER, Ueber Blendungsbilder, LXIII, 346.

1845. WHEATSTONE, Sur un effet singulier de juxtaposition de certaines couleurs dans des circonstances particulières, in *Inst.*, 1845, n° 582, p. 75.

1848. H. W. DOVE, Ueber Scheiben zur Darstellung subjectiver Farben, in *Pogg. Ann.*, LXXV, 526.

— GRÜEL, Ueber einen Apparat für subjective Farbenerscheinungen, in *Pogg. Ann.*, LXXV, 524.

— H. TAYLOR, On the apparent motion of the figures in certain patterns of blue and red worsted, in *Philos. Magaz.*, XXXIII, 345. — *Froriep's Notizen*, IX, 33. — *Archiv. des sc. phys. et natur.*, X, 304.

1850. J. M. SEGUIN, Sur les couleurs accidentelles, in *Comptes rendus*, XXXIII, 642; XXXIV, 767-768; XXXV, 476. — *Ann. de chim. et de phys.*, 3, XLI, 413-431. — *Phil. Mag.*, 4, III, 77. — *Silliman's Journ.*, 2, XIII, 441.

— SINSTEDEN, Ueber einen neuen Kreisel zur Darstellung subjectiver Complementärfarben und eine eigenthümliche Erscheinung, welche die Orangefarbe dabei zeigt, in *Pogg. Ann.*, LXXXIV, 45.

— E. BRÜCKE, Untersuchungen über subjective Farben, in *Pogg. Ann.*, LXXXIV, 418. — *Wiener Denkschr.*, III, 95. — *Archiv. des sc. phys. et natur.*, XIX, 122.

1852. W. R. GROVE, On a mode of reviving dormant impressions on the retina, in *Philos. Magaz.*, 4, III, 435-436. — *Inst.*, 1852, p. 251-252. — *Archiv. des sc. phys. et natur.*, XX, 227-228. — *Cosmos*, I, 237-238.

— DOVE, Zur Erklarung der flatternden Herzen, in *Pogg. Ann.*, LXXXV, 402.

1854. J. J. OPPEL, Ueber das Phänomen der flatternden Herzen, in *Jahresber. des Frankfurter Vereins*, 1853-1854, p. 50-52. — *Hallesche Zeitschr. für Naturwissenschaft*, V, 319.

— W. SCORESBY, An Inquiry into some of the circumstances and principles which regulate the production of pictures on the retina of the human eye with their measure and endurance, their colours and changes, in *Phil. Mag.*, 4, VII, 218-221; VIII, 544. — *Inst.*, 1854, p. 154-156. — *Proc. of Roy. Soc.*, VI, 380-383; VII, 117-122. — *Athen.*, 1854, p. 1272.

1855. S. MARIANINI, Sur une manière de voir facilement les couleurs accidentelles, in *Archiv. des sc. phys.*, XXX, 325. — *Cimento*, I, 165.

1856. SEGUIN, Couleurs accidentelles, in *Cosmos*, IX, 39.

— VIERORDT, in *Archiv fur Physiol. Heilk.*, 1856, Heft 2.

1857. MELSENS, Recherches sur la persistance des impressions de la rétine, in *Bulletin de Bruxelles*, 2, III, 214-252; *Cl. des sc.*, 1857, p. 735-777.

1858. HELMHOLTZ, Ueber Nachbilder, in *Bericht uber die 34ste Vers. deutscher Naturf. in Carlsruhe*, p. 225.

— H. AUBERT, Ueber das Verhalten der Nachbilder auf den peripherischen Theilen der Netzhaut, in *Moleschott's Unters. zur Naturlehre*, IV, 215-239.

— J. M. SEGUIN, Note sur les couleurs accidentelles, in *Comptes rendus*, XLVII, 198-200.

1859. H. AUBERT, Ueber die durch den elektrischen Funken erzeugten Nachbilder, in *Moleschott's Unters.*, V, 279-314.

1861. J. SMITH, On the Chromascope, in *Rep. of Brit. Assoc.*, 1860, 2, p. 65-66 ; 1861, 2, p. 33-33.
1862. H. AUBERT, Untersuchungen über die Sinnesthätigkeiten der Netzhaut, in *Pogg. Ann.*, CXV, 87-116 ; CXVI, 249-278.
— ROSE, Presentations of colour produced under novel conditions, in *Rep. of British Assoc.*, 1861, 2, p. 33-33. (Par l'intermittence de blanc et de noir.)
1864. AUBERT, Physiologie der Netzhaut. Breslau, p. 347-386.
1865. E. BRÜCKE, Ueber Ergänzungsfarben und Contrastfarben, in *Wiener Sitzungsber.*, LI.

§ 24. — Du contraste.

Nous avons recherché, dans le paragraphe précédent, les modifications mutuelles que subissent les couleurs que nous voyons *successivement*. Il nous reste encore à examiner quelles sont les influences qu'exercent l'une sur l'autre des intensités et des couleurs différentes que nous voyons *simultanément* dans le champ visuel.

Comme une semblable juxtaposition a le plus souvent pour résultat de faire paraître plus foncées des régions qui sont voisines de parties claires, et réciproquement, ou bien encore de donner aux couleurs voisines d'une couleur donnée, une teinte complémentaire de cette dernière, on a été conduit à désigner sous le nom de *contrastes* ces oppositions d'effets. Pour plus de précision, Chevreul désigne sous le nom de *contraste simultané* les phénomènes dont nous allons parler, pour les distinguer de ceux qui se produisent quand deux couleurs apparaissent successivement sur la même partie de la rétine, et auxquels il attribue la dénomination de *contraste successif*.

Mais il se présente aussi des cas où la couleur d'une partie du champ visuel est modifiée par la couleur voisine, de manière à se rapprocher, non plus de la complémentaire de cette couleur, mais de cette couleur elle-même. Ici, la dénomination de contraste paraît impropre tout d'abord, bien qu'en réalité l'une des couleurs soit peut-être modifiée par le contraste de la couleur complémentaire de l'autre. Pour obtenir une terminologie qui n'exclue pas les cas de ce genre, Brücke désigne sous le nom de *couleur induite* la couleur qui est produite par l'effet d'une couleur voisine, et, sous celui de *couleur inductrice*, celle qui donne lieu à la production de la couleur induite. De plus, quand le champ dont la couleur est modifiée est lui-même coloré, nous continuerons à nommer *réagissante* la couleur de ce champ. Lorsque la couleur réagissante est modifiée par la couleur induite, on obtient la couleur *résultante*. Ainsi, les cas les plus ordinaires, où la couleur induite est complémentaire de la couleur inductrice, répondent seuls immédiatement à l'idée de contraste ; mais il y a aussi des cas où la couleur induite est homonyme à la couleur inductrice.

I. — Les phénomènes du *contraste successif* se déduisent facilement de ce que nous avons dit au paragraphe précédent. — Si, après avoir regardé un champ de la couleur *A* et d'une intensité moyenne, on dirige le regard sur un autre champ de la couleur *B*, l'excitation persistante de l'impression *A* n'est en général pas assez grande pour produire, sur un second champ d'intensité moyenne, une image accidentelle positive : on voit donc sur le champ *B* une image accidentelle négative de *A*. Cet effet affaiblit les parties de la couleur *B* qui sont de même espèce que *A* : si *B* est du même ton que *A*, le contraste rend ce fond plus blanchâtre ; si *B* est complémentaire de *A*, sa saturation augmente ; Si la couleur *B* se trouve sur l'un ou l'autre côté du cercle des couleurs, entre *A* et sa couleur complémentaire, elle passe à un ton voisin, qui est plus éloigné de *A* et plus rapproché de la couleur complémentaire. D'ailleurs, la couleur *B* s'assombrit d'autant plus que la couleur *A* était plus claire. Telle serait donc la loi générale du contraste successif, en admettant dans les deux champs des intensités telles qu'il ne puisse se produire que des images négatives.

Cela posé, on peut s'assurer facilement que le contraste successif, c'est-à-dire celui qui provient des images accidentelles, exerce aussi une grande influence lorsque l'on compare des champs colorés qui sont contigus dans le champ visuel. Dans ce cas, on n'a cru voir ordinairement que des contrastes simultanés ; parce que, jusqu'à présent, on a peu tenu compte, dans l'étude des contrastes, de cette particularité de notre regard d'après laquelle, dans l'usage commode et habituel de nos yeux, nous laissons ordinairement errer le point de fixation d'une manière lente et continue dans le champ visuel, de manière à parcourir successivement les différentes parties de l'objet examiné. Ce mouvement du regard se fait sans que nous y prenions garde, et nous y sommes tellement habitués, qu'il faut un effort et une attention extraordinaires pour maintenir le regard rigoureusement fixé sur un point déterminé du champ visuel, ne fût-ce que pendant 10 à 20 secondes. Cette fixation s'accompagne aussitôt de phénomènes insolites ; il se développe des images accidentelles négatives des objets, très-nettement dessinées, et tant que nous maintenons le regard immobile, ces images coïncident avec les objets et les rendent rapidement confus. Aussi éprouvons-nous rapidement une sensation d'éblouissement et d'effort, dès que nous nous obstinons dans une fixation rigoureuse ; le besoin de déplacer l'œil devient de plus en plus irrésistible, et les petites oscillations que cet organe exécute au mépris de nos efforts se trahissent par l'apparition éclatante sur les bords des objets, tantôt à droite, tantôt à gauche, de parties des images accidentelles négatives qui se sont produites. Cette mobilité du regard qui maintient, sur toutes les parties de la rétine, une suite continue de variations dans les intensités et les couleurs perçues par les différentes parties de cette membrane, est évidemment d'une grande importance pour la conservation de l'appareil nerveux visuel dans l'intégrité de ses fonctions, car rien n'épuise l'œil autant que la production fréquente d'images accidentelles obtenues en fixant longtemps des surfaces même modérément éclairées, et les images négatives intenses sont toujours des signes d'une grande fatigue de la rétine.

Examinons maintenant ce qui arrive lorsque le regard, en se déplaçant, rencontre dans le champ visuel des parties différemment colorées ou différemment intenses. — Si nous contemplons un champ coloré limité, en fixant exactement un de ses points, il se développe une image accidentelle nettement limitée, et, par suite, facile à constater ; si nous fixons successivement, pendant un certain temps, deux points différents de l'objet, il se forme deux images accidentelles bien délimitées qui se recouvrent en partie, et qu'il est, par suite, plus difficile de reconnaître comme étant des images de l'objet ; enfin, si le regard a erré lentement sur l'objet sans s'arrêter sur aucun point, l'image accidentelle n'est naturellement plus qu'une tache confuse, bien plus difficile à constater, mais dont la présence ne saurait échapper à l'observateur attentif. Si le regard se transporte alors sur un champ voisin, différemment coloré, il est clair que cette couleur est modifiée par l'influence de l'image accidentelle, absolument de la même manière que si l'on avait vu successivement ces couleurs différentes dans la même partie du champ visuel. Ainsi, dans un cas de ce genre, nous n'avons pas affaire à du contraste simultané, ou du moins il y a aussi contraste successif, et les phénomènes sont plus ou moins identiques avec ceux décrits dans le paragraphe précédent. Pour avoir seulement du contraste simultané, il est nécessaire de veiller particulièrement à ce que le regard soit rigoureusement fixé pendant l'expérience.

Nous étudierons plus loin les phénomènes du contraste simultané pur, qui persistent lorsque le regard est rigoureusement fixé. Je décrirai d'abord les phénomènes relatifs, pour une partie, au contraste simultané, mais en bien plus grande partie au contraste successif, tels qu'ils se présentent pour l'emploi naturel de l'œil. — Les modifications des couleurs sont ici exactement les mêmes que celles qu'on a vues pour le contraste successif pur. Elles sont, en général, bien plus nettes et plus frappantes que celles du contraste simultané simple, et, dans les cas où ces deux sortes de contraste pourraient amener des résultats différents, ceux du contraste successif prédominent constamment dans l'usage naturel de l'œil ; dans les cas où les résultats des deux contrastes sont similaires, les modifications des couleurs deviennent toujours bien plus sensibles quand on laisse errer le regard qu'en le maintenant en repos.

En général, il est avantageux, pour les effets de contraste, que la couleur inductrice soit plus intense que la couleur réagissante, pour qu'alors les images accidentelles de la première soient plus vives et plus durables. C'est ainsi que si l'on place, sur un papier coloré, un petit disque de papier blanc, celui-ci présente la couleur complémentaire ; mais la coloration est plus frappante si l'on remplace le blanc partdu gris ou même du noir ; car, dans ces expériences subjectives, le noir doit toujours être considéré comme un gris foncé. Cependant un gris moyen est, en général, préférable au noir. Dans les cas de ce genre, l'effet du contraste peut être assez fort pour transformer en couleur complémentaire une couleur assez vive. Qu'on applique, par exemple, un petit morceau de papier orangé (coloré par le minium) sur une lame de verre rouge, et qu'on tienne le verre entre les yeux et le ciel, le papier rougeâtre paraît d'un bleu-vert vif, complémentaire de la couleur du verre, bien que cette teinte soit presque complémentaire de celle du papier.

Il est avantageux que la couleur inductrice recouvre une grande partie du champ visuel, parce qu'alors les différentes parties de la rétine sont frappées fréquemment et d'une manière durable, et sont fatiguées par cette couleur. Aussi les couleurs par contraste sont-elles particulièrement vives lorsque la couleur réagissante occupe un petit champ entouré complétement par un fond étendu, recouvert de la couleur inductrice. Dans ce cas, c'est presque exclusivement la couleur du petit champ qui subit la modification. Mais lors même que les deux champs sont également étendus, les effets de contraste ne font pas défaut : il y a alors influence mutuelle, et la couleur de chaque champ est modifiée par celle de l'autre.

Enfin, l'effet de contraste est d'autant plus prononcé, que la couleur inductrice est située plus près de la couleur réagissante ; car lorsque le regard passe de l'un des champs à l'autre, l'image accidentelle est d'autant plus intense, que le passage se fait plus rapidement. Cet effet se montre très-nettement dans la disposition que Chevreul a adoptée pour ses expériences. Il découpe deux bandes de chacune des deux couleurs, jaune et rouge, par exemple, et place une bande jaune en contact avec une bande rouge. Nous désignerons ces bandes par J_1 et R_1. Puis, à une petite distance de la bande jaune J_1, il place une seconde bande jaune J_2, et de même, près de la bande rouge, une seconde bande rouge R_2. L'effet de contraste ne se présente alors que pour les deux bandes moyennes J_1 et R_1. Le jaune de J_1 devient verdâtre en se rapprochant du vert-bleu complémentaire de R_1, et R_1 paraît pourpre en se mélangeant d'un peu d'indigo, couleur complémentaire de J_1. Les deux bandes extrêmes J_2 et R_2 présentent, au contraire, leur coloration naturelle, ce qui fournit un bon moyen de reconnaître l'effet du contraste. C'est ce qui explique aussi pourquoi, lorsqu'on voit des champs contigus un peu larges, l'effet du contraste se manifeste principalement sur les bords. Toutes les fois que le regard passe d'un champ *A* à un autre *B*, les parties de la rétine qui viennent d'abandonner le champ *A*, sont les plus fatiguées relativement à la couleur *A*, et ce sont elles qui reçoivent l'image des parties marginales de *B*. La fatigue est moindre dans les parties de la rétine qui ont abandonné *A* un peu plus tôt et ont déjà plus avancé sur *B*; aussi la couleur induite leur paraît-elle plus faible. On comprend donc que, toutes les fois que le regard se porte sur le champ *B*, les parties marginales de *B* sont le plus modifiées par contraste, et les parties plus éloignées le sont de moins en moins. Ainsi, au contact de deux champs, vert et bleu, les bords du vert et du bleu paraissent respectivement un peu plus jaunâtre et un peu plus violet que les milieux, par mélange de jaune et de pourpre complémentaires du bleu et du vert. On peut très-bien observer le jeu des images accidentelles sur le bord des surfaces de ce genre, si l'on s'assigne une série de points de fixation et qu'on ne déplace le regard que par sauts, en le maintenant un peu de temps sur chacun de ces points. On voit alors distinctement les images accidentelles bien limitées s'avancer dans le champ voisin. Les premières d'entre elles, qui sont déjà plus en avant, sont pâles, tandis que les plus récentes sont plus intenses.

S'il ne s'agit pas de différences de couleur, mais de différences d'intensité, on trouve que l'intensité du champ réagissant paraît diminuée par le voisinage d'un champ inducteur plus éclairé, et augmentée par celui d'un champ plus foncé.

D'ailleurs, d'autres circonstances rendent l'apparition des couleurs complémentaires plus facile ici que dans les méthodes qui ont été décrites dans le paragraphe précédent, pour voir les images accidentelles négatives. En effet, tandis qu'en général il est nécessaire de fixer intentionnellement, pendant plusieurs secondes, un objet coloré, pour obtenir ensuite une image accidentelle nette, de quelque durée, sur un fond uniformément coloré, on voit, dans les expériences sur le contraste, qu'il suffit de regarder une couleur d'une manière assez rapide pour en induire la couleur complémentaire sur le second champ, et que cette couleur complémentaire est bien plus durable que ne le serait une image accidentelle obtenue dans les mêmes conditions. Pour qu'on puisse distinguer une image accidentelle sur un fond uniformément coloré, il faut que cette image soit bien développée et bien délimitée : une pareille image se déplace avec le regard, ce qui en fait reconnaître immédiatement la nature subjective, et nous sommes généralement habitués à ne donner notre attention qu'aux phénomènes visuels objectifs. Lorsque, au contraire, une image accidentelle mal circonscrite recouvre un champ coloré plus petit, objectivement délimité, et qui se présente toujours sous l'influence de l'image accidentelle, cette influence ne peut pas être immédiatement séparée dans la perception d'avec les autres phénomènes objectifs du champ visuel, et c'est pour cette raison qu'elle attire plus facilement notre attention. Nous parlerons plus en détail, dans la troisième partie, de cette particularité de notre attention.

Il faut ajouter que, dans les phénomènes de contraste dont nous nous occupons ici, la fatigue de la rétine est constamment renouvelée, et que, pour cette raison, l'effet est durable, tandis qu'il disparaît assez vite dans la plupart des méthodes employées pour produire des images accidentelles.

II. — Passons à l'étude du *contraste simultané* pur. — Pour être certain d'avoir affaire à des phénomènes de ce genre, il faut disposer les expériences de telle sorte qu'il ne puisse pas se produire d'images accidentelles, et que la partie de la rétine où doit se former la sensation de la couleur induite ne reçoive pas, même d'une manière passagère, l'image du champ inducteur. En général, on ne peut atteindre cet effet d'une manière complète que si l'on ne fait apparaître la couleur inductrice qu'après avoir fixé l'œil sur un point déterminé du champ induit, point sur lequel la fixation devra être maintenue pendant toute la durée de l'expérience. Si la couleur inductrice n'est ni trop intense, ni trop saturée, il suffit de diriger rapidement, sur le champ induit, les yeux qui ont été fermés ou qui ont erré sur des objets foncés et peu colorés : on fixe un point de ce champ sans laisser séjourner préalablement le regard sur le champ inducteur. Si cette méthode suffit, dans la plupart des cas, cela tient surtout à ce que les phénomènes de contraste dont nous nous occupons ici apparaissent précisément avec la netteté la plus grande pour de faibles différences de couleur entre le champ inducteur et le champ induit, à l'inverse des phénomènes du contraste successif, qui sont favorisés par de fortes oppositions de couleur et d'éclairage.

Les phénomènes dont nous nous occupons ici me paraissent être d'une tout autre nature que les précédents. On peut, en général, les caractériser comme étant des cas où il est impossible de juger exactement la couleur réagissante en la comparant à d'autres qu'à la couleur inductrice. Dans des cas de ce genre, nous sommes disposés à considérer les différences qui apparaissent d'une manière nette et certaine comme plus grandes que celles qui ne ressortent que d'une manière incertaine dans l'observation, ou qu'il faut juger à l'aide de la mémoire. C'est sans doute là une loi générale de toutes nos perceptions. Un homme de taille moyenne paraît petit à côté d'un homme de grande taille, parce que, dans le moment, nous voyons nettement qu'il existe des hommes plus grands que lui et non point qu'il y en a de plus petits. Le même homme de taille moyenne paraît grand à côté d'un homme de petite taille.

On compare avec le plus de certitude deux couleurs ou deux intensités, lorsqu'elles sont tout à fait contiguës dans le champ visuel et que leur limite n'est marquée que par leur différence. Plus elles sont éloignées l'une de l'autre, plus leur comparaison est difficile ; cette comparaison devient bien plus difficile encore si l'une des couleurs n'est donnée que de mémoire. De là il résulte déjà que lorsqu'un champ coloré, le champ réagissant, est tout à fait entouré par un autre, le champ inducteur, on perçoit plus facilement la différence qui existe entre la couleur du champ réagissant et celle du champ inducteur que celle que présente le champ réagissant avec d'autres couleurs plus éloignées. Cette comparaison présente sa plus grande difficulté lorsque le champ inducteur occupe la totalité, ou du moins la plus grande partie du champ visuel, et que les autres couleurs sont seulement perçues par les parties périphériques de la rétine, où la distinction des couleurs est incomplète, ou quand elles ne sont connues que de mémoire. Aussi, d'après la règle donnée plus haut, la différence qu'on assigne entre le champ réagissant et le champ inducteur est, en général, trop grande relativement à la différence entre le champ réagissant et les autres couleurs ; et cet effet est d'autant plus prononcé, que la couleur inductrice exclut davantage du champ visuel toutes les autres couleurs.

De plus, il est plus facile de se tromper dans l'appréciation de petites différences que dans celle de différences considérables ; aussi les phénomènes de contraste sont-ils relativement plus prononcés pour des différences d'éclairage minimes.

Enfin, une différence qui fournit seule le moyen de distinguer deux surfaces voisines paraît plus grande que lorsque d'autres circonstances contribuent à faire distinguer la séparation : aussi le contraste simultané est-il, en général, plus vif si le champ induit ne se distingue du champ inducteur que par la différence de coloration.

Il reste encore à remarquer qu'il ne faut pas fixer trop longtemps les objets. Si la fixation est maintenue trop longtemps, la fatigue de l'œil produit une série de phénomènes qui amènent en partie un résultat opposé à celui du contraste primitif.

Passons maintenant à la description des cas particuliers. — Le plus favorable de tous, pour la vivacité du contraste, est donné par l'expérience des *ombres colorées*, parce qu'ordinairement les trois conditions indiquées s'y trouvent réunies. C'est aussi pour cette raison que, parmi les phénomènes de contraste, ce sont les ombres colorées qui ont attiré l'attention en premier et le plus souvent.

Le moyen le plus facile de les observer consiste à éclairer simultanément une feuille de papier, d'un côté par la lumière affaiblie du jour et de l'autre par la lumière d'une bougie. — La lumière naturelle, c'est-à-dire la lumière blanche provenant, soit d'un ciel nuageux, soit d'une surface blanche éclairée par le soleil, soit enfin du disque lunaire, pénètre à travers une ouverture qui ne doit pas être trop large, afin qu'il puisse se former des ombres nettes. On place ensuite, en avant du papier, un corps opaque quelconque (le doigt, un crayon) qui projette aussitôt deux ombres sur le papier. Nommons *ombre de la lumière naturelle* celle qui se formerait aussi en l'absence de la bougie, et *ombre de la lumière artificielle* celle dont la formation dépend de la présence de la bougie. L'ombre de la lumière naturelle est éclairée par la lumière jaune-rouge de la bougie, et ne reçoit pas la lumière du jour. Elle apparaît avec sa coloration objective jaune-rouge. L'ombre de la bougie est éclairée par la lumière blanche du jour et ne reçoit pas la lumière jaune-rouge de la bougie. Sa couleur objective est donc blanche, mais elle apparaît avec une coloration bleue, complémentaire de celle du fond, qui est un jaune-rouge blanchâtre, puisque les parties libres du papier reçoivent simultanément la lumière blanche du jour et la lumière jaune-rouge de la bougie. Les colorations présentent leur plus grande netteté lorsqu'on égalise l'intensité des deux sources lumineuses de telle façon que les deux ombres présentent la même obscurité.

Le bleu de l'ombre de la bougie devient plus vif lorsqu'on laisse fréquemment errer le regard sur le fond jaune-rouge, mais il se produit aussi sans l'intermédiaire d'images accidentelles. Marquons un point quelconque a, situé dans l'ombre bleue ; plaçons devant la bougie un écran opaque de manière à ne laisser parvenir sur le papier, pendant un certain temps, que la lumière du jour, jusqu'à ce que l'effet consécutif de la lumière jaune-rouge ait complétement disparu, et que la lumière du jour paraisse de nouveau complétement blanche, et, fixant le point *a*, enlevons l'écran qui masquait la bougie. Aussitôt l'ombre de la bougie se colore en bleu et reste bleue, même sans que le regard ait subi la moindre oscillation. De plus, la couleur par contraste se présente aussitôt dans l'ombre lorsque après avoir fermé et recouvert les yeux pendant un certain temps, on les ouvre brusquement en les dirigeant vers l'ombre.

Qu'on place un tube, noirci intérieurement, dans une position telle qu'en regardant à travers, l'œil ne puisse voir que des parties du papier placées dans l'ombre de la bougie ; si on ne laisse arriver d'abord que la lumière du jour, et qu'après avoir appliqué l'œil à l'ouverture du tube, on laisse arriver aussi la lumière de la bougie, dans ces conditions l'observateur ne voit aucune des parties éclairées par la bougie : elles sont non avenues pour lui, et les parties du papier qu'il voit à travers le tuyau ne présentent aucun changement d'aspect. Il résulte de là, et il est utile de le remarquer, parce qu'Osann l'a mis en doute, que la couleur du papier n'est pas objectivement modifiée dans l'ombre de la bougie.

Mais si l'on dirige le tube de manière à apercevoir une partie du champ éclairé par la lumière jaune-rouge artificielle, l'ombre de la bougie devient bleue. Une fois ce bleu développé d'une manière bien intense, si l'on dirige de nouveau le tube de manière que le champ visuel ne contienne plus que ce bleu subjectif, sa coloration subsiste, soit qu'on laisse, soit qu'on ne laisse pas la lumière de la bougie arriver sur le reste du papier, ce qui est évidemment indifférent, puisque dans ces conditions l'observateur n'en perçoit rien. La couleur bleue est tellement constante dans ces conditions, que c'est précisément d'expériences de ce genre qu'Osann a conclu à sa nature objective ; mais cette opinion ne résiste pas à cette remarque que la coloration bleue persiste lors même qu'on éteint la bougie. Mais au moment où l'on supprime le tube, le bleu subjectif disparaît aussi, parce qu'on reconnaît son identité avec le blanc qui recouvre le reste du champ visuel. Il n'y a pas d'expérience qui fasse voir d'une manière plus frappante et plus nette l'influence du jugement sur nos déterminations des couleurs. Dès que, par suite du contraste successif ou simultané, nous avons jugé bleue la couleur de l'ombre de la bougie, cette couleur paraît rester bleue, même après élimination des conditions qui ont déterminé ce jugement, jusqu'à ce que la suppression du tube ait rendu possible une nouvelle comparaison avec d'autres couleurs, et que de nouveaux faits provoquent en nous un jugement différent.

Au lieu de la couleur jaune-rouge naturelle à la flamme de bougie, on peut aussi employer d'autres couleurs. — On peut colorer la lumière de la bougie en mettant devant elle des verres de couleur et en combinant la lumière ainsi colorée avec la lumière du jour ou avec celle d'une autre bougie. Mais les phénomènes présentent le plus d'éclat, si l'on fait les expériences dans une chambre obscure où l'on fait pénétrer de la lumière solaire colorée, à travers une ouverture pratiquée dans le volet et munie d'un verre de couleur, et de la lumière blanche du jour à travers une autre petite ouverture. Dans tous ces cas, la lumière blanche présente la coloration complémentaire de la lumière colorée : le résultat est le même, qu'on maintienne ou non la fixité du regard.

Lorsque le regard est mobile, la couleur complémentaire apparaît, dans ces expériences, même sur des surfaces tout à fait noires ou faiblement colorées par la couleur prédominante. Lorsque le regard est fixe, une surface sombre présente tantôt la couleur complémentaire et tantôt la couleur homonyme. C'est ordinairement la première qui se présente pour une lumière faible, et la seconde pour une lumière intense ; cependant lorsque la fixation a duré un certain temps, la surface prend, même dans le premier cas, la couleur de la lumière prédominante : la couleur complémentaire n'apparaît que sur les bords et par rares éclairs, à cause des petits déplacements inévitables de l'axe visuel. Dès qu'on laisse errer le regard, la couleur complémentaire se produit toujours, ou bien elle devient plus brillante si elle existait déjà faiblement.

La couleur complémentaire apparaît même lorsqu'on fait passer la lumière par deux verres de même couleur et dont l'un est plus faiblement coloré que l'autre, ou bien lorsqu'on emploie deux verres pareils en laissant arriver encore de la lumière blanche à côté de l'un d'eux. Dans les cas de ce genre, le ton de l'ombre la plus blanchâtre passe précisément au ton opposé. Ces effets sont attribuables en partie à du contraste successif et en partie à des actions analogues à celles qui seront indiquées plus bas.

Les mêmes phénomènes de contraste que nous présentent les ombres colorées apparaissent constamment dès que la plus grande partie du champ visuel est occupée par une couleur prédominante, ou bien si, tandis qu'une grande partie du champ visuel est dans l'obscurité, la partie éclairée contient une couleur qui prédomine par son étendue et par son intensité.

Qu'on prenne un fragment de papier, blanc ou gris, au bout d'une petite pince ou d'un fil de fer, et, tenant un œil fermé, qu'on le regarde fixement avec l'autre. Si l'on place ensuite derrière ce morceau de papier une grande feuille de papier ou de verre coloré, qui remplisse la plus grande partie du champ visuel, on voit immédiatement la couleur complémentaire teindre le petit papier. Le blanc réagissant ne doit pas, en général, être pris trop clair. Si l'on fait l'expérience dans une chambre éclairée par une lampe ou par une fenêtre assez éloignée, on peut facilement modifier la clarté du papier blanc en lui faisant recevoir la lumière sous une incidence plus ou moins oblique ; on obtient ainsi l'intensité la plus favorable, intensité moyenne et qui doit être à peu près égale à celle du fond coloré. Si le blanc est trop clair ou trop sombre, de telle sorte qu'il se rapproche du noir, les couleurs par contraste sont moins nettes ou manquent absolument. Plus la surface colorée occupe d'étendue dans le champ visuel, plus le blanc peut être clair. Si l'on éloigne l'œil des objets, ce qui diminue leur grandeur apparente, la couleur induite devient plus faible ou disparaît complétement. Elle disparaît de même lorsqu'on fixe longtemps, et devient semblable à la couleur inductrice, d'autant plus facilement que la grandeur apparente du champ inducteur est plus petite, que ce champ est plus éclairé et que le champ induit est plus foncé. Si l'on forme ce champ induit d'un petit disque noir qu'on amène devant une lame de verre coloré, fixée dans une ouverture du volet à travers laquelle on voit la surface éclairée du ciel, il arrive souvent que le disque noir se recouvre, dès le commencement, de la couleur du verre, pourvu qu'on évite les images accidentelles. La seule différence que je trouve à cet égard entre les différentes couleurs, c'est que les verres rouges du commerce sont ordinairement plus foncés que les jaunes, verts ou bleus, et que, pour cette raison, le rouge exige une intensité lumineuse plus grande, telle que celle des nuages éclairés par le soleil, pour se communiquer dès l'abord au petit disque. Pour les verres bleus, qui présentent le phénomène même quand ils sont assez foncés, la fluorescence du cristallin et de la cornée pourrait peut-être contribuer à propager de la lumière bleue sur le disque obscur. La couleur pareille à celle du fond se manifeste toujours après une fixation de peu de durée, et ce n'est qu'au bord du champ noir qu'on voit le liséré complémentaire, provenant des oscillations de la ligne visuelle.

A) Si nous négligeons d'abord les cas où la couleur induite est pareille à la couleur inductrice, nous pouvons encore exprimer, de la manière suivante, le résultat principal des expériences. Quand une certaine couleur prédomine dans le champ visuel, une nuance plus blanchâtre de ce ton nous paraît blanche, et le blanc véritable prend l'aspect complémentaire de la couleur dominante. Ainsi la notion du blanc s'altère en nous. Or la sensation du blanc n'est pas une sensation simple; elle est composée, dans un rapport déterminé, des sensations des trois couleurs fondamentales ; pour reconnaître, dans un cas déterminé, une couleur donnée pour du blanc, lorsque nous ne pouvons pas la comparer avec un autre blanc reconnu comme tel, il nous faut reconnaître la présence ou l'absence d'une altération dans les rapports des intensités des trois couleurs fondamentales qui y sont contenues. Mais, comme nous avons vu au § 21, la comparaison des intensités des couleurs différentes ne se fait que d'une manière très-incertaine et très-inexacte ; donc enfin la détermination du blanc, qui repose sur cette comparaison, ne peut guère être très-exacte, et, comme nous le trouvons réellement, il peut se présenter des différences assez importantes dans ce que nous prenons pour du blanc à des époques différentes.

On comprend également, d'après ce qui précède, pourquoi l'incertitude de la notion du blanc ne va pas assez loin pour que nous puissions jamais prendre pour du blanc une couleur saturée, telle que le rouge des verres colorés par l'oxydule de cuivre, qui ne transmettent que la lumière de l'extrémité rouge du spectre, lors même que nous nous trouvons assez longtemps dans une chambre qui ne reçoit sa lumière qu'à travers un verre de cette espèce. En effet, nous ne sommes pas dans le doute pour savoir quelle est la couleur la plus forte, lorsque nous comparons un rouge très-intense avec un bleu faible. Nous jugeons avec certitude les grandes différences, mais non pas les petites. Lors donc qu'on présente à l'œil une lumière rouge homogène, et que, par suite, la sensation de la couleur fondamentale rouge est très-intense en comparaison de celle des autres couleurs fondamentales, nous n'hésitons pas à la reconnaître comme rouge ; nous ne nous trompons même pas lorsque la sensation du rouge est considérablement affaiblie par la fatigue de l'œil ; mais, dans ces conditions, nous pouvons aussi prendre pour du blanc un rouge un peu blanchâtre, mais encore assez saturé, comme dans l'expérience décrite plus haut, où un papier rouge de minium paraît verdâtre devant un verre rouge fortement éclairé.

Il est une autre particularité qui, dans des cas de ce genre, permet d'éviter des erreurs trop grossières : lorsqu'on promène le regard pendant un certain temps, la lumière propre de la rétine paraît complémentaire de la couleur prédominante et devient sensible dans toutes les parties tout à fait obscures du champ visuel. — Si nous regardons sans interruption à travers un verre rouge, bientôt tous les objets tout à fait obscurs nous paraissent d'un vert vif. Ainsi, à côté du rouge apparaît sa couleur complémentaire, ce qui nous oblige à reconnaître le rouge comme tel et nous empêche de le confondre avec le blanc. Lorsque l'éclairage blanc prédomine, le brouillard répandu sur les parties obscures paraît blanc, et, pour cette raison, on ne le distingue qu'en y apportant une attention particulière. Même avec une lumière faiblement colorée, comme celle d'une lampe ou d'une bougie, la lumière propre de la rétine se manifeste de la manière indiquée. Il suffit de tenir en avant d'un papier blanc, éclairé par la bougie, un petit objet opaque et qui ne reçoive pas de lumière; promenant le regard sur cet objet et sur le papier, on distingue bientôt sur le noir le reflet indigo, complémentaire du jaune-rouge de la lumière de la bougie. Le papier blanc paraît blanc à la lumière d'une bougie aussi bien qu'à celle du jour; mais si on le regarde à travers un tube noirci intérieurement et de petit diamètre, et que l'on compare avec le champ obscur l'aspect de la petite partie du papier qu'on peut encore voir, on reconnaît bientôt que le papier est jaune-rouge et que le champ paraît bleuâtre, tandis qu'à la lumière du jour il ne se produit aucune différence de ce genre. C'est là un moyen de reconnaître la couleur qui prédomine dans un éclairage, même lorsqu'on ne peut pas le comparer à la lumière du jour. Il en résulte encore que la couleur de la lumière propre de l'œil concorde avec le blanc de la lumière du jour; aussi ce blanc a-t-il encore une signification particulière par rapport à l'œil, et mérite-t-il le nom de blanc, à l'exclusion de toutes les autres couleurs blanchâtres.

La lumière propre de l'œil ne peut naturellement pas donner, par comparaison, une détermination exacte du blanc, dans un champ visuel coloré un peu étendu : cette lumière est évidemment trop faible pour permettre d'atteindre ce résultat. Si nous avons, dans le champ visuel, un nombre limité d'objets colorés, nous sommes donc assez à même de déterminer les différences relatives des diverses couleurs présentes, soit les unes par rapport aux autres, soit par rapport à la couleur moyenne, tandis que ce n'est que bien peu exactement que nous évaluons la différence entre cette moyenne et le blanc. Or, à l'éclairage normal du jour, lorsque nous pouvons comparer librement un grand nombre d'objets très-divers, le blanc de la lumière solaire est la couleur moyenne par rapport à laquelle nous apprécions les positions relatives des autres couleurs dans la table des couleurs. Mais si la couleur prédominante est A, de telle sorte que la moyenne de toutes les couleurs qu'on voit en même temps se rapproche de la couleur A, nous sommes disposés à prendre cette moyenne comme point de départ temporaire de nos déterminations de couleurs, et à l'identifier avec le blanc.

Cette circonstance que, lorsqu'on évite les images accidentelles, une coloration très-faible de la lumière prédominante produit des colorations par contraste tout aussi nettes que peut les produire une couleur très-saturée, me paraît venir particulièrement à l'appui des explications précédentes. Le jaune-rouge faible de la lumière de la bougie communique aux ombres colorées un bleu très-intense. Je ne trouve pas que ce bleu devienne ni plus vif, ni plus net, observé sur un papier ou un verre d'un rouge intense, tant qu'on maintient la fixité du regard ; mais dès qu'on le laisse errer, l'emploi du fond saturé donne des images accidentelles bien plus saturées que celles dues simplement à la lumière de la bougie.

Une disposition indiquée pour la première fois par H. Meyer (1) fait ressortir d'une manière très-saillante de petites différences de ce genre. — On place une feuille de papier à lettres blanc et mince sur une autre d'un papier coloré, par exemple en vert, les deux étant exactement de la même grandeur ; après les avoir amenées à coïncider exactement, on intercale un petit morceau de papier gris, qui soit aussi foncé ou un peu plus foncé que le vert. Le papier noir ou blanc est moins favorable. La translucidité du papier blanc laisse voir faiblement le vert et le gris, et ce dernier se teint nettement et vigoureusement en rose. Si l'on fait varier la couleur du papier employé, le gris, vu à travers le blanc, présente toujours la coloration complémentaire. On réussit fréquemment à trouver des conditions telles que la couleur complémentaire par contraste ressorte plus distinctement que la couleur faible du fond. Ce n'est pas assez de dire que je vois, dans ces expériences, la couleur par contraste tout aussi facilement que lorsque le fond est formé par une couleur saturée, je devrais dire plutôt que je la vois plus facilement, car il m'a fallu faire des tentatives nombreuses pour réussir à voir les couleurs par contraste des fragments de papier sous lesquels je glissais un papier coloré sans dévier le regard.

Pour comparer directement les deux phénomènes, on peut procéder de la manière suivante. — On met sur la feuille rouge la feuille blanche et translucide, sur laquelle on pose un fragment de papier blanc opaque qu'on maintient avec une pince. On fixe le regard sur ce dernier en se tenant à une distance convenable pour qu'il présente nettement la couleur complémentaire — cette fixation ne doit durer que quelques instants, parce que les images accidentelles font disparaître rapidement la différence de couleur — puis on retire brusquement le papier à lettres. On voit alors le fragment de papier blanc à même sur le rouge. Si l'expé-

---

(1) *Pogg. Ann.*, XCV, 170.

rience a été faite assez vivement, c'est à peine si la couleur complémentaire paraît se renforcer.

D'après les explications que nous avons données sur l'incertitude de la notion du blanc, l'altération de cette notion ne peut jamais dépasser une certaine limite ; or cette limite est déjà atteinte pour une faible *saturation* de la couleur du fond, et elle ne paraît pas pouvoir s'étendre bien plus loin, tant qu'il ne se produit pas d'images accidentelles. D'un autre côté, on peut beaucoup mieux déterminer la nature d'une couleur comparativement à une couleur du fond qui s'en rapproche beaucoup, que lorsqu'on la compare à une couleur bien plus saturée. La comparaison de deux couleurs est également plus facile lorsqu'elles ont la même intensité lumineuse que lorsque leurs intensités sont très-différentes. C'est là ce qui me paraît expliquer pourquoi la coloration par contraste se présente de la manière la moins douteuse lorsque les couleurs inductrice et réagissante sont de même intensité, et que leur différence ne porte que sur la coloration.

Ces mêmes considérations paraissent applicables à l'explication du phénomène suivant. Qu'on tienne, à l'aide d'une pince, un fragment de papier blanc au-dessus d'un fond blanc de même intensité, et qu'on interpose ensuite un papier coloré entre le fragment de papier et le fond. Lorsque le nouveau fond coloré est assez grand, le fragment de papier affecte la coloration complémentaire. Après avoir laissé le papier coloré pendant deux à quatre secondes, on le retire en fixant toujours attentivement un point du fragment de papier blanc. Aussitôt ce fragment affecte la coloration de la couleur inductrice transitoire, aussi nettement qu'il en avait pris précédemment la teinte complémentaire ; bien plus, dans tous les cas où le fond coloré n'était pas très-étendu, cette coloration homonyme est plus nette encore que ne l'était précédemment la coloration complémentaire. Par le fait, après suppression du papier coloré, le fond blanc se teint légèrement de la couleur complémentaire, et comme il est à peu près de même intensité que le fragment de papier, la production de la couleur par contraste est plus favorisée que par la coloration plus intense du papier coloré qu'on avait employé. Il en est de même si le grand et le petit morceau de papier sont noirs tous les deux : dans ce cas également la coloration homonyme est plus nette lorsqu'on enlève le fond coloré que n'était la coloration complémentaire au moment de l'interposition de ce fond.

Il est clair que les choses se passent absolument de même lorsqu'on enlève le fragment de papier en même temps que le fond coloré, et qu'on projette leurs images accidentelles sur un fond blanc ou noir, ce qui justifie notre assertion du paragraphe précédent, où nous avons attribué à un effet de contraste la coloration que prend, dans ce cas, l'image accidentelle du blanc.

Burkhardt a fait récemment une série d'expériences sur les colorations par contraste dans les images accidentelles, colorations qui sont en général extrêmement vives, parce que la production du contraste trouve ici des conditions particulièrement favorables. Nous avons déjà vu des cas de ce genre (page 488), et nous venons de répéter que l'image accidentelle du blanc entouré d'un fond coloré uniforme reproduit la coloration de ce fond. Si le champ blanc est contigu à deux champs également étendus et de couleurs différentes, l'image accidentelle du blanc affecte la couleur résultante des deux couleurs du fond. Si l'on projette l'image accidentelle sur un fond coloré, à la couleur de ce fond vient encore se mélanger celle que présentait l'image accidentelle sur un fond blanc. — Voici une jolie expérience de Burkhardt : on regarde fixement un disque qui porte deux secteurs colorés ; puis, sans cesser de fixer, on met brusquement le disque en mouvement. L'image accidentelle présente alors, sur le disque, une coloration inverse de celle des secteurs.

B) Avant d'abandonner les cas de contraste où la couleur inductrice occupe la plus grande partie du champ visuel, il faut encore indiquer la raison pour laquelle le champ réagissant prend parfois la même coloration que le champ inducteur. Ce phénomène se présente dans deux circonstances : 1° lorsque le champ inducteur présente une très-grande intensité lumineuse, et 2° lorsqu'on fixe longtemps le même point.

1) Lorsque le champ inducteur possède une très-grande intensité lumineuse, je n'attribue pas la coloration homonyme du champ réagissant à une cause subjective, mais à une propagation de la lumière objective. — Toutes les substances transparentes connues, solides ou fluides, diffusent, dans toutes les directions, une petite portion de la lumière qui les traverse, et, pour cette raison, elles paraissent elles-mêmes faiblement éclairées lorsqu'elles sont traversées par une lumière intense. Nous avons déjà vu plus haut (§ 14, p. 193) que la *cornée* et le cristallin sont dans ce cas. Qu'on se rappelle, de plus, les objets entoptiques du corps vitré, qui doivent nécessairement dévier une partie de la lumière qui les traverse ; qu'on remarque aussi que les parties éclairées de la rétine réfléchissent de la lumière vers les autres parties du fond de l'œil, et l'on devra s'attendre à ce que, lorsqu'une grande quantité de lumière pénètre dans l'organe, il s'en répand toujours des quantités sensibles sur des parties plus ou moins grandes du fond de

l'œil. Cet éclairage par de la lumière diffuse se présente le plus nettement dans la seconde des méthodes, décrites au § 15, pour rendre visibles les vaisseaux de la rétine, et qui consiste à donner un mouvement de va-et-vient, au-dessous de l'œil, à la lumière d'une bougie. On voit l'ombre des vaisseaux rétiniens dans le brouillard lumineux qui remplit alors le fond de l'œil; l'éclairage est donc assurément objectif et n'est pas simplement une propagation de la sensation lumineuse dans la rétine.

On peut facilement constater, dans les expériences objectives avec les lentilles, que la lumière diffusée offre toujours sa plus grande intensité dans la proximité du faisceau lumineux régulièrement réfracté, et qu'elle est d'autant plus faible qu'on s'en éloigne davantage. Lorsqu'on fait tomber sur une lentille éloignée la lumière solaire qui pénètre à travers l'ouverture d'un écran noir et qu'on reçoit l'image de cette ouverture sur un écran blanc, on voit autour de l'image éclairée un nuage blanc, qui ne cesse pas d'être visible lorsqu'on fait en sorte que l'image de l'ouverture éclairée vienne raser le bord de l'écran. Ce nimbe blanc n'est donc pas une irradiation produite dans l'œil, mais un phénomène objectif. On s'en assure mieux encore lorsqu'on fait dans l'écran une petite ouverture qu'on rapproche de l'image de l'ouverture éclairée sans les faire coïncider. Si l'on regarde la lentille à travers l'écran, elle paraît d'autant plus éclairée qu'on se rapproche davantage de l'image de la source lumineuse. — Il se produit dans l'œil un phénomène tout à fait analogue. Si l'on voit une flamme lumineuse en avant d'un champ très-obscur, par exemple devant l'ouverture d'une porte qui donne dans une chambre tout à fait sombre, la lumière paraît entourée d'un nuage blanchâtre dont la plus grande intensité appartient aux points où il touche la flamme. On remarque mieux encore ce reflet lumineux lorsqu'on amène un petit corps opaque entre l'œil et la lumière, de manière à masquer la flamme : aussitôt le brouillard lumineux disparaît, et le fond reprend la coloration noire qui lui est propre. Si la lumière est colorée, le nuage lumineux coloré diffusé présente naturellement la même couleur. Je crois que, dans ce cas encore, le nuage lumineux provient certainement de la diffusion de la lumière objective, car la distribution de la lumière diffuse ne diffère pas de celle que donnerait, dans les mêmes conditions, un système de lentilles de verre. Mais il nous manque assurément ici la preuve fournie par l'ombre des vaisseaux rétiniens, et que nous avons pu donner pour le cas précédent. Pour la lumière bleue, on voit encore s'ajouter la lumière blanc bleuâtre diffusée par la fluorescence du cristallin, et qui s'étend également sur tout le fond de l'œil. Lors donc que l'œil reçoit une grande quantité de lumière colorée, les parties de la rétine qui reçoivent les images d'objets obscurs sont éclairées faiblement par la lumière prédominante, et cela avec d'autant plus d'intensité, qu'elles sont plus voisines des images des surfaces éclairées. De plus, les parties qu'occupe l'image obscure conservent l'excitation interne de la masse nerveuse, la lumière propre, blanchâtre de la rétine. Cette lumière, considérée seule, paraîtrait, par contraste, posséder la coloration complémentaire de la couleur prédominante. Mais s'il y a beaucoup de lumière homonyme à la couleur inductrice, cette dernière produit, dès l'abord, l'impression prédominante, et c'est pour cette raison que, comme nous l'avons remarqué plus haut, de petits disques noirs tenus devant des verres colorés paraissent complémentaires pour une faible intensité, et homonymes pour une intensité considérable.

2) Le second cas où la couleur induite est homonyme à la couleur inductrice, celui d'une fixation prolongée, s'explique par ce qu'on a vu dans le paragraphe précédent sur la disparition successive des images par suite d'une fixation de longue durée. — Nous avons remarqué, à l'endroit précité, que lorsqu'une portion de la rétine reçoit longtemps la même impression lumineuse, l'intensité de la sensation lumineuse et la saturation de la couleur diminuent graduellement. Cependant nous ne remarquons ce changement dans l'impression que par comparaison avec l'impression qu'exerce la même lumière sur les parties non fatiguées de la rétine. Nous maintenons donc, dans ce cas, le jugement que nous avons formé, au premier aspect, sur la couleur et sur l'intensité. Effectivement, même si quelque attention suffisait pour nous faire distinguer ce changement d'impression, nous en reconnaîtrions bientôt la nature subjective, et nous apprendrions bientôt à ne pas le voir, d'après notre manière générale de procéder par rapport aux autres phénomènes subjectifs analogues.

Si la surface fixée présente des parties claires et des parties obscures, ces différences s'effacent graduellement à mesure que l'impression s'affaiblit. — Marquons, sur une semblable surface, un point qui doit servir de point de fixation — il est avantageux, du reste, pour éviter la production d'images accidentelles trop intenses par suite des oscillations de l'œil, que les limites entre les parties claires et les parties obscures sont faiblement dessinées — et fixons ce point d'une manière ferme et soutenue : il suffit souvent de dix à vingt secondes pour voir s'effacer des différences de lumière très-notables ; les parties les plus claires commencent par s'assombrir, et en même temps les parties obscures deviennent plus claires. Il est remarquable comment, dans cette expérience, de grandes surfaces obscures ou lumineuses se transforment souvent en taches mal dessinées, respectivement obscures ou lumineuses, comme si les objets étaient peints avec des couleurs très-fluides qui viennent se confondre les unes dans les autres.

Du reste, sous cette forme, l'expérience est très-fatigante et d'une exécution difficile à cause de la fixation soutenue qu'elle exige. Un battement de paupière, le moindre mouvement de l'œil, suffisent pour faire réapparaître l'image. On réussit d'une manière bien plus commode et plus complète en employant des objets qui ont une position fixe par rapport à la rétine même, c'est-à-dire les vaisseaux rétiniens. J'ai exposé, au § 15, les méthodes qui permettent de rendre visibles les vaisseaux rétiniens. Ce que ces méthodes ont de commun, c'est qu'on fait arriver l'ombre des vaisseaux suivant une direction insolite, ou qu'on cherche à allonger l'ombre totale. Mais il faut aussi modifier continuellement la direction de la lumière qui projette l'ombre, et l'on ne voit que ceux des vaisseaux dont l'ombre se déplace. Dès qu'on laisse la source lumineuse en repos, les troncs vasculaires disparaissent en peu de secondes en devenant aussi clairs que le reste du champ visuel. Ils disparaissent plus vite et plus complétement que ne le font les images d'objets extérieurs, sur lesquels il est difficile de fixer le regard ; ils s'évanouissent d'autant plus vite, que l'éclairage est plus faible. Ils se maintiennent le plus longtemps, lorsqu'au moyen d'une lentille on concentre la lumière solaire sur la surface extérieure de la sclérotique, parce que c'est par ce procédé que le champ est le plus éclairé.

Il suffit de quelque réflexion pour voir facilement que la disparition des vaisseaux rétiniens reconnaît tout à fait les mêmes causes que la disparition de toutes les images qu'on fixe fortement, et qu'il ne s'agit nullement ici d'une particularité des parties de la rétine situées derrière les vaisseaux. Nous ne pouvons pas admettre que ces parties soient douées d'une excitabilité plus grande que le reste de la rétine, et que, pour cette raison, elles éprouvent, malgré l'ombre, une sensation aussi forte que les autres parties ; car lorsque nous projetons l'ombre suivant une direction insolite, en éclairant une partie de la sclérotique, soit à travers la pupille, soit extérieurement, de manière à la faire servir de source lumineuse pour le fond de l'œil, les parties de la rétine qui reçoivent alors l'ombre se comportent absolument de même que celles qui la reçoivent ordinairement. Sur ces parties comme sur les autres, l'image disparaît rapidement lorsqu'elle ne change pas de position, et les parties ordinairement ombragées ne se distinguent nullement par la persistance d'une intensité plus grande. On voit, sans doute, apparaître de temps à autre des bandes éclairées à côté de l'ombre, dès que celle-ci est restée immobile pendant un certain temps et qu'elle recommence ensuite à se mouvoir. Mais ce fait se produit aussi bien lorsque l'éclairage est latéral que lorsqu'il se fait en avant de l'œil : cette apparition lumineuse montre donc, sans doute, que les parties ombragées de la rétine se reposent et deviennent plus vivement sensibles à de nouvelle lumière incidente ; mais l'effet consécutif au repos, l'image accidentelle négative et claire de l'ombre, ne dure pas plus longtemps que l'image accidentelle d'objets extérieurs obscurs. Je crois donc qu'il est hors de doute que, dans la disparition rapide de l'ombre des vaisseaux, *nous ne voyons rien d'autre que dans la disparition de toute autre image objective, présentant de médiocres différences d'intensité, et qu'on regarde fixement* ; seulement, dans le cas qui nous occupe, la fixation rigoureuse ne rencontre plus de difficultés.

Si donc une partie *A* de la rétine reçoit, d'une manière continue, un éclairage plus intense qu'une autre partie *B*, il s'ensuit nécessairement, puisque *A* se fatigue plus que *B*, que la différence primitive de l'excitation diminue jusqu'à un certain degré, et nous la voyons peu à peu complétement disparaître pour notre sensibilité, soit qu'elle devienne réellement trop faible pour être perçue, soit, ce qui me paraît plus probable, parce que notre faculté de distinguer est bien plus imparfaite pour les excitations nerveuses continues que pour les excitations intermittentes. Mais, comme dans cette expérience, nous conservons notre premier jugement sur la couleur, et que nous en négligeons la modification successive, les surfaces *A* et *B* nous paraissent devenir plus semblables, tandis que leur intensité moyenne semble rester à peu près constante. En général, la surface la plus claire *A* devient plus obscure et la surface obscure *B* devient plus claire. Ainsi, par exemple, une tenture d'un gris d'argent avec des feuillages d'un gris plus foncé, devant laquelle sont suspendues des gravures, me paraît comme recouverte de lait, après une longue fixation.

Lorsqu'il y a différentes couleurs dans le champ visuel, ce n'est également que dans le premier moment que leur impression présente toute sa force. Lorsqu'on fixe d'une manière soutenue, toutes les couleurs deviennent de plus en plus sombres et grises, et, par conséquent, de plus en plus semblables. Nous remarquons bien cette égalisation, tandis que nous ne remarquons pas, ou seulement d'une manière inexacte, la modification de la couleur *prédominante, tant que nous n'avons pas de points de comparaison avec des sensations fraîches* ; nous la considérons donc, le plus souvent, comme inaltérée.

Si nous avons donc fixé un champ blanc sur fond rouge et que les deux couleurs deviennent de plus en plus semblables, nous jugeons que le blanc devient rouge. Il faut ajouter qu'à la limite commune des deux champs, il se produit, pour chaque mouvement, sur le blanc une image accidentelle verte, et sur le rouge une image accidentelle de rouge saturé, images qui renforcent l'effet par une action de contraste.

On voit très-nettement que les deux couleurs se rapprochent lorsqu'on fixe un petit champ rouge sur un large fond blanc. Dans ce cas encore, comme l'a remarqué Fechner, le blanc devient rougeâtre au bout d'un certain temps, et cela d'une manière uniforme dans toute son étendue. Un second petit champ coloré, situé latéralement et à distance, n'exerce aucune influence sur la marche du phénomène. Mais si l'on choisit le point de fixation sur la ligne de séparation de deux petits champs différemment colorés et situés sur un fond blanc, le fond affecte, d'après Fechner, la résultante de ces deux couleurs. On voit donc ici une ction prédominante particulière de la couleur que reçoit la tache jaune, circonstance qui tient sans doute à ce que cette couleur se distingue avec le plus de netteté et de certitude, tandis que la sensation colorée est bien plus imparfaite sur les parties latérales de la rétine.

Dans les cas que nous avons considérés jusqu'ici et où nous avons supposé que la couleur inductrice occupe la plus grande partie du champ visuel, ou tout au moins qu'elle prédomine par son intensité et son éclat, les phénomènes de contraste sont très-constants et très-nets, et ne paraissent dépendre d'aucune condition accessoire. Il en est autrement lorsque le champ de la couleur inductrice est plus petit et que, à côté de celle-ci, on peut voir encore, à la limite du champ visuel, un nombre suffisant d'objets blancs et différents. Alors les phénomènes de contraste sont loin d'être aussi constants et dépendent de plusieurs autres conditions remarquables qui me paraissent très-importantes pour la théorie de ces phénomènes. Si, en dehors des champs inducteur et induit, le champ visuel est obscur, ce n'est pas là une grande cause perturbatrice : alors seulement que l'obscurité occupe une grande partie du champ visuel, lorsqu'on regarde, par exemple, à travers un tube noirci, la lumière propre de la rétine paraît agir comme un éclairage blanc et les phénomènes de contraste deviennent incertains.

1) Qu'on place un fragment de papier blanc, gris ou noir, sur une feuille colorée in-4° ou in-8°, et qu'on la regarde à environ un pied de distance ; en général, avec une fixation exacte, on ne voit que des traces peu ou point sensibles de la couleur de contraste. Mais si, comme dans l'expérience de Meyer, citée plus haut, on recouvre la feuille colorée in-8°, qui porte le fragment gris, d'une feuille de même dimension en papier à lettres mince, on est frappé de voir la couleur par contraste présenter une netteté et une constance remarquables,

bien que les différences de couleur soient fort affaiblies par cette addition. Ici encore, le mieux est de prendre un fragment de papier gris, et qui ait environ la même intensité que le papier de couleur.

Le papier coloré, recouvert par le papier à lettres, nous offre un fond blanchâtre très-faiblement coloré. Au-dessus du fragment gris, la couleur objective du papier supérieur est d'un blanc pur. Lorsqu'on recouvre la partie objectivement blanche avec un fragment de papier blanc ou gris clair, placé sur le papier à lettres, on devrait s'attendre à voir aussi ce fragment avec la coloration complémentaire du fond : on est surpris de voir, au contraire, cette partie apparaître avec sa coloration objective, sans effet de contraste. Bien plus, si l'on choisit un fragment qui ait exactement la même couleur et la même intensité que le papier à lettres aux endroits où il recouvre le papier gris, qu'on place ce fragment à la partie correspondante du papier à lettres, et qu'on se mette alors à comparer exactement les couleurs des deux parties, l'effet de contraste disparaît aussi sur la partie blanche du papier à lettres, où il existait auparavant, et celle-ci paraît blanche tant qu'on laisse en présence l'autre fragment qui sert de point de comparaison. L'effet du contraste disparaît également lorsqu'on dessine, par un trait noir, sur le papier à lettres, les contours du morceau de papier gris qui est au-dessous. Donc, en premier lieu, la couleur par contraste ne subsiste qu'en tant que les deux champs ne sont différenciés par rien autre que par la différence des couleurs : dès que l'un des champs est limité comme corps solide ou par un contour déterminé, l'effet disparaît ou devient au moins bien plus douteux.

2) Les expériences avec les ombres colorées réussissent, même lorsque la partie du champ visuel, éclairée par une lumière chromatique, est relativement petite ; lorsqu'on élève, par exemple, perpendiculairement à un papier blanc, un verre coloré, de telle sorte que la lumière chromatique ne tombe que sur une partie du papier.

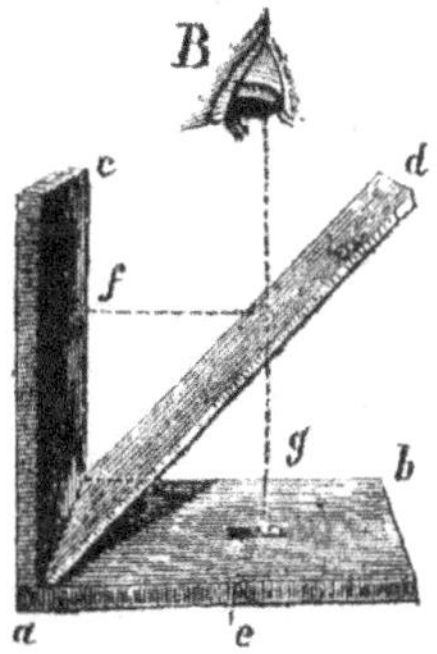

FIG. 151.

3) Le procédé suivant, de Ragona Scina, fait très-bien voir les couleurs par contraste, même lorsque le champ coloré est médiocrement étendu. — Soient *ab* et *ac* (fig. 151), deux surfaces de papier blanc, l'une horizontale et l'autre verticale, et *ad* une lame de verre coloré, inclinée de 45° sur les deux papiers ; soient *e* et *f* deux taches noires. Un observateur, dont l'œil est placé en *B*, voit la surface *ab* à travers le verre coloré et la surface *ac* par

réflexion. L'image réfléchie de la surface *ac* paraît coïncider avec la surface *ab*; soit *g* la position de l'image réfléchie de la tache noire *f*, à côté de *e*. La lumière transmise par les verres colorés est colorée; celle qu'ils réfléchissent consiste en lumière blanche pure réfléchie par la surface antérieure, mélangée d'une proportion relativement faible de lumière chromatique réfléchie par la surface postérieure, ou qui a subi plusieurs réflexions à l'intérieur de la lame. Ainsi, pour des lames de couleur foncée, la lumière réfléchie est presque blanche, ou du moins bien plus faiblement colorée que la lumière transmise. Cela posé, l'observateur ne reçoit de l'image *g* de la tache *f* que de la lumière transmise, et par conséquent colorée, provenant de *ab*; le fond clair lui envoie de la lumière transmise colorée et de la lumière blanchâtre réfléchie; enfin la tache *e* ne donne que de la lumière blanchâtre réfléchie. Bien que cette dernière lumière ne soit pas complétement blanche et qu'elle contienne toujours une certaine quantité de lumière de la couleur du verre, elle n'en prend pas moins, par contraste, la coloration complémentaire de celle du fond, tandis que la tache *g* présente évidemment la couleur saturée du verre. Si, par exemple, le verre est vert, *e* paraît rose, et *g* vert.

Ici encore il faut faire en sorte qu'il n'y ait pas de trop grande différence entre les intensités de *e* et du fond; aussi faut-il ombrager la surface *ab* avec un papier blanc, lorsqu'on emploie des verres colorés qui laissent passer beaucoup de lumière. Au reste, la couleur par contraste de *e* est plus nette en présence de la tache *f*, homonyme du fond, qu'en l'absence de cette tache. Dans notre expérience, on voit les deux taches sous des conditions qui paraissent les mêmes, et la comparaison de leur aspect augmente encore le contraste. Si l'observateur choisit un papier qui ait exactement la même nuance que présenterait la tache *e*, sans effet de contraste, et qu'il en place un fragment sur la lame colorée, de manière à cacher à moitié la tache *e*, ce fragment ne présente pas du tout, ou seulement d'une manière douteuse, la coloration complémentaire, et dès qu'on lui compare la couleur de la tache *e* et qu'on reconnaît l'égalité de ces deux couleurs, on voit aussi la couleur complémentaire de *e* disparaître pour faire place à du gris pur. C'est tout à fait le même phénomène que dans la première méthode.

Voici des phénomènes analogues, qui ne présentent assurément que de très-petits champs colorés par contraste, mais qui offrent cependant un effet vif et bien net. — Prenons une lame de verre un peu épaisse et faiblement colorée, comme un verre à vitre ordinaire, verdâtre, et examinons-y l'image réfléchie d'une surface blanche éclairée. La surface antérieure de la lame renvoie de la lumière blanche pure, et la surface postérieure, de la lumière verdâtre, par suite de l'action absorbante du verre. Interposons, entre la lame de verre et la surface éclairée, une petite baguette noire qui projette deux images réfléchies, dont l'une est produite par la surface antérieure, et l'autre par la surface postérieure de la lame de verre. L'observateur reçoit encore de la lumière verdâtre de la surface postérieure, à l'endroit où il voit l'image de la baguette réfléchie par la surface antérieure, et de la lumière blanche de la surface antérieure, sur l'image réfléchie par la surface postérieure. Aussi le fond paraît-il blanc, à peine un peu verdâtre, la première image réfléchie est-elle verte et la seconde d'un rose très-net, par contraste. Le phénomène devient encore plus sensible lorsqu'on étame un semblable verre coloré, et qu'on examine les images sous une incidence convenable pour que les deux images paraissent d'une intensité égale.

L'expérience suivante est du même genre.—On place un papier coloré en vert, par exemple, sur un papier blanc, ou mieux encore sur un papier gris de même intensité. Près de la ligne de contact des deux champs vert et blanc, on fait sur chacun des papiers une petite tache noire, et l'on pose, à cet endroit, un rhomboèdre de spath d'Islande. Tous les points situés au-dessous du cristal paraissent doubles. Au milieu, on voit une bande d'un blanc vert, répondant à la superposition de l'image ordinaire du blanc et de l'image extraordinaire du vert. Il faut disposer les choses de telle sorte que, dans cette bande, on voie l'une des images de chacune des deux taches noires. Il n'y a pas de blanc dans l'image ordinaire de la tache noire qui se trouve sur le blanc, mais il y a du vert : la tache est verte ; dans l'image extraordinaire de la tache noire qui se trouve sur le vert, il n'y a pas de vert, mais il y a du blanc : la tache paraît d'un rose vif, par contraste.

Dans toutes ces expériences, l'effet du contraste ne dépend plus seulement d'une distribution déterminée des couleurs dans le champ visuel. Nous avons vu que cette distribution peut être exactement la même lorsqu'on répète la même expérience sous deux formes à peine différentes, et que cependant le contraste se produit dans l'un des cas et non dans l'autre. Toutes les fois que le champ contrastant se présentait comme un corps solide situé sur le fond coloré, toutes les fois même qu'il se distinguait comme un champ à part, par une délimitation suffisante de ses contours, nous avons vu disparaître le contraste. Puisque donc le *jugement* sur la position et la solidité de l'objet considéré exerce une influence décisive pour la détermination de la couleur, il s'ensuit que la couleur par contraste ne réside pas ici dans un acte de sensation, mais dans un acte de jugement. Nous décrirons, en détail, dans la troisième partie, la nature de ces raisonnements qui nous font percevoir les objets avec des propriétés particulières. Comme ces actes de jugement se font toujours d'une manière inconsciente et involontaire, il est naturellement souvent difficile de déterminer sur quel enchaînement d'impressions repose le résultat final, et il est dans la nature de la chose que des circonstances très-diverses puissent exercer ici leur influence. Je vais essayer de désigner des circonstances de ce genre, en tant que la nouveauté du sujet me permet de les découvrir.

Les expériences décrites jusqu'ici ont un caractère commun qui paraît très-favorable à la production de l'effet de contraste, bien que le contraste puisse également se produire sans cette circonstance. En effet, dans toutes, le champ paraît recouvert d'un éclairage ou d'un voile coloré transparent, et l'aspect immédiat n'apprend pas que cette coloration manque à la partie blanche, de telle sorte qu'on ne place pas simplement la couleur complémentaire du fond sur la partie blanche, mais qu'on suppose, à la place du blanc, deux nouvelles couleurs, celle du fond et son complément. Cette circonstance est surtout saisissable dans la disposition représentée par la figure 151, où l'on regarde à travers une glace verte inclinée de 45°. On juge que la tache noire de la feuille horizontale est rose, mais on est aussi amené à penser qu'on voit à travers la glace verte cette tache rose, tout aussi bien que la feuille entière ; on juge que la coloration verte, qui est donnée par le verre, s'étend sans interruption sur toute la surface qui est au-dessous, y compris la tache foncée. On croit donc voir simultanément deux couleurs en cet endroit : le vert, qu'on attribue à la lame de verre, et le rose, qu'on attribue au papier qui est placé derrière cette lame ; ces deux couleurs donnent, en réalité, la vraie couleur de cette partie, c'est-à-dire le blanc. Effectivement, un objet qui, vu à travers une glace verte, enverrait à l'œil de la lumière blanche, devrait être rose comme cette tache. Mais si l'on amène au-dessus de la lame de verre un objet blanc ayant exactement le même aspect que la tache, on n'a plus aucune raison pour décomposer en deux la couleur de l'objet, qui nous paraît alors blanc.

Il en est de même lorsque les surfaces colorées sont recouvertes de papier translucide. Si le fond est vert, le papier lui-même paraît verdâtre. Si la substance du papier s'étend, sans interruption, au-dessus du gris, on croit voir apparaître un objet à travers le papier verdâtre ; or, cet objet doit être rose pour donner de la lumière blanche. Mais si la partie blanche est limitée comme un objet solide, s'il n'y a plus de continuité avec la partie verdâtre de la surface, on considère cette partie blanche comme étant un objet blanc placé sur la surface en question. J'ai déjà dit plus haut (§ 20) que cette distinction, par le raisonnement, de deux couleurs situées dans la même partie du champ visuel, peut parfois se produire : cette circonstance se présentait alors à nous comme un obstacle à la sensation d'une couleur composée. Une distinction de ce genre se présente très-fréquemment, dès que les deux couleurs sont inégalement réparties. Suivant la description de Volkmann (1) qui a le premier mentionné ces phénomènes, on croit alors voir l'une des couleurs *à travers* l'autre.

La faculté de produire une semblable distinction me paraît reposer sur cette circonstance que la signification la plus importante que nous présentent les couleurs, c'est d'être des propriétés des corps qui nous servent à en reconnaître la nature. Aussi, dans l'usage que nous faisons du sens de la vue, cherchons-nous toujours à former un jugement sur les couleurs des corps et à éliminer les différences d'éclairage sous lesquelles un même corps peut se présenter à nous. J'ai déjà dit au § 20 que, dans ce sens, nous distinguons parfaitement un papier blanc faiblement éclairé d'avec un papier gris soumis à un éclairage intense, circonstance qui nous a contraint de recourir à un artifice pour nous convaincre qu'un gris bien éclairé est pareil à un blanc faiblement lumineux : il nous a fallu faire tomber la lumière intense exclusivement sur le champ gris, de telle sorte que la sensation ne pût pas nous apprendre que le gris fût plus fortement éclairé que le reste du champ visuel, et c'est alors seulement que nous avons pu constater son identité avec le blanc. De même que nous sommes habitués et exercés à nous former un jugement sur les couleurs des corps en éliminant les différences d'intensité de l'éclairage sous lequel nous les voyons, de même aussi nous avons appris à éliminer la couleur de l'éclairage. Nous avons perpétuellement l'occasion d'examiner les mêmes colorations à l'éclat du soleil, à la lumière bleue d'un ciel clair, à la faible lumière blanche d'un ciel couvert, à la lumière jaune-rouge du soleil couchant, à la lumière jaune-rouge des bougies. Il faut encore ajouter les reflets colorés des corps environnants. Dans une forêt, l'éclairage vert est prédominant ; dans nos appartements, c'est la couleur des murs qui prédomine. Nous n'avons même pas bien conscience de ces deux dernières modifications de l'éclairage, et il nous est cependant assez souvent donné de les démontrer au moyen des ombres colorées. En voyant les mêmes objets colorés sous ces différents éclairages, nous apprenons à nous former, quand même, une idée exacte des couleurs des corps, c'est-à-dire à juger quel serait l'aspect de chacun à la

(1) *Müller's Archiv für Anat. und Physiol.*, 1838, p. 373.

lumière blanche, et comme la couleur constante du corps nous présente seule de l'intérêt, nous n'avons aucunement conscience des différentes sensations sur lesquelles repose notre jugement.

C'est ainsi que, lorsque nous voyons un corps à travers un milieu coloré, nous n'éprouvons aucun embarras à faire la part de la couleur du voile et de celle du corps, et, dans les expériences que nous avons décrites, c'est en étendant la même manière de procéder aux parties où le voile n'est pas coloré, que nous tombons, ou du moins que nous tombons plus facilement, dans l'erreur qui nous fait attribuer faussement au corps une couleur complémentaire à celle de la partie colorée du voile.

Tandis que nous sommes exercés à reconnaître exactement les couleurs des corps, pour un éclairage d'une couleur uniforme, notre habitude ne va cependant pas jusqu'à nous mettre en état de le faire lorsque deux éclairages de différentes couleurs viennent de deux côtés différents et de sources lumineuses de petite dimension, qui projettent des ombres bien nettes. En effet, dans la plupart des cas d'éclairage coloré que nous venons de passer en revue, les surfaces colorées sont très-étendues et, par suite, la lumière chromatique est assez uniformément étalée sur toutes les parties des objets considérés. Aussi pour toutes les surfaces colorées sans exception, aussi loin que s'étend l'éclairage chromatique, nous exerçons-nous à faire abstraction de l'éclairage pour trouver la couleur du corps. Nous procédons de même pour les ombres colorées, tant que les deux éclairages chromatiques se superposent. Quand la lumière d'une bougie se mêle à la lumière du jour, la coloration du fond est d'un jaune-rouge blanchâtre : nous retranchons donc cette coloration jaune-rouge de la couleur de celle des ombres à laquelle n'arrive pas la lumière de la bougie, et cette ombre nous paraît bleue, tandis qu'elle est blanche en réalité. Pour vérifier que, dans notre idée, pour ces ombres colorées et pour le voile de papier transparent, l'éclairage s'étend aussi sur les parties blanches objectivement, on peut remarquer que, lorsque de petites irrégularités du papier forment des taches dans l'éclairage, on croit voir des mouchetures douées d'un éclairage chromatique, dont elles sont assurément dépourvues en réalité.

Je vais donner encore quelques exemples qui sont très-propres à faire ressortir notre faculté de discerner deux couleurs d'objets placés l'un derrière l'autre. — Le premier se rapproche de l'expérience déjà citée de Volkmann, qui, tenant devant l'œil deux bandelettes étroites de papier coloré, l'une très-rapprochée et l'autre à la distance de la vision distincte, remarqua qu'au lieu de la couleur résultante, il voyait l'une des couleurs à travers l'autre. Tenons un voile vert, tout près des yeux, et éclairons-le d'une manière assez intense pour que tout le champ visuel se recouvre d'un reflet vert, le dessin et les plis du voile n'apparaissent que sous forme d'une image de diffusion très-faible : on reconnaîtra exactement et sans difficulté la couleur des objets vus à travers le voile, bien que, sur la rétine, la lumière verte du voile vienne se mêler à toutes les autres couleurs. L'expérience devient encore plus remarquable quand, au bout d'un certain temps, l'œil est fatigué pour la lumière verte : les objets vus à travers le voile se colorent alors en rose, bien que la lumière verte vienne s'ajouter à leur image rétinienne. Ce résultat ressort mieux encore si, fermant l'œil gauche, nous ne regardons à travers le voile qu'avec l'œil droit. Bientôt un papier blanc, vu à travers le voile, paraît *blanc* et même *rougeâtre.* Si nous fermons alors l'œil droit et que nous ouvrons l'œil gauche, qui n'est pas derrière le voile, le papier paraît *vert*, par opposition. En ouvrant alternativement les deux yeux, on voit le papier prendre une teinte rougeâtre pour l'œil droit, où son image rétinienne est blanc-verdâtre, et une teinte verdâtre pour l'œil gauche, où son image rétinienne est blanche.

Au lieu du voile vert, on peut fort bien employer un verre d'urane, éclairé par le soleil, qui répand alors, par sa fluorescence, de la lumière verte dans le champ visuel. On verra plus loin, au § 32 (p. 792 de l'édit. allem.), plus de détails sur cette expérience.

Le même résultat se présente dans l'expérience indiquée par Smith (1) de Fochabers, et qui a été modifiée et expliquée théoriquement depuis par Brücke (2). — Lorsqu'on amène tout près de l'œil droit une flamme brillante, ou qu'on éclaire le côté droit de l'œil droit par la lumière directe du soleil, mais de telle façon que la lumière ne pénètre pas par la pupille, l'œil gauche étant maintenu dans l'ombre, les objets blancs paraissent verdâtres à l'œil droit et rougeâtres à l'œil gauche. Ces colorations sont faciles à constater, soit en ouvrant alternativement les deux yeux, soit en fixant binoculairement une feuille de papier blanc, au devant de laquelle on tient, à quelque distance des yeux, une baguette noire qui se projette sur le papier en deux images relatives chacune à l'un des yeux. Alors encore, l'image de gauche, qui correspond à la partie où l'œil gauche seul voit la surface du papier, paraît rouge, tandis que l'image de droite paraît verte. Si l'on fixe, au contraire, un tableau noir devant lequel on tient, à quelque distance, un objet blanc qui apparaît double, l'image droite, vue par l'œil gauche, est rouge, et l'autre est verte. Ainsi, pour l'œil éclairé

---

(1) *Edinb. Journ. of Science*, V, 52. — *Pogg. Ann.*, XXVII, 494.
(2) *Denkschr. der k. k. Akad. zu Wien*, III. — *Pogg. Ann.*, LXXXIV, 418.

latéralement, le blanc paraît plus verdâtre que pour l'œil non éclairé. Or, dans ces conditions, la sclérotique et les paupières laissent parvenir de la lumière dans l'œil éclairé, et cette lumière est rouge, comme nous le savons, d'après des expériences déjà vues (1). Lorsqu'on fait pénétrer la lumière solaire latéralement dans l'œil, on reconnaît d'ailleurs la coloration rouge sur des objets foncés : c'est ainsi que si l'on examine une page imprimée, les lettres noires paraissent d'un rouge éclatant, tandis que le papier blanc paraît vert. Cette lumière rouge, qui pénètre latéralement, se diffuse sur la plus grande partie du fond de l'œil, et les parties de la rétine de l'œil éclairé qui reçoivent l'image d'un objet blanc, bien qu'éclairées simultanément par de la lumière blanche et de la lumière rouge, perçoivent du blanc verdâtre. Lorsqu'on prolonge l'expérience, la coloration verdâtre devient de plus en plus nette, parce qu'elle dépend de la fatigue de l'œil pour le rouge. Mais avec la prédominance de la lumière rouge sur la rétine, cette coloration verte ne peut provenir que de ce que nous ne confondons pas l'éclairage primitif et général du fond avec la lumière de l'objet, qui vient s'y ajouter, et cet objet paraît verdâtre par suite de fatigue de l'œil pour le rouge. En revanche, le blanc pur paraît rougeâtre dans l'œil non modifié.

Qu'on examine, sur la surface bien polie d'une table d'acajou, les images des tentures et du plafond d'une chambre ; si l'on accommode l'œil pour les objets réfléchis, ils peuvent présenter soit leur couleur naturelle, soit une coloration bleuâtre, complémentaire de celle de la table ; si l'on accommode, au contraire, pour la table, on voit que la lumière qu'elle émet possède, en masse, une coloration jaune-rouge bien accentuée. La coloration complémentaire des images réfléchies me paraît se produire surtout lorsque la lumière réfléchie des objets est faible par rapport à l'éclairage de la table. Mais si, au contraire, la lumière réfléchie augmente beaucoup d'intensité, ainsi que cela a lieu pour une incidence très-oblique, les veines du bois disparaissant, les images réfléchies paraissent souvent rougeâtres, car rien ne nous sollicite plus alors à faire la distinction.

Bien que la production du contraste soit remarquablement favorisée par les circonstances qui nous engagent à séparer la lumière blanche en deux portions, ces conditions ne sont cependant pas nécessaires. — En effet, il peut se présenter des phénomènes de contraste analogues dans d'autres cas où le champ induit ne se distingue du champ induc-

---

(1) Voyez plus haut, p. 212.

teur que par une faible différence de coloration. Ces phénomènes apparaissent très-nettement sur un disque chromatique formé, comme celui de la figure 152, de secteurs colorés étroits, sur fond blanc, interrompus en leur milieu par une bande composée de blanc et de noir, qui devront produire, dans la rotation, un anneau gris sur un fond blanchâtre faiblement coloré. Par le fait, cette couronne ne paraît pas grise, mais présente la coloration complémentaire, avec une netteté d'autant plus grande que l'intensité de l'anneau est plus près d'être égale à celle du fond, ou un peu moindre. Si les secteurs colorés sont larges, cela donne trop d'intensité à la couleur du fond, et la couleur complémentaire de la couronne devient plus faible ou, au moins, plus douteuse que pour une coloration plus faible du fond ; il en est de même lorsqu'on entoure l'anneau gris de deux circonférences noires, étroites, qui marquent nettement sa séparation d'avec le fond. Dans ces derniers cas, la coloration par contraste ne fait peut-être pas absolument défaut, mais elle est accompagnée d'une grande incertitude de jugement sur la couleur du champ induit, et, par comparaison avec un champ blanc voisin du disque, on peut arriver facilement à déclarer

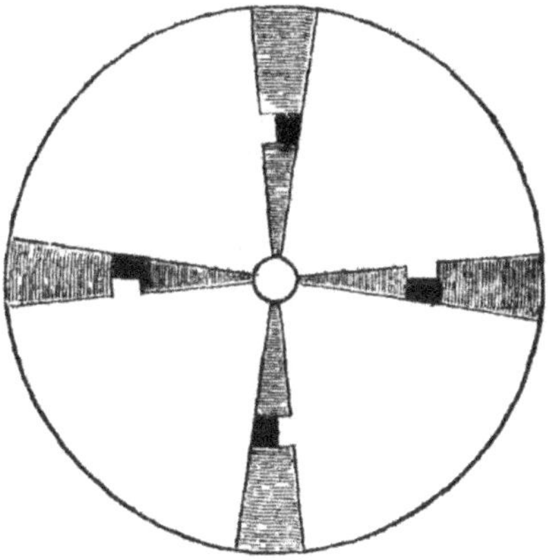

Fig. 152.

que le champ induit est réellement blanc, tandis que, sans ces circonférences, la coloration complémentaire par contraste s'impose à notre perception d'une manière non douteuse. On ne voit, au contraire, aucune coloration par contraste sur un fragment de papier blanc tenu, au moyen d'une pince, en avant du disque coloré, même si l'on a soin qu'aucune ombre portée ne détache ce fragment sur la coloration pâle du disque rotatif ; si l'on oblique le fragment de papier par rapport à la lumière, de telle sorte que son intensité soit exactement égale à celle de l'anneau gris, cet anneau paraît aussi brusquement blanc dans le voisinage du fragment de papier, comme ce fragment lui-même ; cependant les parties plus éloignées de l'anneau restent le plus souvent colorées. Si la couronne grise est limitée par des traits noirs, dans cette expérience, sa coloration paraît devenir grise sur toute son étendue.

Dans ce cas, on ne peut pas dire que l'une des couleurs soit vue à travers l'autre ; mais dans l'appréciation de la couleur de la couronne on prend pour point de départ celle du fond, et l'on croit voir une dégradation de cette couleur du fond. Si deux couleurs appartiennent à deux corps différents, il n'y a pas de raison pour supposer entre elles une relation : on cherche, au contraire, à déterminer chacune de ces couleurs indépendamment de tout rapprochement fortuit ; mais lorsqu'une surface plane continue, qui offre en tous ses points la même structure et la même matière, nous présente des parties différemment colorées, de telle sorte que ces parties ne se distinguent absolument que par la différence de leur coloration, notre jugement est nécessairement amené à supposer une relation entre ces couleurs avant de les comparer. Le résultat de cette comparaison est, comme nous l'apprend l'expérience, que nous évaluons la différence comme plus forte qu'elle n'est réellement ; soit parce que cette différence, lorsqu'elle existe seule et qu'elle attire seule notre attention, fait une impression plus forte que lorsqu'il y en a encore d'autres ; soit que, dans ce cas encore, les différentes couleurs de la surface soient perçues comme des modifications de la couleur unique du fond, analogues à celles que pourraient produire des ombres portées, des reflets colorés, des taches produites par des liquides ou des poussières colorées. Effectivement, il faudrait une matière colorante rougeâtre pour produire une tache objective gris-blanc sur une surface verdâtre, etc.

Au reste, les résultats incertains de ces expériences expriment clairement la difficulté que nous éprouvons à comparer, d'une manière exacte, l'intensité et la couleur de deux surfaces qui ne sont pas absolument contiguës. Nous avons déjà remarqué, à propos des méthodes photométriques, que la comparaison n'est exacte et sûre que lorsque la limite entre les champs à comparer ne présente aucune autre particularité que la différence de coloration ou d'intensité lumineuse. Plus ces champs sont éloignés l'un de l'autre, plus la comparaison devient inexacte, de telle sorte que, dans les cas semblables, les circonstances accessoires conservent une assez large influence sur notre appréciation de l'intensité ou de la couleur. Dans les expériences qui nous occupent, la différence entre la surface induite et la surface inductrice est présentée sous les conditions les plus favorables, mais la comparaison entre la surface induite et d'autres surfaces situées latéralement dans le champ visuel ne peut s'effectuer que d'une manière très-imparfaite.

Les mêmes circonstances se présentent encore plus nettement dans les expériences que nous allons décrire, et dans lesquelles la surface induite est en contact, par deux bords opposés, avec deux couleurs différentes. Dans ce cas, la surface induite présente, sur ces bords, les couleurs complémentaires; lorsque la surface induite touche par un bord une surface plus foncée et, par l'autre bord, une surface plus claire, le premier bord paraît plus clair, le second plus foncé. Mais ici encore le contraste n'apparaît nettement que lorsque le champ inducteur ne se distingue du champ induit que par la différence de coloration ou d'intensité et qu'il n'existe aucune autre délimitation.

On peut facilement faire ces expériences avec le voile de papier transparent. — Qu'on colle ensemble un papier vert et un papier rose, de manière à obtenir une feuille mi-partie verte et rose ; sur la ligne de séparation des deux couleurs, qu'on fixe une bandelette de papier gris et qu'on recouvre le tout par une feuille de même grandeur en papier à lettres mince. La bande grise paraît rose au bord qui touche le vert, et verte au bord qui touche le rose ; au milieu, se présente une nuance intermédiaire à ces deux couleurs qui est grise, sans doute, mais que nous ne pouvons pas reconnaître positivement comme telle. Le phénomène est bien plus prononcé, si la bandelette grise est perpendiculaire à la ligne de séparation des couleurs : la partie du gris qui s'avance dans le vert peut alors présenter un rose aussi vif que le fond de l'autre côté. La coloration par contraste est plus faible, mais cependant encore nette, si la ligne médiane de la bande grise recouvre exactement la ligne de séparation des couleurs : les bords latéraux du gris présentent alors des lisérés complémentaires étroits, qui sont estompés vers le milieu de la bande.

On obtient des effets analogues lorsqu'on superpose en gradins des feuilles de papier mince, de manière à former des bandes successives qui présentent une, deux, trois... épaisseurs de papier. Éclairant le tout par derrière, l'intensité objective est évidemment constante dans l'étendue de chaque assise ; cependant chaque gradin paraît plus foncé sur le bord où il confine à un gradin plus clair, et paraît plus clair au contact du gradin plus foncé. — Des teintes plates d'encre de Chine superposées en gradins de plus en plus foncés produisent une illusion analogue (1).

Tous ces phénomènes se produisent sur le disque rotatif avec des dégradations bien plus belles et plus délicates. — Donnons aux secteurs du disque la forme représentée par la figure 153 (p. 542), et faisons-les blancs et noirs ; on voit alors, dans la rotation, une série d'anneaux concentriques de plus en plus foncés à mesure qu'on s'avance de la périphérie vers le centre. Sur chacune de ces couronnes, la surface angulaire des portions noires est constante ; l'intensité de chaque couronne est

(1) CHEVREUL, De la loi du contraste simultané des couleurs. Paris, 1839, pl. I, fig. 3 bis.

donc elle-même uniforme pendant la rotation rapide ; c'est seulement d'un anneau à l'autre que l'intensité varie. Cependant chaque couronne paraît plus claire à sa partie interne, où elle confine à une couronne plus foncée, et plus foncée à sa partie externe, au contact d'une couronne plus claire. Si les différences d'intensité des couronnes sont très-faibles, c'est souvent à peine si l'on s'aperçoit que les couronnes intérieures sont plus foncées que les extérieures ; l'œil est seulement frappé par les alternances périodiques de clair et d'obscur que paraissent présenter les bords des anneaux.

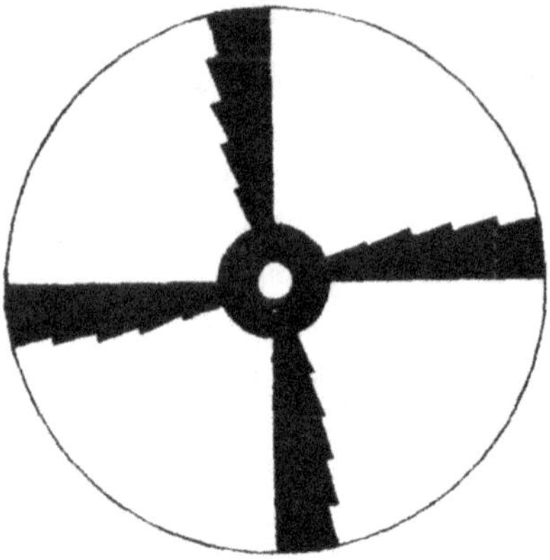
Fig. 153.

Si, au lieu du blanc et du noir, on prend deux couleurs différentes, chaque couronne présente deux colorations différentes à ses deux bords, bien que la coloration soit objectivement uniforme sur toute l'étendue de chaque couronne. Chacune des couleurs constituantes se présente avec plus d'intensité sur celui des bords de chaque couronne qui confine à une couronne contenant une plus faible quantité de cette couleur. C'est ainsi que si l'on a mélangé du bleu et du jaune, et que le bleu prédomine dans les couronnes extérieures, le jaune dans les couronnes intérieures, chaque couronne paraît jaune à son bord extérieur, bleue à son bord intérieur ; et si les couleurs des anneaux présentent, en somme, des différences très-faibles, on peut tomber dans l'illusion qui fait disparaître les différences qui existent réellement entre les colorations des différents anneaux, et fait apparaître sur un fond uniformément coloré la coloration par contraste alternativement bleue et jaune des bords des couronnes. Il est très-caractéristique que, dans ces cas, on ne voit ordinairement pas la couleur mixte, mais qu'on croit voir isolément les couleurs composantes, l'une à côté de l'autre, et comme l'une à travers l'autre.

Mais ces remarquables effets de contraste disparaissent dès qu'on marque les contours des anneaux par de fines circonférences noires. Chaque anneau apparaît aussitôt avec la coloration et l'intensité uniformes qu'il possède en réalité. Ici aussi il importe essentiellement que les différents champs soient des parties d'une surface tout à fait continue et homogène sous tous les rapports autres que la coloration. Il ne s'agit donc, ici encore, que de modifications dans le jugement et non pas dans la sensation. Les différences d'éclairage des différentes parties de cette surface étant les seules différences existantes, ressortent d'une manière remarquable, et comme les différences qui existent entre deux éléments de surface contigus sont perçues d'une manière plus nette et plus certaine que celles entre des éléments éloignés, les différences d'éclairage qui existent le long des limites de deux champs captivent particulièrement l'attention ; comme elles sont perçues avec plus de netteté et de certitude, elles sont jugées plus grandes que celles qui existent entre les parties médianes de deux champs et qui sont perçues avec moins de certitude. Comme, dans les expériences en question, l'éclairage ne présente pas de saut brusque au milieu de chaque champ, la couleur de chaque bord doit paraître passer peu à peu à celle de l'autre par une transition située au milieu du champ. Mais si l'on fait une raie noire au milieu du champ induit, ou qu'on place entre deux champs colorés un champ gris dont les deux moitiés, inégalement claires, sont séparées par une ligne bien nette, les colorations complémentaires s'avancent de part et d'autre jusqu'à cette ligne de séparation, où elles viennent se toucher. Si le champ induit et le champ inducteur présentent une différence de coloration assez grande pour qu'on puisse la percevoir avec certitude entre tous les points de ces champs, l'effet de contraste disparaît, ou devient du moins bien plus douteux. Si le champ induit présente encore quelque autre délimitation, on perçoit avec bien moins de certitude la différence entre sa coloration et celle du champ inducteur, et le contraste disparaît également ou s'affaiblit.

Les anciens observateurs ont toujours admis, dans les explications théoriques des phénomènes de contraste, que le mode de réaction des nerfs, c'est-à-dire la sensation, soit modifié dans les parties induites de la rétine : ainsi compris, les phénomènes de contraste rentreraient, d'une certaine manière, dans la catégorie des sensations sympathiques, où un grand nombre d'observateurs ont aussi rangé l'irradiation. Sous un certain point de vue, on avait assurément raison de parler d'une modification de la sensation, puisque, dans les observations, on n'avait pas distingué le contraste successif d'avec le contraste simultané, et qu'on pouvait donc avoir affaire à une modification de la sensation produite par les images accidentelles. Si je ne me trompe, les pages précédentes renferment le premier essai qui ait été fait de distinguer méthodiquement, dans tous les cas, les effets du contraste successif d'avec ceux du contraste simultané. J'ai montré également que, dans les cas où la couleur inductrice ne prédomine pas sur toutes les autres par son étendue et par son intensité, la coloration par contraste dépend de circonstances qui ne peuvent être attribuées qu'aux fonctions psychiques qui accompagnent la perception. Si l'on attribue au champ induit une existence corporelle, dans les conditions de l'expérience, la production du contraste fait le plus habituellement défaut. J'ai déjà indiqué plus haut la nature des illusions que notre jugement subit dans les cas de ce genre. Il s'agit toujours de cas où il existe une certaine marge dans l'appréciation de la nature de la couleur induite, incertitude qui provient de l'impossibilité d'établir une comparaison exacte entre cette couleur et le blanc, et qui a pour résultat d'abandonner notre jugement à l'influence de diverses circonstances accessoires, dont l'effet est de nous faire rapprocher la couleur en question tantôt de l'une, tantôt de l'autre des extrémités de l'intervalle dans lequel est comprise notre incertitude. Ceux des lecteurs qui sont encore peu familiarisés avec l'influence des actions psychiques sur les perceptions sensuelles, admettront peut-être difficilement qu'une fonction psychique puisse nous faire voir, dans le champ visuel, une couleur qui n'y existe pas; je les prierai de suspendre leur jugement jusqu'à ce qu'ils aient étudié les faits mentionnés dans la troisième partie de cet ouvrage, consacrée aux perceptions des sens, et où ils rencontreront un grand nombre d'exemples de ce genre. Ce paragraphe nous a fait empiéter sur l'étude des perceptions visuelles. Je l'ai cependant laissé dans la partie qui traite des sensations, parce que, jusqu'ici, le contraste a toujours été considéré comme étant une sensation et que les phénomènes les plus ordinaires qui s'y rapportent sont de nature mixte.

Comme la plupart des phénomènes de contraste dépendent de l'étendue de l'incertitude qui accompagne notre appréciation de l'intensité et de la qualité de nos sensations visuelles, l'habitude dans l'appréciation des couleurs doit nécessairement exercer une influence considérable sur la production du contraste. De même qu'un œil exercé à l'appréciation des dimensions dans l'espace sait éviter bien des erreurs auxquelles n'échappe pas un œil moins exercé, il doit en être de même dans la détermination des couleurs, et je crois, pour cette raison, que le contraste doit présenter, en général, moins de vivacité à des yeux exercés qu'à ceux qui ne le sont pas. Mes expériences ont été facilement confirmées par des personnes expérimentées dans les observations d'optique. En revanche, dans bien des livres, les phénomènes de contraste sont décrits de manière à me faire penser que, pour nombre d'observateurs, ces phénomènes sont beaucoup plus visibles et plus fréquents que pour moi.

Lorsque le champ inducteur est limité, les phénomènes de contraste ne laissent aucun doute sur leur signification, puisque la coloration dépend d'autres circonstances qui ne peuvent provenir que du jugement; mais lorsque le champ inducteur n'est pas limité, les effets sont bien plus constants, et, pour cette raison, on serait encore plus porté à les attribuer à des modifications de la sensation. Cependant, dans ce dernier cas, les circonstances sont évidemment bien plus défavorables que dans le premier, pour pouvoir déterminer avec certitude quelle est la couleur qu'on perçoit dans le champ induit; en effet, la comparaison de la couleur de ce champ avec du blanc fait complétement défaut, ou est du moins bien plus restreinte. En outre, si les contrastes sur champ inducteur non limité sont plus constants, ils ne présentent pas moins, dans leurs conditions d'intensité, une analogie complète avec ceux du champ limité. Dans tous ces cas, la coloration par contraste présente déjà toute son intensité pour une très-petite intensité de la couleur inductrice, et celle-ci, en augmentant, n'ajoute que peu ou point à l'intensité de la coloration par contraste. En revanche, le contraste peut être sensiblement renforcé dès que la sensation est réellement modifiée par des images accidentelles. Enfin, le jugement conserve toute son intensité à la coloration par contraste, lorsqu'on écarte du champ visuel toutes les autres couleurs. C'est pourquoi je ne doute pas que les phénomènes aient la même signification pour de grands champs inducteurs que pour de petits, et qu'ici encore la couleur par contraste provienne d'un acte du jugement, bien que, dans ces cas, je ne puisse pas encore donner de preuve bien satisfaisante en faveur de cette opinion.

Léonard de Vinci connaissait déjà la plupart des phénomènes de contraste. Il dit que, parmi toutes les couleurs d'égale perfection, les plus belles sont celles qui se trouvent à côté des couleurs les plus opposées : le blanc à côté du noir, le bleu à côté du jaune, le rouge à côté du vert (1). Plus tard, ce furent les ombres colorées, qui, de tous les phénomènes de contraste, attirèrent le plus particulièrement l'attention. Otto de Guéricke (2) les connaissait et chercha à les employer pour démontrer la proposition d'Aristote d'après laquelle le mélange du blanc et du noir pourrait donner du bleu. Mais Buffon (3) fut le premier à les signaler à l'attention générale ; il ne les observa d'ailleurs qu'occasionnellement, au lever et au coucher du soleil, où elles étaient tantôt bleues, tantôt vertes. L'abbé Mazeas (4) les produisit avec la lumière de la lune et celle d'une bougie ; il fut de ceux qui croyaient pouvoir expliquer les couleurs par une diminution de la lumière. Melville (5) et Bouguer (6) cherchèrent, au contraire, à expliquer les phénomènes à l'aide de la théorie des couleurs de Newton. On attribua aux couleurs le caractère objectif, parce qu'en effet les ombres bleues, éclairées par le ciel bleu, présentent une coloration bleue objective : citons, à ce sujet, Béguelin (7), qui montra que la lumière bleue du ciel est, dans beaucoup de cas, la cause de la coloration bleue des ombres. Rumford (8) paraît avoir découvert le premier le caractère subjectif de la couleur de l'une des ombres, en la regardant à travers un tube étroit. Göthe (9), Grotthuss (10), Brandes (11), Tourtual (12), se rallièrent à cette opinion. D'autres observateurs défendirent encore longtemps le caractère objectif des deux couleurs des ombres : citons v. Paula Schrank (13), qui attribua à la diffraction la couleur de l'ombre bleue ; Zschokke (14), Osann (15), Pohlmann (16), qui admit de nouveau l'opinion de Béguelin. Ce fut particulièrement Fechner (17) qui démontra le caractère subjectif de ces phénomènes ; il fit voir, entre autres, comment un acte du jugement peut maintenir la couleur par contraste, une fois produite ; il augmenta le nombre des observations, mais il n'osa pas encore établir de théorie de ces phénomènes. Plateau (18) rattacha les phénomènes de contraste à sa théorie des images accidentelles. D'après lui, la rétine pourrait, dans l'espace comme dans le temps, osciller entre des états d'excitation contraires ; dans le voisinage immédiat de la partie excitée, se présenterait une phase homonyme, qui se manifesterait par les phénomènes

(1) Trattato della pittura, cap. CC ; — cap. CLVI, CCCXXVIII (Ombres colorées).
(2) Exper. Magdeb., p. 142.
(3) *Mém. de l'Acad. de Paris*, 1743, p. 217.
(4) *Abh. der Akad. zu Berlin*, 1752.
(5) *Edinb. Essays*, II, 75.
(6) Traité d'optique, p 368.
(7) *Mém. de l'Acad. de Berlin*, 1767, p. 27.
(8) *Philos. Transact.*, LXXXIV, 107. — *Gren's neues Journal der Physik*, II, 58.
(9) Farbenlehre, p. 27.
(10) *Schweigger's Beiträge zur Chemie und Physik*, III, 14.
(11) *Gehler's neues Wörterbuch*, Art. Farbe.
(12) Die Erscheinungen des Schattens. Berlin, 1830.
(13) *Münchner Denkschr.*, 1811-12, p. 293 ; 1813, p. 5.
(14) *Unterhaltungsblätter für Natur- und Menschenkunde*, 1826, p. 49.
(15) *Pogg. Ann.*, XXVII, 694 ; XXXVII, 287 ; XLII, 72.
(16) *Ibid.*, XXXVII, 319-341.
(17) *Ibid*, XLIV, 221 ; L, 433.
(18) *Ann. de chim. et de phys.*, LVIII, 339. — *Pogg. Ann.*, XXXII, 543 ; XXXVIII, 26.

d'irradiation, puis, à une distance plus grande, la phase contraire se produirait en donnant lieu au contraste.

JURIN (1) et, plus tard, BRANDES avaient déjà proposé d'expliquer les phénomènes de contraste par des *images accidentelles*. Cette explication, exacte pour une partie des phénomènes, ne s'appliquait pas à tous; c'est ainsi que FECHNER montra que les couleurs par contraste peuvent se produire sans fatigue préalable de la partie de rétine correspondante.

On doit à CHEVREUL (2) une description exacte des modifications que subissent les différentes couleurs par l'effet de leur juxtaposition. BRANDES (3) et OSANN ont décrit les images complémentaires obtenues par réflexion sur les lames de verre; DOVE (4) donna à cette expérience la meilleure forme, qui a encore été modifiée depuis par RAGONA SCINA (5). FECHNER et BRÜCKE (6) découvrirent les cas où le champ induit affecte la même couleur que le champ inducteur. H. MEYER (7) fit voir qu'une petite différence entre les couleurs est plus favorable qu'une différence considérable. Du reste, presque tous les observateurs se rallièrent à l'*opinion* de PLATEAU, d'après laquelle le contraste provient d'une modification de la sensation. Dans ce paragraphe j'ai cherché à distinguer, plus complétement qu'on ne l'avait encore fait, les différentes causes qui sont en présence, et je me suis efforcé de démontrer que le contraste simultané pur réside dans une modification dans *l'appréciation*, et non pas dans une altération de la sensation.

1651. LEONARDO DA VINCI († 1519), Trattato della pittura, cap. CLVI, CC, CCCXXVIII.

1672 OTTO V. GUERICKE, Experimenta nova, ut vocantur, Magdeburgica de vacuo spati Amstelod., 1672, p. 142.

1738. JURIN, Essay on distinct and indistinct Vision, p. 170.

1743. G. DE BUFFON, Sur les couleurs accidentelles, in *Mém. de Paris*, 1743, p. 217.

1752. MAZEAS, in *Mém. de l'Acad. de Berlin*, 1752.

1760. BOUGUER, Traité d'optique sur la gradation de la lumière. Paris, 1760, p. 368.

— MELVILLE, Observations on light and colours Essays and observations (*Phys. and lit Edinburgh*, II, 12, 75).

1767. BÉGUELIN, Mémoire sur les ombres colorées, in *Mém. de l'Acad. de Berlin*, 176 p. 27; 1783, p. 52.

1778. V. GLEICHEN genannt RUSSWORM, Von den Farben des Schattens, in *Act. Aca Mogunt.*, 1778, p. 308.

1782. H. F. T., Observations sur les ombres colorées. Paris, 1782.

1783. FLAUGERGUES, Sur les ombres colorées, in *Mém. de Berlin*, 1783, p. 52.

— OPOIX, in *Journal de physique*, 1783, déc.

— PETRINI, in *Mem. di math. e di fisica del Soc. ital.*, XIII, p. 11.

1787. CARVALHO E SAMPAGO, Tratado das Cores. Malta, 1787.

1805. PRIEUR, Observations sur les couleurs et sur certains phénomènes qu'elles présenten in *Ann. de chim.*, LIV, p. 1. — *Gilb. Ann.*, XXI, p. 315.

— HASSENFRATZ, Sur les ombres colorées, in *Journ. de l'Ecole polytechn.*, cah. XI.

1810. V. GÖTHE, Zur Farbenlehre, p. 27.

1811. GROTHUSS, Ueber die zufälligen Farben des Schattens, in *Schweigger's Journ* III, 14.

— V. PAULA SCHRANK, Ueber die blauen Schatten, in *Abh. der Munchener Akad.*, 181 p. 293; 1813, p. 57.

1820. MUNCKE, Ueber subjective Farben und gefärbte Schatten, in *Schweigger's Journ* XXX, 47.

---

(1) Essay on distinct and indistinct Vision, p. 170.
(2) *Mém. de l'Acad.*, XI, 447-520.
(3) *Gehler's neues Wörterbuch*, Art. Farbe, IV, 124.
(4) *Pogg. Ann.*, XLV, 158.
(5) *Racc. fisico-chimica*, II, 207.
(6) *Denkschr. d. Wiener Akademie*, III, 1850, Octob. 3.
(7) *Pogg. Ann.*, XCV, 170.

1826. Zschokke, Die farbigen Schatten, ihr Entstehen und ihr Gesetz. Aarau, 1826. — *Unterhaltungsblätter fur Natur- und Menschenkunde*, 1826, p. 49.
1827. Brandes, Art. Farbe, in *Gehler's neues physik. Wörterbuch*, IV, 124.
— Treschel, in *Biblioth. univers.*, XXXII, 3.
1830. Tourtual, Ueber die Erscheinungen des Schattens und deren physiologische Bedingungen, nebst Bemerkungen über die wechselseitigen Verhältnisse der Farben. Berlin, 1830.
— Lehot, in *Annales des sciences d'observation par Saigey et Raspail*, 1830, III, 3. — *Froriep's Notizen*, XXVIII, p. 177.
1832. Osann, Vorrichtung zur Hervorbringung complementarer Farben und Nachweis ihrer objectiven Natur, in *Pogg. Ann.*, XXVII, 694; XXXVII, 287; XLII, 72.
— Smith von Fochabers, in *Edinb. Journ. of science*, V, 52.
— Brewster, Ueber den Versuch von Smith, in *Pogg. Ann.*, XXVII, 494.
— Chevreul, Sur l'influence que deux couleurs peuvent avoir l'une sur l'autre, quand on les voit simultanément, in *Mém. de l'Acad. de Paris*, XI, 1832. — De la loi du contraste simultané des couleurs. Paris, 1839.
1834. J. Müller, in *Muller's Archiv fur Anat. und Physiol.*, 1834. p. 144. — Lehrbuch d. Physiol., 2. Aufl., II, 372.
— Plateau, in *Ann. de chim. et de phys.*, LVIII, 339. — *Pogg. Ann.*, XXXII, 543; XXXVIII, 626.
1836. Pohlmann, Theorie der farbigen Schatten, in *Pogg. Ann.*, XXXVII, 319-341.
1838. Fechner, Ueber die Frage, ob die sogenannten Farben durch den Contrast objectiver Natur seien, in *Pogg. Ann.*, XLVI, 221-245.
— Dove, Ueber subjective Complementärfarben, in *Pogg. Ann.*, XLV, 158.
1840. Fechner, Thatsachen, welche bei einer Theorie der Farben durch den Contrast zu berücksichtigen sind, in *Pogg. Ann.*, L, 433.
1847. D. Ragona Scina, Su taluni fenomeni che presentano i cristalli colorati, in *Racc. fisico-chim.*, II, 207.
1851. E Brücke, Untersuchungen uber subjective Farben, in *Wiener Denkschr.*, III, 95. — *Pogg. Ann.*, LXXXIV, 418. — *Arch. des sc. phys. et natur.*, XIX, 122.
1852. A. Beer, Ueber das uberzahlige Roth im Farbenbogen der totalen Reflexion (Couleur par contraste), in *Pogg. Ann.*, LXXXVII, 113-115. — *Cosmos*, II, 95.
1855. H. Meyer, Ueber Contrast- und Complementärfarben, in *Pogg. Ann.*, XCV, 170-171. — *Ann. de chim.*, 3, XLV, 507. — *Phil. Mag.*, 4, IX, 547.
1858. Chevreul, Note sur quelques expériences de contraste simultané des couleurs, in *Comptes rendus*, XLVII, 196-198. — *Dingler's Journ.*, 435-436.
1859. Wardo, Nota sulle ombre colorate ottonute col solo concorso di luce bianche, in *Cimento*, IX, 352-356. — *Atti del Istit. Veneto*, V. — *Zeitschrift fur Chemie*, 1860, p. 18-20.
— Ragona, Su taluni fenomeni di colorazione soggettiva, in *Atti del Acad. Palermit.*, III. — *Zeitschrift fur Chemie*, 1859, p. 20-24.
1860. G. Th. Fechner, Ueber die Contrastempfindung, in *Leipzig. Ber.*, 1860, 71-145.
— Osann, Ueber Ergänzungsfarben, in *Wurzburg. Zeitschrift*, I, 61-77.
— Fechner, Einige Bemerkungen gegen die Abhandlung Prof. Osann's über Ergänzungsfarben, in *Leipz. Ber.*, 1860, p. 146-165.
— J. J. Oppel, Ueber farbige Schatten bewirkt durch weisses Licht, in *Jahresber. des Frankf. Vereins*, 1859-1860, p. 65-69.
1861. Rossolini, Sulle ombre colorate, in *Atti del Istit. Lombardo*, II, 318-321.
1862. H. Aubert, Beiträge zur Physiologie der Netzhaut, in *Abhandl. der schles. Gesellschaft*, 1861, 1, p. 49-103; 344-344.
— G Th. Fechner, Ueber den seitlichen Fenster- und Kerzenversuch, in *Leipzig. Ber.*, 1862, p. 27-56.
1865. F. Burckhardt, Die Contrastfarben im Nachbilde, in *Baseler Verhandl.*, 1865.

§ 25. — Divers phénomènes subjectifs.

Nous avons encore à décrire quelques phénomènes visuels subjectifs dont l'explication est encore impossible ou tout au moins incertaine, et qui, par conséquent, n'ont pas pu trouver place dans les paragraphes précédents.

I. — *Phénomènes provenant de la tache jaune.* — La tache jaune se distingue du reste de la rétine par bien des particularités. Nous avons déjà vu (page 30) les particularités de sa structure anatomique. La *macula* se distingue de plus, sous le rapport physiologique, par la netteté de la perception des images, qualité par laquelle son centre, la *fovea*, surpasse de beaucoup toutes les autres parties de la rétine; c'est à cette circonstance que la *fovea* doit son importance comme point de fixation. Nous avons déjà fait voir au § 15 (p. 215-218) comment on peut reconnaître la *macula* dans l'image entoptique; dans ce mode d'observation, elle se distingue, d'abord par l'absence de vaisseaux à son centre, et, en second lieu, par l'ombre que projettent les parties latérales de la *fovea centralis*, sous un éclairage oblique. Nous avons déjà dit, en parlant des perceptions de cette partie de la rétine, que sous l'influence d'un courant électrique traversant l'œil, elle se dessine tantôt en sombre sur fond clair, tantôt en clair sur fond sombre, suivant la direction du courant, et que, de plus, sous un éclairage qui présente des intermittences d'une vitesse modérée, elle se distingue, au milieu des figures chatoyantes de la rétine, sous la forme d'une image étoilée remarquable.

Mentionnons encore qu'elle présente aussi une forme particulière pour un éclairage uniformément répandu, et, en particulier, pour la lumière bleue. — On voit apparaître alors différentes parties de la tache jaune; on ne les voit pas toujours toutes ensemble, et leur netteté varie avec les conditions de l'expérience. Au centre de la tache jaune. la *fovea centralis* est formée d'une partie de rétine très-mince, transparente et incolore. Son diamètre est, d'après Kölliker, de $0^{mm},18$ à 0,225. Sa distance du point nodal postérieur de l'œil est de 15^{mm}, soit en moyenne de 75 fois son diamètre. Sa grandeur apparente dans le champ visuel est donc un cercle de 40′ à 50′ de diamètre. Lorsqu'elle est rendue visible, elle apparaît ordinairement sous forme d'un cercle régulier bien délimité. On voit souvent, tout autour de la *fovea*, une auréole sombre dont le diamètre correspond à peu près à celui de la partie non vasculaire de la tache jaune, telle qu'on la voit dans l'observation entoptique des vaisseaux. La circonférence de cette auréole, ou *partie non vasculaire*, est peu marquée ; son diamètre, environ trois fois plus grand que celui de la *fovea*, mesure, par conséquent, un peu plus de 2 degrés. Tantôt son pourtour paraît assez régulièrement circulaire, notamment sous un faible éclairage ; tantôt il se rapproche d'un losange dont la plus grande diagonale est horizontale. C'est sous cette dernière forme qu'il m'apparaît, surtout sous un éclairage un peu intense. Cette partie correspond anatomiquement à la partie moyenne de la tache jaune, dont la coloration est d'un jaune intense, et à laquelle H. Müller a trouvé, dans deux yeux examinés à cet égard, un diamètre horizontal de $0^{mm},88$ et $1^{mm},5$ et un diamètre vertical de $0^{mm},53$ et $0^{mm},8$. Du reste, la coloration jaune s'étend bien plus loin, mais elle est faible et peu tranchée.

Enfin, pour un éclairage intense, on voit l'auréole obscure, non vasculaire, entourée à son tour d'une auréole claire, dont la périphérie se dessine d'une manière très-vague, et qui me paraît, de même, présenter une forme plutôt rhomboïdale que circulaire. Ses diamètres sont chacun à peu près trois fois plus grands que ceux de l'anneau obscur non vasculaire. On ne peut pas désigner de partie anatomique nettement définie qui corresponde à cette partie de l'image : l'auréole claire répond plus ou moins à la coloration jaunâtre des parties extrêmes de la tache jaune ; cependant on ne peut rien dire de précis sur cette coïncidence, car l'étendue de la coloration jaune faible présente des différences individuelles trop grandes. Peut-être aussi cette auréole n'est-elle due qu'à un effet de contraste. Nous l'appellerons anneau de Lœwe, du nom de celui qui l'a découvert, et qui la voyait circulaire.

Lœwe (1) découvrit cet anneau en regardant une surface claire à travers une solution limpide de chlorite de chrome, d'une couleur vert-céladon. L'anneau paraissait violet en comparaison du fond verdâtre et entourait l'anneau central obscur, de sorte que Haidinger le compare à une image de l'iris qui entoure la pupille. Haidinger montra qu'il est inutile d'employer des milieux dichromatiques pour voir les anneaux, qu'ils apparaissent dans le bleu homogène du spectre prismatique et aussi dans de la lumière mélangée qui contienne assez de bleu. Dans cette dernière, les anneaux se détachent sur le fond avec des colorations qui varient suivant la composition de la lumière mélangée au bleu. L'anneau de Lœwe paraît se présenter avec une netteté différente pour des yeux différents, de sorte que bien des personnes ne

(1) HAIDINGER, in *Pogg. Ann.*, LXX, 403 ; LXXXVIII, 451. — *Wiener Sitzungsber.*, IX, 240.

peuvent pas le voir. Quant à moi, je ne le vois que par une certaine clarté moyenne, celle qui nous est commode pour lire et pour écrire. Lorsque je mets un verre bleu devant les yeux, et qu'après les avoir reposés quelque temps en les tenant fermés, je porte le regard sur un papier blanc, je vois distinctement l'auréole non vasculaire, sous forme d'une tache rhomboïdale, sombre, entourée d'une bande rhomboïdale d'un bleu plus clair, l'anneau de Lœwe. Il suffit d'une faible augmentation de l'éclairage, ou d'une faible diminution, pour que l'anneau de Lœwe me paraisse plus étroit : une variation d'éclairage un peu considérable le fait disparaître, et je ne vois plus que l'anneau obscur non vasculaire.

L'anneau obscur non vasculaire est la partie la plus constante du phénomène. — Maxwell (1) est le premier qui ait examiné exactement la manière dont il se comporte. Lorsqu'on emploie de la lumière homogène, Maxwell dit qu'on ne le voit apparaître que dans le bleu. On le voit aussi dans des couleurs mélangées, lorsqu'elles contiennent beaucoup de bleu ; c'est ainsi qu'on peut le voir, mais faiblement, dans la couleur blanche. Lorsqu'on porte le regard sur une surface bleue, après avoir reposé les yeux, cet anneau apparaît ; il disparaît bientôt, et avec plus de rapidité si l'éclairage est intense. Maxwell conseille de placer alternativement, devant les yeux, des verres bleus et jaunes ou des papiers bleus et jaunes. La tache apparaît dans le bleu et disparaît dans le jaune. Pour ma part, je le vois le mieux sur le ciel, au moment où les premières étoiles commencent à paraître, après avoir reposé suffisamment les yeux par un assez long séjour en plein air. Lorsqu'après avoir fermé les yeux pendant quelques instants, on les ouvre en les tournant vers le ciel, on voit pendant quelque temps l'anneau non-vasculaire se dessiner très-distinctement; on voit souvent aussi à l'intérieur de cet anneau la *fovea centralis* sous forme d'une tache un peu plus claire, d'un bleu plus pur, à contours assez nets. Il est remarquable que, dans cette expérience, ainsi que Maxwell l'a déjà observé, la sensation lumineuse se fait un instant plus tard dans les parties centrales de la rétine que dans les parties périphériques. A cet effet, Maxwell faisait passer, avec une certaine vitesse, une série de bandes obscures devant un champ bleu . On peut aussi constater le fait en ouvrant simplement les yeux. L'obscurité se dissipe en marchant nettement de la périphérie du champ visuel vers le centre, et la dernière trace qui en reste prend la forme de la tache de Maxwell. Pour certains degrés d'in-

(1) *Athenäum*, 1856, p. 1093. — *Edinb. Journ.*, 2. IV, 337. — *Inst.*, 1856, p. 424. — *Rep. of British Association*, 1856, 2, p. 12.

tensité, en particulier pour celui que présente le ciel au moment où les premières étoiles commencent à paraître, le phénomène qui se produit lorsqu'on ouvre les yeux est encore plus compliqué : tandis que l'obscurité disparait, en marchant de la périphérie vers le centre, on voit apparaître subitement en clair, soit la *fovea* seule, soit toute la tache de Maxwell. Il est possible que cette apparition précède un peu le phénomène obscur, mais l'intervalle est si court, que les deux phénomènes paraissent se présenter simultanément, d'une manière analogue à ce qu'Aubert a remarqué sur les images accidentelles obtenues à la lueur de l'étincelle électrique.

Parfois, lorsque la *fovea* se présente très-nettement je vois encore, dans l'auréole non vasculaire, de faibles dessins linéaires, semblables aux contours d'une fleur à pétales nombreux (reine-marguerite, dahlia). Ce sont probablement des ébauches du même dessin qui se présente d'une manière plus distincte à la lumière intermittente.

Enfin, je ferai remarquer que j'ai souvent vu, par hasard, la tache de Maxwell en clair sur fond obscur, le matin, au sortir du lit, en dirigeant vers un fond sombre le regard qui avait reposé d'abord sur la large surface lumineuse d'une fenêtre. Je n'ai jamais réussi jusqu'à présent à reproduire volontairement ce phénomène. On voit apparaître un cercle d'une clarté éblouissante, de la grandeur de l'auréole non vasculaire, ombré vers les bords et présentant des indices du dessin rayonné. De cette dernière circonstance on peut conclure que, lorsque l'œil est bien reposé et très-excitable, l'impression lumineuse persiste plus longtemps dans la tache jaune que dans les autres parties de la rétine, tandis que, d'autre part, elle paraît aussi commencer plus tard dans la tache jaune, comme les phénomènes que nous avons vu se présenter lorsqu'on ouvre l'œil. L'obscurité que présente, sur un fond bleu, la partie fortement pigmentée de la *macula*, paraît attribuable à l'absorption de la lumière bleue par le pigment jaune. Les parties colorées en jaune sont précisément celles qui se trouvent en avant des parties réellement sensibles, c'est-à-dire des cônes. Si la tache n'est, du reste, que faiblement dessinée subjectivement, et si elle disparaît rapidement, c'est ce qui s'explique de la même manière que l'apparition fugitive de la figure vasculaire. Quant à l'apparition lumineuse subite de la tache jaune qui se présente parfois lorsqu'on ouvre l'œil, elle est encore inexpliquée.

Les phénomènes que nous venons de décrire sont ceux qui se présentent à la lumière non polarisée : si l'on dirige le regard sur un champ qui émet de la lumière polarisée, on voit, au point de fixation, les *houppes de polarisation* de Haidinger. — On les voit, par exemple, lorsqu'on regarde, à travers un prisme de Nicol, une feuille de papier blanc bien éclairée, ou un nuage lumineux. Les houppes sont représentées (pl. V, fig. 3) dans la position qu'elles affectent lorsque le plan de polarisation de la lumière est vertical. Les taches plus claires, limitées par les deux branches d'une hyperbole, se dessinent en bleuâtre sur champ blanc; la houppe obscure qui les sépare, et qui est plus large à ses extrémités qu'à son centre, présente, au contraire, une coloration jaunâtre. Lorsqu'on fait tourner le prisme de Nicol, la figure de polarisation tourne du même angle. D'après une remarque de Brewster, que je trouve confirmée pour mon œil, la houppe obscure est bien plus étroite à son milieu lorsqu'elle est horizontale (c'est-à-dire parallèle à la ligne de jonction des deux yeux) que lorsqu'elle est verticale comme dans la figure. La surface qui est occupée par la figure de polarisation paraît, aux yeux de Maxwell et aux miens, égaler en grandeur l'auréole non vasculaire de la tache jaune. Le bord de la *fovea* traverse à peu près les parties centrales et les plus éclairées des surfaces bleues. Brewster attribue aux houppes l'étendue un peu plus grande de 4 degrés, et Silbermann leur assigne 5 degrés, ce qui provient peut-être de ce que leur netteté varie beaucoup pour des yeux différents, et que, pour cette raison, les uns perçoivent et les autres ne perçoivent pas les parties les plus faibles, situées au bord extrême de la figure. Pour ma part, il y a douze ans, immédiatement après la découverte de Haidinger, je ne pus parvenir, malgré les plus grands efforts, à voir la moindre trace des houppes, et dernièrement, en essayant de nouveau, je les vis aussitôt que je regardai à travers un prisme de Nicol. Cependant, dans mon œil gauche, le milieu de la houppe obscure est bien plus sombre que dans l'œil droit, ce qui peut provenir d'une différence de coloration de la tache jaune. Du reste, lorsqu'on les voit, elles disparaissent bientôt, comme tout phénomène subjectif lié à la structure de la rétine. Elles reparaissent lorsqu'on fait tourner le polarisateur de 90 degrés.

Les individus qui perçoivent les houppes d'une manière très-nette, les voient aussi dans de la lumière qui n'est polarisée qu'en partie, sur des surfaces réfléchissantes, sur le ciel, etc., ce qui leur permet de déterminer immédiatement partout la direction du plan de polarisation. Cependant, parmi les diverses couleurs de la lumière homogène, le bleu est, comme Stokes l'a trouvé, la seule qui produise les houppes de polarisation. On ne les voit pas dans les parties moins réfrangibles du spectre. Sur un champ bleu, les surfaces hyperboliques bleuâtres paraissent claires, et les houppes jaunes qui les séparent, paraissent obscures; c'est ainsi qu'on les voit, lorsqu'on regarde une surface blanche à travers un verre fortement coloré en bleu, superposé au polarisateur. Quant à moi, non-seulement je ne vois pas ces houppes dans le vert, le jaune et le rouge homogènes ; mais je ne les vois pas non plus dans les nuances impures, mais assez saturées, de ces couleurs, telles que les donnent les verres colorés. Il s'ensuit que, dans la lumière blanche, le phénomène provient aussi des modifications du bleu. A l'endroit des houppes jaunes, il n'y a pas de bleu, c'est précisément pour ce motif que ces faisceaux paraissent jaunes et plus foncés.

Lorsque la lumière est polarisée, soit par réflexion, soit par réfraction simple ou double, toutes les couleurs subissent toujours à peu près également la polarisation. C'est seulement dans l'absorption de lumière chromatique par des corps biréfringents que la lumière de certaines couleurs peut être polarisée, tandis que celle des autres couleurs ne l'est pas. C'est la tourmaline, si souvent employée comme moyen de polarisation de la lumière, qui nous présente l'exemple le plus connu d'une semblable absorption. Cette propriété est, du reste, très-répandue parmi les corps colorés biréfringents, on peut la produire artificiellement en colorant ces corps, et elle provient de ce que le rayon ordinaire, comme dans la tourmaline, ou le rayon extraordinaire, comme dans le rutile (oxyde de titane) ou la cassitérite (oxyde d'étain), subit une absorption plus forte. Or, la plupart des fibres et des membranes organiques sont faiblement biréfringentes et se comportent, en général, comme des cristaux à un axe, dont l'axe serait parallèle à la longueur des fibres ou perpendiculaire à la surface des membranes. On peut donc expliquer la production des houppes de polarisation en admettant que les éléments jaunes de la tache jaune sont faiblement biréfringents et qu'ils absorbent plus fortement le rayon extraordinaire de la couleur bleue que son rayon ordinaire.

Lorsque de la lumière bleue, polarisée d'une manière quelconque, traverse, suivant leur direction, des fibres ainsi constituées, elle est fortement absorbée; mais si elle les traverse perpendiculairement à leur direction, elle est absorbée fortement ou faiblement suivant qu'elle est polarisée parallèlement ou perpendiculairement à la direction des fibres. Or, les fibres de la couche fibreuse externe (p. 28, 4°), perpendiculaires à la surface dans les autres parties de la rétine, sont obliques dans la tache jaune, leur extrémité postérieure se rapprochant de la *fovea* (1). Dans la *fovea centralis*, les couches granulées et les couches ganglion-

(1) Bergmann, in *Henle und Pfeuffer's Zeitschrift für rat. Med.*, 2, V, 245; 3, II, 83. — Max Schultze, Observationes de retinæ structura penitiori. Bonn, 1859, p. 15.

naires font plus ou moins complétement défaut; par contre, les couches granulées et la couche ganglionnaire externe sont plus épaisses autour de la *fovea* qu'ailleurs; il en est de même de la couche ganglionnaire interne, bien qu'elle contienne encore, au bord de la *fovea centralis*, trois rangées de cellules superposées, de telle sorte que les autres éléments relatifs aux cônes de la *fovea* paraissent refoulés sur le pourtour de cette dépression, ce qui doit forcer les fibres correspondantes, de nature nerveuse ou connective, à prendre une direction oblique. Ainsi, d'après l'hypothèse que nous avons faite, au bord de la *fovea*, où les fibres ont en général une direction oblique dirigée vers le centre de la dépression, la lumière devrait subir une absorption plus forte aux endroits où les fibres sont parallèles au plan de polarisation. Si ce plan est vertical, il se formera des parties obscures au-dessus et au-dessous de la *fovea*, des parties claires à droite et à gauche. De même il devra se présenter des parties plus sombres aux endroits où les fibres ne sont plus obliques à la surface de la rétine, c'est-à-dire au centre même de la *fovea* et vers le bord de la tache jaune. On a vu le phénomène des houppes de polarisation répondre à ces conditions.

On a encore émis d'autres opinions sur l'origine des houppes de polarisation. — Entre autres, on a accueilli assez favorablement celle qui a été indiquée par Erlach et plus spécialement développée par Jamin. Tous les deux croyaient pouvoir expliquer les houppes par les réfractions multiples que subit la lumière sur les surfaces réfringentes de l'œil. Il est vrai que la lumière polarisée verticalement qui pénétrerait dans l'œil par en haut ou par en bas, subit une réfraction plus forte et pénètre en moindre quantité que celle qui vient par les côtés, et que, par suite, le quadrant supérieur et le quadrant inférieur du champ visuel devraient paraître un peu plus foncés que le droit et le gauche. Mais si le phénomène avait pour cause la polarisation par réfraction, il faudrait d'abord que les houppes eussent à peu près la même intensité dans toutes les couleurs homogènes, tandis qu'elles ne sont nettes que dans le bleu. En second lieu, elles devraient augmenter de force d'une manière continue, en marchant vers les bords du champ visuel. Elles sont au contraire renfermées dans une partie très-petite et centrale. En troisième lieu, leur centre devrait se trouver sur l'axe, et non au point de fixation, qui paraît ne coïncider avec l'axe que dans bien peu d'yeux. Stokes, Brewster et Maxwell ont déjà fait ressortir l'insuffisance de cette explication, et les deux derniers ont remarqué que l'étendue des houppes coïncide avec celle de la tache jaune. Haidinger et Silbermann ont aussi donné toutes sortes d'explications, mais qui ne sont pas bien clairement développées.

Haidinger décrit dans le champ bleu, à l'endroit où l'on voit l'anneau de Lœwe, des croix de Saint-André claires, qui n'ont pas encore été retrouvées par d'autres observateurs. Pour ma part, je ne puis les voir.

II. — On voit dans le champ visuel des *points lumineux mobiles*, notamment lorsque, pendant une marche rapide ou d'autres mouvements du corps, on regarde fixement une grande surface uniformément éclairée, telle que le ciel ou des champs de neige (voy. p. 221). — Les petits points apparaissent en différents endroits du champ visuel et s'avancent très-rapidement, suivant des trajets différents qui, le plus souvent, ne sont pas rectilignes. Sur le trajet qu'a suivi un de ces points, on en voit d'autres se succéder à de courts intervalles. Purkinje fait remarquer que lorsqu'on regarde une surface éclairée limitée, telle qu'une fenêtre, chaque point entraîne à sa suite une petite ombre, située du côté opposé au milieu du champ visuel. Comme ils paraissent conserver des trajets fixes, ils ont été considérés par plusieurs observateurs (J. Müller) comme un phénomène de la circulation du sang. Mais ils sont, au moins dans mon œil, moins nombreux qu'on ne devrait l'attendre de globules sanguins, et leurs mouvements sont trop rapides pour qu'on puisse admettre qu'il s'agisse ici simplement de la circulation du sang dans les capillaires. On a vu plus haut (p. 221) comment ces circonstances paraissent s'expliquer par des interruptions passagères de la circulation. Il paraît, du reste, que ce phénomène est visible pour la plupart des individus.

Les corpuscules sanguins sont précisément assez grands pour qu'on puisse les distinguer lorsqu'ils se trouvent dans la rétine et qu'ils y exercent une impression. Leur diamètre est, en moyenne, de $0^{mm},0072$ et l'étendue des plus petites distances visibles est de $0^{mm},005$ (voy. p. 292). Plusieurs observateurs ont vu, dans différentes circonstances, des courants de corpuscules sphériques et des mouvements ondoyants moins bien déterminés. Nous avons déjà mentionné plus haut le phénomène des courants enlacés les uns dans les autres, qu'on remarque sous un éclairage intermittent, et que Vierordt attribue à la circulation sanguine de la choroïde. On voit, du reste, parfois quelque chose d'analogue, sans lumière intermittente, lorsqu'on regarde fixement une surface éclairée, surtout lorsqu'on a fait affluer le sang à la tête en se baissant préalablement. Dès que l'impression lumineuse a fatigué suffisamment la rétine pour que la surface devienne obscure, on croit voir, derrière la surface claire qui disparaît, une surface rougeâtre tachetée, dont les taches sont tantôt en mouvement, tantôt en repos. — Steinbuch et Purkinje (1) ont vu des files de corpuscules en mouvement, notamment lorsqu'ils exerçaient sur l'œil une faible pression. Le dernier les aperçut d'abord en observant la figure d'accommodation

(1) Beobachtungen und Versuche, I, 127.

obscure qui consistait, chez lui, en un cercle blanc central, entouré d'une auréole brunâtre et mal délimitée. A droite et à gauche du cercle blanc il vit deux lignes claires verticales, dans lesquelles se mouvaient des files de corpuscules, descendant à droite et montant à gauche. Jusqu'ici je n'ai encore rien pu voir de semblable. — Johannes Müller (1), lorsqu'il avait une congestion à la tête, ou qu'il se relevait brusquement après s'être baissé, voyait comme des nuages de corpuscules obscurs et suivis de queues, sauter et se précipiter dans les directions les plus diverses, et il compare ce phénomène au fourmillement des nerfs sensitifs.

Je vois aussi parfois un papillotage semblable au mouvement de petits corps, sur un mur recouvert d'une couche rugueuse de chaux et éclairé par une petite fenêtre, sous une incidence très-oblique : par suite de cet éclairage, le mur paraît parsemé d'une quantité de petits points noirs irréguliers. Dans ce cas, cependant, les points brillants pourraient bien être des images accidentelles des petits points noirs, qui apparaîtraient par l'effet des mouvements inévitables de l'œil.

Purkinje décrit encore d'autres phénomènes qui se présentaient pour l'excitation du système vasculaire ou pour des efforts des yeux. Voici sa description (2) : « Après avoir marché rapidement dans la campagne, » pendant un quart d'heure ou une demi-heure, par une belle journée, » lorsque j'entre brusquement dans une pièce plus ou moins obscure, je » vois s'agiter et flamboyer dans le champ visuel une lumière mate, analogue aux dernières lueurs d'une flamme d'esprit-de-vin répandu sur » une surface plane, ou à celle d'un objet frotté avec du phosphore, qui » brille faiblement dans l'obscurité. En examinant plus attentivement, je » remarque que le nuage flamboyant est composé d'une quantité innombrable de points lumineux irréguliers et excessivement petits, qui se » meuvent dans tous les sens, s'accumulent tantôt d'un côté, tantôt de » l'autre, forment des taches mal délimitées, et se séparent de nouveau » pour se réunir ailleurs. Chaque point laisse derrière lui une légère » traînée lumineuse, et ces traces figurent, par leurs intersections très-variées, des systèmes de réseaux et d'étoiles; ce fourmillement occupe » une grande partie du champ visuel et empêche la vision distincte. La » poussière qu'on voit s'agiter dans un rayon de soleil me paraît donner » l'idée la plus approchée de ce phénomène. »

Purkinje voit les mêmes phénomènes en couvrant l'œil droit et en regardant fixement une surface éclairée, avec l'œil gauche, qui est faible

(1) Physiologie, II, 390.
(2) Beobachtungen und Versuche, I, 63.

et presbyte; il les voit également en pressant d'une manière de plus en plus forte sur l'œil gauche. Les petits points paraissent plus vifs pour l'œil ouvert que pour l'œil fermé, surtout en regardant une surface lointaine qui ne soit pas complétement sombre. La lumière extérieure est donc utile à la production du phénomène.

Après avoir couru, il voit, sur la surface éclairée du ciel, en pressant sur l'œil ou toussant avec effort, deux sphères pulsatiles vers le côté droit du champ visuel; il en voit une rangée à la partie inférieure et trois du côté gauche. Le point de fixation présente aussi un mouvement pulsatile, et il apparaît encore des bandes grises dont une partie, de forme circulaire, entourent le point de fixation, tandis que d'autres représentent des vaisseaux radiaux (1).

III. — *Figures qui apparaissent lorsque la rétine est uniformément éclairée.* — Purkinje (2) observe qu'en regardant fixement une grande surface un peu éblouissante, telle que le ciel uniformément couvert de nuages, ou une flamme de bougie très-voisine, il voit apparaître, dans le milieu du champ visuel, des points lumineux qui se reproduisent à plusieurs reprises, en quelques secondes, et qui disparaissent rapidement sans changer de place en faisant place à des points noirs, qui disparaissent avec la même rapidité. Si, pendant l'apparition des points lumineux, il dirigeait le regard vers une partie complétement obscure, ou qu'il fermait les yeux, le phénomène se continuait de la même façon, mais d'une manière moins brillante, comme si les points, allumés par l'aspect de la surface lumineuse, se consumaient ensuite. J'ai souvent vu également, par hasard, de semblables points lumineux isolés qui ne pouvaient pas être des images accidentelles, parce qu'il n'y avait pas, dans le champ visuel, de petits objets lumineux qui eussent pu leur donner lieu; ces points laissaient à leur suite des points sombres; le plus souvent je ne voyais qu'un seul point à la fois, et, en somme, le phénomène ne se reproduisait pas souvent.

C'est ici le lieu de citer la *toile d'araignée* (3) de Purkinje, formée de lignes lumineuses rougeâtres sur fond rouge, et représentant, avec une complication plus ou moins grande, le tissu rayonné de certaines araignées. Pour bien voir cette figure, Purkinje s'était couché de telle manière que les rayons du soleil levant vinssent frapper ses paupières. En se réveillant, il voyait le phénomène derrière ses paupières fermées.

L'ouvrage de Purkinje est, en général, excessivement riche en observations

(1) Beobachtungen und Versuche, I, 134.
(2) *Ibid.*, I, 67.
(3) *Ibid.*, II, 87.

subjectives analogues, et restera encore longtemps une riche mine d'observations de cette nature. Mais un grand nombre de phénomènes qu'il décrit n'ont pas pu être retrouvés pour d'autres yeux, et il reste encore à savoir si ceux-là ne reposeraient pas sur des particularités individuelles aux yeux de cet ingénieux observateur (1).

1844. W. Haidinger, Ueber das directe Erkennen des polarisirten Lichts, in *Pogg. Ann.*, LXIII, 29.

1846. W. Haidinger, Ueber complementare Farbeneindrücke bei Beobachtung der Lichtpolarisationsbüschel., in *Pogg. Ann.*, LXVII, 435.

— W. Haidinger, Beobachtung der Lichtpolarisationsbüschel in geradlinig polarisirtem Lichte, in *Pogg. Ann.*, LXVIII, 73.

— W. Haidinger, Beobachtung der Lichtpolarisationsbüschel auf Flächen, welche das Licht in zwei senkrecht auf einander stehenden Richtungen polarisiren, in *Pogg. Ann.*, LXVIII, 305.

— Silbermann, Essai d'explication des houppes ou aigrettes visibles à l'œil nu dans la lumière polarisée, in *Comptes rendus*, XXIII, 624. — *Inst.*, n° 665, p. 327.

1847. v. Erlach, Mikroskopische Beobachtungen über organische Elementartheile bei polarisirtem Licht, in *Müller's Archiv fur Anat. und Physiol.*, 1847, p. 313.

— Haidinger, Helle Andreaskreuzlinien in der Sehaxe, in *Ber. d. Freunde der Naturwiss. in Wien*, II, 178. — *Pogg. Ann.*, LXX, 403.

— Botzenhart, Polarisationsbuschel am Quarz, in *Ber. d. Fr. d. N. W. in Wien*, I, 82.

— Botzenhart, Sur une modification des houppes colorées de Haidinger, in *Comptes rendus*, XXIV, 44. — *Inst.*, n° 680, p. 11. — *Pogg. Ann.*, LXX, 399.

1848. Jamin, Sur les houppes colorées de Haidinger, in *Comptes rendus*, XXVI, 197. — *Pogg. Ann.*, LXXIV, 145. — *Inst.*, n° 737, p. 53.

1850. D. Brewster, On the polarizing structure of the eye, in *Sillim. Journ.*, 2, X, 394. — *Rep. of British Assoc.*, 1850, II, 5. — *Wiener Ber.*, V, 442.

— G. G. Stokes, on Haidinger's Brushes, in *Sillim. Journ.*, 2, X, 394. — *Rep. of British Assoc.*, 1850, 2, p. 20.

— W. Haidinger, Das Interferenzschachbrettmuster und die Farbe der Polarisationsbüschel, in *Wien. Ber.*, VII, 389. — *Pogg. Ann.*, LXXXV, 350. — *Cosmos*, I, 252, 454.

1852. W. Haidinger, Die Loewe'schen Ringe eine Beugungserscheinung, in *Wien. Ber.*, IX, 240-249. — *Pogg. Ann.*, LXXXVIII, 451-461.

1854. W. Haidinger, Dauer des Eindrucks der Polarisationsbüschel auf der Netzhaut, in *Wien. Ber.*, XII, 678-680. — *Pogg. Ann.*, XCIII, 318-320.

— W. Haidinger, Beitrag zur Erklärung der Farben der Polarisationsbüschel durch Beugung, in *Wien. Ber.*, XII, 3-9. — *Pogg Ann.*, XCI, 591-601.

— W. Haidinger, Einige neuere Ansichten uber die Natur der Polarisationsbüschel, in *Wien. Ber.*, XII, 758-765. — *Pogg. Ann.*, XCI, 314-322.

— Stokes, Ueber das optische Schachbrettmuster, in *Wien. Ber.*, XII, 670-677. — *Pogg. Ann.*, XLVI, 305-313.

1856. J. C. Maxwell, On the unequal sensibility of the *foramen centrale* to light of different colours, in *Athen.*, 1856, p. 1093. — *Edinb. Journ.*, 2, IV, 337. — *Inst.* 1856, p. 444. — *Rep. of Brit. Assoc.*, 1856, II, p. 12.

1858. Power, in *Philos. Mag.*, 4, XVI, 69.

1859. Brewster, in *Comptes rendus*, XLVIII, 614.

— H. Müller, Ueber die elliptischen Lichtstreifen von Purkinje, in *Verhandl. de Würzb. Gesellschaft*, IX, 30.

1860. J. Czermak, Ueber die entoptische Wahrnehmung der Stäbchen- und Zapfenschicht in *Wiener Berichte*, XLI, 644-648.

---

(1) Voyez encore les phénomènes cités dans son ouvrage : Beobachtungen und Versuche t. I, n° XXII, et t. II, nos IV, V, XV.

1861. J. CZERMAK, Zur objectiven Erklarung einiger sogenannten subjectiven Gesichtserscheinungen, in *Wiener Ber*, XLVIII, 2, p. 163-174.

— PURKINJE, Bemerkungen uber eine subjective Lichterscheinung, in *Prager Berichte*, 1861, p. 84.

— L. REUBEN, On normal quasi-vision of the moving blood corpuscles within the retina of the human eye, in *Sillim. Journ.*, 2, XXXI, 325-338; 417-417.

— D. BREWSTER, On certain affections of the retina, in *Philos. Mag.*, 4, XXI, 20-24. — *Sillim. Journ.*, 2, XXXI, 417-417.

— D. BREWSTER, On the optical study of the retina, in *Athen.*, 1861, p. 412-412. — *Rep. of Brit. Assoc.*, 1861, 2, p 29-29.

TABLE ANALYTIQUE DES MATIÈRES

DEUXIÈME PARTIE.

DES SENSATIONS VISUELLES.

L'HARMATTAN, ITALIA
Via Degli Artisti 15 , 10124 Torino

L'HARMATTAN HONGRIE
Konyvesbolt , Kossuth L u 14-16
1053 Budapest

L'HARMATTAN BURKINA FASO
Rue 15 167 Route du Pô Patte d'oie
12 BP 226
Ouagadougou 12
(00226) 76 59 79 86

ESPACE L'HARMATTAN KINSHASA
Faculté des Sciences Sociales,
Politiques et Administratives
BP243, KIN XI , Université de Kinshasa

L'HARMATTAN GUINEE
Almamya Rue KA 028
En face du restaurant le cèdre
OKB agency BP 3470 Conakry
(00224) 60 20 85 08
harmattanguinee@yahoo fr

L'HARMATTAN COTE D'IVOIRE
M Etien N'dah Ahmon
Résidence Karl / cité des arts
Abidjan-Cocody 03 BP 1588 Abidjan 03
(00225) 05 77 87 31

L'HARMATTAN MAURITANIE
Espace El Kettab du livre francophone
N° 472 avenue Palais des Congrès
BP 316 Nouakchott
(00222) 63 25 980

L'HARMATTAN CAMEROUN
BP 11486
Yaoundé
(00237) 458 67 00
(00237) 976 61 66
harmattancam@yahoo fr

Comme la fente *f* a encore laissé passer un peu de lumière blanche, on obtient, ici encore, un spectre complet ; mais toutes les parties de ce spectre sont très-pâles, excepté l'ultraviolet, ou en général la couleur du spectre qu'on fait passer à travers la fente *f*, après réfraction par le premier prisme. Bien qu'il y ait une certaine quantité de lumière irrégulièrement diffusée par le second prisme *g*, par les lentilles de la lunette *h* et par l'œil *o* de l'observateur, toute lumière autre que l'ultraviolet est déjà trop affaiblie pour qu'on puisse percevoir les faibles parties qui en sont diffusées. Par le fait, on réussit, dans ces conditions, à voir même dans une lunette le spectre se détacher sur un fond noir ; le contour du diaphragme ne se distingue plus sur le fond qu'aux points où il délimite le spectre. Alors seulement qu'on obtient un fond aussi complétement noir, on peut être sûr d'avoir obtenu de la lumière monochromatique pure.

Dans ces conditions, l'œil peut voir directement l'ultraviolet de la lumière solaire, et c'est seulement avec ces précautions que l'on réussit à démontrer que la lumière homogène ne change pas de couleur en traversant les verres colorés. Tant que le spectre est lavé d'une petite quantité de lumière blanche diffuse, les milieux colorés qui affaiblissent considérablement par l'absorption la couleur à examiner paraissent en altérer la nuance. C'est ainsi que, si l'on interpose un verre coloré en bleu par le cobalt, tandis qu'on observe le jaune, ce verre éteint presque entièrement le jaune du spectre, tandis qu'il laisse passer avec toute leur intensité les rayons bleus de la lumière blanche diffusée, de telle sorte que ces rayons bleus, se mêlant au jaune affaibli par l'absorption, donnent, au lieu du jaune, une couleur mêlée, blanche ou même blanc bleuâtre : cette couleur mêlée ne contient pas, comme le croyait D. Brewster, de la lumière à un seul degré de réfrangibilité, mais elle peut être décomposée par un second prisme en lumières de couleurs et de réfrangibilités différentes. Si l'on fait, au contraire, cette expérience sur un spectre complétement dépourvu de lumière diffuse, le jaune homogène, en traversant un verre bleu, reste toujours jaune, même en éprouvant l'affaiblissement le plus considérable. Nous ne pouvons donc pas, à l'exemple de Brewster, conclure de cette expérience, et d'autres analogues, que la lumière d'une même réfrangibilité et d'une même longueur d'onde est encore composée de trois couleurs différentes, rouge, bleue et jaune, couleurs qui seraient mêlées en diverses proportions dans les différentes parties du spectre, et qui pourraient être isolées à l'aide de l'absorption par les milieux colorés. Les expériences sur lesquelles Brewster appuie ces conclusions reposent en partie sur la circonstance dont nous venons de parler, en partie sur des effets de contraste, et en partie aussi sur la relation, que nous avons fait remarquer plus haut, entre le ton et l'intensité de la lumière (1).

A l'aide de la méthode que nous venons d'exposer, et que nous avons représentée schématiquement par la figure 111, on peut rendre le spectre ultraviolet directement visible à l'œil dans toute sa longueur. — Il n'est pas nécessaire d'employer des substances fluorescentes ; cependant, pour la lumière ultraviolette

---

(1) Helmholtz, Ueber D. Brewster's neue Analyse des Sonnenspectrum, in *Pogg. Ann.*, LXXXVI, 501. — Bernard, in *Ann. de chim.*, XXXV, 385-438.

extrême, les lentilles et les prismes, au lieu d'être de verre, doivent être tous de cristal de roche, car le verre absorbe sensiblement les rayons ultraviolets extrêmes. Dans ces conditions, on voit aussi très-distinctement le nombre considérable de lignes obscures que contient cette partie du spectre. J'avais cru pouvoir augmenter l'intensité du spectre ultraviolet, dans la lunette, en plaçant, dans le champ de l'oculaire, une couche mince de solution de quinine, entre deux lames de quartz. De cette manière, le spectre se forme précisément sur la solution de quinine et en produit la fluorescence. Regardant la surface de la quinine à travers l'oculaire, on voit l'image telle qu'elle se présente sans quinine; seulement au lieu de lumière ultraviolette, elle est formée de lumière blanc bleuâtre, de réfrangibilité moyenne. Mais, dans ma lunette, loin d'être augmentée, comme je m'y attendais, l'intensité de la lumière était presque égale à celle de la lumière ultraviolette vue directement, elle était même plutôt moindre, et les lignes étaient moins distinctes à cause de l'épaisseur de la couche de quinine. Pour expliquer ce contretemps, il faut remarquer que l'objectif de la lunette ne laisse pénétrer dans l'instrument qu'un cône lumineux étroit; mais que toute ou presque toute la lumière de ce cône pénètre dans l'œil et éclaire la rétine, lorsqu'on n'interpose pas de quinine, tandis que si la lumière ultraviolette tombe sur une solution de quinine, elle se diffuse ensuite suivant toutes les directions de l'espace; l'œil de l'observateur ne reçoit qu'une faible partie de cette lumière, et c'est pour cette raison que sa rétine n'est pas plus fortement éclairée, bien que la fluorescence ait considérablement augmenté l'intensité de la lumière. C'est sur cette expérience que repose ce que nous avons dit plus haut sur le rapport entre l'intensité de la lumière ultraviolette naturelle et l'intensité de la fluorescence qu'elle produit sur la quinine.

Soit a l'ouverture de la lentille objective ou celle du prisme qui est en avant de cette lentille, si c'est lui qui limite la base du cône lumineux, soit r la distance de l'image; supposons, de plus, que, de la position de l'image comme centre, on ait construit une surface sphérique de rayon r, la lumière ultraviolette, en se propageant sans obstacle, n'éclairerait, sur la surface sphérique, qu'une portion de grandeur a. Mais si l'image tombe sur une solution de quinine, elle éclaire d'une manière uniforme toute la sphère dont la surface est $4\pi r^2$. Ainsi, dans le premier cas, la lumière est plus concentrée que dans le second suivant le rapport $\frac{4\pi r^2}{a}$; et si un œil, dont la pupille est complétement plongée dans le faisceau lumineux de ces deux sortes de lumière les voit avec une intensité égale, il s'ensuit que, pour un même mode de propagation, la lumière fluorescente serait plus intense dans le rapport $\frac{4\pi r^2}{a}$. Cette fraction était égale à 1200 dans mon appareil, après les corrections nécessaires. Il en résulte donc que la lumière ultraviolette, reçue sur un écran de quinine, doit paraître 1200 fois plus intense que lorsqu'elle est reçue sur une surface blanche, mate et non fluorescente de porcelaine.

Il est facile d'observer et de reconnaître, dans tout spectre, la fluorescence des substances très-fluorescentes. Mais lorsqu'il s'agit de percevoir les degrés faibles

www.ingramcontent.com/pod-product-compliance
Lightning Source LLC
LaVergne TN
LVHW011437061026
849535LV00004BA/840